疑难杂病证治系列丛书

疑难杂病证治：癌症

YINAN ZABING ZHENGZHI: AIZHENG

主　审　王永炎
总主编　胡元会　黄世敬
主　编　张培彤
编　者　（以姓氏笔画为序）
　　　　王　菁　邓雯琦　刘　槟　刘吟宇
　　　　孙婷婷　李　蒙　吴超勇　时美玲
　　　　张培彤　陈　恂　林月洁　徐筱青
　　　　彭筱娴　燕晓茹

河南科学技术出版社
·郑州·

内容提要

癌症也属于疑难杂病证治范畴。目前，癌症之所以难治，是因为我们没有很好地了解肿瘤的发生发展过程，癌症是局部表现的全身性疾病，而非单独某一部位病变。治疗癌症要遵循"以人为本"的整体观念，以延长患者生命、提高患者生存质量为要旨，通过辨证论治、对症下药达到使患者最大程度康复的目的。引起癌症的因素（物理、化学、生物、精神）等外邪作为变化的条件，通过内虚、内外合邪，引起人体气滞血瘀、痰凝毒结，形成癌症。本书详述了具体癌症的病因病机、诊断与鉴别诊断、治疗等。全书内容全面、资料翔实、层次清晰、实用性强，对中医癌症科临床疾病诊治、辨证用药具有较大的指导意义，可供临床医师、研究人员及中医药爱好者阅读参考。

图书在版编目（CIP）数据

疑难杂病证治：癌症/张培彤主编. －郑州：河南科学技术出版社，2021.8
ISBN 978-7-5725-0531-7

Ⅰ.①疑… Ⅱ.①张… Ⅲ.①癌－中医治疗法 Ⅳ.①R242

中国版本图书馆 CIP 数据核字（2021）第 146655 号

出版发行：河南科学技术出版社
北京名医世纪文化传媒有限公司
地址：北京市丰台区万丰路 316 号万开基地 B 座 1-115 邮编：100161
电话：010-63863186 010-63863168
策划编辑：焦万田
文字编辑：郭春喜
责任审读：周晓洲
责任校对：龚利霞
封面设计：中通世奥
版式设计：崔刚工作室
责任印制：苟小红
印　　刷：河南瑞之光印刷股份有限公司
经　　销：全国新华书店、医学书店、网店
开　　本：720 mm×1020 mm　1/16　印张：29.5　字数：530 千字
版　　次：2021 年 8 月第 1 版　　2021 年 8 月第 1 次印刷
定　　价：158.00 元

院士简介

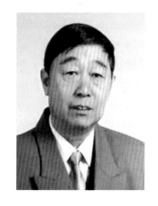

　　王永炎　男,汉族,出生于 1938 年 9 月,中医医药学家,中医内科学、神经内科学专家,教授,主任医师,博士生及博士后导师。现任国务院中央文史研究馆馆员、中国工程院院士、中国中医科学院名誉院长、中医临床基础医学研究所所长。兼任北京中医药大学脑病研究室主任,北京师范大学认知神经科学与国家重点实验室学术委员会、资源学院教学质量与学位委员会名誉主任,资源药物与中药资源研究所所长,广州中医药大学中药资源科学与工程研究中心主任,国务院学位委员会中医学、中药学学科评议组召集人,国家卫健委学位委员会委员,中国药典委员会委员。曾先后担任北京中医药大学校长,中国中医研究院院长、名誉院长,北京针灸骨伤学院院长,《中国科学》《科学通报》编委,国务院学位委员会中医学、国家自然基金委重大计划项目专家指导组组长,第十届全国人大常委。曾荣获全国五一劳动奖章和全国先进工作者荣誉称号。

　　1962 年毕业于北京中医学院,师从中医内科学泰斗董建华教授,从事中医内科医疗、教学、科学研究近 50 年,主要研究方向是中医药防治中风病与脑病的临床与基础。先后主持了世界卫生组织国际合作项目、国家"863""973"和国家"七五"至"十五"攻关课题等 20 余项,提出了痰热腑实、毒损脑络、证候要素、中药组分配伍、病络等创新理论。通过对缺血性中风系统临床观察,总结了证候演变、辨证治疗、调摄护理的规律。针对中风病急性期痰热证、痰热腑实证而研究设计的化痰通腑汤与清开灵注射液静脉滴注疗法,提高了临床显效率,减轻了病残程度,目前在全国范围内被广泛应用于临床。1999 年作为首席科学家,主持了国家重点基础研究发展规划项目"方剂关键科学问题的基础研究"的中医药基础研究,在国内外产生了较为重大的学术影响。

　　作为中医药"防治甲型 H1N1 流感专家委员会"组长,在 2009 甲型 H1N1 流感暴发后,迅速组织中医药专家进行多次论证,总结甲型 H1N1 流感中医证候特征,制订并更新 4 版《中医药防治甲型流感》诊疗方案,为全国范围内中医药及时、安全、有效应对甲型 H1N1 流感提供指导,确保了中医药特色与优势的发挥。

2009 年作为中医药行业科研专项负责人,有效组织了中医药防治甲型 H1N1 流感等传染病的系统研究与体系建设。2009 年 9 月,针对甲型 H1N1 流感在我国的暴发与流行,国家中医药管理局及时启动了中医药行业科研专项——中医药防治甲型 H1N1 流感、手足口病与流行性乙型脑炎的临床方案与诊疗规律研究,开展甲型 H1N1 流感、手足口等传染病的中医药系统研究。作为专项负责人,积极组织开展了中医药防治甲型 H1N1 流感等传染病的理论、临床与实验研究,及时总结了不同传染病证候特征,肯定了中医药疗效,研发出有效中药并明确了作用机制,提高了中医药防治传染病整体研究水平。其中,中医药治疗甲型 H1N1 流感研究结果在美国 *Annals of Internal Medicine* 发表,引起了国际广泛关注,不仅肯定了中医药疗效,也推动了中医药走向世界的进程。此外,在全面开展中医药防治传染病研究的同时,重视中医药防治传染病人才培养与体系建设,建立了一支稳定的中医药防治传染病人才队伍和 41 家覆盖全国的中医药防治传染病重点研究室(临床基地),有效推动了中医药防治传染病体系建设;在中医应急方面,作为中医药应急专家工作委员会主任委员,积极组织中医药专家在手足口等疾病与突发公共卫生事件中发挥指导、保障作用。甲型 H1N1 流感暴发后,蜱传疾病、超级细菌等传染病也频繁出现,王院士未雨绸缪,积极组织专家进行应对,在疾病流行前制订中医药防治预案,做到防患于未然。2011 年 12 月 27 日,中医药应急专家委员会成立后,作为主任委员,针对手足口病发病抬头的趋势,及时组织专家制订了中医药防治手足口病方案,为中医药积极应对进行了充分准备。

主持了"中医药基本名词术语规范化研究""中医病案书写规范""中医内科常见病诊疗指南"等标准化建设工作,依托中医临床基础医学研究所建立中医药标准化研究中心,在规范全国中医药名词术语、诊疗指南及引领中医药国际标准化建设等方面做出卓越贡献。

1999 年承担国家"973 方剂配伍规律研究"项目首席科学家。2002 年担任国家自然基金委重大计划项目专家指导组组长。1990 年以来,获国家科技进步一等奖 1 项、二等奖 2 项、三等奖 3 项,获省部级科技进步一等奖 5 项。1998 年获何梁何利医药科技奖。2005 年获全国先进工作者荣誉称号。主编专著 12 部,发表论文 800 余篇,培养博士生 75 名、博士后 30 名。

疑难杂病证丛书系列丛书主审、总主编、副总主编名单

序

疑难杂病，"疑"表现在病无常病，"难"表现在法无定法。

疑难杂病临床表现极其复杂，表里上下、寒热温凉、脏腑经络、气血津液均有证候反映，特别是一些年久沉疴，几经多医的病证，医者临之如面对一团乱麻，无从着手。疑难杂病病邪胶着、病性错杂、病位深痼、病势峻厉或淹缠。疑难杂病包括临床上众多的奇病、怪病、宿疾、顽症，以及病情复杂的疾病，可能包括某些功能性疾病、精神心理疾病、慢性疾病、罕见病、恶性疾病、众多的综合征和诸多诊断不明疾病等。疑难杂病可直接反映临床医师业务水平的高低，是临床医师经常遇到的、须努力攻克的重要问题。

基于古今医家经验颇丰，应多读经典。读经典著作必须下功夫钻进去，做到真正认知理解，全靠"悟"懂。"悟"即守正创新思维，深入哲理指导临床实践。如苏轼所述："匹夫而为百世师，一言而为天下法。"谨守核心病机，直面疑难杂病必须周详审查病史，认真聆听患者叙述，细致观察现症，全面分析病情，并借助于现代诊断技术，辨病与辨证相结合，中西医并重，优势互补。"各美其美，美美与共"，提倡合作，共同发展，企望殊途同归。紧紧把握病机特点，治法随机用药，尝试多种治疗方法，或者多法联用。

面对疑难杂病：辨证如剥笋，层层剖析；治病如抽丝，缕缕牵出。

中国中医科学院广安门医院"疑难杂病证治系列丛书"由各专科资深主任医师组织撰写，系统梳理了肿瘤、心血管、脑病、呼吸、消化、肾病、精神心理、内分泌等各专科所涉及的疑难杂病证治，内容翔实，系统全面，实用性强。相信该书是提高临床医师诊疗水平的好帮手。感谢编写丛书团队对我的信任鼓励，谨志数语，乐观厥成。

国务院中央文史研究馆馆员
中国工程院院士

王永炎　敬署
庚子孟夏

前　言

恶性肿瘤不仅是患者一个人的疾病,而是一个家庭的痛苦,也是患者朋友和同事的悲伤。虽然诊断技术取得了长足的进步,能够更早地发现肿瘤患者,我们也有包括手术、放疗、化疗、靶向治疗、免疫治疗在内的各种医疗手段,在我国还有丰富的中医药资源为患者服务,但仍不能避免人间悲剧的发生。对于肿瘤患者而言,治疗也是一个漫长煎熬,有时甚至是非常痛苦的过程,患者需要更好的医疗服务。

在长期的医疗实践中,我们深深地认识到早期发现、早期诊断和早期治疗的极端重要性,实行"三早"可以使多数患者得到治愈。综合治疗是当今恶性肿瘤治疗一定要遵循的方法,不仅可以取长补短,发挥各种医疗手段之长提高疗效,还可以使患者在治疗时少受痛苦。在中国,中西医结合的治疗方法是肿瘤综合治疗的最好实践体系。当然,医师不应仅仅止步于治疗手段的研究,治疗后的康复同样应当给予高度重视。对于可以治愈的患者而言,康复是肿瘤患者回归家庭、回归工作、回归正常生活的重要手段;对于不可治愈的患者而言,康复又是可以舒缓心理压力、减轻躯体痛苦的良好手段。中医与西医在肿瘤患者康复过程的合作更是值得提倡。

随着世界及我国医疗水平不断地提高,尤其是中医在治疗恶性肿瘤方面取得了飞速发展,对于肿瘤患者的人文关怀及医疗服务有了很大进步,恶性肿瘤的疗效有了很大提高。但我们也注意到,在全国不同地区医师的医疗水平参差不齐,综合治疗尤其是中西医结合治疗的理念没有得到很好地贯彻,使得很多恶性肿瘤患者没有得到科学合理地救治,让人十分痛心。

为使广大中医肿瘤医师更好地掌握西医肿瘤诊疗的基本知识和相应领域的进展,也为了能使广大西医医师更好地理解和运用中医治疗肿瘤的基本原则和方法,我们特此编写本书,希望在促进中西医结合肿瘤临床工作方面做一些力所能及的工作。

中医有着三千多年的经验积累,在西方医学没有传入中国之前,独自为中华民族的健康和繁衍做出了巨大贡献;西方医学的传入和发展,不仅丰富了医学内容,也为中医的发展带来了前所未有的机遇与新知。中西医肿瘤医师之间需要相互学习,取长补短,争取为患者提供更好的医疗服务。

编　者
2020 年 12 月于北京

目　录

第 1 章

概　述

一、肿瘤的本质及防治策略

最近半个世纪以来，人类在肿瘤治疗方面已经取得了很大成绩，外科技术、放化疗、免疫、分子靶向及介入治疗方面的进展使肿瘤患者的生存率得到大幅提高。由于很多患者最终发生转移，以及仍有不少肿瘤及其并发症缺乏有效的治疗手段，肿瘤依然是目前全球最可怕的疾病之一。为了使肿瘤能够得到更为有效的防治，我们应该进一步加深对肿瘤本质的认识，从而能够采取更为适合的防治策略。

病理学家魏尔啸（Virchow）说，在显微镜下观察肿瘤，"每一个细胞都来自另一个细胞"，指出肿瘤是一种细胞性疾病。一个正常细胞转化成肿瘤细胞，需要经过启动、促进与演进等多个步骤。这些事件从"启动"过程开始，使一个宿主细胞（往往是一个干细胞）发生严重的不可逆改变，最终导致肿瘤细胞出现。如不尽快采取干预措施，或干预措施不力，就会形成临床可见的肿瘤，甚至致宿主死亡。这些时序性的过程归结起来被医学家称为肿瘤的自然病史，或肿瘤的生物学演进。

随着细胞生物学研究的深入，人们发现正常细胞和肿瘤细胞都有自己特有的细胞周期时间，它们的细胞群体增加一倍所需要的时间称为倍增时间，正常细胞的倍增时间受到精确的调节和监控。肿瘤细胞的倍增时间，或由其形成原发癌及转移灶体积的倍增时间则可以相差悬殊，而且相对自主。生长最快的肿瘤，如 Burkitt 淋巴瘤体积的倍增时间不到 3 天；生长速度居中的肿瘤，如尤文肉瘤的体积倍增时间约 17 天；生长相对较慢的乳腺癌其倍增时间约 155 天，有的结肠癌和直肠癌体积倍增时间则长达 600 天以上。除了具有无限增殖能力，肿瘤的另一个重要标志是其具有侵袭和转移能力。肿瘤细胞与肿瘤体积的倍增时间是衡量肿瘤侵袭能力的一个重要标志。肿瘤细胞发生转移，必先从原发肿瘤的瘤体上脱离，然后侵袭进入宿主的血管或淋巴管，继而流动到新的部位产生新的集落。肿瘤增生、侵袭、转移的每个步骤和细节，都有可能成为我们治疗策略的新靶点。

不同的原发癌和在特定器官不同部位发生的原发癌，发生转移的部位分布方式相差很大。某些器官似乎很容易形成转移癌，但有些器官却很少出现转移（如肌肉、皮肤、胸腺与脾）。在众多荷瘤器官中，肺部毛细血管首先接受静脉血液，也从胸导管接受淋巴液，因而肺是一个转移多发的器官；肝由于门静脉回流的特点和丰富的血液循环，也是容易出现转移的器官之一。已有小鼠实验表明，根据肿瘤转移的器官趋向性，有可能将特别倾向于转移到某个器官的肿瘤细胞挑选出来。了解某种肿瘤扩散途径的喜好和倾向，可用来为特定的患者设计更为合理的个体化治疗方案。

众所周知，从幼年到老年的人群中都能见到肿瘤患者，但总体而言，肿瘤的发病随着年龄的增长而增加。有些肿瘤的发生拥有很强的地域性和族群性，如西方国家的大肠癌、日本的胃癌、中国华南地区的鼻咽癌、印度的口腔癌多发。这些地域的人口迁徙至其他地区或国家，其相关肿瘤的校正发病率与他们原出生地人口的发病率相近；有些肿瘤的发病与接触致癌因素，如吸烟、化学致癌物或放射线有关。有些肿瘤有家族遗传倾向。如果肿瘤与年龄、环境暴露及遗传学因素有密切关系，则有两个概念值得我们思考：①肿瘤一定有很长的潜伏期；②肿瘤的发生必定是一个多阶段演变的过程。因此，肿瘤发生的时间比我们想象的要长。研究表明，成年人的一个细胞演变发展到肉眼可见的肿瘤，平均需要大约 20 年的时间。我们对结肠癌、乳腺癌、宫颈癌的发生发展过程已经相当清楚，它们经过细胞增生、化生和不典型增生的癌前病变阶段，然后逐渐发展为原位癌，再进一步演变成早期浸润癌，最终发展到转移癌。根据分子生物学研究，细胞的癌变是一个漫长的细胞发生遗传性改变的过程和结果，需要经历多次突变。在这些遗传事件中，虽然有些可能是遗传性的（胚系突变），但大多数遗传事件是机体后天所获得。Ames 首先发现，已知致癌物质都是致突变物质。某些家族性发生的肿瘤及肿瘤是克隆性生成的事实，都提示问题发生在人体细胞 DNA 的缺损。DNA 修复功能有缺损的患者，发生各种肿瘤的风险明显增加。因此，任何一种突变（点突变、插入或缺失、易位或扩增）都可能导致癌变。一方面，涉及转录、促进生长刺激的细胞信号转导基因（癌基因）的异常表达，可能引起细胞的异常增殖和恶性转化。另一方面，抑制恶性转化的抑癌基因或抗癌基因丢失或突变而失活可以促成恶性转化。正是这种激活信号与抑制信号之间出现的失衡，使细胞处于持续不断的不良周期运动之中，任何增加的遗传事件都可能完成细胞的恶性转化。

由上表述可知，肿瘤既是一种细胞的疾病，更是一种基因的疾病。19 世纪病理学家魏尔啸奠定了肿瘤是细胞疾病学说的基础，虽然目前分子生物学研究积累的知识越来越深入，但它的基本概念依然正确。基于肿瘤多阶段发生的学说、细胞分子生物学及分子生物学理论，启迪我们有非常多的时间和机会，采取多种干预措施阻断肿瘤的发生和演变。由此，促进了当今肿瘤预防、临床前干预及临床治疗成果的产生和不断更新。

恶性肿瘤是可怕的疾病，如果不幸由于各种致癌因素导致了基因变异而使细胞恶变，肿瘤就会无限制增长，最终发生转移直至患者死亡。癌症进展和进行治疗的过程造成患者明显的躯体症状和巨大的心理痛苦,也伴随患者家庭的巨大痛苦和沉重的社会负担。2013 年,国际抗癌联盟发布了《世界癌症宣言 2013》,提出在 2025 年实现"减少癌症死亡、改善癌症患者生活质量、提高生存率"的总体目标,但要实现这个目标,全世界的医务工作者还要付出十分艰辛的努力。

为了避免和减少癌症给人类社会带来的创伤,癌症的预防就显得尤为重要。肿瘤的预防工作分一级预防、二级预防、三级预防 3 个层级,我们在预防领域的工作还需要付出更多的努力,尤其是在一级和二级预防方面加强工作,真正做到早预防、早诊断、早治疗,就可以见到更好的成效。

肿瘤的一级预防是针对致癌危险因素开展的预防。目前认为,有 40% 的癌症患者可以通过合理的预防措施避免罹患癌症。WHO 在全球范围内建议公众应避免暴露于以下八项危险因素,其中包括:①使用烟草;②超重或肥胖;③摄入水果和蔬菜量少;④缺乏锻炼;⑤饮用含酒精饮品;⑥性传播导致的人乳头瘤病毒感染;⑦城市空气污染;⑧家庭使用固体燃料产生的室内烟雾。鼓励公众积极接种人乳头瘤病毒和乙型肝炎病毒疫苗;有效控制职业危害;减少暴露在日光下的时间。由于吸烟的严重危害,全世界都应开展戒烟、禁止在公共场所吸烟的工作。考虑到与肿瘤相关的心理学和行为学研究是健康促进的重要基础,医学界深入研究有效的行为干预与心理干预方法在肿瘤预防方面的作用十分必要。对于社会公众而言,改变不良的生活习惯,讲究心理卫生是预防肿瘤的关键。由于肿瘤发病和死亡水平不同,相关危险因素暴露水平存在差异、社会经济发展情况有高有低,不同国家和地区应因地制宜制订适宜的肿瘤预防与控制策略。只有政府机构、学术界和社会公众共同关心、参与、行动,人人认真对待肿瘤问题,就是肿瘤预防与全面控制的开始。

一级预防十分重要,但肿瘤的二级预防也同样不可或缺,癌症筛查和早诊的重要性早已得到国际上的普遍认可。由于严峻的肿瘤防控形势,我国投入了大量人力与财力支持癌症早诊早治的实施和相关研究,取得了很大的成绩。但我们也应该认识到,由于癌症部位和性质的多变性,并非所有癌症均可通过常规方法被早期检出。对于那些出现症状的患者是否能够早期发现癌症,取决于患者对癌症症状与体征的认知和警觉,对于无症状的肿瘤患者,则取决于其对健康体检的认识和参与性。

早期发现、早期诊断、早期治疗,防止或推迟肿瘤的复发与转移,定期随访都是肿瘤防控的重要手段。由于肿瘤在生物学方面具有局部复发和全身转移的特性,很多肿瘤患者需要多个周期的治疗,时间较长。了解患者在治疗间歇期或治疗结束后的身体、心理、用药、饮食、定期复查、治疗效果、复发转移、是否生存等状况必须依靠随访来实现,肿瘤随访已成为肿瘤防治中的一项基础工作。通过随访,可以与患者建立理解和沟通的渠道,及时提醒和帮助患者遵从医嘱,正确服药,提高患者对治疗、护理的依从性；实时反馈患者治疗后的信息，提高诊疗和恢复效果。通过随访，还能与患者建立长期的医疗、护理、保健关系，进行有针对性地追踪观察，为患者饮食营养、功能恢复锻炼、心理、护理等方面提供指导，预防可能发生的并发症，减少肿瘤的复发、转移和第二原发肿瘤的发生，提高生活质量，有效延长生存时间。随访时采取疏导、安慰、鼓励等措施，可以引导患者积极改变不良生活方式，提高日常生活能力，以积极的心态和良好的情绪对待疾病，树立战胜疾病的勇气和信心，有利于患者早日康复。

癌症预防与治疗是伴随人类寿命延长而日益凸显的公众健康问题。准确的数据，科学的决策，可行的方法，人人参与的认知，摒弃不良生活习惯的教育，对肿瘤患者细心周到的心理辅助都是提高肿瘤防治水平的重要步骤。为公民提供更干净的饮用水、更清洁的空气、更健康的食物、更公平和更完善的医疗保障更是癌症预防与控制事业中不可或缺的环节。

二、肿瘤的综合治疗原则

随着新的技术和治疗方法的不断进步，各种治疗方法虽然各有千秋，但临床实践的证据越来越证明，任何一个单一学科的治疗都不能替代多学科综合治疗。

1. 手术治疗

外科手术曾经是最为有效而且仍然是目前肿瘤治疗的主要方法。对于大多数实体肿瘤而言，外科手术切除仍然是最有效的治疗方法。现在，手术联合化疗、放疗、靶向和免疫等其他新兴治疗方法往往是医师和患者最佳的选择。如何协调各种肿瘤学治疗原则适配外科的处理原则是肿瘤医师的基本功。

外科治疗肿瘤的目的是为了治愈，使不可治愈的患者延长生命。大多数实体瘤的外科治疗就是采用适于该患者临床分期的癌瘤切除手术。可以完全切除病灶的患者采用根治性切除手术，不能完全切除病灶的患者采用姑息切除手术。姑息性切除能够控制症状，预防并发症的出现。由于预防性手术常常给无症状的患者带来因手术造成的风险与痛苦，在我们进行预防性手术之前必须充分考虑肿瘤发展的自然病程和患者的手术危险与痛苦后再做决定。

（1）根治性切除：肿瘤局部切除的范围因肿瘤的类型和部位而不同。对大多数肿瘤来说，手术只需把肿瘤做广泛的局部切除，保证标本带有足够的无瘤安全切缘即可。如果手术拟与其他疗法综合应用，切除的广度就可稍加限制。有效的辅助疗法可使手术切除的范围缩小，器官的功能得以保留。有计划地、综合手术与其他方法的合理应用，需要仔细考虑对各种有效疗法的选择。

有相当比例的实体瘤患者出现临床症状时，已经有了区域性或远处转移。手术切除如包括区域淋巴结清扫，有些病例或可治愈。但根据器官部位和肿瘤类型考虑，淋巴结转移也许提示已有全身病变，局部清扫不会起到根本控制肿瘤的作用。但少数有肺、肝、脑转移的患者,经手术治疗后再配合其他疗法,生命又获得延长。

(2)姑息性切除:姑息性手术包括切除影响外形的肿块,缓解因肿瘤引起的疼痛,处理并发症造成的出血或脏器穿孔等急症。肿瘤压迫中枢神经是另一种急症,有时需外科紧急处理以保留神经功能。姑息手术不是孤立的治疗过程,在综合治疗原则的指引下,中晚期患者合理地选用外科手术可以使多数患者的生活质量得到提高。

2. 放射治疗

放射治疗使用的放射源主要有 3 类:①放射性核素产生的 α、β、γ 射线;②X 线治疗机和各类加速器产生的不同能量的 X 线;③各类加速器产生的电子束、质子束、中子束等离子射线。上述各种射线都具有不同程度的组织穿透能力。射线穿过人体时,细胞内部发生电离,细胞结构遭到破坏,肿瘤受到抑制。

放射治疗方法分为体外照射、体内照射、内用核素照射 3 种。体外照射放疗是指用射线自体外照射体内的肿瘤。体内治疗也称腔内治疗,最常用的方法是暂时将放射源(通常为^{137}铯或^{192}铱)放置在体腔内进行照射,最常用于宫颈癌盆腔外照射后的推量治疗,也用于食管癌、气管癌、支气管癌、鼻咽癌的治疗。依据病情需要,放疗又分为根治性放疗(如鼻咽癌)、姑息性放疗(如某些晚期肿瘤患者)、术前放疗(如直肠癌术前)、术后放疗(如乳腺癌、脑瘤术后)等。随着放射治疗机的更新换代、计算机技术的发展,放射治疗的新技术层出不穷,放疗技术由常规放疗向精确放疗过渡。目前新的放疗技术主要包括"光子刀"、三维适形放疗、调强放射治疗等。由于这些放疗技术的精确性,放疗患者的疗效逐渐提高,不良反应明显减轻,生存质量也随之明显提高。

3. 化学治疗

化学治疗是基于肿瘤细胞生物学和临床药理学基础制定的全身抗肿瘤治疗方法。目前已有四十余种常用的抗肿瘤药物,新药还在不断地产生,但欲取得好的疗效,还必须设计合理的治疗方案,包括用药时机、药物的选择与配伍、给药的先后次序、剂量、疗程及间隔时间等,才能做到全面、合理、有效地选择化疗方案。临床医师根据具体肿瘤对现有各类药物的敏感性及其化疗药物对有关脏器的毒性来决定患者是采用单药治疗还是联合化疗。通常联合化疗方案的组成要考虑以下原则:①使用不同作用机制的药物,以便发挥协同作用;②药物不应有相似的毒性,以免毒性相加,患者不能耐受;③单一用药必须有效。

化学治疗的临床应用有 4 种方式。

(1)晚期或播散性肿瘤的全身化疗:既往对这类肿瘤通常缺乏有效治疗方法,常常采用化疗获得肿瘤的缓解,人们将这种化疗称为诱导化疗(induction chemotherapy)。如最初采用的化疗方案失败而改用其他化疗方案,则称为解救治疗

(salvage treatment)。

(2)辅助化疗(adjuvant chemotherapy)：是指局部治疗(手术或放疗)后，针对可能仍然存在的微小转移病灶，防止其复发转移而进行的化疗。例如，骨肉瘤、睾丸肿瘤和高危的乳腺癌患者术后辅助化疗可明显改善疗效，提高生存率或无病生存率。

(3)新辅助化疗(neoadjuvant chemotherapy)：临床上相对局限，但手术切除或放射治疗有一定难度，可在手术或放射治疗前使用化疗，其目的是希望化疗后肿瘤缩小，从而减少手术切除的范围，缩小手术造成的伤残；其次化疗可抑制或消灭可能存在的微小转移，提高患者的生存率。现已证明新辅助化疗可以减小膀胱癌、乳腺癌、喉癌、骨肉瘤及软组织肉瘤、非小细胞肺癌、食管癌及头颈部癌的手术切除范围，或把不能手术切除的肿瘤转变成可切除的肿瘤。

(4)特殊途径化疗

①腔内治疗：包括癌性胸腔、腹腔及心包腔积液的治疗。通常将化疗药物(如丝裂霉素、顺铂、氟尿嘧啶)用适量的流体溶解或稀释后，经引流导管注入病变的体腔内，从而达到控制恶性体腔积液的目的。

②椎管内化疗：白血病及许多实体瘤可侵犯中枢神经系统，尤其是脑膜最容易受侵。通常采用腰椎穿刺鞘内给药，以便脑脊液内有较高的药物浓度，从而达到治疗目的。椎管内常用的药物有甲氨蝶呤及阿糖胞苷。

③动脉插管化疗：动脉插管化疗从动脉给药，可以增加肿瘤组织抗肿瘤药物的灌注浓度。颈外动脉分支插管治疗头颈癌，肝动脉插管治疗原发性肝癌或肝转移癌均属动脉插管治疗。

4. 分子靶向治疗

肿瘤分子靶向治疗因其具有疗效高、不良反应低的特点而备受瞩目。分子靶向治疗利用特异性分子(单克隆抗体、小分子化合物等)封闭或抑制相关分子靶点，从而抑制肿瘤细胞的生长、转移或诱导其凋亡。该方法目前已成为临床肿瘤治疗的重要组成部分。分子靶向治疗的策略可以分为：①直接针对肿瘤细胞本身；②针对供应肿瘤组织营养的血管生成；③针对维护肿瘤生长和转移的微环境。分子靶向治疗的目标又可分为：①诱导肿瘤细胞凋亡；②抑制肿瘤细胞增殖；③阻断肿瘤细胞周期进程；④诱导肿瘤细胞分化；⑤抑制肿瘤细胞转移；⑥激活机体的肿瘤免疫监视功能等。值得注意的是，许多分子靶向药物往往同时具备几方面的作用。具体到肿瘤细胞内的各分子而言，与肿瘤发生、发展及转移过程相关的一些特异性蛋白分子，如生长因子受体、信号转导分子、细胞周期蛋白、细胞凋亡调节因子、蛋白水解酶、血管内皮生长因子(VEGF)等都有可能成为肿瘤治疗的分子靶点。

5. 免疫治疗

20世纪初有学者认为，肿瘤细胞具备启动免疫反应的免疫原性，通过建立针对肿瘤的特异免疫效应尝试达到治疗肿瘤的目的,但进展极为缓慢。直至 20 世纪 50 年代,才有学者发现了对宿主免疫系统具有免疫原性的肿瘤特异抗原,并提出了免疫监视学说,但主动诱导产生抗肿瘤免疫反应的研究收效甚微。20 世纪 90 年代,研究发现肿瘤相关免疫反应是由 T 细胞介导的细胞免疫反应,抗原递呈、抗原识别、免疫激活等具体机制逐渐被阐明,肿瘤抗原被抗原递呈细胞识别、加工成的多肽分子与主要组织相容性复合体分子结合后递呈至 T 细胞表面,与 T 细胞表面的 T 细胞受体结合形成抗原识别的第一信号,在共刺激分子形成的第二活化信号作用下,T 细胞被激活并增殖分化,发挥针对肿瘤的免疫反应。这一过程及相关信号通路的研究,为肿瘤免疫治疗的繁荣发展奠定了理论基础。多种恶性肿瘤的免疫治疗研究如雨后春笋般出现。

根据作用机制不同,肿瘤免疫治疗方法主要包括非特异性免疫调节药治疗、肿瘤疫苗相关免疫治疗、过继免疫治疗及近年来成为研究热点的免疫检查点抑制药相关免疫治疗。目前免疫治疗研究涉及的靶点只是沧海一粟,随着免疫学研究的进展,与肿瘤免疫相关的分子靶点及通路仍有很大的研究空间,相信在不久的将来,会有更多更有效的免疫治疗方法问世。

6. 介入治疗

影像引导下的介入治疗具有"靶向、微创、安全、高效"的特点,作为局部治疗手段,介入治疗在肿瘤综合治疗中发挥着越来越重要的作用。肿瘤的介入治疗包括血管内介入和非血管介入,前者主要指经动脉灌注化疗和栓塞术,后者主要指经皮穿刺行肿瘤消融术。肿瘤消融包括化学消融和物理消融。化学消融是指经穿刺针直接向肿瘤内注射无水乙醇或乙酸,从而使肿瘤坏死的技术,操作简单、价廉、疗效肯定,但消融体积较小,主要用于小肝癌的治疗和部分因部位特殊行物理消融困难病例的补充治疗。以射频和微波消融为主体的温热消融在多种肿瘤的治疗方面取得了满意的疗效,成为肿瘤消融技术的主流,而激光消融、冷冻消融和高能聚焦超声(HIFU)治疗也得到了日益广泛的应用。新的消融技术(如不可逆电打孔技术)克服了常规温热消融技术的缺点,具有广阔的潜在应用前景。

7. 光动力学治疗

肿瘤光动力学治疗(PDT)是指光敏剂进入人体后可有选择性地聚集在肿瘤组织内,光敏剂被照射肿瘤组织的合适波长光激发后,在肿瘤组织内部发生一系列光化学反应,产生一些中间活性产物,即活性氧物质发挥治疗肿瘤作用。光动力学治疗对靶组织的损伤程度具有可选择性,可减少正常组织的损伤。20 世纪 70 年代,光动力学治疗应用于人类肿瘤的治疗,但常常用作肿瘤的姑息治疗。光动力学治疗肿瘤主要通过三方面机制发挥作用:①直接杀死肿瘤细胞;②破坏肿瘤组织内的血管,阻断肿瘤血供;③免疫调节作用。光动力学治疗的适应证不断扩大,已涉及体表、空腔和实质脏器的肿瘤。对部分早期肿瘤,光动力学治疗可达到根治效果;

对晚期肿瘤则可缓解症状,提高生活质量和延长生存期。

8. 中医治疗

中医是我国治疗恶性肿瘤独特的手段。中医学认为,人体是一个完整统一的有机体。当某种病理因素引起机体局部的不平衡,会导致全身病理、生理的变化,而全身的病理变化又影响到局部病变的转归和预后,恶性肿瘤就是全身疾病在局部的表现。任何疾病的产生都离不开内因和外因,恶性肿瘤发病的内因主要是人体正气虚衰,脏腑功能失调,气血失和及七情内伤;外因则是六淫之邪和时疫之气对人体的侵袭。当人体正气虚衰时,邪气可乘虚而入导致肿瘤的发生,所谓"邪之所凑,其气必虚"。依据传统理论,恶性肿瘤主要是由气滞、血瘀、痰凝、毒聚、虚损引起的病症,临床可以表现为气血虚衰、气滞血瘀、痰凝湿聚、热毒内蕴、脏腑功能失调、经络瘀阻等证候。根据辨证论治原则,分别施以理气行滞、清热解毒、活血化瘀、软坚散结、扶正固本等不同方法。肿瘤发病早期,患者正气未虚,肿瘤尚小,治宜祛邪攻癌为主,若体弱者可适当加用扶正药物;肿瘤发展中期,患者正气尚可,瘤体较大,可采用攻补兼施方法;肿瘤发展至晚期,患者正气虚衰,瘤体进一步增大,则宜扶正为主,兼以抗癌。中医疗法不仅在直接控制肿瘤方面发挥作用,在围术期帮助术后恢复、减轻放化疗及靶向和免疫治疗、介入治疗的不良反应方面也有着非常好的效果。肿瘤患者的康复也非常需要中医中药的帮助。

对恶性肿瘤的中医治疗,只要进行辨证论治,遵循辨证与辨病相结合的原则,合理选用有效药物,就能改善肿瘤患者的临床症状、减轻痛苦、提高生存质量、延长生命,同时还可以提高肿瘤患者的治愈率,推迟或预防肿瘤的复发。

9. 综合治疗

通过多年艰苦的探索和临床实践,人们越来越清楚地认识到肿瘤单一治疗方法的局限及综合治疗的重要性。综合治疗可以提高疗效,并且在各种疗法之间取长补短,为患者带来福祉。随着社会-心理-医学模式的发展,现代临床肿瘤学的发展呈现一种趋势,即在减轻肿瘤负荷的同时,越来越注重患者机体功能的保护,维护患者的生活质量,而肿瘤综合治疗模式恰恰能够承担起这一重任。

在中国,中医与西医并存的医疗模式,为肿瘤患者提供了与其他国家不同的治疗体验,取得了良好的效果,中西医结合的模式已被越来越多的患者所接受。越来越多的临床实践和基础研究为开展中西医融合干预肿瘤提供了良机。我们应当抓住宝贵时机,积极促进相应的理论、临床和基础研究,从而能从更深层次地认识肿瘤发病的机制,制订更为有效的肿瘤防治方案,为最终提高肿瘤患者的疗效而努力。

（刘吟宇）

参 考 文 献

[1]　陈万青,郑荣寿,张思维,等.2012 年中国恶性肿瘤发病和死亡分析[J].中国肿瘤,2016,25
　　　(1):1-8.

[2]　马晋平,詹文华.肿瘤生物学研究进展的若干思考[J].医学与哲学,1997,18(9):449-453.

[3]　吴克复.肿瘤微环境与细胞生态学导论[M].北京:科学出版社,2009.

[4]　王瑞安.原位癌不是癌[J].医学争鸣,2010,1(6):5-6.

[5]　Ruoslahti E. How cancer spreads[J]. Sci Am,1996,275:72-77.

[6]　Witold Zatoński,Joanna Didkowska,Urszula Wojciechowska. Epidemiology of Cancer in
　　　Central and Eastern Europe Versus Western Europe and Poland[J]. Polish Journal of Sur-
　　　gery,2009,81(10):2478.

[7]　Josh Hiller,Celeste Vallejo,Leo Betthauser,et al. Characteristic patterns of cancer inci-
　　　dence:Epidemiological data,biological theories,and multistage models[J]. Progress in Bio-
　　　physics and Molecular Biology,2017,(41):124.

[8]　周建炜,汤钊猷.从肿瘤和胚胎的相似性看恶性肿瘤研究的新思路[J].医学与哲学(临床
　　　决策论坛版),2009,30(2):46-47.

[9]　李海丽,邵驰浩,周若宇,等.抑癌基因与癌基因的最新研究进展[J].基础医学与临床,
　　　2018,38(7):1029-1033.

[10]　《中国癌症防治三年行动计划（2015—2017 年)》[J].中国肿瘤临床与康复,2016,23
　　　(2):177.

[11]　周晖,刘昀昀,林仲秋.宫颈癌二级预防:2016 年美国临床肿瘤协会资源分层临床实践指南
　　　解读[J].中国实用妇科与产科杂志,2017,33(2):164-170.

[12]　董志伟,乔友林,李连弟,等.中国癌症控制策略研究报告[J].中国肿瘤,2002(5):4-14.

[13]　曾红梅,陈万青.中国癌症流行病学与防治研究现状[J].化学进展,2013,25(9):
　　　1415-1420.

[14]　郭雯.癌症患者心理需求状况及其影响因素研究[D].大连医科大学,2017.

[15]　Miho Watanabe Nemoto,Natsuko Nozaki-Taguchi,Gentaro Togasaki,et al. New approach
　　　to relieving pain and distress during high-dose-rate intracavitary irradiation for cervical
　　　cancer[J]. Brachytherapy,2015,14(5):642-647.

[16]　张伯阳,许重远.肿瘤分子靶向治疗药物的研究与应用进展[J].中国临床药理学杂志,
　　　2015,31(12):1213-1217.

[17]　Panaccio M,Zalcberg JR,Thompson CH,et al. Heterogeneity of the human transferrin re-
　　　ceptor and use of anti-transferrin receptor antibodies to detect tumours in vivo[J]. Immunol
　　　Cell Biol,1987,65:461-472.

[18]　Burnet FM. The concept of immunological surveillance [J]. Prog Exp Tumor Res,1970,13:
　　　1-27.

[19]　Traversari C,van der Bruggen P,Luescher IF,et al. A non-apeptide encoded by human gene
　　　MAGE-1 is recognized onHLA-A1 by cytolytic T lymphocytes directed against tumor anti-

gen MZ2-E[J]. J Exp Med,1992,176:1453-1457.

[20] Jensen PE. Recent advances in antigen processing and presentation[J]. Nat Immunol,2007,8:1041-1048.

[21] 李晓光.肿瘤介入治疗进展与研究方向[J].中华临床医师杂志(电子版),2012,6(10):2555-2558.

[22] 丁新民,徐勤枝,顾摇瑛,等.光动力学治疗肿瘤的简史和现状[J].中国肿瘤,2003(3):30-34.

[23] 田建辉.中西医融合提高肿瘤综合治疗疗效的思考[J].中国中西医结合杂志,2017,37(9):1032-1033.

[24] 舒鹏,刘沈林.中医肿瘤学证治体系浅析[J].吉林中医药,2005,(7):4-7.

[25] 张益勋,陈素红,吕圭源.抗肿瘤中药功效与现代药理相关性研究[J].亚太传统医药,2010(4):110-112.

第2章

原发脑恶性肿瘤及转移性脑肿瘤

一、概　述

脑恶性肿瘤是仅次于脑卒中的主要致死性神经疾病,其中包括脑原发恶性肿瘤及由身体其他部位转移到脑的继发性肿瘤。脑恶性肿瘤压迫或破坏正常脑组织结构,致使颅内压升高,并导致不同程度的中枢神经功能损害,危及患者生命。

脑原发恶性肿瘤的病因至今未完全明确。研究表明,可能与遗传因素、病毒、物理因素(射线与外伤)、化学因素及先天发育有关。2012年,全球发达地区脑瘤的世界人口标化发病率、死亡率分别为5.9/10万、4.0/10万,欠发达地区的世标发病率、死亡率则为3.3/10万、2.6/10万。近年来,随着我国现代化经济的发展,脑恶性肿瘤的发病率有上升趋势,其中男性的上升趋势更为显著。统计表明,2015年脑恶性肿瘤位于我国肿瘤发病率的第8位(101/10万),死亡率位于第9位(61/10万)。脑转移瘤虽然在发生率上不如肝、肺转移多见,但是颅内转移瘤的临床表现往往更加严重。脑转移瘤的原发灶以肺癌、胃癌、结肠癌和食管癌多见,多数情况下是通过血液途径,其中最多的是通过动脉系统发生转移。头颅外围的和邻近器官的癌可直接浸润破坏颅骨、硬脑膜,或经颅底的孔隙到达脑外表面的实质。

脑恶性肿瘤生长于颅内,肿瘤本身及瘤周水肿等均可能压迫或破坏脑组织结构和功能,其产生的临床症状和体征有以下3种主要机制:①肿瘤沿神经纤维束浸润(原发性脑恶性肿瘤的典型特征);②血管源性水肿导致正常脑组织移位(脑转移瘤典型特征);③快速生长的恶性肿瘤破坏周围神经网络。肿瘤通过对脑组织产生的压迫、浸润使脑组织缺血、缺氧,与正常脑组织争夺营养物质,改变细胞内代谢递质与电解质的浓度,并且细胞因子与自由基的扩散改变神经细胞的微环境,均可破坏脑神经元与脑胶质细胞的功能而导致神经缺损现象,引起癫痫发作。伴随瘤体增大而来的是肿瘤对脑组织压迫的不断加重,肿瘤周围脑组织的水肿、脑脊液循环受阻使颅内压增高,由于同时阻塞脑血管引起静脉淤血及扩张,可使颅内压进一步升高。如果颅内压持续超过200mmH$_2$O就可导致脑移位,脑组织通过颅内固定的裂孔移出(脑疝综合征)危及患者生命。

脑瘤为颅内有形肿块，根据症状及病机可分别归入"头痛""癫痫""中风""眩晕""虚劳""真头痛""呕吐"等中医病证范畴。《灵枢·厥病篇》中最早提及："真头痛，头痛甚，脑尽痛，手足寒至节，死不治"；《灵枢·大惑论》曰："故邪中于项，因逢其身虚……入脑则脑转。脑转则目系急，目系急则目眩以转矣。"

二、病因病机

脑瘤病因病机不外虚实两类，或独立致病，或合而为之。实者责之于风、痰、毒诸邪；虚者为平素体弱或久病耗伤，气血不能上荣于脑，致脑髓失养；抑或肾精不足，不能生髓上充脑海，脑海空虚，痰浊内生，导致肿瘤的形成。脑为奇恒之府，诸阳之会，位高而属阳，内因外因所生之风邪、火气最易引起头部之病；"凡人身上中下有块者多是痰"，宿痰凝聚在颅内则为积块。本病临床多由内生之痰火、外感之邪热的内外邪气相互结聚而成。痰气相搏，不能流通，以致气滞痰凝；日久邪热亢盛，煽动内风，导致肝风内动；血热互结，气机不畅，气滞血瘀；邪毒内盛，日久耗伤气血津液，必致气血两亏，阴阳衰竭，神明失散。

1. 病因

（1）先天不足，后天失养：《灵枢·海论》说："脑为髓之海……髓海有余，则轻劲多力，自过其度；髓海不足，则脑转耳鸣，胫酸眩冒，目无所见，懈怠安卧。"髓海盈亏与肝肾功能密切相关，肾为先天之本，生髓通脑，肾亏髓海空虚则贼邪乘虚而入；肝肾之精不足，阴亏阳亢，肝阳生风化火干犯上位，痰浊凝聚发为脑瘤。脑肿瘤的发生还可能与先天不足，遗传失错有关。

（2）六淫邪毒：风、火、热、湿、毒等病邪（包括感染、烟草、放射性物质等因素）侵袭髓海，若正气不能抗邪，客邪留踞日久，则可致气滞、血瘀、痰浊、热毒等病变积久成块，发为脑瘤。

（3）饮食无度，调摄失常：长期嗜好烟酒、嗜食辛辣肥厚损伤脾胃，脾失健运，痰浊内生。正如《医宗必读·痰饮》所说"脾土虚弱，清者难升，浊者难降，留中滞膈，瘀而成痰"，气为痰所隔滞，痰气相搏与血瘀滞于脑，日久积成。

（4）宿疾不愈，正气虚弱：《医宗必读·积聚》曰："积之成者，正气不足，而后邪气踞之。"久病体衰，正气亏虚，或劳累过度气阴耗伤，外邪趁虚而入，留滞不去，气机不畅，成而结块。晚期脑瘤患者因虚致病，又因病致虚，形成恶性循环，而经手术、放化疗治疗的患者多存在气血、气阴两伤之证，临床需给予注意。

2. 病机

（1）痰湿内阻，上蒙清窍：患者素体阳虚，痰湿内蕴，或饮食所伤，脾失健运，痰湿内生，结聚不散，上冲于头，发为头痛；湿为阴邪，其性重浊，上蒙清窍发为眩晕，甚则呕吐。痰邪阻滞经脉，气血不通，四肢经脉失于濡养而生麻木。痰浊凝聚，蒙蔽清窍，则舌强语謇，半身不遂，口舌喝斜，偏身麻木，若中风之候，严重者可至昏蒙,或发躁狂癫痫。

(2)寒邪凝滞,气滞血瘀:头为诸阳之会,阳气不足,则阴寒侵袭。寒性凝滞,妨碍气血运行,气滞血瘀日久可聚而成瘤,导致头痛脑涨,随之因气血不得上荣而见面色晦暗、目精无华。舌可见瘀斑,其脉细涩。

(3)肝肾阴亏,风阳内动:肝肾阴虚,肝阳偏亢,阳亢于上,阴亏于下,水不涵木,虚风内动,脑为髓海,赖肝肾精血荣养。若虚阳上扰,则可见头痛头晕、目干目眩;虚火内炽,则烦躁易怒;肝阳上扰,可夹痰夹风,走窜经隧,可致神昏、抽搐,肢麻震颤等。

(4)肝胆实热,淤毒内结:肝为刚脏,喜升发,以实证、热证多见。肝失疏泄,气机郁结,久则化火,使肝阳上亢扰乱清窍,可致头痛日剧,面红性躁;肝为目窍,故可常伴突眼、复视症状;肝气犯胃可致呕吐。此颅内高压三主征也可由痰湿郁结化火而生。

(5)脾肾阳虚,脑髓亏空:《素问·生气通天论》说:"阳气者,若天与日,失其所则折寿而不彰,故天运当以日光明,是故阳因而上,卫外者也。"脑为元神之府,诸阳之会,阳气亏虚则阴寒邪气易窜踞阳位,气血凝滞、痰浊滞脑日久而成脑瘤。阳气不能温养,可见头痛、眩晕、手足寒冷,甚至手足抽摇,半身不遂等脑恶性肿瘤常见症状。

3. 病机转化

脑恶性肿瘤患者随着病情的发展、治疗的进行,其病因病机大都随之发生变化。一般而言,脑瘤初起多为风邪上扰,风痰,或痰湿、痰瘀交阻;病情进展,可见肝火、肝风证候;至病情晚期或终末期,则以肝肾阴虚或脾肾阳虚为主,最终发展为阴阳俱虚、全身衰竭之证。

三、临床表现

1. 原发脑恶性肿瘤

(1)颅内压增高症状:主要表现为头痛、呕吐、视盘水肿三大主症。头痛以夜间、清晨多见,多位于额部、枕后及双颞。咳嗽、用力、屏气等活动均可使头痛加重。开始为阵发性头痛,逐渐加重,后期为持续性头痛阵发性加重;呕吐常呈喷射性,多在头痛剧烈时出现;视盘水肿早期没有视觉障碍,视野检查仅可见生理盲点扩大,数月以上视力开始减退,视野向心性缩小。此外,颅内高压还可引起复视、意识障碍等症状。

(2)局灶症状:这一类症状与体征经常可反映脑瘤所在部位及脑瘤所在部位的脑、神经、血管受到的损害。

①脑皮质肿瘤:脑皮质肿瘤中,额叶肿瘤可引起随意运动、语言表达、精神活动异常;顶叶肿瘤主要引起中枢性感觉障碍;颞叶肿瘤产生的症状较多样,可有颞叶

癫痫、视幻觉、视野缺损,优势半球损害出现感觉性失语;枕叶肿瘤主要为视觉障碍;基底节肿瘤则主要为运动减少、表情僵硬、眼睑退缩、肢体强直与震颤、共济失调、前冲步态及眼球震颤。

②间脑肿瘤:间脑位于中脑和大脑半球之间,主要包括丘脑、底丘脑、下丘脑和三脑室周围结构。丘脑肿瘤局灶症状少,可出现记忆力减退、痴呆等症状。肿瘤累及内囊可引起"三偏"综合征,下丘脑病变则可出现神经与内分泌功能障碍。

③脑干肿瘤:包括中脑、桥脑和脑髓,一侧脑干受损的共同特点为交叉型麻痹,即病侧的脑神经和对侧的肢体偏瘫。

④小脑肿瘤:小脑半球肿瘤主要表现为患侧肢体协调动作障碍,出现辨距不良、肌反跳、动作不稳等,并可有吟诗样言语、眼球震颤、肌张力降低等。小脑蚓部肿瘤则表现为躯干性共济失调,宽基步态,并逐渐发展为行走不能。

⑤其他:第三脑室肿瘤、第四脑室肿瘤、胼胝体肿瘤、岛叶肿瘤、基底节肿瘤、松果体区肿瘤、鞍区肿瘤等定位症状皆具有各自的特点,可联系该部与神经解剖结构和生理功能求得了解。

2. 继发性脑瘤

(1)起病:临床上根据肿瘤的起病方式和病程分为 3 种类型,即急性进展性、中间缓解型及进行性加重型。急性进展型患者病情迅速恶化进展,常在发病 1～2 天出现昏迷和偏瘫,病程一般＜2 周;中间缓解型患者起病后经过一段时间的缓解期,颅内占位症状复出并进行性加重;进行性加重型患者急性或慢性起病,临床呈进行性加重,病程历时 3～4 个月。

(2)症状和体征:脑转移瘤的症状往往迟发于原发肿瘤,临床上也可见到同时出现,或者只见到脑转移症状而原发症状不明显者;精神症状可作为首发症状出现,额叶和脑膜弥散转移者尤甚;全身虚弱及全身发热多见于晚期患者,往往很快出现意识障碍。

①颅内压升高症状:与原发脑瘤相同,脑转移瘤可出现颅内压升高症状,其中头痛最为常见。由于脑转移瘤引起的颅压增高发展迅速,头痛和伴随的智力改变、脑膜刺激征明显,而视盘水肿等变化则不明显。

②常见的神经系统体征:同原发脑瘤一样,根据脑转移的部位不同可见不同体征,体征的出现往往晚于症状。脑膜刺激征多见于弥散性脑转移的患者,转移灶的出血或合并炎症也可出现脑膜刺激征。

③癫痫:多发脑转移瘤易发癫痫,各种形式均可出现,全面性强直阵挛发作和局灶癫痫最为多见。

四、辅助检查

1. X 线平片

X 线平片能够提示某些肿瘤的部位,有的可以定性,还可提示颅内压增高。当颅内压增高到一定程度,并持续 3～6 个月时颅骨平片才有表现。

2. CT 检查

对神经系统肿瘤的定位诊断有重大价值。通过不同层面、不同窗位的观察可明确肿瘤与周围结构的关系。平扫即可见肿瘤质地、周围脑组织水肿、中线结构移位情况等;通过增强 CT 检查可了解肿瘤血供,并对脑肿瘤的定性有较大价值;平扫联合灌注(CTP)及 CT 血管造影(CTA)有助于获取神经系统肿瘤血流动力信息,加上三维多平面成像可以获得病灶形态及与周围组织的关系,提高正确诊断率。

3. MRI 检查

对脑、脊髓的检查最为理想,相较 CT 软组织分辨力更好,病变定位更准确。应用顺磁性造影剂 Gd-DTPA 后,可提高分辨率及诊断率。常规 MRI 检查包括 T1 加权成像(T1W)、T2 加权成像(T2W)和水抑制成像(FLAIR),不同肿瘤在不同序列呈现不同信号,配合动态 MRI、水抑制 MRI 成像、弥散 MRI 成像、功能 MRI、MRI 血管显影及质子磁共振光谱(PMRS)等新技术,再结合 CT 表现,可对中枢神经系统肿瘤做出较为明确的诊断与鉴别诊断。

4. 放射性核素脑扫描检查

脑核素扫描是一种功能性检查,在解剖定位上的精确度不及 CT 及 MRI,目前主要有单光子发射断层扫描(SPECT)与正电子发射断层扫描(PET),其中 PET 是更为常用的技术。大致方法是将葡萄糖、蛋白质等生物代谢必需物标记上短寿命的放射性核素,通过该物质在代谢中的聚集,来发现脑组织内异常代谢的部位,而 PET/CT 将 CT 与 PET 融为一体,使形态影像学与功能影像学的优点进行了良好的结合。

5. 脑脊液检查

此是诊断脑膜转移瘤的一种主要方法。一般颅内肿瘤患者的脑脊液是无色透明的,少数可黄染或浑浊,其应用价值为:①可寻找肿瘤细胞(诊断脑膜转移瘤的金标准),但假阴性率高达 25%,需反复多次检查提高阳性率(一般阳性率为 80%);②进行脑脊液常规、生化和酶学检查,但多无特异性变化,仅部分指标有增高,如 β-葡萄糖醛酸酶、CEA、组织多肽抗原、碱性磷酸酶、绒毛膜促性腺激素等。

6. 脑电图

已被肿瘤破坏的神经细胞一般无电活动,恶性肿瘤周围的脑组织呈现慢波,肿瘤周围的脑水肿使神经细胞的正常电活动受阻也出现慢波。常用的检查有脑电地形图与诱发电位,其中诱发电位对某些肿瘤极敏感,甚至异常反应出现在 CT、MRI 之前,但不具有特异性。

7. 脑血管造影

脑血管造影能显示出一些肿瘤的病态血管及其形式、肿瘤周围脑血管的改变,并能鉴别血管性疾患,为制定治疗方案及手术步骤提供帮助。

五、诊断与鉴别诊断

(一)诊断

中枢神经系统的诊断应包括定位与定性,临床上需要根据病史、病程、临床症状、体征进行初步判断,然后根据各种辅助检查结果来确定肿瘤的性质和部位。

1. 原发性脑肿瘤

WHO 对中枢神经系统肿瘤分类的修订,形成了从良性到恶性的 I 至 IV 分级。2016 年世界卫生组织中枢神经系统肿瘤分类在 2007 年的基础上进行了修订,首次采用联合分子诊断＋组织诊断的模式协助肿瘤分类,重新分类了弥散型胶质瘤、髓母细胞瘤和其他胚胎性肿瘤,并且加入了新的使用组织学和分子生物学命名的实体,包括胶质瘤-IDH 野生型和 IDH 突变型;弥散型中线胶质瘤 H3 K27M 突变型;RELA 基因融合的室管膜瘤等,删除了一些不再具有诊断性和(或)生物学相关性的实体、亚型和形态模式,如大脑胶质瘤病。其他重要的改变包括,增加了一个非典型脑膜瘤的诊断标准:脑侵犯,合并孤立性纤维性肿瘤、血管外皮细胞瘤,并引入了软组织类型分级体系。其中 WHO 中枢神经系统部分肿瘤分级具体如表 2-1 所示。

表 2-1　WHO 中枢神经系统部分肿瘤分级

名　　称	级　　别
弥散性星形细胞和少突胶质细胞瘤(diffuse astrocytic and oligodendrogial tumours)	
弥散性星形细胞瘤,IDH 突变型	II
间变性星形细胞瘤,IDH 突变型	III
胶质母细胞瘤,IDH 野生型	IV
胶质母细胞瘤,IDH 突变型	IV
弥散性中线胶质瘤,H3 K27M 突变型	IV
少突胶质细胞瘤,IDH 突变型和 1p/19q 联合缺失	II
间变性少突胶质细胞瘤,IDH 突变型和 1p/19q 联合缺失	III
其他星形细胞瘤(other astrocytic tumours)	
毛细胞型星形细胞瘤	I
室管膜下巨细胞星形细胞瘤	I
多形性黄色星形细胞瘤	II
间变性多形性黄色星形细胞瘤	III
室管膜肿瘤(ependymal tumours)	
室管膜下瘤	I
黏液乳头型室管膜瘤	I
室管膜瘤	II

（续　表）

名　称	级　别
室管膜瘤，RELA 融合阳性	Ⅱ 或 Ⅲ
间变性室管膜瘤	Ⅲ
其他胶质瘤（other gliomas）	
第三脑室脊索样胶质瘤	Ⅱ
血管中心性胶质瘤	Ⅰ
脉络丛肿瘤（choroid plexus tumours）	
脉络丛乳头状瘤	Ⅰ
不典型性脉络丛乳头状瘤	Ⅱ
脉络丛癌	Ⅲ
神经元和混合型神经元-胶质肿瘤（neuronal and mixed neuron-glial tumor）	
胚胎发育不良性神经上皮瘤	Ⅰ
节细胞瘤	Ⅰ
节细胞胶质瘤	Ⅰ
间变细胞胶质瘤	Ⅲ
小脑发育不良性节细胞瘤	Ⅰ
婴儿促纤维增生型星形胶质细胞瘤/节细胞胶质瘤	Ⅰ
乳头状胶质神经元肿瘤	Ⅰ
形成菊形团的胶质神经元肿瘤	Ⅰ
中枢神经细胞瘤	Ⅱ
脑室外中枢神经细胞瘤	Ⅱ
小脑脂肪神经细胞瘤	Ⅱ
松果体区肿瘤（tumor of the pineal region）	
松果体细胞瘤	Ⅰ
中分化松果体实质瘤	Ⅱ 或 Ⅲ
松果体母细胞瘤	Ⅳ
松果体区乳头状细胞瘤	Ⅱ 或 Ⅲ
胚胎性肿瘤（embryonal tumor）	
髓母细胞瘤（所有类型）	Ⅳ
胚胎性肿瘤伴多层菊形团，C19MC 变异	Ⅳ
髓上皮瘤	Ⅳ
中枢神经系统胚胎性肿瘤，NOS	Ⅳ
非典型畸胎样/横纹肌样特征	Ⅳ
脑神经和椎旁神经肿瘤（tumor of the cranial and paraspinal nerves）	
神经鞘瘤	Ⅰ
神经纤维瘤	Ⅰ
神经束膜瘤	Ⅰ
恶性周围神经鞘瘤（MPNST）	Ⅱ 或 Ⅲ 或 Ⅳ
脑膜肿瘤（meningiomas）	

(续　表)

名　称	级　别
脑膜瘤	Ⅰ
不典型脑膜瘤	Ⅱ
间变(恶性脑膜瘤)	Ⅲ
间质,非脑膜内皮肿瘤(mesenchymal,non-meningothelial tumor)	
孤立性纤维性肿瘤/血管外皮细胞瘤	Ⅰ 或 Ⅱ 或 Ⅲ
血管网状细胞瘤	Ⅰ
鞍区肿瘤(tumor of the sellar region)	
颅咽管肿瘤	Ⅰ
颗粒细胞肿瘤	Ⅰ
垂体细胞瘤	Ⅰ
梭形嗜酸细胞瘤	Ⅰ

2. 继发性脑肿瘤

原发性肿瘤来源于颅内各种组织结构,如脑、脑血管、脑神经、脑膜和胚胎残余组织等;而继发性脑肿瘤则来自于颅内组织以外器官的恶性肿瘤。继发性脑肿瘤的临床表现很像脑原发肿瘤,但继发性脑瘤经过临床仔细检查大都可以找到原发病灶;在进行血液肿瘤标志物检查时,大部分患者可以发现至少一种以上的肿瘤标志物水平的上升。也有极少数继发脑肿瘤患者始终不能找到原发病灶。

(二)鉴别诊断

颅脑原发恶性肿瘤与继发性脑肿瘤需互相鉴别,根据病史,特别是癌症全身转移的患者出现颅内占位时不难鉴别。良性原发性脑瘤有其自身特点,一般不难鉴别。以下几种疾病易与颅内肿瘤相混淆。

1. 脑血管病

(1)高血压脑出血:有高血压病史,多为急性或亚急性起病,多存在剧烈头痛,或伴呕吐,并可见一侧瘫痪、失语等,严重时短时间内即可进入昏迷,头颅 CT 可见高密度的脑实质内血肿影。

(2)脑血栓形成:多发生在动脉硬化基础上,常无明显意识障碍,腰穿脑脊液压力不高,化验多为正常。

(3)脑栓塞:急性发病,脱落栓子多来自于风湿性心脏病,尤其是心房颤动患者,不难鉴别。

2. 慢性硬膜下血肿

通常受到外伤后数周或数月出现症状,有颅内压增高症状,并逐渐加重,可引发偏瘫及意识障碍,少数有局灶体征。晚期可出现脑疝,CT 扫描病灶呈等密度或低密度,伴有中线结构移位,双侧病变可无中线移位,但可见双侧脑室受压。

3. 脑脓肿

常有原发感染灶,如耳源性感染(中耳炎)。初期可有全身症状,可伴有脑膜刺激征,脓肿成熟后上述症状和体征均可消失。外周血象白细胞增高,脑脊液内有炎性细胞。部分病例可始终无明显颅内感染症状,只表现为慢性颅内压增高。脑脓肿一般病程不长,患者精神迟钝较严重。脑血管造影为无血管的占位病变,CT 扫描典型表现为圆形或卵圆形密度减低阴影,增强 CT 或 MRI 呈环形强化影。

4. 脑寄生虫病

有疫水、感染源接触史,疫区居住史,包括脑血吸虫、囊虫病、脑包虫病及肺吸虫病。患者均有颅压增高症状,并可见抽搐发作。粪便检查、虫卵孵化、痰液检查有助于帮助诊断,有皮肤结节者应做活检以鉴别。另血清及脑脊液的特殊补体结合试验,皮肤反应试验在囊虫及肺吸虫病中常可呈阳性反应。

5. 良性颅内压增高

即"假性脑瘤",系患者无占位性病变存在但有颅内压增高症状和体征。可因蛛网膜炎、耳源性脑积水等病因导致,但常常病因不明。临床表现除慢性颅内压增高外一般不出现局灶体征。需通过辅助检查排除颅内占位病变后方可诊断。

6. 原发性癫痫

脑瘤患者有 20%～40%在临床上出现癫痫症状,原发性癫痫患者多在 20 岁之前发作,无神经系统局灶体征,无颅内压增高,若成年后有局限性癫痫发作者,不排除脑瘤。

六、治 疗

(一)治疗原则

颅内肿瘤的治疗方案依据患者的年龄和全身情况,肿瘤的性质、解剖位置而设定。原发性脑肿瘤总的治疗原则以手术治疗为主,良性肿瘤尽可能全切,恶性肿瘤切除可获得充分的脑减压,在切除肿瘤的同时应最大限度地减少对周围正常脑组织的损伤,并辅助以放化疗、中医治疗等综合治疗措施;对于转移性脑肿瘤,应在治疗原发肿瘤的基础上进行手术、放化疗、靶向治疗、中医治疗等综合治疗,晚期不能耐受手术治疗的患者,应以中西医药物为主的综合治疗改善症状、延长生存期。

中医治疗采取辨病与辨证相结合的原则,并根据正虚与邪实的消长关系,将其分为早期、中期和晚期。早期患者,邪气轻浅、正气盛,临床上采用以攻为主、大攻少补、先攻后调为其治疗方案;中期正邪发展势力均敌,治法宜攻补并重;晚期肿瘤病情严重,正虚不耐邪,患者体质衰弱,不任攻伐,当以改善患者生活质量,扶正为主,少佐祛邪攻坚之品。

(二)中医治疗

脑瘤的症状因部位不同、性质不同而各异。临床划分类型较多,以肝肾阴虚、肝风内动者为多见,其中以胶质瘤为主,继发性脑瘤亦多见;痰湿阻络则多见于胶质瘤、脑膜瘤及继发性脑瘤。

1. 辨证论治

(1)痰湿内阻证

主症:平素头晕头痛,目眩耳鸣,恶心呕吐,视力障碍,偏身麻木,语言謇涩或失语,半身不遂,谵妄神昏,喉中痰鸣,咳嗽痰多,身重倦怠,舌胖苔白腻,脉弦滑。

证机概要:痰湿阻络,痰迷脑窍。

治疗法则:祛痰通络,涤痰开窍。

方药运用:涤痰汤加减。茯苓、人参、甘草、陈皮、胆星、半夏、竹茹、枳实、菖蒲。

加减:若痰湿郁久化热,痰热腑实者,可加黄连、黄芩以清化痰热;若眩晕、呕吐频发者,可加代赭石、旋覆花、生姜、厚朴以镇逆止吐;若不欲饮食,脘腹满闷者,可加砂仁、木香、白蔻仁等芳香醒脾开胃;若咳嗽痰多气急者,可加白前、葶苈子化痰降气;日久脾气虚损者,可加白术、党参、山药以补脾。

临证指要:本证为脑瘤常见证型之一,痰湿毒邪结聚于脑,久则致使脑络瘀阻,甚则化热动风,耗伤阴液,致肝肾不足,临证应根据患者症状体征酌加活血通络、清热解毒、平肝息风、补益肝肾之品。

(2)气滞血瘀证

主症:头痛脑涨,痛处固定不移,眩晕,面色晦暗,口唇青紫,舌质紫暗、有瘀斑,脉涩。

证机概要:气结不行,瘀血内阻。

治疗法则:行气通络,活血化瘀。

方药运用:通窍活血汤加味。赤芍、川芎、桃仁、大枣、红花、老葱、麝香、鲜姜、柴胡、白芷。

加减:若患者畏寒肢凉,感寒加重者,加附子、桂枝、细辛振奋阳气、温经活血;若头痛欲裂,久痛不愈者,可加全蝎、蜈蚣、土鳖虫等搜风剔络镇痛。

临证指要:脑素喜轻灵而恶壅滞,疏泄失司,气机失畅,加之脾虚运化无力,聚而生痰,日久痰瘀互结而酿毒,故临证以行气活血为法的同时,多佐化痰软坚之剂以获良效。

(3)肝风内动证

主症:头痛头晕,耳鸣目眩,视物模糊,恶心呕吐,肢体麻木,失眠健忘,烦躁易怒,咽干颧红,大便干燥,甚则抽搐,舌痹语謇,目睛上视,昏迷,舌红少苔,脉弦细数。

证机概要:肝肾阴虚,肝风内动。

治疗法则:滋阴潜阳,镇肝息风。

方药运用:杞菊地黄丸加味。枸杞子、菊花、熟地黄、山茱萸、牡丹皮、山药、茯苓、泽泻、炙龟甲、茵陈、天麻。

加减:若头面烘热、面颊红赤、烘热汗出,虚火上炎证,则去枸杞子,加用知母、黄柏滋阴降火。若阴虚阳亢,肝火旺盛,心中烦热,目赤肿痛,心烦气急者,加黄芩、黄连、栀子清热除烦。

临证指要:脑瘤为病,常是全身属虚,局部属实。"风动"为病之标,"肝肾虚"为病之本,临证需权衡标本,酌情遣方;除此之外,放疗为脑瘤常见治疗手段,属"火热毒邪",易损伤津液,故临证多根据患者临床症状佐加清热生津之品。

(4)肝胆实热证

主症:头痛头胀,如锥欲裂,时呈喷射状呕吐,面红耳赤,口苦尿黄,聋,心中烦热,大便干结,唇暗色紫,月经不调,舌暗红或绛红,苔黄厚腻,脉弦数。

证机概要:肝胆火热,瘀毒内结。

治疗法则:清热泻火,解毒化瘀。

方药运用:龙胆泻肝汤加味。龙胆草、栀子、黄芩、木通、泽泻、车前子、柴胡、甘草、当归、生地黄、莪术、三棱、山慈姑、白花蛇舌草、全蝎。

加减:若头痛固定不移,疼痛不止者,酌加延胡索、苦丁茶、赤芍、水蛭活血化瘀;神志不清、高热惊厥、神昏谵语者,加安宫牛黄丸醒神开窍。

临证指要:本证以火热瘀毒为病机关键,临证应观其症状、舌脉,对瘀毒偏盛者视情况佐加活血化瘀、软坚散结之品。

(5)脾肾阳虚型

主症:精神萎靡,腰膝酸软,形寒肢冷,阳痿不举,倦怠无力,气短懒言,多饮多尿,头晕头痛,目眩耳鸣,视物昏花,舌淡胖苔白润,脉细弱无力。

证机概要:脾肾阳虚,髓海空虚。

治疗法则:温补脾肾,补脑填髓。

方药运用:金匮肾气丸加味。地黄、山药、山茱萸、茯苓、牡丹皮、泽泻、桂枝、附子、牛膝、车前子。

加减:视力障碍,加用菟丝子、枸杞子、补骨脂;多尿者,酌加金樱子、覆盆子;神疲乏力者,加用黄芪、黄精;抽搐者,酌加全蝎、蜈蚣。

临证指要:脑瘤日久,病属晚期,消耗气血;或经过手术、化疗、放疗等西医治疗后元气大伤,以正气亏虚为主要表现,此时临证当以补益为主,暂缓攻邪,避免重剂伤正、亡阴亡阳。

由于脑瘤患者常有颅内压增高引起的"三联征"及大便秘结、神昏抽搐等,临床可以临症加减用药。颅内高压者,可予大剂量的茯苓、猪苓、车前子、葶苈子、白茅根、泽泻、六一散等利水消肿、渗湿利尿;剧烈呕吐者,可加代赭石、姜半夏、竹茹、旋覆花、吴茱萸等降逆止呕;抽搐震颤者,可加天麻、僵蚕、全蝎等通络止痛、息风止痉;神昏者,加苏合香丸、清开灵、至宝丹等化痰开窍。

2. 中成药制剂

(1)金龙胶囊:每次 4 粒,每日 3 次,口服。破瘀散结,解郁通络。研究证实,其具有阻滞细胞有丝分裂、直接杀灭肿瘤、抑制肿瘤新生血管生成、影响肿瘤细胞代谢、诱导肿瘤细胞分化等功能。适用于血瘀郁结证的恶性肿瘤治疗。

(2)中风回春胶囊:每次 2～3 粒,每日 3 次,口服,或遵医嘱。活血化瘀,舒经通络,软坚散结。适用于脑膜瘤、脑胶质瘤、垂体瘤等一系列颅脑肿瘤,也适用于中风偏瘫、半身不遂、肢体麻木等。

(3)西黄丸:每次 3g,每日 2 次,口服。清热化痰,化瘀通窍,散结止痛。可用于脑瘤头痛,烦躁发热,呕恶,神昏,脉数者;也适用于乳腺癌、宫颈癌、肺癌、肝癌等各种恶性肿瘤。

(4)参一胶囊:每次 2 粒,每日 2 次,饭前空腹口服。培元固本,补益气血,有助于提高恶性肿瘤患者的机体免疫功能,改善气虚症状。有研究表明,其中所含人参皂苷 Rg3 可能通过抑制脑胶质瘤细胞 Vimentin 的表达、增强 GFAP 的表达而发挥抗肿瘤作用。

(5)千金化痰丸:本药为水丸剂,每 6g 约 100 粒。成人每次 6g,每日 2～3 次,口服。对于辨证属痰热壅盛者适宜,治疗脑瘤患者出现的头晕头痛,呕吐痰涎,神志不清,口干,大便不畅,舌苔黄腻,脉弦滑数等。

(6)龟鹿宁神丸:每次 1 丸,每日 2 次,温开水送服。对于辨证属心肾肝俱不足,肝郁脾虚者适宜,治疗脑瘤术后,或放化疗后出现头痛头晕,神疲体倦,失眠健忘,纳呆不食,腰膝酸软,舌淡脉细者。

(7)静脉用药:可参考选择华蟾素注射液、榄香烯注射液、康莱特注射液等。

3. 针灸治疗

(1)分症论治

①头痛:脑瘤常因颅内高压引发头痛,基本选穴:太阳、百会、合谷、风池、阿是穴。辨证配穴:脑瘤肝阳上亢证引起的肝阳头痛,取悬颅以清肝经邪热,再加太冲平降亢逆之肝阳;宿痰聚于颅内之痰浊头痛,则取中脘配丰隆,助脾之健运以降浊化痰治其根本;脑瘤瘀阻脑络之瘀血疼痛,取阿是穴随痛处进针,旨在活血祛瘀。加三阴交、血海引气活血,增加疗效。

②抽搐:基本选水沟、合谷、太冲、阳陵泉穴。脑瘤之肝胆实热证取风池疏泄浮阳,配以行间、侠溪清泻肝胆之火,急则治其标,丰隆内关相配清热化痰;脑瘤之肝肾阴虚证,取督脉大椎、神道、腰奇进针,脑为元神之府,与督脉关系最为密切,督脉上大部分腧穴对癫、痫、狂证有效。大椎是三阳督脉交会穴,神道镇惊安神、通络,腰奇虽为经外奇穴,但为督肾两经之交会,取补肾健脑之意。

(2)对症治疗:灸法具体取穴及针刺手法视病情选定。神昏,水沟、十二井、太冲、丰隆、劳宫、关元、神阙;眩晕,百会、风池、太冲、内关等;瘫痪,肩井、曲池、手三里、外关、合谷、曲泽、内关、环跳、阳陵泉、足三里、悬钟、三阴交、委中等;呕吐,中脘、合谷、内关、足三里;上肢痿软,肩髃、曲池、合谷、颈胸夹脊穴;下肢痿软,髀关、伏兔、足三里、阳陵泉、三阴交、腰部夹脊穴。

(三)西医治疗

1. 降低颅压

脑恶性肿瘤除占位之外,其周围多伴脑水肿,位于中线的肿瘤很容易阻塞脑脊液流通而造成脑积水,回流的静脉受阻也会使颅内压升高。高颅压引发脑组织缺血,有发生脑疝的可能,危及患者生命。

处理方法:①床头抬高 15°～30°,勿使颈部扭曲或胸部受压,以利颅内静脉回流。②限制入量。③保持呼吸道通畅。④使用脱水药物,常用的脱水药物为高渗脱水药及利尿药。高渗脱水药是利用渗透压差使脑组织脱水,常用的有 20%甘露醇和 50%甘油盐水,效果较利尿药显著,但仅能维持 4～6 小时,需重复应用;利尿药可抑制肾小管水钠重吸收,常用的有髓襻利尿药和噻嗪类等。⑤肾上腺皮质激素,有抑制垂体后叶释放抗利尿激素,促进脑细胞代谢的功能,同时还具有改善脑血管通透性、调节血脑屏障的作用。

2. 原发性脑恶性肿瘤

(1)外科手术治疗:其目的是确定病变的组织学类型(对于治疗和预后评估非常重要)、缓解肿瘤的占位效应,改善神经功能障碍,防止巨大肿瘤可能导致的猝死和脑疝,并在条件允许的情况下治愈肿瘤。若手术无法治愈时,应尽可能充分切除肿瘤,改善症状,减轻肿瘤负荷,为提高放化疗疗效创造条件。

①肿瘤切除手术:在当今仍然是颅内恶性肿瘤最常用也是最有效的治疗方法,包括全切术和部分切除。当部分肿瘤浸润弥散性生长而无具体边界时,或肿瘤部位在重要功能区时,手术难以做到全切,只能次全、大部或部分切除。除非有全身情况不能耐受、肿瘤位于重要神经功能解剖部位等禁忌证,原则上均应首先采用手术治疗。

②内减压手术:肿瘤无法全切时,可将肿瘤周围的脑组织大块切除,以达到降低颅内压的目的,主要适用在"非功能区内"。

③外减压手术:即切开颅骨并剪开硬脑膜,使颅腔容积扩大以降低颅内压。

④脑脊液分流术:包括侧脑室-枕大池分流术、侧脑室-腹腔或心房分流术等,可以缓解颅内压的增高。

(2)放射治疗:通常放射治疗适用于多种不同类型的脑肿瘤,如胶质瘤、垂体瘤、室管膜瘤等,放射医师在制定个体化治疗计划时需要考虑包括治疗靶区、剂量、分割和正常组织限量等问题。目前放射治疗包括常规放疗、立体定向放射外科治疗及放射性核素内放治疗。脑肿瘤放射量应足够大,一般在 55～60Gy。立体定向放射外科治疗目前主要以 γ 刀为代表,X 刀适用于直径较大的肿瘤,常用的放射性核素为^{32}P、^{198}Au、^{90}Y等。脑肿瘤中生殖细胞瘤对射线最为敏感，髓母细胞瘤等术后放疗可延长生存期，对于容易在蛛网膜下隙播散的恶性肿瘤需要行全脑-脊髓照射。对于术后残留的直径＜2cm的脑膜瘤等，γ刀效果良好。

（3）化学治疗：脑恶性肿瘤的化疗必须建立在行脑肿瘤手术切除的基础上，相较于其他全身性恶性肿瘤化疗遇到的相同问题（缺乏特异性、内源性及获得性细胞耐药、正常组织的药物毒性耐受力等）外，还涉及药物通过血-脑或血-肿瘤屏障的特殊问题。对于不能通过血-脑屏障的药物应选择适用于瘤腔内放置或鞘内给药的方式。常用的化疗药有以下几种。

①亚硝脲类：分子量小，高度脂溶性，较易通过血脑屏障，包括卡莫司汀、洛莫司汀、尼莫司汀等，各种亚硝脲类药物有交叉耐药，并可在体内有累积现象，主要的不良反应作用为迟发性骨髓抑制。

②替莫唑胺：属于烷化类药物，具有广谱的抗肿瘤活性，从国际情况来看，已作为一线抗胶质瘤药物。最多发生的不良反应为胃肠道功能紊乱，特别是恶心和呕吐，一般为1级和2级。

③丙卡巴肼（PCB）：水溶性，经消化道吸收后在血浆中清除较迅速，并易进入血-脑屏障。主要不良反应有恶心、厌食、轻至中度骨髓抑制。

④其他：羟基脲（HU）易通过血脑屏障，且实验发现具有增强放疗疗效的作用；其他化疗药物还有依托泊苷（VP-16）、替尼泊苷等。

（4）靶向药物治疗：以胶质瘤为例，由于其病理的异质性，恶性脑胶质瘤通常不是单基因突变或分子改变，以至于针对单个基因靶向识别及靶向治疗较困难。现阶段具有较明确疗效的是针对抗肿瘤血管所形成的靶向治疗，贝伐单抗作为一种抗血管内皮生长因子的单克隆抗体，2009年5月获美国食品药品管理局（FDA）批准用于复发脑胶质母细胞瘤的治疗。随着对恶性胶质瘤分子病理学了解的深入，新的信号转导通路都有可能成为新的治疗靶点，许多靶向药物包括EGFR-TKIs、mTOR抑制药都处于Ⅱ期临床试验阶段。

（5）光动力学治疗（PDT）：是利用肿瘤有摄取光敏剂HPD的特性，通过经激光照射所产生的光动力学效应达到治疗目的。这种方法对瘤细胞有选择性杀伤作用，不良反应较小。术前1小时至1天静脉注射HPD，手术切除肿瘤后，瘤床再用一定照射量的激光照射。注入HPD的患者要注意避光2～4周。

（6）免疫治疗：免疫治疗可分为主动免疫和过继免疫。肿瘤的主动免疫治疗是指给机体输入具有抗原性的瘤苗，刺激机体免疫系统产生抗肿瘤免疫以治疗肿瘤的方法。该法应用的前提是肿瘤抗原能刺激机体产生免疫反应。肿瘤的过继免疫治疗是指给机体输注外源的免疫效应物质，由这些外源性效应物质在机体内发挥治疗肿瘤作用。抑制PD-1的抗体nivolumab、MK-3475（Pebrolizumab）、lambroli-zumab、MDX-1106；抑制PD-L1的抗体MPDL3280A和BMS-936559；抑制CT-

LA-4 的抗体有 ipilimumab 都是比较有希望的药物。

3. 继发性脑肿瘤

（1）外科手术治疗：具有以下条件的脑转移瘤患者可考虑进行手术治疗：①单发脑转移瘤位于可手术部位；②位于可手术部位的多发脑转移瘤，尤其当它们对放疗或化疗不敏感（如黑素瘤、肾癌），或病灶太大不适于行立体定向放射外科治疗（直径＞3.5cm）者；③对放疗敏感的多发脑转移瘤中，有危及生命的较大肿瘤，可先切除较大肿瘤，再做放疗；④与颅内其他病变（如脑膜瘤、脓肿、血肿等）鉴别诊断困难；⑤伴有危及生命的颅内出血；⑥有恶痛症状需放置 Ommaya 储液囊，行鞘内或脑室内注射化疗药物或阿片制剂；⑦伴脑积水需做分流手术。

（2）放疗：仅次于外科治疗的治疗方式，常规主张分次放疗，总量＜50Gy，每日＜2Gy，1 个月内完成；目前也有增加单次放疗剂量，缩短放疗疗程的主张。

（3）类固醇激素：减轻肿瘤引起的脑水肿，减少脑血管通透性，减轻头痛；使患者对其他疗法更加敏感，从而改善患者生活质量并延长生存期。

（4）化疗：多与手术及放疗联合应用，生殖细胞瘤、小细胞肺癌等恶性肿瘤发生的脑转移瘤适用。

（5）组织间近距离治疗：已接受大剂量放疗或病灶已无法切除者可考虑。

七、预后与调护

1. 预后

原发性脑恶性肿瘤的预后估计主要依据肿瘤的性质、病位、患者的一般情况及诊断是否准确、及时，对治疗的敏感性进行综合分析后来定。有研究证实，病理分级、术前 KPS 评分及 Ki-67 阳性细胞比例大小，是影响脑胶质瘤患者预后的独立因素。就部位来讲，胼胝体、脑干等处的脑恶性肿瘤多预后不佳；从肿瘤性质而言，神经节细胞瘤恶性度高、预后极差，小脑星形细胞瘤一般可痊愈。脑转移瘤的预后很差，放疗是主要治疗方法之一。有文献报道此类患者若未经特殊治疗，其中位生存期仅为 4 周，是恶性肿瘤晚期表现和常见的致死、致残原因。脑转移瘤患者生存时间受多种因素影响，决定预后的因素主要有 KPS、是否有中枢外转移、原发灶控制状况等。

2. 调护

脑恶性肿瘤的预防强调消除可能的致癌因素、避免或尽量减少与致癌物接触，避免颅脑外伤及预防病毒感染等。食疗的配合原则是避免食用腌制品、发霉食物等含有致癌因子的食物；调整饮食结构，摄取含丰富蛋白质、维生素的食物，保证每日进食新鲜蔬菜，摄入足量微量元素及纤维素；可适当摄入解毒食物，如小豆、冬瓜等促使毒物排泄；进行适度的体育锻炼以增强体质，提高免疫力，促进各项功能的恢复，患者可以根据自己的体质、一般状况选择锻炼方式，避免冲撞性、对抗性的运动。外在环境对脑肿瘤患者的康复有很大影响，社会、家庭应给予情感支持，帮助患者适应日常生活与社交，必要时由有关医疗机构进行心理疏导。

八、中医防治进展

中医学认为，邪之所凑，其气必虚。现代医家多认为，脑恶性肿瘤病因病机为虚实合病，但对于脑瘤脏腑辨证的认识观点则不同。有学者将 1990－2013 年中医药治疗脑胶质瘤文献进行整理分析归类，得出脑瘤主要证型为脾肾不足，风痰凝结，瘀毒内阻。有学者认为，脑肿瘤肝脾肾内伤积损为本虚，风邪挟痰上犯脑窍为标实，病位在脑窍，但主责肝脾肾三脏，肝脏阴血亏虚易生风化火，风旋动，窜经脉，蔽神窍，临床上多用平肝息风之品；周岱翰教授认为，癌肿发生多因痰作祟，朱丹溪"凡人身上中下有块者多是痰""痰之为物，随气升降，无处不到"即是此论。脑瘤为宿痰凝聚于颅内所致或癌病晚期转移至脑，系由痰浊夹风邪循经入脑，壅塞清窍。因此，除痰散结是中药治疗脑肿瘤的常用方法。陈捷则指出，肾主骨生髓，脑藏脑髓，为髓海。患者肾精亏虚，脑髓失养，经络失荣；病久入络，气滞血瘀阻滞发为脑瘤。对此类患者，治当益肾化瘀，通络散结，可用六味地黄汤、通窍活血汤等化裁。

对于需进行放射、化学治疗的脑恶性肿瘤，中医辅助治疗在降低放化疗不良反应、改善临床症状方面具有明显优势。梁松岳观察脑瘤方加放疗治疗脑胶质瘤的临床疗效，发现脑瘤方加放疗较单纯放疗能减轻患者的临床症状、改善生活质量、降低不良反应。刘宏伟等应用升白汤对脑瘤放化疗造成的外周血细胞下降的 113 例患者进行临床观察，结果显示升白汤治疗组血象恢复明显优于采用鲨肝醇、维生素 B_4 治疗的对照组。

外科手术治疗目前仍是治疗脑瘤最为常用、有效的方法，而脑瘤手术配合中医治疗可以达到术前改善症状、增强体质、术后促进机体恢复的功效。冯亮将术后脑瘤患者随机分组，治疗组采用扶正平瘤汤联合替莫唑胺进行治疗，对照组仅采用替莫唑胺治疗，发现治疗组治疗前后的肿瘤影像学疗效、生活质量评分、改善中医证候情况、减轻不良反应效果均优于对照组。

继发性脑肿瘤相较原发脑恶性肿瘤的治疗往往更加困难，死亡率和致残率高。有临床研究报告提出，中医治疗脑转移瘤具有一定疗效。陈慧华使用中药鸦胆子油乳注射液治疗脑转移瘤，2 个疗程后评价疗效，临床有效率为 8.3％，临床受益反应率达 70.8％；周用等观察路通菖蒲汤联合司莫司汀治疗脑转移瘤的临床疗效，结果显示在改善头痛症状、延长 1 年生存率、提高 KPS 评分 3 个方面，路通菖蒲汤联合司莫司汀较单纯使用司莫司汀治疗更加具有优势。

（刘 槟）

参 考 文 献

[1] Torre LA,Bray F,Siegel RL,et al. Global cancer statistics,2012[J]. CA Cancer J Clin, 2015,65(2):87-108.

[2] Chen W,Zheng R,Baade PD,et al. Cancer statistics in China,2015[J]. CA Cancer J Clin, 2016,66(2):115-132.

[3] Fuller GN,Scheithauer BW. The 2007 Revised World Health Organization(WHO)Classification of Tumours of the Central Nervous System:Newly Codified Entities[J]. Brain Pathology,2007,17(3):304.

[4] Louis DN,Perry A,Reifenberger G,et al. The 2016 World Health Organization Classification of Tumors of the Central Nervous System:a summary[J]. Chinese Journal of Magnetic Resonance Imaging,2016,131(6):803-820.

[5] 汤钊猷. 现代肿瘤学[M]. 3 版. 上海:复旦大学出版社,2011:1750-1802.

[6] 张天泽,徐光炜. 肿瘤学[M]. 2 版. 天津、沈阳:天津科学技术出版社、辽宁科学技术出版社,2005:2256-2264.

[7] 孙燕主译. 临床肿瘤学[M]. 5 版. 北京:人民军医出版社,2016:1097-2011.

[8] 周俊林,白亮彩. 神经系统影像与病理 [M]. 北京:科学出版社,2017:1-7,18-19.

[9] 田华琴. 常见恶性肿瘤综合治疗学[M]. 北京:人民卫生出版社,2017:225-234.

[10] 陈熠. 肿瘤中医证治精要[M]. 上海:上海科学技术出版社,2007:132-140.

[11] 何裕民. 现代中医肿瘤学[M]. 北京:中国协和医科大学出版社,2005:227-240.

[12] 郁仁存. 中医肿瘤学[M]. 北京:科技出版社,1987:333-340.

[13] 赖新生. 针灸脑病学[M]. 北京:人民卫生出版社,2006:140-176.

[14] 梁繁荣,赵吉平. 针灸学[M]. 北京:人民卫生出版社,2012:254-283.

[15] 李佩文. 中西医临床肿瘤学[M]. 北京:中国中医药出版社,1996:916-930.

[16] 毛德西. 中西医肿瘤诊疗大全[M]. 北京:中国中医药出版社,1996:259-278.

[17] 孙钰,阮善明,沈敏鹤. 中医药在脑瘤综合治疗中的应用概况[J]. 黑龙江中医药,2014,43(1):70-71.

[18] 周莉,樊永平,杨宝,等. 脑胶质瘤的中医辨证及用药分析[J]. 北京中医药,2014,33(10):723-725.

[19] 孙倩倩,郝庆伟,冯正权. 冯正权从肝风论治脑肿瘤临床经验介绍[J]. 新中医,2017(4):180-182.

[20] 林丽珠. 朱丹溪"从痰辨治"理论思辨及在脑瘤中的应用[J]. 新中医,2010(9):127-128.

[21] 陈捷. 中医补肾化瘀通络法在脑瘤中的应用[C]. 国际络病学大会,2014.

[22] 梁松岳. 脑瘤方加放疗治疗恶性脑胶质瘤的临床疗效观察[D]. 湖南中医药大学,2013.

[23] 刘宏伟,卞志远,刘宝琴. 升白汤治疗脑瘤放化疗后血细胞减少症的临床研究[J]. 中国实用医药,2013,8(5):195-196.

[24] 孙钰,阮善明,沈敏鹤. 中医药在脑瘤综合治疗中的应用概况[J]. 黑龙江中医药,2014,43(1):70-71.

［25］冯亮.扶正平瘤汤联合替莫唑胺治疗脑胶质瘤术后的临床观察［D］.黑龙江中医药大
学,2017.

［26］陈慧华,杨兰平.中药鸦胆子油乳注射液治疗脑转移瘤24例疗效观察［J］.新中医,2011
(9):45-46.

［27］周用,杨祎,周亚娜,等.路通菖蒲汤联合司莫司汀治疗脑转移瘤的临床研究［J］.湖北中医
杂志,2010,32(9):10-12.

第3章

鼻 咽 癌

一、概 述

鼻咽癌(nasopharyngeal carcinoma,NPC)指发生于鼻咽腔顶部和侧壁的恶性肿瘤,是最常见的头颈部恶性肿瘤。其分布具有明显的地域集中性,高发区主要集中在东南亚和中国南方的广东、广西、湖南、福建和江西,在南方部分地区发病率可高达 15～50/10 万。病理类型以鳞状细胞癌为主。常见临床症状为鼻塞、涕中带血、耳闷堵感、听力下降、复视及头痛等。鼻咽癌的发生是多种因素共同作用的结果,临床研究及实践表明鼻咽癌的发生与遗传因素、EB 病毒感染、环境因素等有密切关系。遗传倾向主要表现在种族易感性和家族聚集现象,好发于黄种人。流行病学调查发现,广东省鼻咽癌高发区内的婴儿,在断奶后首先接触的食物中便有咸鱼。另外,鱼干、广东腊味也与鼻咽癌发病率有关。这些食品在腌制过程中均有亚硝胺前体物亚硝酸盐。人的胃液 pH 在 1.0～3.0 时,亚硝酸或硝酸盐可与细胞中的仲胺合成亚硝胺类化合物,这些物质有较强的致癌作用。某些微量元素,如镍等在环境中含量超标,也有可能诱发鼻咽癌。

根据临床症状,鼻咽癌和中医古籍中的"鼻渊""控脑砂""耳鸣证""上石疽""失荣"等病症的描述相似。

二、病因病机

中医学认为,鼻咽癌的病因与机体内外多种致病因素有关,如先天禀赋不足、正气虚弱、情志不遂、饮食不节等导致脏腑功能失调,使邪毒乘虚而入,凝结成癌肿。其病机以热毒壅盛,肝郁痰凝、血瘀阻络、正气亏虚为主。其病位在鼻咽,与肺、脾、肝、肾关系密切。

1. 病因

(1)外感六淫:《外科正宗》云:"鼻痔者,由肺气不清,风湿郁滞而成……脑漏者又名鼻渊,总因风寒凝入脑户,与太阳实热交蒸乃成。"外感风寒湿热时邪,郁久化热,或素体蕴热,复感邪毒,肺气不宣,肺热痰火互结,发为本病。

(2)情志因素:张仲景在《金匮翼·积聚统论》中认为,"凡忧思郁怒,久不能解者,多成此疾"。情志不遂,郁而化火,肝胆火毒循经上移,火毒蕴结;或肝气蕴结,肝郁犯脾,脾失健运,致肝郁痰凝;或怒伤肝气,肝失疏泄,气机不畅,气郁日久,血行受阻,致痰瘀火毒互结,日久发为本病。

(3)饮食不节:过食肥甘、嗜酒、饮酒不节,损伤脾胃,脾失健运,运化无权,水湿内停,聚而成痰,日久郁而化火,痰火互结,发为本病。

(4)正气亏虚:《内经》云:"邪之所凑,其气必虚""正气虚则成岩。"《疡科心得集》认为失荣是由于"营亏络枯,经道阻滞";《外科正宗》认为是"损伤中气"。

2. 病机

(1)热毒壅盛:肺开窍于鼻,肺气通于鼻,鼻咽为呼吸之通道,风热邪毒犯肺,肺热痰火蕴结,肺气不宣,痰火上至鼻窍,互结而成肿块。

(2)肝郁痰凝:情志不遂,气机不畅,气郁化火,肝胆火毒上逆,肝气犯脾,脾失健运,水湿内停,痰浊内生,加之火毒炼液成痰,阻塞鼻之脉络,气血失畅,痰瘀互结而成肿块。

(3)气滞血瘀:怒气伤肝,肝失疏泄,气机不畅,气郁日久,血行受阻,气滞血瘀积结鼻窍而生肿块。

(4)阴津亏损:先天禀赋不足,或后天脾胃失调,生化乏源,或痰热火毒,伤阴灼津,致肺胃阴虚,肝肾不足。水亏于下,无以上济,则虚火内生,炼津为痰,痰毒凝滞,结于鼻咽而成肿块。

三、临床表现

1. 涕血和鼻出血

病灶位于鼻咽顶后壁者,用力向后吸鼻腔或鼻咽部分泌物时,轻者可引起血涕(即后吸鼻时"痰"中带血),重者可致鼻出血。肿瘤表面呈溃疡或菜花型者此症状常见,而黏膜下型肿瘤则涕血少见。

2. 耳部症状

肿瘤在咽隐窝或咽鼓管圆枕区生长或肿瘤浸润压迫咽鼓管咽口,可出现分泌性中耳炎的症状和体征,如耳鸣、听力下降等。临床上不少鼻咽癌患者即因耳部症状就诊而被发现。

3. 鼻部症状

原发癌浸润至后鼻孔区可致机械性堵塞,位于鼻咽顶前壁的肿瘤更易引发鼻塞。鼻咽癌初发症状中鼻塞占15.9%,确诊时则为48.0%。

4. 头痛

头痛是鼻咽癌常见的症状。临床上多表现为单侧持续性疼痛,部位多在颞、顶部。

5. 眼部症状

鼻咽癌侵犯眼眶或与眼球相关的神经时虽然已属晚期,但仍有部分患者以此症状初次就诊。鼻咽癌侵犯眼部常引起以下症状和体征,即视力障碍(可失明)、视野缺损、复视、眼球突出及活动受限、神经麻痹性角膜炎。眼底检查视神经萎缩与水肿均可见到。

6. 脑神经损害症状

鼻咽癌在向周围浸润的过程中以三叉神经、展神经、舌咽神经、舌下神经受累较多,嗅神经、面神经、听神经则甚少受累。

7. 颈淋巴结转移

颈部增大之淋巴结无痛、质硬,早期可活动,晚期与皮肤或深层组织粘连而固定。

8. 远处转移

个别病例以远处转移为主诉而就诊。

9. 恶病质

可因全身器官功能衰竭死亡,也有因突然大出血而死亡者。

四、辅助检查

1. 前鼻镜检查

少数病例可发现新生物侵入后鼻孔,多呈肉芽组织状。

2. 鼻咽镜检查

该检查对诊断极为重要,分为间接镜和纤维镜。

(1)间接鼻咽镜检查:须反复仔细寻找可疑之处,咽部反射敏感检查不能合作者,可表面麻醉后再检查;如仍不成功,可用软腭拉钩拉开软腭,或用细导尿管插入前鼻孔,其前端由口拉出,后端留于前鼻孔之外,将两端系紧、固定,软腭被拉向前,可充分显露鼻咽部,并可进行活检。

(2)鼻咽纤维镜或电子鼻咽纤维镜检查:一种可弯曲的软性光导纤维镜。从鼻腔导入(表面麻醉后),能全面仔细地观察鼻咽部,可行照相、录像及活检,是检查鼻咽部最有效的现代工具。

3. 病理检查

(1)活检:可采取经鼻腔径路或经口腔径路。活检如为阴性,对仍觉可疑者需反复行之,并密切随诊。

(2)颈淋巴结摘除活检或颈淋巴结细胞学穿刺涂片检查:若颈侧淋巴结增大,且质硬者,应做颈淋巴结穿刺涂片检查。若鼻咽部无明显可疑病变,须考虑淋巴结摘除活检。

(3)鼻咽脱落细胞学诊断:取材恰当,即时固定、染色和检查,可补充活检之不足。以下情况较适合本检查:治疗过程中定期检查以动态观察疗效;对于隐性癌者,可在多个部位分别取材送检;用于群体性普查。

（4）细针抽吸细胞学（FNA）检查：FNA 对转移性鼻咽癌的诊断非常有价值，如颈部淋巴结受累，用此方法可以对原发肿瘤进行评估。具有安全、简便、结果快速、可靠等优点。

4. CT 扫描

CT 扫描有较高的分辨率，不仅能显示鼻咽部表层结构的改变，还能显示鼻咽癌向周围结构及咽旁间隙浸润的情况，对颅底骨质及向颅内侵犯情况亦显示较清晰、准确。

5. 磁共振（MRI）检查

MRI 对软组织的分辨率比 CT 高。MRI 检查可以确定肿瘤的部位、范围及对邻近结构的侵犯情况。对放疗后复发的鼻咽癌，MRI 有独到的作用。它可以鉴别放疗后组织纤维化和复发的肿瘤。复发肿瘤呈不规则的块状，可同时伴有邻近骨和（或）软组织结构的侵犯及淋巴结增大。放疗后的纤维化呈局限性增厚的块状或局限性的不规则斑片状结构，与邻近组织的分界不清。在 T1 加权像上，复发的肿瘤和纤维化组织多呈低信号；在 T2 加权像上，复发肿瘤为高信号，而纤维组织呈低信号。

6. 正电子发射型计算机断层显像（PET-CT）

通过显示集聚的放射性核素的差异，来判断正常组织与肿瘤组织。对于在无病理情况下不好区别肿瘤良恶性性质、Ⅲ 至 Ⅳ 期患者牵涉治疗决策的制定时均可考虑做 PET-CT。

7. EB 病毒壳抗原-IgA 抗体检测

鼻咽癌患者血清中以 EB 病毒壳抗原-IgA 抗体（VCA-IgA 抗体）升高最为显著。目前国内广泛应用的是免疫酶法。

五、诊断及鉴别诊断

(一)诊断要点

不明原因引起的一侧进行性咽鼓管阻塞症状；涕中带血或吸鼻后"痰"中带血；颈侧淋巴结增大；不明原因的头痛；展神经麻痹等患者均应考虑到鼻咽癌的可能，进行详细检查后，病理检查可确诊。

1. TNM 分期（AJCC 第八版，2017）

原发肿瘤（T）

Tx：原发肿瘤无法评估。

T0：无肿瘤存在，但 EB 病毒阳性且颈淋巴结转移。

Tis：原位癌。

T1：肿瘤局限于鼻咽，或侵犯口咽和（或）鼻腔，但未累及咽旁间隙。

T2：肿瘤侵犯至咽旁间隙，和（或）累及邻近软组织（翼内肌，翼外肌，椎前肌）。

T3:肿瘤侵犯颅底骨质结构、颈椎、翼状结构和（或）鼻旁窦。

T4:肿瘤侵犯至颅内,累及脑神经,下咽部,眼眶,腮腺,和（或）超过翼外肌的外侧缘的广泛软组织浸润。

区域淋巴结(N)

Nx:区域淋巴结无法评估。

N0:无区域淋巴结转移。

N1:单侧颈部淋巴结转移或单/双侧咽后淋巴结转移,最大径≤6cm,且在环状软骨下缘之上。

N2:双侧颈部淋巴结转移,最大径≤6cm,在环状软骨下缘之上。

N3:单侧或双侧颈部淋巴结转移,最大径>6cm,和（或）至环状软骨下缘之下。

远处转移(M)

M0:无远处转移。

M1:远处转移。

2. **组织分级/预后分组**

见表3-1。

表 3-1 组织分级/预后分组

0 期	Tis	N0	M0
Ⅰ 期	T1	N0	M0
Ⅱ 期	T0,T1	N1	M0
	T2	N0,N1	M0
Ⅲ 期	T0,T1,T2	N2	M0
	T3	N0,N1,N2	M0
ⅣA 期	T4	N0,N1,N2	M0
	任何 T	N3	M0
ⅣB 期	任何 T	任何 N	M1

(二)鉴别诊断

1. **鼻咽部淋巴肉瘤**

淋巴肉瘤好发于青年人,原发肿瘤较大,常有较重鼻塞及耳部症状。该病淋巴结转移,不单局限在颈部,全身多处淋巴结均可受累,脑神经的损伤不如鼻咽癌多见,最后需要病理确诊。

2. **鼻咽部结核**

患者多有肺结核病史,除鼻塞、涕血外,还有低热、盗汗、消瘦等症状,检查见鼻咽部溃疡、水肿、颜色较淡。分泌物涂片可找到抗酸杆菌,可伴有颈淋巴结结核;淋巴结增大、粘连、无压痛；颈淋巴结穿刺可找到抗酸杆菌；PPD 试验强阳性。另 X 线胸片常提示肺部活动性结核灶。

3. 增生性病变

鼻咽顶壁、顶后壁或顶侧壁见单个或多个结节，隆起如小丘状，大小 0.5～1.0cm，结节表面黏膜呈淡红色，光滑，多是在鼻咽黏膜或腺样体的基础上发生，亦可由黏膜上皮鳞状化生后，角化上皮潴留而形成表皮样囊肿的改变，部分是黏膜腺体分泌旺盛，形成潴留性囊肿。当结节表面的黏膜出现粗糙、糜烂、溃疡或渗血，需考虑癌变的可能，应予活检，以明确诊断。

4. 其他

鼻咽癌还需与鼻咽纤维血管瘤、咽旁间隙肿瘤、颈部及颅内肿瘤（如颅咽管瘤、脊索瘤、桥脑小脑角肿瘤）等相鉴别。

六、治 疗

(一)治疗原则

大部分鼻咽癌对放射治疗具有中度敏感性，是鼻咽癌的首选治疗方法。局部晚期、难治、已有转移的鼻咽癌患者并不能从单纯放疗中获益，而联合同步放化疗、辅助化疗、诱导化疗、靶向治疗等综合治疗可以提高鼻咽癌患者的长期生存率。目前认为，以放疗为主的综合治疗是鼻咽癌有效的根治性治疗手段。在接受西医治疗方法的同时，配合中医治疗既可减轻多种不良反应的严重程度，也能增强抗癌疗效。

(二)辨证论治

鼻咽癌多属本虚标实之证，本虚以阴虚、血虚、气虚为主，标实以痰浊、毒热、瘀血为患。本病早期应以祛邪为主，治疗时当分清何种邪实为主，予以清热解毒、化痰软坚、清热凉血等法；中期多以本虚标实并重多见，治疗上也应注意扶正与祛邪联合；晚期以正虚为主，当顾护脾肾为主。化放疗期间，胃失和降，脾失运化，肝肾亏虚，治以健脾、和胃、疏肝、通窍、滋阴、通络等联合应用。此外，放疗为火毒，尤易伤人阴液，当注意益气滋阴生津。

1. 热毒郁肺证

主症：鼻塞，涕中带血，或回吸鼻涕有血丝涕，头痛，耳堵或耳鸣，涕黄，口干口苦，咽干，大便干结，舌红苔薄黄或黄腻，脉滑数。

证机概要：风热邪毒犯肺，肺热痰火蕴结，或放射火毒侵袭。

治疗法则：清热解毒，宣肺化痰。

方药运用：清气化痰丸加减。胆南星、瓜蒌、黄芩、枳实、辛夷、茯苓、陈皮、半夏、杏仁、卷柏。

加减：若声音嘶哑者，加胖大海、木蝴蝶清热利咽；若身热、烦躁者，加生石膏、知母清热泻火;鼻衄鲜红者,加白及、茜草、芦根、白茅根凉血止血;头痛者,可加川芎、白芷、重楼行气活血、清热解毒。

临证指要:本证多见于鼻咽癌的早期或放疗初期,以热毒郁肺为主要病机,治疗应以清热解毒、宣肺化痰为主。

2. 肝郁痰凝证

主症:胸胁胀满,口苦咽干,烦躁易怒或情志抑郁,头晕目眩,颈部痰核肿大,时有涕血,舌淡红或舌边红,苔薄白,脉弦或滑。

证机概要:肝气郁结,横逆犯脾,水湿内停,聚而成痰。

治疗法则:疏肝解郁,理气化痰。

方药运用:消瘰丸加减。煅牡蛎、生黄芪、海藻、三棱、莪术、浙贝母、玄参、龙胆草、血竭、乳香、没药。

加减:颈部淋巴结增大者,加生南星、生牡蛎、夏枯草、昆布以化痰软坚;若咽喉肿痛者,加射干、牛蒡子、山豆根、胖大海以清热解毒、消肿止痛。

临证指要:本证的主要病机为肝郁痰凝,治疗上除了理气化痰,还要软坚散结。同时也应使用活血逐瘀之品。

3. 气滞血瘀证

主症:鼻塞,涕中带血,血色暗,头痛,一侧面额皮肤麻木,视一为二,或口眼㖞斜,烦躁易怒,耳鸣,舌质暗红、青紫或有瘀点瘀斑,舌苔薄白或薄黄,脉弦涩。

证机概要:肝气郁结,气滞血瘀,久而化火。

治疗法则:理气化痰,通窍散结。

方药运用:通窍活血汤加减。桃仁、红花、苍耳子、卷柏、山豆根、川芎、牡丹皮、赤芍、夏枯草、海藻、生牡蛎、八月札。

加减:若头痛明显,加白芷、天葵子祛风止痛;若血涕色暗甚者,加茜草、仙鹤草以凉血止血;若烦躁易怒者,加栀子、钩藤清肝泻火。

4. 阴虚津亏证

主症:时有鼻衄,鼻腔干燥,咽干舌燥,口干喜饮,头晕耳鸣,大便干结,舌红少苔或无苔,或有裂纹,脉细或细数。

证机概要:脾胃失调,生化乏源,或放射火邪,灼伤津液。

治疗法则:养阴生津,泄浊降火。

方药运用:增液汤合知柏地黄丸加减。生地黄、熟地黄、玄参、麦冬、石斛、白茅根、知母、黄柏、山药、山茱萸、茯苓、泽泻、牡丹皮、芦根、天花粉。

加减:若低热不退者,加地骨皮、青蒿、白薇、鳖甲以滋阴清热;若口腔溃疡者,加土茯苓清热解毒;若头晕耳鸣甚者,加女贞子、枸杞子、山茱萸肉、杜仲以滋补肝肾;若大便干燥者,加火麻仁、郁李仁、瓜蒌仁以滋阴通便;若气血亏虚者,加何首乌、黄精、补骨脂、黄芪、鸡血藤以补气养血。

临证指要：本证型在临床上较为常见，多出现在放疗后期，此时放射线的火毒已不明显，但机体津液亏耗还没有恢复，治疗应以养阴生津为主。此外，气随津泄，正气亏虚也比较明显，治疗上也应注意添加益气养血之品。

(三)西医治疗

1. 放射治疗

(1)适应证和禁忌证

①根治性放射治疗的适应证：全身状况中等以上者；颅底无明显骨质破坏者；CT 或 MRI 示鼻咽旁无或仅有轻、中度浸润者；颈淋巴结最大直径＜8cm，活动，尚未达锁骨上窝者；无远处器官转移者。

②姑息性放射治疗的适应证：肿瘤 KSP 分级 60 分以上；头痛剧烈，鼻咽有中量以上出血者；有单个性远处转移者或颈淋巴结转移＞10cm。经姑息放射后如一般情况有改善，症状消失，远处转移灶能控制者，可改为根治性放射治疗。

③放射治疗禁忌证：肿瘤 KSP 分级 60 分以下；广泛远处转移者；合并急性感染病者；放射性脑脊髓损伤者。

(2)并发症

①全身反应：包括乏力、头晕、胃纳减退、恶心、呕吐、口中无味或变味、失眠或嗜睡等。个别患者可以发生血象改变，尤其是白细胞计数减少。虽然程度不同，但经对症治疗，一般都能克服，完成放射治疗。必要时可服用维生素 B_1、维生素 B_6、维生素 C 及甲氧氯普胺等。如白细胞计数下降＜3×10^9/L 时应暂停放射治疗。

②局部反应：包括皮肤、黏膜、唾液腺的反应。皮肤反应表现为干性皮炎甚或湿性皮炎，可局部使用 0.1％冰片、滑石粉或羊毛脂做基质的消炎软膏。黏膜反应表现为鼻咽和口咽黏膜充血、水肿、渗出及分泌物积存等，可局部使用含漱剂及润滑消炎剂。少数患者腮腺照射 2Gy 后即可发生腮腺肿胀，2～3 天逐渐消肿。当照射 40Gy 时，唾液分泌明显减少，同时口腔黏膜分泌增加，黏膜充血、红肿。患者口干，进干食困难。因此，腮腺应避免过量照射。

③放射治疗后遗症：主要有颞颌关节功能障碍及软组织萎缩纤维化、放射性龋齿及放射性颌骨骨髓炎和放射性脑脊髓病，目前尚无逆转的妥善办法，要严格避免重要组织器官的超量照射。对症处理和支持方法有一定帮助。

2. 化学治疗

主要用于中、晚期病例。对放射治疗后未能控制及复发者是一种辅助性或姑息性的治疗。

(1)诱导化疗：其优点在于放射治疗前肿瘤血供良好，有利于化疗药物灌注瘤体，取得更好的化疗疗效；放疗前降低肿瘤负荷，肿瘤中心的氧合程度改善，可提高肿瘤对放疗的敏感性，改善放疗效果；化疗可清除或抑制可能存在的微转移灶从而改善预后；有利于短期内减轻由于肿瘤引起的各种临床症状，如严重的头痛、脑神经损害等,改善患者的生活质量。一般选择多西他赛/顺铂/氟尿嘧啶、多西他赛/顺铂、顺铂/氟尿嘧啶、顺铂/表柔比星/紫杉醇。

(2)同步放化疗:放疗技术的不断进步,使鼻咽癌的局部控制率明显提高,远处转移成为制约生存率的主要因素。同步放化疗已被证实为局部中晚期鼻咽癌目前的标准治疗模式。一般选择顺铂同步联合放疗。

(3)辅助化疗:同步放化疗序贯辅助化疗可在一定程度上增加疗效,但其毒副反应较大。目前对于是否应该进行辅助化疗仍有争议。一般选用顺铂/氟尿嘧啶、卡铂/氟尿嘧啶等化疗方案。对于复发、不可切除或转移(无法手术或放疗)的患者,一般采用下述方法进行治疗。

①一线联合治疗方案:顺铂/吉西他滨、顺铂或卡铂+多西他赛,或紫杉醇,或白蛋白紫杉醇、顺铂/氟尿嘧啶、卡铂/西妥昔单抗。

②一线单药治疗方案:顺铂、卡铂、紫杉醇、多西他赛,或白蛋白紫杉醇、氟尿嘧啶、甲氨蝶呤、吉西他滨、卡培他滨。

③二线治疗方案:复发或转移的患者 PD-L1 受体阳性可使用派姆单抗(Pembrolizumab)。

(4)常用化疗方案

①DF 方案

顺铂 75～100mg/m²,静脉注射,第 1 天或分 3 天,第 1～3 天。

氟尿嘧啶 500～1000mg/m²,静脉注射,第 1～4 天或第 1～5 天。

3 周为 1 个周期。

②CF 方案

卡铂 AUC 5～6,静脉注射,第 1 天。

氟尿嘧啶 500～1000mg/m²,静脉注射,第 1～4 天或第 1～5 天。

3 周为 1 个周期。

③PLF 方案

顺铂 75～100mg/m²,静脉注射,第 1 天或分 3 天,第 1～3 天。

氟尿嘧啶 500～1000mg/m²,静脉注射,第 1～4 天或第 1～5 天。

四氢叶酸钙 200 mg/m²,静脉注射,第 1～4 天或第 1～5 天。

3 周为 1 个周期。

④TPF 方案

顺铂 75～100mg/m²,静脉注射,第 1 天或分 3 天,第 1～3 天。

氟尿嘧啶 500～750mg/m²,静脉注射,第 1～4 天或第 1～5 天。

紫杉醇 175mg/m²,静脉注射,第 1 天。

3 周为 1 个周期。

⑤TIF 方案

顺铂 75～100mg/m^2,静脉注射,第 1 天或分 3 天,第 1～3 天。

紫杉醇 175mg/m^2,静脉注射,第 1 天。

异环磷酰胺 1g/m^2,静脉注射,第 1～3 天。

3 周为 1 个周期。

⑥TIC 方案

紫杉醇 175mg/m^2,静脉注射,第 1 天。

异环磷酰胺 1g/m^2,静脉注射,第 1～3 天。

卡铂 AUC 5～6,静脉注射,第 1 天。

3 周为 1 个周期。

⑦TCF 方案

顺铂 75～100mg/m^2,静脉注射,第 1 天或分 3 天,第 1～3 天。

多西紫杉醇 60～75mg/m^2,静脉注射,第 1 天。

氟尿嘧啶 500～750mg/m^2,静脉注射,第 1～4 天或第 1～5 天。

3 周为 1 个周期。

⑧CP 方案

顺铂 75～100mg/m^2,静脉注射,第 1 天或分 3 天,第 1～3 天。

紫杉醇 175mg/m^2,静脉注射,第 1 天。

3 周为 1 个周期。

⑨TC 方案

顺铂 75～100mg/m^2,静脉注射,第 1 天或分 3 天,第 1～3 天。

多西紫杉醇 60～75mg/m^2,静脉注射,第 1 天。

⑩西妥昔单抗注射液单药方案

西妥昔单抗 400mg/m^2,静脉注射,第 1 周;随后 250mg/m^2,静脉注射,每周 1 次。

PF 联合西妥昔单抗方案

西妥昔单抗 400mg/m^2,静脉注射,第 1 周;随后 250mg/m^2,静脉注射,每周 1 次。

顺铂 75～100mg/m^2,静脉注射,第 1 天或分 3 天,第 1～3 天。

氟尿嘧啶 500～1000mg/m^2,静脉注射,第 1～4 天或第 1～5 天。

3 周为 1 个周期。

⑪GP 方案

吉西他滨 1000mg/m^2,静脉滴注,第 1 天,第 8 天。

顺铂 70mg/m^2,静脉滴注,第 2 天。

3 周为 1 个周期。

3. 分子靶向治疗

(1)表皮生长因子受体(EGFR)抑制药:EGFR 在头颈部肿瘤中通常过度表

达,是与肿瘤的增殖、凋亡、分化及浸润转移密切相关的重要靶点。目前,针对该靶点的治疗药物主要包括西妥昔单抗和尼妥珠单抗。

(2)血管生成抑制药:目前,抑制血管生成药物取得显著疗效的是贝伐单抗,已被 FDA 批准用于结直肠癌、肺癌和乳腺癌患者。但在鼻咽癌的治疗价值尚未肯定,需要更多的临床试验验证。

(3)环氧化酶(COX_2)抑制药:COX_2 是环氧合酶的一个亚型,其高表达与肿瘤的发生发展密切相关。COX_2 在 NPC 组织中高表达,通过上调 VEGF 的表达而促进 NPC 血管生成,进而促进 NPC 生长,影响其预后。目前,研究最多的是塞来昔布。Mohammadianpanah 等开展了一项 Ⅱ 至 Ⅲ 期临床研究,旨在探讨放疗同步每周顺铂化疗＋低剂量塞来昔布治疗局部晚期未分化型鼻咽癌的有效性和安全性,研究分为加塞来昔布组和未加塞来昔布组。两组均同步放化疗和辅助化疗,结果发现两组临床总反应率为 100％,同步放化疗增加塞来昔布后,将 2 年局部区域控制率从 84％增加到 100％。但本研究入组例数较少,是否能将塞来昔布作为临床治疗鼻咽癌的制剂,还需进一步大规模、多中心的 Ⅲ 期临床试验。

4. 免疫治疗

与鼻咽癌相关的免疫治疗方法主要有过继性免疫治疗、肿瘤疫苗及免疫节点抑制药等。

(1)过继性免疫治疗:是指通过从肿瘤患者体内分离出有活性的免疫细胞,在体外经筛选及扩增后诱导产生高度特异性抗肿瘤活性的免疫细胞,再将其回输给患者,从而达到治疗肿瘤的目的。目前,过继性免疫治疗用于鼻咽癌的效应细胞主要有细胞毒性 T 淋巴细胞(cytotoxic T lymphocytes,CTLs)、细胞因子诱导的杀伤细胞(cytokine-induced killer,CIK)、肿瘤浸润性淋巴细胞(tumor-infiltrating lymphocytes,TILs)等。Chia 等报道,在复发/转移的鼻咽癌患者中使用一线吉西他滨/卡铂化疗联合 EBV-CTLs 过继性免疫治疗,其中 3 例完全缓解(complete response,CR)和 22 例部分缓解(partial response,PR),其客观缓解率(objective response rate,ORR)为 71.4％(25/35),2 年、3 年总生存率分别为 62.9％、37.1％。且发现输注的 CTLs 中含有针对 LMP2 的特异性 T 细胞,与生存率呈正相关($P=0.014$)。目前,一项关于复发/转移的鼻咽癌患者中使用一线吉西他滨/卡铂化疗联合 EBV-CTLs 过继性免疫治疗或单独使用吉西他滨/卡铂的 Ⅲ 期临床试验正在进行中。一项研究的结果同样表明,在鼻咽癌转移患者中使用吉西他滨/顺铂化疗后,进行 CIK 细胞过继性免疫治疗较单独吉西他滨/顺铂化疗的疗效好,其中位 PFS 分别为 21 个月和 15 个月($P=0.009$),中位 OS 分别为 32 个月和 23 个月($P=0.006$)。一项 Ⅰ 期临床试验中评估了在局部晚期鼻咽癌放化疗后使用 TILs 扩增的过继性免疫治疗,结果表明其应用于鼻咽癌放化疗后是安全可行的,且这种治疗方法可以产生持续的抗肿瘤活性和抗 EBV 的免疫反应。

（2）肿瘤疫苗：是指用无致瘤性、但有抗原性的瘤苗诱导肿瘤患者产生特异性免疫反应的一种主动免疫治疗技术。一项Ⅱ期临床试验中，Chia 等评估 16 例晚期鼻咽癌患者接受树突状细胞疫苗的安全性及疗效，此种疫苗主要作用于 EBV 抗原 LMP1 和 LMP2。其中 3 例患者获得临床缓解，包括 1 例 PR 和 2 例疾病稳定，所有患者未发生明显的不良反应。研究表明，这种转染的树突状疫苗可以成功生成并能够安全用于鼻咽癌患者中，尽管该疫苗并未给患者带来显著的疗效，但如果进一步对其进行修饰，并联合其他的细胞免疫治疗或许可以改善其有效性。此外，Li 等在人类白细胞抗原 A2(human leukocyte antigen-A2，HLA-A2)阳性的鼻咽癌患者中接种自体树突状细胞疫苗作为放疗后的辅助治疗，获得了较好的临床治疗结果，接种树突状细胞疫苗有望成为与 EBV 相关的鼻咽癌治疗方法。

（3）免疫节点抑制药：癌细胞能够通过激活特定的抑制性信号通路来逃避，并识别和破坏宿主免疫系统，这些抑制性信号被称为免疫节点。因此，抑制这些免疫节点受到诸多关注，把免疫节点抑制剂作为晚期实体瘤的治疗新方法。

①PD-1/PD-L1 与鼻咽癌：一些研究表明，PD-1/PD-L1 在鼻咽癌组织中和鼻咽非癌组织中的表达情况与其预后有一定相关性，PD-1/PD-L1 高表达的患者预后较差。但是否可以将 PD-1/PD-L1 表达阳性的鼻咽癌患者作为潜在免疫治疗获益人群尚不明确。因此，需要开展大样本的临床试验来进一步验证其预测免疫治疗疗效的作用。

②CTLA-4 与鼻咽癌：一项研究表明，鼻咽癌患者 CTLA-4 高表达者较低表达者预后差，其有无实际的临床治疗价值还需进一步研究。

七、预后与调护

早期患者的疗效满意，5 年生存率可达 80％以上。然而，因鼻咽腔位置比较隐匿，多数患者一旦发现即为Ⅲ、Ⅳ期，且鼻咽癌容易复发，这类患者的治疗效果欠佳，5 年生存率不到 50％。为提高鼻咽癌的治疗疗效、改善预后，早发现、早诊断、早治疗的"三早"方针在鼻咽癌的防治方面显得尤为重要。

八、中医研究进展

1. 病因病机

尤建良认为，鼻咽癌的病机特点是本虚标实，大致可分为邪毒肺热、肝郁痰凝、气滞血瘀、阴虚火旺、气血亏虚 5 种证型。临床治疗可从润燥并济、攻补兼施、多管齐下等角度入手，灵活选方用药，随证加减变化，以期改善患者症状、提高生存质量、延缓疾病进展。张蓓教授认为，鼻咽癌的形成与先天禀赋、毒邪外侵及七情所伤密切相关。放疗易伤阴耗气，放疗时的中医治疗应以养阴益气、清热解毒、凉补气血为主；化疗易损伤气血，化疗时的中医治疗应以补气养血、健脾和胃、滋补肝肾为主。鼻咽癌中医治疗时，缓则以顾护肺气、补益脾肾先行治本，急则抗癌解毒为主治标。吴良村等总结鼻咽癌放化疗后的病机为气阴两伤，中焦虚寒。治疗应以养阴为要，同时也要注意顾护中焦。

2. 证候分型

一项文献研究显示鼻咽癌前 10 位证型为：气阴两虚、气血凝结、痰浊结聚、热毒炽盛、肺胃阴虚、津液耗伤、火毒困结、脾胃失调、阴虚内热、胃阴枯涸型。也有文献表明，鼻咽癌患者在接受放化疗的过程中，证候分型是变化的，放、化疗前的鼻咽癌证型为：邪热壅肺、血瘀阻络、痰浊凝聚、血瘀痰凝 4 种证型；同期放化疗过程中的证型为：津液亏损、热毒炽盛、肺胃阴虚、脾胃失调、气阴两虚 5 种证型；诱导化疗后的证型为：湿热中阻、脾胃气虚、气血亏虚 3 种证型。杨帆等的研究显示，鼻咽癌患者放疗前后的证型均可分为 4 大类，即痰湿证、血瘀证、热毒证及肾虚证。梁艳等发现，鼻咽癌放疗后的中医证型主要为热毒伤阴、脾胃虚弱、痰热困结、肺胃阴虚、肾阴亏虚、痰瘀互结 6 种，放疗早期以滋养肺胃之阴为主，后期则注意补益肾阴和顾护胃气。此外，有研究发现，血瘀型和血瘀痰凝型的鼻咽癌患者更易出现颅底骨质破坏及咽旁间隙侵犯，痰凝型与血瘀痰凝型更易出现颈部淋巴结增大。放疗后 3 个月，血瘀型和血瘀痰凝型的残余病灶较肺热型及痰凝型大。血瘀痰凝型的 4 年无进展生存率较非血瘀痰凝型低。

3. 放化疗联合中医治疗

中医联合放化疗可提高疗效、减轻不良反应、提高生活质量及降低复发率。李荣兴等发现，放化疗联合中医辨证治疗可有效提高鼻咽癌患者 3 年生存率。谭明等嘱放疗期间的患者口服解毒散结扶正方，结果表明症状缓解明显且放疗的不良反应发生率显著下降。周映伽等运用益气养阴法治疗气阴两虚型放射性口腔炎，发现治疗组于 40Gy 和 70Gy 时Ⅲ、Ⅳ度口腔炎发生率均低于对照组。邓飞等使用滋阴清热法治疗放射性口腔炎，发现中药治疗能显著降低放射性口腔炎的程度，并缓解放化疗过程中的疼痛。张云芳等运用加味增液汤治疗鼻咽癌放疗后的口干症，结果口干症状缓解明显，疗效确切。泻白散合沙参麦冬汤联合中药雾化也能发挥显著疗效。童克家等嘱鼻咽癌患者在放疗期间口服口疳清热汤，可延缓Ⅲ至Ⅳ级口腔黏膜反应出现的时间，并能增强患者对放疗的耐受性，减轻放疗不良反应。黄晓萍等发现，对于Ⅲ至Ⅳ期、低分化鳞癌、气血两虚型的放化疗患者，联合八珍汤或归脾汤加减治疗，其生存率高于单纯西医。彭文达发现，鼻炎灵能提高肿瘤组织对放化疗的敏感性，进一步提高疗效，同时也可减轻患者放射性口腔炎的发生。龚芸等发现，口炎清颗粒可有效减少和减轻放疗导致的疼痛和口腔炎。痰热清对于Ⅱ级以上急性放疗不良反应、放射性口腔黏膜炎及口干也有显著的疗效。

（陈　恂）

参 考 文 献

[1] Cao S M, Simons M J, Qian C N. The prevalence and prevention of nasopharyngeal carcinoma in China[J]. Chinese Journal of Cancer, 2011, 30(2):114.

[2] 李晓华, 蒙以良, 赵丽娟, 等. EB病毒抗体检测在不同年龄壮族鼻咽癌患者中的应用[J]. 肿瘤防治研究, 2013, 40(4):377-380.

[3] Lee AW, Ma BB, Ng WT, et al. Management of Nasopharyngeal Carcinoma: Current Practice and Future Perspective[J]. Journal of Clinical Oncology Official Journal of the American Society of Clinical Oncology, 2015, 33(29):3356-64.

[4] Mohammadianpanah M, Razmjoughalaei S, Shafizad A, et al. Efficacy and safety of concurrent chemoradiation with weekly cisplatin ± low-dose celecoxib in locally advanced undifferentiated nasopharyngeal carcinoma: a phase Ⅱ-Ⅲ clinical trial[J]. Journal of Cancer Research & Therapeutics, 2011, 7(4):442-447.

[5] Chia WK, Teo M, Wang WW, et al. Adoptive T-cell transfer and chemotherapy in the first-line treatment of metastatic and/or locally recurrent nasopharyngeal carcinoma[J]. Molecular Therapy, 2014, 22(1):132-139.

[6] Li Y, Pan K, Liu L, et al. Sequential Cytokine-Induced Killer Cell Immunotherapy Enhances the Efficacy of the Gemcitabine Plus Cisplatin Chemotherapy Regimen for Metastatic Nasopharyngeal Carcinoma[J]. Plos One, 2015, 10(6):e0130620.

[7] Li J, Chen QY, He J, et al. Phase Ⅰ trial of adoptively transferred tumor infiltrating lymphocyte immunotherapy following concurrent chemoradiotherapy in patients with locoregionally advanced nasopharyngeal carcinoma[J]. Oncoimmunology, 2015, 4(2):e976507.

[8] Chia WK, Wang WW, Teo M, et al. A phase Ⅱ study evaluating the safety and efficacy of an adenovirus-ΔLMP1-LMP2 transduced dendritic cell vaccine in patients with advanced metastatic nasopharyngeal carcinoma[J]. Annals of Oncology Official Journal of the European Society for Medical Oncology, 2012, 23(4):997.

[9] Li F, Song D, Lu Y, et al. Delayed-type hypersensitivity(DTH) immune response related with EBV-DNA in nasopharyngeal carcinoma treated with autologous dendritic cell vaccination after radiotherapy[J]. Journal of Immunotherapy, 2013, 36(3):208.

[10] Benjamin J Chen, Bjoern Chapuy, Jing Ouyang, et al. PD-L1 Expression is Characteristic of a Subset of Aggressive B-Cell Lymphomas and Virus-Associated Malignancies[J]. Clinical Cancer Research, 2013, 19(13):3462-3473.

[11] Zhang J, Fang W, Qin T, et al. Co-expression of PD-1 and PD-L1 predicts poor outcome in nasopharyngeal carcinoma[J]. Medical Oncology, 2015, 32(3):86.

[12] Huang PY, Guo SS, Yu Z, et al. Tumor CTLA-4 overexpression predicts poor survival in patients with nasopharyngeal carcinoma[J]. Oncotarget, 2016, 7(11):13060-13068.

[13] 袁可淼, 尤建良. 尤建良中医治疗鼻咽癌经验简介[J]. 浙江中医药大学学报, 2016, 40(9):689-692.

[14] 陈平,黄圆圆,权琦,等.名中医张蓓治疗鼻咽癌临床经验拾要[J].世界中西医结合杂志,
2017,12(11):1505-1508.

[15] 单飞瑜,沈敏鹤,吴良村.治疗鼻咽癌放化疗后经验[J].浙江中医杂志,2013,48(4):
237-239.

[16] 陈孟溪,张红,苏志新,等.鼻咽癌中医主症、证型及常用中药的文献研究[J].湖南中医药
大学学报,2010,30(1):73-75.

[17] 李亚军,邹彦,阮培刚,等.鼻咽癌放、化疗前及放、化疗过程中证型的分布特点及动态演变
规律的研究[J].中国医学创新,2013,10(18):5-8.

[18] 杨帆,莫凯岚,陈扬声.鼻咽癌放疗前后中医证型分布及其演变规律的研究[J].广东药学
院学报,2014,30(02):238-240.

[19] 梁艳,陈文勇,刘文婷,等.鼻咽癌放疗后患者中医证型研究[J].中医杂志,2010,51(11):
1018-1020,1023.

[20] 詹文婷,丘惠娟,黄圆圆,等.鼻咽癌中医分型与影像学特征及疗效相关性研究[J].实用医
学杂志,2012,28(19):3295-3297.

[21] 李荣兴,贾彬.分析中医辨证治疗对放化疗鼻咽癌患者生存率的影响[J].中西医结合心血
管病电子杂志,2016,4(4):135-137.

[22] 谭明,向东华.中医解毒散结扶正法与调强放疗相结合治疗鼻咽癌的临床疗效研究[J].成
都中医药大学学报,2017,40(1):48-51.

[23] 周映伽,沈红梅,黄杰.益气养阴法防治气阴两虚证放射性口腔炎[J].肿瘤基础与临床,
2014,26(6):501-503.

[24] 邓飞,李拥军,蔡正斌,等.滋阴清热法治疗鼻咽癌放射性口腔炎疗效观察[J].四川中医,
2015,33(2):148-151.

[25] 张云芳,张明.加味增液汤治疗鼻咽癌放疗后口干症的疗效观察[J].现代中西医结合杂
志,2015,24(3):308-309.

[26] 陈一飞.中医辨证分型配合中药雾化治疗鼻咽癌放疗后症状咽干的临床观察[J].中医临
床研究,2013,5(14):53-54.

[27] 童克家,王存吉.口疮清热汤治疗鼻咽癌放疗口咽黏膜毒副反应 33 例[J].中医药导报,
2011,17(5):30-32.

[28] 黄晓萍,邱宝珊,黎静.中医辨证治疗对放化疗鼻咽癌患者生存率的影响[J].广州中医药
大学学报,2015,32(4):637640.

[29] 彭文达.鼻炎灵片辅助治疗对于鼻咽癌放化疗的影响[J].中医药导报,2013,19(10):
99-100.

[30] 龚芸,张丽,冯泽会,等.口炎清颗粒防治鼻咽癌患者放射性口腔炎的疗效观察[J].华西口
腔医学杂志,2016,34(1):37-40.

[31] 方向东.痰热清联合放化疗治疗局部晚期鼻咽癌的临床观察[J].中国医药指南,2013,11
(24):281-282.

第 4 章

原发性支气管肺癌

一、概　述

原发性支气管肺癌（primary bronchogenic carcinoma），简称肺癌（lung cancer），是起源于支气管黏膜或腺体的恶性肿瘤，进展速度与细胞生物学特性有关，常有区域性淋巴结转移和血行播散。肺癌是世界范围内男性新发病例、死亡病例最高的肿瘤，发展中国家男性肺癌新发病例数远超排在第 2 位的肝癌。2012 年，全球新增肿瘤病例和死亡人数分别为 1410 万和 820 万人。其中肺癌占 13.0%，约 180 万，在男性居于首位，在女性仅次于乳腺癌，居第二位。同时也是全球肿瘤相关死亡率最高的肿瘤（160 万，19.4%）。据全国肿瘤登记中心统计，2014 年，我国恶性肿瘤估计新发病例数 380.4 万例（男性 211.4 万例，女性 169.0 万例），肺癌发病位居首位，每年发病约 78.1 万，分别居男女性发病的第一位和第二位。2014 年，全国恶性肿瘤估计死亡病例 229.6 万例（男性 145.2 万例，女性 84.4 万例），肺癌位居全国恶性肿瘤死亡首位，死亡病例约 62.6 万，其后依次为肝癌、胃癌、食管癌和结直肠癌。原发性肺癌主要分小细胞肺癌和非小细胞肺癌两大类，以后者多见，大部分患者确诊时已经有远处转移。随着诊断方法进步、新药及靶向药物、生物制剂等的迅猛发展，患者的生存率已经有所延长。进一步提高肺癌治疗疗效，仍有赖于早期发现、早期诊断和早期治疗。

肺癌的发生是多基因参与、多因素长期相互作用的结果。虽然病因和发病机制尚未明确，但通常认为与吸烟、职业接触有毒有害物质、空气污染和电离辐射有关。大量研究表明，烟草燃烧产生苯并芘、尼古丁、亚硝胺和少量放射性元素钋等，尤其易致鳞状上皮细胞癌和未分化小细胞癌。与不吸烟者比较，吸烟者发生肺癌的危险性平均高 4～10 倍，重度吸烟者可达 10～25 倍。而且开始吸烟的年龄越小，吸烟时间越长，吸烟量越大，肺癌的患病风险越高，预后更差，同时还会增加周围被动吸烟者的患癌风险。从事某些职业长期接触石棉、砷、铬、镍、铍、煤焦油、芥子气、三氯甲醚、氯甲甲醚、烟草的加热产物及铀、镭等放射性物质衰变时产生的氡和氡子气，电离辐射和微波辐射等，可使肺癌发生危险性增加 3～30 倍。接触石棉的吸烟者的肺癌死亡率为非接触吸烟者的 8 倍。室内被动吸烟、燃料燃烧和烹调过程中均可产生致癌物。污染严重的大城市居民每日吸入空气含有的苯并芘量可超过 20 支纸烟的含量,并增加纸烟的致癌作用。大剂量电离辐射也可引起肺癌。此外,营养不良、较少食用含 β-胡萝卜素和维生素 A 的蔬菜和水果、机体免疫力低下、结核病史、病毒感染、真菌毒素(黄曲霉)等均与肺癌的发生有一定关系。

肺癌属于中医积聚范畴,为五积之一。根据肺癌的临床表现,目前中医临床将其归为"息贲""肺积""咳嗽""咯血""胸痛"等病证之中。

二、病因病机

肺癌的发生多因正气虚损,阴阳失调,邪毒乘虚入肺所致。邪滞于肺,宣降失司,气机不利,血行受阻,津液失于输布,聚而成痰,痰凝气滞,瘀阻脉络。邪气瘀毒胶结,日久形成肺部积块。

1. 病因

(1)六淫邪毒:外感六淫之邪,或工业废气、石棉、煤焦烟、放射性物质等邪毒之气入侵,若正气不能抗邪,则致客邪久留,脏腑气血阴阳失调,而致气滞、血瘀、痰浊、热毒等病变,久则可形成结块。

(2)七情怫郁:情志不遂,气机郁结,久则导致气滞血瘀,或气不布津,津凝为痰。气滞、血瘀、痰浊互结,渐而成块。

(3)饮食失调:嗜好烟酒,喜食辛辣、腌炸、烧烤食品,损伤脾胃。脾失健运,升清降浊受损,不能敷布运化水湿,则痰湿内生;气血化生乏源,正气不足。或原本正气亏虚,易感外邪或易致客邪久留成积。

(4)素有旧疾:机体脏腑阴阳的偏盛偏衰,气血功能紊乱,如治不得法或失于调养,病邪久羁,损伤正气,或正气本虚,祛邪无力,均可加重或诱发气、痰、食、湿、水、血等凝结阻滞体内,邪气壅盛久踞发为积块。

(5)年老体衰:正气内虚,脏腑阴阳失调是罹患癌病的主要病理基础。"年过半百,精气自半"。年老体衰,正气亏虚,气虚运血无力可致血行瘀滞;正气不足,外邪也每易乘虚而入,留滞不去。气机不畅,血运无力,痰湿蕴结,终致积块形成。

2. 病机

(1)肺脾气虚,聚湿成痰:由于久病咳喘,肺虚及脾;或饮食不节,劳倦伤脾,脾病及肺。肺气虚损,脾气虚弱,不能宣降水液,运化水湿,聚而成痰。可见咳喘不止,短气乏力,痰多稀白,食欲缺乏,腹胀便溏,声低懒言等。

(2)气阴两虚,肺热津亏:或因燥热邪气伤肺,或因素嗜烟酒及辛辣之品,或因久病年老,渐至气阴亏虚。肺阴不足,失于滋润,肺中津亏,或虚火内灼,致肺热叶焦,甚则虚火灼伤肺络,血溢于外。故见干咳少痰,咳声低弱,痰中带血,气短喘促,神疲乏力,恶风,自汗或盗汗,口干不欲多饮等。

(3)痰湿内蕴,血脉瘀阻:或因素有宿痰,内客于肺;或因外感寒湿,侵袭于肺,肺失宣肃生痰；或因脾胃失运，聚湿生痰，上贮于肺。可见咳嗽痰多，质黏色白易咯出，胸闷，甚则气喘痰鸣等。

（4）热毒壅肺，痰瘀阻络：火热毒邪蕴结，肺热炽盛，灼伤津液，炼液为痰；痰热互结，肺气上逆，痰热阻于肺络，气血壅滞，则见身有微热，咳嗽痰多，甚则咳吐腥臭脓血，气急胸痛，便秘口干等症。

3. 病机转化

本病基本病理变化为正气内虚，气滞、血瘀、痰结、湿聚、热毒等相互纠结日久，积滞而成有形之肿块。总属本虚标实，初期邪盛而正虚不显，多是因虚而得病，因虚而致实，全身属虚，局部属实之病证，故以气滞、血瘀、痰结、湿聚、热毒等实证为主。中晚期由于癌瘤耗伤人体气血津液，故多出现气血亏虚、阴阳两虚等病机转变；由于邪愈盛而正愈虚，本虚标实，病变愈加错综复杂，病势日益深重，预后变差。如果对病变进程通过辨病、辨证论治的中西医方式加以干预，很多患者的病势会向好的方向发生逆转，不仅可以有效延缓病程，减轻痛苦，增加生存，甚至可以治愈。

三、临床表现

肺癌早期可无明显症状，有 $5\%\sim15\%$ 的患者无症状，仅在常规体检、胸部影像学检查时发现。即使有症状的患者，也因其临床表现缺乏特异性，从而影响诊断的及时性和准确性。肺癌的症状与肿瘤大小、类型、发展阶段、所在部位、有无并发症或转移有密切关系。随着病情的发展，患者常可出现以下症状。

1. 原发病灶引起的症状

（1）咳嗽：是肺癌患者最常见的症状，由肿瘤刺激支气管黏膜引起，常表现为无痰或少痰的刺激性干咳，持续不易缓解。当肿瘤阻塞大气道时可加重咳嗽，呈高调金属音。细支气管-肺泡细胞癌可有大量黏液痰。伴有继发感染时，痰量增加，且呈黏液脓性。

（2）咯血：常是患者就诊的主要症状，多见于中央型肺癌，肿瘤向管腔内生长者可有间歇或持续性痰中带血，如果表面糜烂严重侵蚀大血管，则可引起大咯血。

（3）呼吸困难：常是晚期肺癌患者的表现，尤常见于肺癌细胞胸膜转移出现大量胸腔积液的患者，也较多见于癌瘤阻塞大支气管发生肺不张，或癌细胞广泛侵犯肺间质，以及肺大范围受侵时。

（4）胸痛：近半数患者可有模糊或难以描述的胸痛或钝痛，此可由肿瘤细胞侵犯所致，也可由于阻塞性炎症波及部分胸膜或胸壁引起。若肿瘤位于胸膜附近，则产生不规则的钝痛或隐痛，疼痛于呼吸、咳嗽时加重。肋骨、脊柱受侵犯时可有压痛点，而与呼吸、咳嗽的关系在初始期相对较少。肿瘤压迫肋间神经，胸痛可累及其分布区。

（5）喘鸣：肿瘤向支气管内生长，或转移到肺门淋巴结致使肿大淋巴结压迫主支气管或隆突,或引起部分气道阻塞时,可有呼吸困难、气短、喘息,偶尔表现为喘鸣,听诊时可发现局限或单侧哮鸣音。

(6)发热:肿瘤组织坏死可引起发热,多数发热的原因是由于肿瘤引起的阻塞性肺炎所致,抗生素治疗效果不佳,会反复出现。

(7)体重下降:消瘦为恶性肿瘤的常见症状之一。肿瘤发展到晚期,由于肿瘤毒素和消耗的原因,加之感染、疼痛所致的食欲减退,可表现为消瘦或恶病质。

2. 肿瘤侵犯周围组织或转移时出现的症状

(1)声音嘶哑:癌肿直接压迫或转移致纵隔淋巴结压迫喉返神经(多见于左侧),可发生声音嘶哑。

(2)吞咽困难:癌肿侵犯或压迫食管,可引起咽下困难,或可引起气管-食管瘘,导致肺部感染。

(3)胸腔积液:10%患者有不同程度的胸水,通常提示肿瘤转移累及胸膜或肺淋巴回流受阻。

(4)膈神经麻痹:肿瘤侵犯一侧或两侧的膈神经,可引起膈肌麻痹。单侧膈肌麻痹通常无明显的症状,两侧膈肌麻痹引起严重的呼吸困难和呼吸衰竭时,多数需用机械通气辅助呼吸。

(5)上腔静脉压迫综合征:由于上腔静脉被附近肿大转移性淋巴结压迫或右上肺原发性肺癌侵犯,以及腔静脉内癌栓阻塞静脉回流等因素引起。表现为头面部和上半身淤血水肿,颈部肿胀,颈静脉扩张,患者常主诉领口进行性变紧,可在前胸壁见到扩张的静脉侧支循环。

(6)Horner综合征及Pancoast综合征:肺尖部肺癌又称肺上沟瘤(Pancoast瘤),易压迫颈部交感神经,引起病侧眼睑下垂、瞳孔缩小、眼球内陷,同侧额部与胸壁少汗或无汗的Horner综合征。也会出现肿瘤压迫臂丛神经造成以腋下为主、向上肢内侧放射的火灼样疼痛,在夜间尤甚的Pancoast综合征。

(7)淋巴结增大:锁骨上淋巴结是肺癌转移的常见部位。锁骨上肿大淋巴结的特征为固定、坚硬、无压痛,逐渐增大、增多,有时可融合。

(8)骨痛:肿瘤转移至骨骼,可引起持续、固定部位的骨痛和病理性骨折。大多为溶骨性病变,少数为成骨性。肿瘤转移至脊柱后可压迫椎管引起局部压迫和受阻症状。此外,也常见股骨、肱骨和关节转移,甚至引起关节腔积液。

(9)中枢神经系统有关症状:出现脑转移时,可因转移部位不同出现相应的症状,如头痛,恶心,呕吐,精神状态异常。少见的症状为癫痫发作,偏瘫,小脑功能障碍,定向力和语言障碍。此外还可有脑病,小脑皮质变性,外周神经病变,肌无力及精神症状。

(10)其他:转移到其他器官时出现相应的症状。

3. 副癌综合征

有些肺癌细胞可产生、分泌某些抗原、酶、激素等,引起一些少见的临床表现和体征,这些症状和体征常常表现于肺以外,又称为肺癌的肺外表现,或称之为副癌综合征(paraneoplastic syndrome)。主要有以下几方面表现。

(1)肥大性肺性骨关节病:常见于肺癌,也见于局限性胸膜间皮瘤和肺转移癌(胸腺、子宫、前列腺转移),多侵犯上、下肢长骨远端,发生杵状指(趾)和肥大性骨关节病。

(2)异位促性腺激素:合并异位促性腺激素的肺癌不多,大部分是大细胞肺癌,主要为男性轻度乳房发育和增生性骨关节病。

(3)分泌促肾上腺皮质激素样物:小细胞肺癌或支气管类癌是引起库欣综合征的最常见细胞类型,很多患者在瘤组织中,甚至血中可测到促肾上腺皮质激素(ACTH)水平增高。

(4)分泌抗利尿激素:不适当的抗利尿激素分泌可引起厌食、恶心、呕吐等水中毒症状,还可伴有逐渐加重的神经并发症。其特征是低钠(血清钠<135mmol/L)、低渗(血浆渗透压<280mOsm/kg)。

(5)神经肌肉综合征:包括小脑皮质变性、脊髓小脑变性、周围神经病变、重症肌无力和肌病等。发生原因不明确。这些症状与肿瘤的部位和有无转移无关。它可以发生于肿瘤出现前数年,也可与肿瘤同时发生;在手术切除后尚可发生,或原有的症状无改变。可发生于各型肺癌,但多见于小细胞未分化癌。

(6)高钙血症:可由骨转移或肿瘤分泌过多甲状旁腺素相关蛋白引起,常见于鳞癌。患者表现为嗜睡,厌食,恶心,呕吐和体重减轻及精神变化。切除肿瘤后血钙水平可恢复正常。

(7)类癌综合征:其典型特征是皮肤、心血管、胃肠道和呼吸功能异常。主要表现为面部、上肢躯干的潮红或水肿,胃肠蠕动增强,腹泻,心动过速,喘息,瘙痒和感觉异常。这些阵发性症状和体征与肿瘤释放不同的血管活性物质有关,除了5-羟色胺外,还包括缓激肽、血管舒缓素和儿茶酚胺。

此外,还可有黑棘皮病及皮肌炎、掌跖皮肤过度角化症、栓塞性静脉炎、非细菌性栓塞性心内膜炎、血小板减少性紫癜、毛细血管病性渗血性贫血等肺外表现。

四、辅助检查

1. 影像学检查

(1)X线:X线检查简单易行,是诊断肺癌最基本的手段之一,也是术后回访的方法之一。但其诊断肺癌的敏感性和特异性无法和CT相比,近年来随着CT的普及,胸部普通X线检查在肺癌的诊断中的重要性也有所下降。

(2)CT检查:胸部CT是诊断肺癌最重要和最常用的影像学手段,其诊断肺癌的敏感性和特异性均可达80%以上。CT检查能清楚显示肺癌原发病变和淋巴结转移情况,因此有利于提高肺癌分期的准确性。根据肿瘤的发生部位、大小、侵犯范围和转移情况不同,其影像表现也复杂多样。

①中央型肺癌:向管腔内生长可引起支气管阻塞征象。阻塞不完全时呈现段、叶局限性气肿。完全阻塞时,表现为段、叶不张。肺不张伴有肺门淋巴结增大时,下缘可表现为倒 S 状影像,是中央型肺癌,特别是右上叶中央型肺癌的典型征象。引流支气管被阻塞后可导致远端肺组织继发性感染,发生肺炎或肺脓肿。炎症常呈段、叶分布,近肺门部阴影较浓。抗生素治疗后吸收多不完全,易多次复发。若肿瘤向管腔外生长,可产生单侧性、不规则的肺门肿块。肿块亦可能由支气管肺癌与转移性肺门或纵隔淋巴结融合而成。CT 可明显提高分辨率,CT 支气管三维重建技术还可发现段支气管以上管腔内的肿瘤或狭窄。

②周围型肺癌:早期多呈局限性小斑片状阴影,边缘不清,密度较淡,易误诊为炎症或结核。随着肿瘤增大,阴影渐增大,密度增高,呈圆形或类圆形,边缘常呈分叶状,伴有脐凹或细毛刺。高分辨 CT 可清晰地显示肿瘤的分叶、边缘的毛刺、胸膜凹陷征,支气管充气征和空泡征,甚至钙质分布类型。如肿瘤向肺门淋巴结蔓延,可见其间引流淋巴管增粗形成条索状阴影伴肺门淋巴结增大。癌组织坏死与支气管相通后,表现为厚壁、偏心、内缘凹凸不平的癌性空洞。继发感染时,洞内可出现液平。腺癌经支气管播散后,可表现类似支气管肺炎的斑片状浸润阴影。

③细支气管-肺泡细胞癌:有结节型与弥散型两种表现。结节型与周围型肺癌圆形病灶的影像学表现不易区别。弥散型为两肺大小不等的结节状播散病灶,边界清楚,密度较高,随病情发展逐渐增多,增大,甚至融合成肺炎样片状阴影。病灶间常有增深的网状阴影,有时可见支气管充气征。

近年来,随着 CT 检查技术不断发展,出现了普通 CT 扫描、增强 CT 扫描、高分辨率薄层 CT 扫描、螺旋 CT 扫描等。增强 CT 可观察肿瘤的微血管和肿块在不同时间内增强曲线的变化,有利于良恶性肿瘤的诊断和鉴别,还有助于观察肿瘤与周围大血管的关系。CT 扫描的速度越来越快,图形质量也越来越高。高分辨率薄层 CT 扫描是肺结节最主要的检查和诊断方法。

(3)磁共振显像(MRI):对肺癌的诊断应用不如 CT 检查普及,在发现小病灶(<5mm)方面不如 CT 敏感。但 MRI 对于纵隔、肺门淋巴结和血管的分辨率较高,对于肿瘤侵犯胸壁、心包、肺尖等也有较高的诊断价值。MRI 还适用于判断脑、脊髓有无转移。

(4)PET-CT:是过去几年肺癌影像学诊断最重要的进展,对肺癌的敏感性可达91%,特异性可达 96%。肺癌细胞的代谢及增殖加快,对葡萄糖的摄取增加。因此,可以根据 FDG 的浓聚情况,对可疑病变进行定性诊断。PET-CT 在肺癌的分期诊断中有重要价值,尤其有助于发现和判断区域淋巴结转移和远处转移。

(5)骨 ECT 检查:主要用于筛查肺癌骨转移。当骨扫描提示有可疑骨转移时,还应对可疑部位进行 CT、MRI 或 PET-CT 等检查进行验证。

(6)超声检查：主要用于腹部重要器官及腹腔、腹膜后淋巴结有无转移的检查，也可用于锁骨上淋巴结、颈部淋巴结的检查。B超对于发现胸腔积液和心包积液比较敏感，可用于定位引导穿刺抽吸积液查找癌细胞，进行肺癌的定性诊断及相关的基因检测。

2. 内镜检查

(1)支气管镜检查：常用的有纤维支气管镜、电子支气管镜、超细支气管镜等，是诊断中央型肺癌的主要检查手段。不仅可以直接观察到生长在气管和部分支气管内的肺癌，还可以通过活检取得组织，再通过病理检查确诊肺癌及其组织分型，支气管镜灌洗液也可以确诊某些周围型肺癌。此外，还可以通过支气管镜实施针吸活检，对隆突、纵隔和肺门区域的可疑淋巴结进行穿刺活检。

(2)纵隔镜检查：通过标准和扩大的纵隔镜检查，可以获取 2R、2L、4R、4L、5、6、7、10 区淋巴结，用于肺癌的定性诊断和区域淋巴结的分期诊断。由于纵隔镜检查需要全身麻醉，加之支气管镜、食管镜等技术的发展，纵隔镜检查的临床应用有所减少。

(3)胸腔镜检查：对于影像学发现的肺部病变，经痰细胞学检查、支气管镜检查及各种方法穿刺、活检仍未能获取组织学和细胞学明确诊断者，临床上高度怀疑肺癌或者经过短期观察后不能排除肺癌可能者，可以考虑行胸腔镜检查。

3. 细胞学及病理学检查

(1)痰脱落细胞学检查：简单、无创，易被患者接受，是肺癌定性诊断行之有效的方法之一。如果痰标本收集方法得当，3 次以上的系列痰标本可使中央型肺癌的诊断率提高到 80%，周围型肺癌的诊断率达到 50%。

(2)病理学检查：是诊断肺癌最重要的手段。肺癌的诊断原则上要求达到病理学诊断。要进行病理学诊断，必须有可用于病理学诊断的标本。不同的标本，病理学诊断的可靠性也不同。按照可靠性由高到低排列依次为：手术切除的肿瘤组织、穿刺活检组织、体液细胞。病理学检查的目的不仅要确诊肺癌，还要进行肺癌的组织学分型和分化程度检查，必要时要加用免疫组化检查，以更准确地进行组织分型。有条件时还要进行肺癌的分子分型。

4. 肿瘤标志物检测

常用的肺癌血清学肿瘤标志物包括蛋白质、内分泌物质、肽类和各种抗原物质等，如癌胚抗原(CEA)、鳞状细胞相关抗原(SCC)、细胞角蛋白 21-1 片段(cyfra21-1)、糖类抗原(CA125、CA153、CA199)、神经元特异性烯醇酶(NSE)、组织多肽抗原(TPA)等。上述肿瘤标志物对于肿瘤的发现、诊断、疗效观察及预后均有一定的参考价值，但缺乏特异性。

5. 基因检测

随着分子生物学技术和细胞遗传学领域的发展，在部分晚期 NSCLC 患者中可检出肿瘤驱动基因异常，如 KRAS、NRAS、EGFR、ROS1、HER-2 等基因的突变或 ALK 重组、MET 扩增等。针对肿瘤细胞中特异性存在的癌基因及其产物的各种靶向药物已应用于临床,患者可根据检测结果进行个体化靶向治疗。建议所有病理诊断为肺腺癌、含有腺癌成分和具有腺癌分化的 NSCLC 患者进行 EGFR 基因突变和 ALK 融合基因检测,建议对于不吸烟的鳞癌患者也进行 EGFR 基因突变检测。

五、诊断及鉴别诊断

(一)诊断要点

肺癌发病较为隐匿,一旦出现明显症状通常已是晚期,且肺癌的临床表现多样,缺乏特异性,常常漏诊或误诊。如果通过详细的病史采集,结合患者临床表现、影像学检查、病理学和细胞学检查及血清学检查等进行综合分析,绝大部分患者可得出诊断。其中,病理学和细胞学检查是诊断肺癌的金标准。

1. 临床分期

肺癌的 TNM 分期对于肺癌的治疗有非常重要的指导意义,准确的分期是选择正确治疗方案的前提。非小细胞肺癌目前临床上广泛采用的是美国联合癌症分类委员会(AJCC)和国际抗癌联盟(UICC)制订的临床分期;小细胞肺癌的临床分期一直沿用美国退伍军人肺癌协会(Veterans Administration Lung Study Group,VALG)的标准,目前也推荐使用 TNM 分期。

(1)TNM 分期(UICC 第 8 版,2017 年 1 月)

原发肿瘤(T)

Tx:未发现原发肿瘤,或者通过痰细胞学或支气管灌洗发现癌细胞,但影像学及支气管镜无法发现。

T0:无原发肿瘤的证据。

Tis:原位癌。

T1:肿瘤最大径≤3cm,周围包绕肺组织及脏层胸膜,支气管镜见肿瘤侵及叶支气管,未侵及主支气管。

T1a:肿瘤最大径≤1cm。

T1b:肿瘤最大径>1cm,≤2cm。

T1c:肿瘤最大径>2cm,≤3cm。

T2:肿瘤最大径>3cm,≤5cm;侵犯主支气管(不常见的表浅扩散型肿瘤,不论体积大小,侵犯限于支气管壁时,虽可能侵犯主支气管,仍为 T1),但未侵及隆突;侵及脏层胸膜;有阻塞性肺炎或者部分或全肺肺不张。符合以上任何一个条件即归为 T2。

T2a:肿瘤最大径>3cm,≤4cm。

T2b:肿瘤最大径>4cm,≤5cm。

T3：肿瘤最大径＞5cm，≤7cm。直接侵犯以下任何一个器官，包括胸壁（包含肺上沟瘤）、膈神经、心包；同一肺叶出现孤立性癌结节。符合以上任何一个条件即归为 T3。

T4：肿瘤最大径＞7cm；无论大小，侵及以下任何一个器官，包括纵隔、心脏、大血管、隆突、喉返神经、主气管、食管、椎体、膈肌；同侧不同肺叶内孤立癌结节。

区域淋巴结（N）

Nx：区域淋巴结无法评估。

N0：无区域淋巴结转移。

N1：同侧支气管周围和（或）同侧肺门淋巴结及肺内淋巴结有转移，包括直接侵犯而累及的。

N2：同侧纵隔内和（或）隆突下淋巴结转移。

N3：对侧纵隔、对侧肺门、同侧或对侧前斜角肌及锁骨上淋巴结转移。

远处转移（M）

Mx：远处转移不能被判定。

M0：没有远处转移。

M1：远处转移。

M1a：局限于胸腔内，包括胸膜播散（恶性胸腔积液、心包积液或胸膜结节）及对侧肺叶出现癌结节（许多肺癌胸腔积液是由肿瘤引起的，少数患者胸液多次细胞学检查阴性，既不是血性也不是渗出液，如果各种因素和临床判断认为渗液和肿瘤无关，那么不应该把胸腔积液纳入分期因素）。

M1b：远处器官单发转移灶为 M1b。

M1c：多个或单个器官多处转移为 M1c。

（2）分期：见表 4-1。

表 4-1　肺癌分期

期别	T	N	M
ⅠA1	T1a	N0	M0
ⅠA2	T1b	N0	M0
ⅠA3	T1c	N0	M0
ⅠB	T2a	N0	M0
ⅡA	T2b	N0	M0
ⅡB	T3	N0	M0
	T1-2	N1	M0
ⅢA	T1-2	N2	M0
	T3	N1	M0
	T4	N0-1	M0

（续　表）

期别	T	N	M
ⅢB	T1-2	N3	M0
	T3-4	N2	M0
ⅢC	T3-4	N3	M0
ⅣA	任何T	任何N	M1a-1b
ⅣB	任何T	任何N	M1c

（3）美国退伍军人肺癌协会的小细胞肺癌临床分期

①局限期：肿瘤局限于一侧胸腔内，包括有锁骨上和前斜角肌淋巴结转移，但无明显上腔静脉压迫、声带麻痹和胸腔积液。

②广泛期：超过上述范围者。

2. 病理分类

（1）按解剖学部位分类

①中央型肺癌：发生在段支气管至主支气管的肺癌称为中央型肺癌，约占3/4。又可分为管壁浸润型、管内外混合型、肺门肿块型等。较多见于鳞状上皮细胞癌和小细胞肺癌（small cell lung cancer，SCLC）。

②周围型肺癌：发生在段支气管以下，位于肺野周围的肺癌称为周围型肺癌，约占1/4，多见于腺癌。又可分为结节型、团块型、空洞型等。

（2）按组织病理学分类：根据生物学特性，肺癌可以分为非小细胞肺癌和小细胞肺癌两大类。肺癌的组织学分类对于临床治疗方法的选择具有重要指导意义。以下是2015版WHO的肺癌组织学分类。

①非小细胞肺癌（non-small cell lung cancer，NSCLC）

△腺癌：是非小细胞肺癌中最常见的病理类型。最常见于不吸烟者或既往吸烟者，女性相对多见。腺癌倾向于管外生长，但也可循泡壁蔓延，常在肺边缘部形成直径2～4cm的肿块。腺癌可单发，多发或表现为弥散性，早期即可侵犯血管、淋巴管，常在原发瘤引起症状前即已转移。

△鳞状上皮细胞癌（简称鳞癌）：以中央型肺癌多见，并有向管腔内生长的倾向，早期常引起支气管狭窄导致肺不张或阻塞性肺炎。癌组织易变性、坏死，形成空洞或癌性肺脓肿。鳞癌最易发生于主支气管腔，发展成息肉或无蒂肿块，阻塞管腔引起阻塞性肺炎。有时也可发展成周围型，倾向于形成中央性坏死和空洞。鳞癌生长速度较为缓慢，因而病程相对较长。

△大细胞癌：此型肺癌较为少见。临床常表现为肺外周大肿块，侵犯亚段支气管或更大气道。易出现区域淋巴结和远处转移。组织常见坏死，但一般不形成空洞。大细胞癌分化程度低，但转移较小细胞未分化癌晚，手术切除机会较大。

△其他：腺鳞癌、类癌、肉瘤样癌、唾液腺型癌（腺样囊性癌、黏液表皮样癌）等。

②小细胞肺癌(small cell lung cancer,SCLC)：发病年龄较轻,多见于男性。大多为中央型肺癌。细胞质内含有神经内分泌颗粒,具有内分泌和化学受体功能,能分泌 5-羟色胺、儿茶酚胺、组胺、激肽等肽类物质,可引起类癌综合征(carcinoid syndrome)。小细胞肺癌恶性程度高,生长快,较早出现淋巴和血行转移,对放化疗较敏感,但预后较差。

(二)鉴别诊断

1.肺结核

肺结核是肺部疾病中较常见也最容易和肺癌相混淆的病变,临床上容易误诊、误治或延误治疗。对于临床上难以鉴别的病例,应当反复做痰细胞学检查、纤维支气管镜检查及其他辅助检查,可进行诊断性抗结核治疗和密切随访。结核菌素试验阳性不能作为排除肺癌的指标。

2.肺炎

部分肺癌早期出现肺炎的相关症状,若抗生素治疗后肺部阴影吸收缓慢,或同一部位反复发生肺炎时,应考虑到肺癌可能。肺部慢性炎症机化,形成团块状的炎性假瘤,也易与肺癌相混淆。但炎性假瘤往往形态光滑,边缘锐利,核心密度较高,易伴有胸膜增厚,病灶长期无明显变化。

3.肺脓肿

起病急,中毒症状严重,多有寒战、高热、咳嗽、咯大量脓臭痰等症状。肺部 X 线表现为均匀的大片状炎性阴影,空洞内常见较深液平。血常规检查可发现白细胞和中性粒细胞增多。癌性空洞继发感染,常为刺激性咳嗽、反复血痰,随后出现感染、咳嗽加剧。胸片可见癌肿块影有偏心空洞,壁厚,内壁凹凸不平。结合纤维支气管镜检查和痰脱落细胞检查可以鉴别。

4.纵隔淋巴瘤

颇似中央型肺癌,常为双侧性,可有发热等全身症状,但支气管刺激症状不明显,痰脱落细胞检查阴性。

5.良性肿瘤

许多良性肿瘤在影像学上与恶性肿瘤相似。常见的有肺错构瘤、支气管肺囊肿、巨大淋巴结增生、硬化性血管瘤等。若不易与恶性肿瘤区别,应考虑手术切除。

六、治 疗

(一)治疗原则

以综合治疗与个体化治疗相结合的原则,根据患者的机体状况、肺癌的组织学类型、分子分型、侵犯范围、发展趋势等,合理应用手术、化疗、放疗、分子靶向治疗、免疫治疗、中医治疗等手段,以期实现最大限度缓解患者症状、减轻痛苦、提高生存率、延长生存时间、控制肿瘤进展、改善生活质量的目的。

(二)中医治疗

肺癌早期以气滞、血瘀、痰结、湿聚、热毒等实证为主,正虚不明显,治疗以攻邪为主,注重活血化瘀、化痰祛湿、软坚散结、清热解毒等;中晚期患者气血津液耗伤,以气血亏虚、阴阳两虚为主,治疗当以扶正为主,通过扶正培本、健脾益肾等治法调节脏腑阴阳,提高机体抗病能力。

1. 辨证论治

(1)肺脾气虚证

主症:咳喘不止,短气乏力,痰多稀白,食欲缺乏,腹胀便溏,声低懒言,舌淡苔白,脉细弱。

证机概要:脾肺两虚,肺气不清,脾气不健。

治疗法则:健脾补肺,益气化痰。

方药运用:六君子汤加减。生黄芪、党参、白术、茯苓、清半夏、陈皮、桔梗、杏仁。

加减:痰湿盛者,加生薏苡仁、川贝母、炒莱菔子;肾气虚者,加蛤蚧、五味子、枸杞子。

临证指要:常见于肺癌术后辅助化疗中。病变尚处于较早期,手术后化疗大伤肺脾,此时病机以虚为本,治疗重点在于益气养血,补益肺脾。若化疗后出现骨髓抑制,用药当顾及补益脾肾。

(2)气阴两虚证

主症:干咳少痰,咳声低弱,痰中带血,气短喘促,神疲乏力,恶风,自汗或盗汗,口干不欲多饮,舌质淡红有齿印,苔薄白,脉细弱。

证机概要:气虚阴伤。

治疗法则:益气养阴。

方药运用:生脉散合沙参麦冬汤加减或百合固金汤加减。太子参、麦冬、五味子、沙参、知母、生黄芪、女贞子、白芍、当归、枇杷叶、白术、阿胶、炙甘草。

加减:咳嗽重者,加杏仁、桔梗、浙贝母;阴虚发热者,加银柴胡、地骨皮、知母。

临证指要:肿瘤患者病程较长,久病之后,耗气伤阴,加之现代医学常用手段手术、放疗、化疗等均会耗损患者气血阴津。中晚期肺癌中以气阴两虚型最为多见,多数肺癌患者不同程度的存在咳嗽、痰少、乏力、口干等气阴两虚表现。

(3)痰湿瘀阻证

主症:咳嗽痰多,质黏色白、易咯出,胸闷,甚则气喘痰鸣,胸部或闷痛,或痞满痛,或刺痛拒按,舌大、质紫暗或见瘀斑,苔白腻,脉弦或涩。

证机概要:痰湿蕴肺,瘀血内阻。

治疗法则:化痰祛湿,活血散瘀。

方药运用:二陈汤、三仁汤合血府逐瘀汤加减。陈皮、半夏、茯苓、杏仁、白蔻仁、牛膝、生薏苡仁、桃仁、红花、川芎、当归、赤芍、桔梗、甘草。

加减:痰热盛者,加瓜蒌、黄芩、鱼腥草;瘀血明显者,加三棱、莪术;气滞明显者,加枳壳、厚朴、延胡索。

临证指要:此类肺癌患者多久病体虚,纳运无权,水湿气化失司,湿聚成痰,痰盛壅肺,肺失宣降故咳嗽痰多黏腻,咯吐不利,兼有呕恶、纳呆等症。此外,常伴有血瘀的表现,如胸部刺痛等。

(4)热毒壅肺证

主症:身有高热,咳嗽黄痰量多,甚则咳吐铁锈色痰或腥臭脓血,气急胸痛,便秘口干,舌红苔黄腻,脉滑数。

证机概要:热毒炽盛,炼液成痰,热壅血瘀。

治疗法则:清热解毒,化痰散瘀。

方药运用:千金苇茎汤加减。苇茎、薏苡仁、桃仁、冬瓜子。

加减:若咳痰黄稠不利者,加胆南星、黄芩、杏仁、枳壳、瓜蒌、浙贝母、茯苓;胸满而痛,转侧不利者,加乳香、没药、赤芍、郁金;烦渴者,加生石膏、天花粉。

临证指要:热毒在肺癌中是重要的病理变化因素,若出现肺部肿块快速增大转移,或体表肿瘤病变局部灼热等,均是热毒炽盛的表现。

2. 辨病用药

各证型患者,在辨证论治的基础上,可加用 2～3 味具有明确抗癌作用的中草药,如山慈姑、白花蛇舌草、半边莲、半枝莲、石见穿、猫爪草等。

3. 中成药制剂

(1)百令胶囊:口服,每次 2～6 粒,每日 3 次。补肺肾,益精气。用于肺肾两虚引起的肺癌,以及慢性支气管炎、慢性肾功能不全的辅助治疗。

(2)参一胶囊:饭前空腹口服,1 次 2 粒,1 日 2 次。培元固本,补益气血。配合肺癌患者化疗用药,有助于提高疗效,还可改善肿瘤患者的气虚症状,提高机体免疫功能。

(3)贞芪扶正颗粒:口服,1 次 1 袋,1 日 2 次。可提高人体免疫功能,保护骨髓和肾上腺皮质功能。用于各种疾病引起的虚损;配合手术、放射线、化学治疗,促进正常功能的恢复。

(4)健脾益肾颗粒:口服,1 次 1 袋,1 日 2 次。健脾益肾。用于减轻肿瘤患者术后进行的放、化疗不良反应,提高机体免疫功能。

(5)消癌平滴丸:口服,1 次 8～10 丸,1 日 3 次。抗癌,消炎,平喘。用于肺癌等多种恶性肿瘤,亦可配合放疗、化疗及手术后治疗。

(6)威麦宁胶囊:饭后口服,或遵医嘱,1 次 6～8 粒,1 日 3 次。活血化瘀,清热解毒,祛邪扶正。配合放、化疗治疗肿瘤有增效、减毒作用;单独使用可用于不适宜放、化疗的肺癌患者的治疗。

(7)康莱特软胶囊:口服,每次 6 粒,每日 3 次。益气养阴,消肿散结。适用于手术前及不宜手术的脾虚痰湿型、气阴两虚型的原发性非小细胞肺癌。宜联合放、化疗使用。

(8)其他:临证时还可选用西黄解毒胶囊、生血丸、八珍颗粒、生血宝合剂、十全大补丸、百合固金丸、参芪扶正注射液、榄香烯注射液等。

(三)西医治疗

手术、化疗、放疗是目前肺癌治疗最主要的 3 种方法,靶向治疗和免疫治疗是近年发展较快的治疗方法。肿瘤的组织学类型不同、分子分型不同、临床分期不同、免疫状态不同,治疗原则也截然不同。

1. 外科手术

手术治疗是目前肺癌最主要的治疗手段。早期肺癌的患者通过根治性手术彻底切除肿瘤,以期减少肿瘤复发和转移,或完全治愈。而晚期肺癌患者手术治疗的目的主要是姑息治疗,改善患者生活质量,尽可能延长患者生存期。

2. 放射治疗

放射治疗可用于因身体原因不能手术治疗的早期 NSCLC 患者的根治性治疗;亦可用于手术患者术前术后的辅助治疗;或晚期肺癌原发灶和转移灶引起的相应症状如颅脑、脊髓压迫和臂丛神经受累等亦可通过放疗缓解。在 SCLC 中,局限期经过全身化疗,部分患者可达到完全缓解,此时加用胸部放疗可显著降低局部复发率;加用预防性脑照射可降低 SCLC 脑转移的发生风险。广泛期远处转移灶经过化疗控制后,加胸部放疗也可提高肿瘤控制率,延长生存期。但放疗射线亦可损伤肺实质和胸内其他器官,如脊髓、心脏和食管,需要临床医师加以注意。

3. 化学治疗

根据化疗的目的,可将化疗分为根治性化疗、姑息性化疗、新辅助化疗、辅助化疗、局部化疗、增敏化疗等。根治性化疗主要应用于小细胞肺癌,对于局限期 SCLC,应足量、足疗程以尽量达到治愈的目的。姑息性化疗主要应用于晚期肺癌患者,治疗的目的主要是延长生存期,提高生活质量。新辅助化疗(术前化疗)的目的是尽量使一些不能手术患者的肿瘤得到一定程度的缓解,为外科手术治疗创造条件。辅助化疗指肺癌手术后给予的化疗,主要用于Ⅱ～Ⅲ期肺癌术后,其目的是提高肺癌的整体治愈率和 5 年生存率。局部化疗指通过介入的方法将化疗药物直接注射到肿瘤局部,以提高肿瘤局部控制率,改善症状等。增敏化疗主要指与放疗合用的情况,目的是增强肿瘤细胞对放疗的敏感性。

晚期 NSCLC 常用含铂两药方案为标准一线治疗,有条件者在化疗基础上可联合抗肿瘤血管药物。不可手术的局部晚期 NSCLC 化疗期间可同步胸部放疗。小细胞肺癌化疗常用 EP 或 EC 方案。

(1)NP 方案

顺铂 $80mg/m^2$,静脉滴注,第 1 天。

长春瑞滨 $25mg/m^2$,静脉注射,第 1 天,第 8 天。

21 天为 1 个周期,共 4～6 个周期。

(2)DP 方案

顺铂 $75mg/m^2$,静脉滴注,第 1 天。

多西他赛 $75mg/m^2$,静脉滴注,第 1 天。

21 天为 1 个周期,共 4～6 个周期,然后以多西他赛单药静脉滴注,每 21 天或 28 天一次维持治疗。

或:卡铂 AUC 6,静脉滴注,第 1 天。

多西他赛 $75mg/m^2$,静脉滴注,第 1 天。

21 天为 1 个周期,共 4～6 个周期,然后以多西他赛单药静脉滴注,每 21 天或 28 天一次维持治疗。

(3)PC 方案(治疗非鳞癌)

顺铂 $75mg/m^2$,静脉滴注,第 1 天。

培美曲塞 $500mg/m^2$,静脉滴注,第 1 天。

21 天为 1 个周期,共 4～6 个周期,然后以培美曲塞单药静脉滴注,每 21 天或 28 天一次维持治疗。

(4)GP(治疗鳞癌)

顺铂 $75mg/m^2$,静脉滴注,第 1 天。

吉西他滨 $1250mg/m^2$,静脉滴注,第 1 大,第 8 大。

21 天为 1 个周期,共 4～6 个周期,然后以吉西他滨单药静脉滴注,每 21 天或 28 天一次维持治疗。

4. 靶向治疗

肿瘤分子靶向治疗是以肿瘤组织或细胞中所具有的特异性(或相对特异)分子为靶点,利用分子靶向药物特异性阻断该靶点的生物学功能,选择性地从分子水平来逆转肿瘤细胞的恶性生物学行为,从而达到抑制肿瘤生长甚至肿瘤消退的目的。靶向药物是治疗肺癌,尤其是治疗 NSCLC 的重要进展。当前,肺癌靶向药物的靶点主要集中在表皮生长因子受体、血管内皮生长因子及影响细胞增殖和凋亡的分子上。临床上常用的靶向药物有以下几种。

(1)EGFR-TKI 类:提前检测 NSCLC 患者 EGFR 基因突变状态,有敏感突变时才推荐使用。目前常用的有吉非替尼(易瑞沙)、特罗凯、埃克替尼(凯美纳)、奥希替尼(泰瑞沙)。其优势人群包括女性、腺癌、从不吸烟者和东方人种(包括中国、日本和韩国)。不良反应因人而异,总体相对较轻,常见的有皮疹、皮肤瘙痒和腹泻。

(2)针对 ALK、ROS1 基因:常用的是克唑替尼、色瑞替尼。使用前必须检测

ALK、ROS1 基因融合变异状态。约有 5% 及 1%～2% 的 NSCLC 患者存在 ALK 或 ROS1 基因重组。克唑替尼、色瑞替尼用于这部分患者的疗效优于标准化疗,可延长中位无进展生存期,提高总有效率。

(3)肿瘤抗血管治疗:恶性肿瘤生长到一定程度,必须有新生血管生成以维持其生长。抑制肿瘤新生血管生成是近年来生物治疗的研究热点。贝伐珠单抗、血管内皮抑素(恩度)等能明显提高化疗治疗晚期 NSCLC 的有效率,并延长肿瘤中位进展时间。

5. 免疫治疗

肿瘤微环境中肿瘤浸润性淋巴细胞的数量、类型和位置,肿瘤的免疫状态与肿瘤的预后有密切的关系。近年来,免疫制剂抗 PD-1 和抗 PDL-1 的研究取得了显著的临床应用效果。但如何确定使用免疫制剂的优势人群,仍需要多中心、大规模的临床研究进一步证实。

七、预后与防护

1. 预后

肺癌是世界范围内发病率和死亡率最高的恶性肿瘤,其组织类型多以非小细胞肺癌和小细胞肺癌进行分类。本病早期无明显症状,多数患者确诊时已进入中晚期。早期肺癌患者首选手术治疗,术后有高危因素的患者推荐用含铂的两药方案行辅助化疗。约有 30% 的 Ⅰ 期患者术后会出现局部复发或远处转移,其中 Ⅰ A 的局部复发率高达 19%。Ⅰ A 完全切除后患者 5 年生存率约为 77%。Ⅲ A 期下降至 23%,影响生存率的主要原因是局部复发和远处转移。对于无法接受手术治疗的 NSCLC 患者,因远处转移、局部未控制、或因肿瘤附近的组织所造成的限制等,接受常规放射治疗后,其 5 年生存率仅为 5%～10%。

2. 防护

预防肺癌最为有效的措施主要有以下几种。

(1)不吸烟和及早戒烟:高吸烟指数(吸烟指数＝每日吸烟支数×烟龄)人群慢性支气管炎、肺气肿、肺间质改变及肺癌的发生率显著增高。

(2)减少烹饪油烟吸入,改善厨房通风设备:我国特有的饮食制作方式产生大量厨房烹饪油烟,已成为广泛而严重的室内环境污染物之一,国际癌症研究机构已将其归为致癌室内污染物。流行病学研究表明,烹调油烟与女性肺癌高度相关。因此,女性要尽量减少烹调油烟吸入,厨房要安装有效的通风设备,尽量使用少产生或不产生油烟的健康烹调方式。

(3)室内装修应减少使用含氡建材,注意保持室内通风:氡是世界卫生组织公布的致癌物质之一,是继烟草引起肺癌的第 2 位病因。如果生活在室内氡浓度为 $200Bq/m^3$ 的环境中,相当于每人每天吸烟 15 根。且氡浓度每升高 $100Bq/m^3$,肺癌风险就增加 16%。

(4)远离环境污染：工业污染，职业暴露，居住地附近环境污染均与肺癌的发病和死亡存在关联。环境污染物种类繁多，其中颗粒物(主要指 PM2.5 和 PM10)和气态物质主要通过呼吸道进入人体。研究认为，全球 8% 的肺癌死亡归因于细颗粒物(PM2.5)，细颗粒物对肺腺癌的发生风险更大。建议常接触有致肺癌因子气体者，除加强通风设备外，最好佩戴相应的防护面罩。

(5)重视肺部慢性疾病的预防和治疗：慢性炎症引起的肺部反复的损伤和修复可增强潜在的细胞遗传错误、上皮间质的转化，最终促进肺癌。目前已证实，COPD 可以增加患肺癌的风险，是肺癌发生的独立危险因素。

如果不幸罹患肺癌，早期发现、早期诊断、早期治疗则可显著提高患者的生存率甚至治愈率。建议 40 岁以上，长期重度吸烟或有危险因素接触史者每年接受体检 1~2 次。目前，低剂量螺旋 CT 扫描已经成为普查发现肺癌有价值的方法。

八、中医防治进展

总的来看，肺癌是因虚而病，因虚而致实，为全身属虚，局部属实的疾病。肺癌虚证以阴虚、气阴两虚为多见，实证则为气滞、血瘀、痰凝、毒聚为主证。王保芹将肺癌患者主要分为气阴两虚证、气虚痰湿证、阴虚毒热证、气滞血瘀证、痰热阻肺证。郁仁存教授在辨证论治的基础上，结合临床分期、病理类型等，将非小细胞肺癌大致分为以下几个类型：阴虚毒热型、痰湿蕴肺型、气滞毒瘀型、肺肾两虚型。早期非小细胞肺癌患者中医证型多以脾虚痰湿、气滞血瘀为主；晚期则多见阴虚内热、气阴两虚证型，常预示病情出现恶化，预后不佳。韩丹等通过临床调查发现，气虚证和阴虚证发病率最高，故临床治疗多以益气养阴作为肺癌的主要治疗原则。通过数据挖掘发现，治疗肺癌主要以补虚药为主，如甘草、人参、当归、黄芪、白术、麦冬、白芍等；同时辅以化痰止咳药或理气药，如桔梗、半夏、紫菀、桑白皮、陈皮、木香等。朴炳奎教授治疗肺癌，在扶正的同时也重视化痰祛瘀，解毒散结。若出现咳嗽加剧、痰多黄色或身热气喘等症状，当治以清热解毒。病至晚期，多伴有"痰"与"饮"，痰饮既是肺癌的病理产物，又是疾病病程加重的因素。治疗中常辨证采用清热化痰、行瘀化痰、益气化痰、养阴化痰、润肺化痰等不同治法。如伴有胸腔积液、心包腔积液者治疗应行化痰逐饮、泻肺逐饮等治法。放化疗是临床治疗肿瘤的常用方法，但其不良反应重，患者常因不能耐受放、化疗而被迫终止治疗，只能给予相应药物对症治疗以缓解患者痛苦，严重影响治疗效果。中医综合治疗根据患者疾病所处不同阶段，采用相应的治疗方法和药物：术后以益气养阴、清热解毒为主；化疗期间以补气养血、健脾和胃、滋补肝肾为主；放疗期间以养阴生津、活血解毒为主；靶向治疗期间以益气、解毒、透毒、泻毒为主。

(邓雯琦)

参 考 文 献

[1] 佚名.全球癌症统计[J].中华结直肠疾病电子杂志,2015,4(3):345.

[2] 杨柯君.全球癌症状况最新数据更新[J].上海医药,2014,35(02):5.

[3] 陈万青,孙可欣,郑荣寿,等.2014年中国分地区恶性肿瘤发病和死亡分析[J].中国肿瘤,2018,27(1):1-14.

[4] 张贺龙,刘文超.临床肿瘤学[M].西安:第四军医大学出版社,2016:219-233.

[5] 陆再英,钟南山.内科学(7版)[M].7版.北京:人民卫生出版社,2007:95-104.

[6] 赫捷.胸部肿瘤学[M].北京:人民卫生出版社,2013:380-384.

[7] 孙爱民.新编临床肿瘤诊疗学[M].西安:西安交通大学出版社,2015:253-262.

[8] 周仲瑛.中医内科学[M].北京:中国中医药出版社,2007:446-462.

[9] 崔慧娟,贾立群.实用中西医结合肿瘤内科学[M].北京:中国中医药出版社,2015:146-164.

[10] 林洪生.恶性肿瘤中医诊疗指南[M].北京:人民卫生出版社,2014:249-271.

[11] 石远凯,孙燕.临床肿瘤内科手册[M].北京:人民卫生出版社,2015:315-339.

[12] 郝希山.肿瘤学(2版)[M].北京:人民卫生出版社,2015:191-193.

[13] 杨路,王燕.Ⅰ期非小细胞肺癌预后因素和术后辅助治疗进展[J].癌症进展,2017,15(9):986-989,997.

[14] 欧阳怡然,李和根.化疗联合中药对非小细胞肺癌术后辅助治疗作用的研究进展[J].湖南中医杂志,2018,34(4):172-176.

[15] 邵明华.中晚期非小细胞肺癌调强放疗的近期疗效及不良反应[J].世界最新医学信息文摘,2017,17(53):67.

[16] 张进荣.吸烟与肺部疾病关系的影像学调查研究[J].影像研究与医学应用,2018,2(20):57-58.

[17] 卢婉婷,陈明辉,黄丽萍,等.行为与生活方式与肺癌的发病关系[J].海峡预防医学杂志,2018,24(4):19-22.

[18] 奉水东,凌宏艳,陈锋.烹调油烟与女性肺癌关系的Meta分析[J].环境与健康杂志,2003(6):353-354.

[19] 武珊珊,刘吉福.室内氡污染与肺癌[J].现代预防医学,2009,36(7):1229-1230,1233.

[20] 罗鹏飞,林萍,周金意.肺癌与大气污染关系的流行病学研究进展[J].中国肿瘤,2017,26(10):792-797.

[21] 李媛秋,么鸿雁.肺癌主要危险因素的研究进展[J].中国肿瘤,2016,25(10):782-786.

[22] 赵艳,万毅新,陶红艳.慢性炎症与慢性阻塞性肺疾病和肺癌进展的研究[J].临床肺科杂志,2013,18(1):108-109.

[23] 宋会颖,张虹.中医药治疗原发性支气管肺癌概况[J].河北中医,2018,40(10):1586-1590+1595.

[24] 王保芹.200例原发性支气管肺癌患者中医辨证分型与国际TNM分期及肿瘤标志物相关性研究[D].安徽中医药大学,2017.

[25] 梁姗姗,张玉,张青.郁仁存治疗非小细胞肺癌经验[J].中医学报,2018,33(2):200-203.

[26] 鲍建敏.非小细胞肺癌患者中医辨证分型与临床分期淋巴结转移的相关性研究[J].中国中医药科技,2018,25(4):459-460,473.

[27] 韩丹,李炜,方荣.861例原发性肺癌中医证型类别的临床调查[J].陕西中医,2016,37(12):1589-1591.

[28] 王莉新,李明,吴文斌.基于数据挖掘方法研究中医治疗肺癌方药的用药规律[J].数理医药学杂志,2018,31(10):1423-1426.

[29] 胡皓,蔡小平.朴炳奎治疗肺癌经验探讨[J].中国民间疗法,2017,25(5):10-12.

[30] 李伟伟,曹强,杨扬.中医药对未放化疗晚期非小细胞肺癌患者生活质量的影响[J].现代中西医结合杂志,2018,27(30):3392-3395.

[31] 刘海涛,冯解语,罗斌,等.基于数据挖掘田建辉主任医师中医药综合治疗肺癌用药规律研究[J].中医研究,2018,31(10):45-49.

第5章

食 管 癌

一、概 述

食管癌（carcinoma of the esophagus）是起源于食管黏膜上皮的恶性肿瘤，以鳞状细胞癌为主。食管癌是临床常见的恶性肿瘤，其发病有显著的地区差异，南非和中国是食管癌的高发地区。2012 年，全球约有 45.6 万食管癌新发病例，其中一半以上发生在中国，其死亡率占全球恶性肿瘤第 6 位。食管癌在我国的发病率和死亡率分别是恶性肿瘤发病和死亡的第五位和第四位。我国河南、河北和山西三省交界的太行山地区是全国，也是世界上发病率和死亡率最高的地区。本病的发病与性别、年龄有关，男性高于女性，其比例为（1.3～3.0）：1；发病群体以老年为主，发病高峰一般在 55—79 岁，我国 80% 的患者发病在 50 岁以后，高发地区人群发病和死亡比低发地区提前 10 年。

食管癌的确切病因尚不清楚，其发病通常与不良理化因素的长期刺激、饮食习惯、基因突变及遗传易感性有关。亚硝胺类化合物是公认的化学致癌物，在高发区的粮食和饮水中，其含量显著增高，且与当地食管癌和食管上皮重度增生的患病率呈正相关。亚硝胺类物质常见于生活用水、咸菜、萝卜干等食物中。镰刀菌、白地霉菌、黄曲霉菌和黑曲霉菌等真菌不但能还原硝酸盐为亚硝酸盐，并能增加二级胺的含量，促进亚硝胺的合成。霉变食物中的真菌与亚硝胺协同致癌。一些研究还发现，与食管癌有一定关系的食管上皮增生与乳头瘤状病毒感染有关。长期缺乏铁、钼、锌等微量元素可能导致食管癌高发。食物粗糙，长期进食过烫，饮用烈酒，咀嚼槟榔或烟丝等习惯，可致局限性或弥散性食管黏膜上皮增生，形成食管癌前病变。此外，腐蚀性食管灼伤和狭窄、胃食管反流病、贲门失弛缓症或食管憩室等患者的食管癌发生率增高。分子遗传学研究表明，环境和遗传等多因素引起食管癌的发生。在我国高发地区，本病有阳性家族史者达 25%～50%。即使居民由高发区向低发区移民，食管癌发病率与死亡率仍保持较高水平。目前已发现食管癌组织 R6、P53 等抑癌基因失活，原癌基因 H-ras、C-myc 和 hsl-1 等激活的证据。

食管癌是一个古老的疾病，属于中医"噎嗝"范畴。早在《素问·阴阳别论》中即有"三阳结，谓之膈"就有此论述，《素问·至真要大论》"饮食不下，膈噎不通，食则呕"亦有描述噎嗝以进食时吞咽困难、哽噎不顺、饮食难下或食入即吐为主症,与食管癌的典型症状十分相似。

二、病因病机

食管癌的病理性质属本虚标实,以气血、津液、肾精亏虚为本;气机不畅,痰瘀互阻为标。其主要病因在于 3 个方面,即七情郁结、饮食失调和年老体虚。诸因既可单独致病亦可共同致病。

1. 病因

(1)七情郁结:中医理论认为,七情不遂,皆可影响气机失调,形成气结。《素问·通评虚实论》提到:"隔塞闭绝,上下不通,则暴忧之病也。"《诸病源候论》记载:"忧恚则气结,气结则不宣流,使噎。噎者,噎塞不通也。"明代李中梓提出:"忧思悲恚则脾胃受伤,津液渐耗,郁气生痰,痰塞不通,气则上而不下,妨碍道路,饮食难进,噎塞所由成也。"噎嗝的形成与情志不遂密切相关。

(2)饮食失调:古代文献中记载,噎膈的形成与不良饮食习惯相关。朱丹溪认为,"夫气之为病或饮食不谨,内伤七情或食味过厚,偏助阳气,积成膈热"。李梴认为,此病源于"饮食、淫欲或因杂病误服辛香燥药"。喻嘉言指出,"过饮滚酒,多成膈证,人皆知之"。说明饮食不节可导致本病发生。

(3)年老体虚:年高体虚,精血渐枯,食管失养,干涩枯槁,则发为噎膈。朱丹溪提出:"噎膈反胃各虽不同,病出一体,多由气血虚弱而成。"张景岳认为,"噎嗝一证,必以忧愁、思虑、积劳、积郁或酒色过度,伤阴而成……伤阴则阴血枯涸,气不行则噎嗝病于上,精血枯涸则燥结病于下"。赵献可《医贯》指出,"惟男子年高者有之,少无噎膈"。《金匮翼·噎膈反胃论》曰:"噎膈之病,大都年逾五十者,是津液枯槁者居多。"人体气血虚弱,或精血枯涸,或津液枯槁,皆能诱发本病。

2. 病机

(1)情志不遂,气机阻滞:或因思虑过度,气机郁结,损伤脾胃;或因怒气伤肝,肝失条达,导致气机不畅,运化失调。升降失常,则气阻于食道,妨碍饮食而发病。食管气机不利,吞咽时则见噎塞不舒,甚则疼痛。情志条畅,则病情减轻,精神抑郁则病情加重。

(2)痰湿凝结,瘀血内停:气机郁滞,不能行血,致经脉不利,瘀血凝结;若饮食不节,直接损伤食管脉络,致血渗脉外,则呕吐物如赤豆汁;脾胃受损,失于健运,则聚湿生痰;痰瘀互结,交阻于食管,则见吞咽梗阻,胸膈疼痛,食不得下,甚至滴水难进,食入即吐。

(3)正气亏虚,失于濡养:年高体虚,或久病失治,导致气血亏虚,津液内耗,精血枯涸,使食道干涩,失于濡养,则饮食难下,艰涩不顺。饮食不入,生化乏源,肢体失养,故见形体消瘦,肌肤枯槁。

3. 病机转化

本病病位在食管,与脾胃、肝肾、气血津液密切相关。初期多以标实为主,多种因素引发脏腑功能失调,形成气滞、血瘀、痰凝交阻,毒热内结,病久则阴津枯槁,精血暗耗;后期则演变为虚实夹杂,或以本虚为主,表现为津液、气血、阳气虚损之候。最后可发展至气虚阳微,阴阳俱损的程度。如治疗得当,则气滞得行,血瘀得化,痰凝得散,毒邪得清,病情好转,逐渐痊愈。

三、临床表现

1. 早期症状

早期患者症状多不典型,无明显吞咽困难。可能由于局部病灶刺激引起食管蠕动异常或痉挛,或因局部炎症、肿瘤浸润、食管黏膜糜烂、表浅溃疡而导致出现胸骨后不适、烧灼感、针刺样或牵拉样痛,食管内异物感或轻度哽噎感。症状时轻时重,症状持续时间长短不一,甚至可无症状。

2. 中晚期症状

(1)进行性吞咽困难:是食管癌的典型症状,也是绝大多数患者就诊时的主要症状,通常是较晚期的表现。先是难以吞咽干的食物,继而难咽半流食,发展至液体食物亦不能咽下。

(2)食物反流:因食管梗阻的近段有扩张与潴留,可发生食物反流,反流物含黏液、宿食,可呈血性,或可见坏死脱落组织块。

(3)咽下疼痛:系由癌糜烂、溃疡、外侵,或近段伴有食管炎所致,尤以进热食或酸性食物后更明显,疼痛可涉及颈、肩胛、前胸和后背等处。

(4)其他症状:晚期患者因长期进食困难,营养状况日益恶化,可出现明显消瘦、乏力、贫血、营养不良、恶病质等。若癌肿压迫或侵犯喉返神经可致声嘶;若侵犯肋间神经则引起持续性胸背部痛;若侵入气管可发生食管气管瘘,出现呛咳和肺部感染;肿瘤侵犯主动脉可引起大出血。

四、辅助检查

1. 影像学检查

(1)食管钡餐检查:该法是诊断食管及贲门部肿瘤的重要手段之一。早期食管癌X线钡餐造影的征象有:①黏膜皱襞增粗,纤曲及中断;②食管边缘毛刺状;③小充盈缺损与小龛影;④局限性管壁僵硬或有钡剂滞留。中晚期病例可见病变处管腔不规则狭窄、充盈缺损、管壁蠕动消失、黏膜紊乱、软组织影及腔内型的巨大充盈缺损。对食管造影提示有外侵可能者,应进行胸部CT检查。

(2)CT检查:CT扫描可充分显示食管癌病灶大小、肿瘤外侵范围及程度,T分期的准确率较高。如食管壁厚度>5mm,与周围器官分界模糊,表示有食管病变存在。有助于制定外科手术方式，放疗的靶区及放疗计划。食管黏膜不能在 CT 扫描中显示，因此 CT 扫描难以发现早期食管癌。将 CT 与 X 线钡餐造影结合，有助于食管癌的诊断和分期。

(3)超声检查：主要用于发现腹部脏器、腹部及颈部淋巴结有无转移。此外，食管超声(EUS)被认为是划定肿瘤侵犯深度最准确的方法，是食管癌 TN 分期的金标准。

2. 活组织及脱落细胞学检查

(1)内镜检查与活组织检查：食管镜检查可以直接观察患者肿瘤病灶大小、形态和部位，同时也可在病变部位做活检或刷检。内镜下食管黏膜染色法有助于提高早期食管癌的检出率。用甲苯胺蓝染色，食管黏膜不着色，但癌组织可染成蓝色；用 Lugol 碘液，正常鳞状细胞因含糖原而着棕褐色，病变黏膜则不着色。

(2)脱落细胞检查：该方法操作方便、安全，准确率在 90% 以上，可作为食管癌大规模普查的重要方法。食管脱落细胞学检查结合 X 线钡餐检查，可作为食管癌的诊断依据。在食管狭窄有梗阻时，应行食管镜检查。

3. 肿瘤标志物

目前，食管癌缺乏特异性肿瘤标志物，往往需要两种或多种联合诊断以提高敏感性和特异性。临床应用较多的包括 CEA、SCC、CYFRA21-1、VEGF 等。杨忠信等研究发现，肿瘤分期越晚，其 CEA 的血清水平越高；若术前血清水平已经升高，则大多数已有血管壁、淋巴系统或周围神经的侵犯和转移，提示预后较差。SCC 水平变化对于预测早期食管癌和对食管癌放射治疗的疗效监测具有重要价值。CYFRA21-1 在预测肿瘤复发方面有一定的价值，术后血清浓度持续增高，则提示肿瘤复发可能性大。

五、诊断及鉴别诊断

(一)诊断要点

食管癌的早期发现和早期诊断十分重要。通过详细的病史询问、症状分析、实验室及影像学检查，发现吞咽食物有哽咽感、异物感、胸骨后疼痛或出现明显的吞咽困难，且食管造影发现食管黏膜局限性增粗、局部管壁僵硬、充盈缺损或龛影等；或胸部 CT 发现食管管壁环形增厚或不规则增厚，即可做出临床诊断。临床诊断为食管癌的患者需要经过细胞学或组织病理学的确认。进入治疗前还需进行临床分期。

1. 大体分型

(1)早期食管癌

①隐伏型：在新鲜标本上，病变略显粗糙，色泽变深，无隆起和凹陷。标本固定后，病灶变得不明显，镜下为原位癌，是食管癌最早期阶段。

②糜烂型:病变黏膜轻度糜烂或略凹陷,边缘不规则呈地图样,与正常组织分界清楚,糜烂区呈颗粒状,偶见残余正常黏膜小区。在外科切除的早期食管癌中较为常见。

③斑块型:病变黏膜局限性隆起,呈灰白色斑块状,边界清楚,斑块最大直径<2cm。切面质地致密,厚度在3mm以上,少数斑块表面可见有轻度糜烂食管黏膜纵行皱襞中断。病理为早期浸润癌,肿瘤侵及黏膜肌层或黏膜下层。

④乳头型或隆起型:肿瘤呈外生结节状隆起,乳头状或息肉状突入管腔,基底有一窄蒂或宽蒂,肿瘤直径1～3cm,与周围正常黏膜分界清楚,表面有糜烂并有炎性渗出,切面呈灰白色均质状。这一类型在早期食管癌中较为少见。

(2)中晚期食管癌

①髓质型:肿瘤多累及食管周径的大部或全部,大约有一半病例超过5cm。肿瘤累及的食管段明显增厚,向管腔及肌层深部浸润。肿瘤表面常有深浅不一的溃疡,瘤体切面灰白色,均匀致密。

②蕈伞型:肿瘤呈蘑菇状或卵圆形突入食管腔内,隆起或外翻,表面有浅溃疡。切面可见肿瘤已浸润食管壁深层。

③溃疡型:癌组织已浸润食管深肌层,有深溃疡形成。溃疡边缘稍有隆起,溃疡基部甚至穿透食管壁引起穿孔,溃疡表面有炎性渗出。

④缩窄型:病变浸润食管全周,呈环形狭窄或梗阻,肿瘤大小一般不超过5cm。缩窄上段食管明显扩张。肿瘤切面结构致密,富于增生结缔组织。癌组织多浸润食管肌层,有时穿透食管全层。

⑤腔内型:肿瘤呈圆形或卵圆形向腔内突出,常有较宽的基底与食管壁相连,肿瘤表面有糜烂或不规则小溃疡。

(3)组织学分类:我国食管癌约90%为鳞状细胞癌,少数为腺癌,另有少数为恶性程度高的未分化癌。食管上、中段绝大多数为鳞癌,而下段则多为腺癌。

2. 分期

(1)TNM分期(UICC第8版,2017年)

原发肿瘤(T)

Tx:原发肿瘤无法评价。

T0:无原发肿瘤证据。

Tis:高度不典型增生。

T1:癌侵犯黏膜固有层,黏膜肌层或黏膜下层。

　T1a:癌侵犯黏膜固有层或黏膜肌层。

　T1b:癌侵犯黏膜下层。

T2:癌侵犯固有肌层。

T3:癌侵犯外膜。

T4：癌侵入局部结构。

 T4a：癌侵入相邻结构（如胸膜、心包膜、奇静脉、膈肌或腹膜）。

 T4b：癌侵入主要相邻结构，如主动脉，椎体或气管。

区域淋巴结（N）

N0：无区域淋巴结转移。

N1：涉及 1～2 个区域淋巴结转移。

N2：涉及 3～6 个区域淋巴结转移。

N3：涉及 7 个或以上区域淋巴结转移。

远处转移（M）

M0：没有远处转移。

M1：远处转移。

（2）食管鳞癌位置分类（位置定义以肿瘤中心为参考）

Lx：无法评估；

Upper（上段）：颈部食管下至奇静脉弓下缘水平。

Middle（中段）：奇静脉弓下缘下至肺静脉水平。

Lower（下段）：肺静脉下至胃，包括食管胃交界。

肿瘤的位置对腺癌分期作用不大，但肿瘤位置联合 G 分期对于 pT1-3N0M0 鳞癌再分期必不可少。

（3）食管癌 G 分期（肿瘤的病理分化程度分期）

Gx：组织学不能确定。

G1：高分化癌。

G2：中分化癌。

G3：低分化癌。

（4）临床分期：见表 5-1。

表 5-1　食管癌临床分期

期别	食管腺癌				食管鳞癌				
	T	N	M	G	T	N	M	G	位置
0	Tis	N0	M0	—	Tis	N0	M0	—	
ⅠA	T1a	N0	M0	G1	T1a	N0	M0	G1	任何
ⅠB	T1a	N0	M0	G2	T1a	N0	M0	G2～3	任何
	T1b	N0	M0	G1～2	T1b	N0	M0	任何 G	任何
					T2	N0	M0	G1	任何
ⅠC	T1a	N0	M0	G3					
	T1b	N0	M0	G3					
	T2	N0	M0	G1～2					

（续　表）

期别	食管腺癌				食管鳞癌				
ⅡA	T2	N0	M0	G3	T2	N0	M0	G2～3	任何
					T3	N0	M0	G1	任何
					T3	N0	M0	G2～3	L
ⅡB	T1a/1b	N1	M0	任何G	T3	N0	M0	G2～3	U/M
	T3	N0	M0	任何G	T1a/1b	N1		任何	
ⅢA	T1a/1b	N2	M0	任何G	T1a/1b	N2			
	T2	N1	M0	任何G	T2	N1	M0		
ⅢB	T2	N2	M0	任何G	T2	N2	M0	任何G	任何
	T3	N1～2	M0	任何G	T3	N1～2	M0	任何G	任何
	T4a	N0～1	M0	任何G	T4a	N0～1	M0	任何G	任何
ⅣA	T4a	N2	M0	任何G	T4a	N2	M0	任何G	任何
	T4b	任何N	M0	任何G	T4b	任何N	M0	任何G	任何
	任何T	N3	M0	任何G	任何T	N3	M0	任何G	任何
ⅣB	任何T	任何N	M1	任何G	任何T	任何N	M1	任何G	任何

（二）鉴别诊断

1. 良性食管狭窄

可由误吞腐蚀剂、食管灼伤、异物损伤，或反流性食管炎引起瘢痕狭窄。前者以儿童或年轻人较多，一般有误服强酸或强碱的病史；后者病变一般位于食管下端，常伴有食管裂孔疝或先天性短食管。内镜检查可鉴别。

2. 贲门失弛缓症

由于迷走神经器官与食管壁内神经器官丛退行性病变，或对胃泌素过度敏感，引起食管蠕动减弱和食管下段括约肌失弛缓，使得食物不能正常通过贲门。本病多在年轻时起病，有长期反复进食下咽困难或需用水冲食物帮助吞咽的病史。病程长，症状时轻时重。咽下困难，多呈间隙性，常伴有胸骨后痛及反流现象。使用解痉药能使症状缓解。多无进行性消瘦，但本病晚期梗阻严重时可有消瘦。食管造影显示贲门上方食管呈对称性狭窄，狭窄段管壁光滑，呈漏斗或鸟嘴状，其上方近端食管明显扩张，吸入亚硝酸异戊酯或口服、舌下含化硝酸异山梨酯5～10mg可使贲门弛缓，使钡剂通过。

3. 食管憩室

食管憩室可以发生在食管的任何部位。开始一段时间多无症状，以后可表现为不同程度的吞咽困难及反流，饮水时可闻"含漱"声响，有胸闷或胸骨后灼痛、胃灼热或进食后异物感等症状。因食物久积于憩室内，可有明显的口臭，有时因体位变更或夜间睡眠时发生憩室液误吸、呛咳。X线多轴透视或气钡双重造影可显示憩室。食管憩室有发生癌变的机会，因此在诊断食管憩室的时候应避免漏诊。

4. 贲门痉挛

贲门痉挛主要症状为吞咽困难,病程长,间歇性发作,患者平均年龄较低,食管造影有典型的改变。

5. 食管炎

食管炎主要为外伤或病菌所致。当食管发炎时,食管壁充血和水肿,黏膜可出现坏死、糜烂,甚至溃疡。患者主诉为咽下不适,咽食困难或梗噎,咽下热食或刺激性食物时,症状可能加重,但通常无典型的吞咽困难症状,无呕吐或者食物反流症状。X 线钡剂检查显示,局限性黏膜间断、增粗、食管管腔易激惹,甚至出现大小不等龛影或缺损。食管细胞学检查炎性细胞较多,但无肿瘤细胞。

6. 食管平滑肌瘤

约半数平滑肌瘤患者完全没有症状,常因其他疾病行胸部 X 线检查或胃肠道造影时发现。有症状也多轻微,最常见轻度下咽不畅,很少影响正常饮食。病程可达数月至十多年,即使肿瘤已相当大,因其发展很慢,梗阻症状也不重,这点在鉴别诊断上有重要意义,与食管癌所致的短期内进行性吞咽困难不大相同。一小部分患者诉疼痛,部位不定,可为胸骨后、胸部、背部及上腹部隐痛,很少剧烈疼痛。可单独发生或与其他症状并发。约 1/3 患者有消化功能紊乱,表现为烧灼感、反酸、腹胀、饭后不适及消化不良等,个别患者可能因肿瘤表面黏膜糜烂、溃疡出现呕血及黑粪等上消化道出血症状。X 线食管钡餐是主要诊断方法。

7. 食管静脉曲张

患者常有门静脉高压症的其他体征,X 线检查可见食管下段黏膜皱襞增粗、纡曲,或呈串珠样充盈缺损。严重的静脉曲张在透视下可见食管蠕动减弱,钡剂通过缓慢,但管壁仍柔软,伸缩性也存在,无局部狭小或阻塞。食管镜检查可鉴别。

8. 食管外压性改变

食管邻近器官的异常,如大血管畸形、纵隔肿瘤、肺门及纵隔淋巴结增大、胸内甲状腺肿大、主动脉弓屈曲延伸等压迫食管而致吞咽困难。患者虽有吞咽梗阻感,但食管黏膜无缺损。以食管镜和食道钡餐造影可以鉴别。

六、治　疗

(一)综合治疗

食管癌的治疗是以手术切除、放射治疗为主,化学治疗、免疫治疗、中医治疗为辅的多学科综合治疗。依据肿瘤的部位、分期、病理、生物学特点、患者全身情况等个体化特征,全面考虑,利用多种治疗方法的科学组合,可提高食管癌的局部控制率,减少远处转移,改善生活质量,延长生存期。手术是对早期可望治愈患者的首选方案,但临床上多数食管癌诊断时已是晚期,大部分治疗措施是姑息性的。提高食管癌的治疗效果,关键在于早期诊断和早期治疗。中医的辨证论治,在个体化治疗上也体现了一定的优势。

（二）中医治疗

食管癌早期偏于气结,血瘀未甚,多表现为邪盛正不衰,治疗以祛邪为主,治以理气化痰开郁;中期津伤热结,痰瘀交阻,当以滋阴、散结、化痰、行血;后期津枯血少,气虚阳微,则以扶正为主,酌用祛邪破结之品。从治疗原则上考虑,本病初起以标实为主,重在治标,以理气、化痰、消瘀为法,可少佐滋阴养血润燥之品;后期以正虚为主,重在扶正,以滋阴养血,益气温阳为法,也可少佐理气、化痰、消瘀之药。治疗应顾护津液,不可过用辛散温燥之品;治本当保护胃气,不可过用滋腻。

1. 辨证论治

（1）痰气交阻证

主症:吞咽梗阻,梗阻发生经常与情绪有关,时泛吐清涎,食欲缺乏,胸胁胀痛引及背胁,舌质黯红,苔薄黄腻,脉弦细而滑。

证机概要:气滞痰结,痰气互阻。

治疗法则:理气降逆、燥湿化痰。

方药运用:旋覆代赭汤加减。旋覆花、代赭石、太子参、姜半夏、柴胡、茯苓、急性子、威灵仙。

加减:大便溏薄、次数频者,加白扁豆、诃子;大便秘结者,加全瓜蒌、枳实或酒大黄;疼痛者,加延胡索;痛甚者,加乳香、没药;咽痛者,加桔梗、山豆根;吞咽困难者,加鹅管石、壁虎。

临证指要:本证为发病初期,仅表现为吞咽梗噎感,较少出现饮食不下,患者的饮食与身体状况较好,应抓紧机会,尽早治疗,不得失治误治。再者,气结是食管癌发病的重要因素,理气药性味多辛香温燥,易耗气伤阴,临床注意选用理气不伤阴的药物。

（2）津亏热结证

主症:吞咽困难,咽干痛,梗阻较重,胸背灼痛,唇干舌燥,大便干涩,小便短赤,舌红少津或紫绛或裂纹,苔黄或黄燥,脉弦细。

证机概要:热毒内盛,耗液伤津。

治疗法则:清热解毒、养阴生津。

方药运用:增液汤加减。生地黄、玄参、麦冬、知母、金银花、山豆根、蜂房、丹参、牡丹皮、威灵仙。

加减:大便秘结者,加全瓜蒌、酒大黄;口干舌燥者,加南沙参、北沙参、天冬。

临证指要:本证虽以热结为主,但津血已伤,不宜使用温燥药物,苦寒药物也应少用。宜用甘寒濡润及酸甘化阴之品。

（3）痰瘀互结证

主症:食不能下,或食入易吐,黏涎较多,甚则滴水不入,胸膈疼痛,固定不移,肌肤干枯甲错,大便坚硬,形体消瘦,舌有瘀斑或带青紫、苔腻,脉细涩或弦滑。

证机概要:痰凝内停,瘀血内阻。

治疗法则:理气化痰,活血散瘀。

方药运用:二陈汤合桃红四物汤加减。党参、炒白术、广木香、青皮、白豆蔻、麦芽、厚朴、沉香、姜半夏、陈皮、桃仁、丹参、红花、急性子、蜂房。

加减:嗳气频频者,加八月札、代赭石;呕吐反酸者,加姜川连、煅瓦楞子、炙刺猬皮;气滞血瘀,胸膈胀痛或刺痛者,亦可以用血府逐瘀汤加减。

临证指要:本证常见于食管癌中晚期,其食管内梗阻已成,甚至闭塞不通,药食难入,胸膈部位疼痛明显。

(4)气虚阳微证

主症:饮食不下,病日长久,面色苍白或萎黄,甚则滴水难进,或形寒气短,或胸背疼痛,或声音嘶哑,形体枯瘦,头晕心悸,咯吐清涎,舌苔薄白,舌质淡,脉细弱无力。

证机概要:气虚阳微,气血大亏。

治疗法则:健脾益气,化痰祛瘀。

方药运用:八珍汤加减。党参、炒白术、当归、白芍、黄芪、熟地黄、玄参、丹参、生牡蛎、夏枯草、海藻、昆布。

加减:畏寒怕冷,加淫羊藿、肉苁蓉;头晕,面色不华者,加阿胶珠、制何首乌。

临证指要:本证见于疾病晚期,有阴阳俱竭之势,预后极差。患者此时汤水难下,药物更难入胃,应进行必要的营养支持。

2. 中成药制剂

(1)华蟾素片:每次 3～4 片,每日 3～4 次,口服。解毒,消肿,止痛。用于中、晚期恶性肿瘤。

(2)安替可胶囊:每次 2 粒,每日 3 次,饭后服用。软坚散结,解毒定痛,养血活血。用于食管癌瘀毒证,与放疗合用可增强对食管癌的疗效。

(3)消癌平滴丸:每次 8～10 丸,每日 3 次,口服。抗癌,消炎,平喘。用于食管癌、胃癌、肺癌、肝癌。并可配合放疗、化疗和手术后治疗。

(4)贞芪扶正颗粒:每次 1 袋,每日 2 次,口服。可提高人体免疫力,保护骨髓和肾上腺皮质功能。用于各种疾病引起的虚损;配合手术、放射线、化学治疗,促进正常功能的恢复。

(三)西医治疗

1. 治疗原则

食管癌应遵循综合治疗原则,根据患者不同的临床分期给出相应的个体化治疗方案。

(1)Ⅰ期:首选手术治疗,或根治性放疗。黏膜内癌可行内镜下黏膜切除,黏膜下癌行标准食管癌切除术。

(2)Ⅱ期:首选手术治疗,或根治性放疗。完全性切除的 T2-3N0M0,术后不行辅助放疗或化疗。完全切除的 T1-2N1M0,术后辅助放疗可提高 5 年生存率。

(3)Ⅲ期:目前选择以手术为主的综合治疗。ⅢB 或ⅢC 期患者可考虑术前辅助治疗后再行手术。术前检查发现肿瘤外侵明显,手术不易切除的食管癌,术前放疗有望增加切除率。不能手术的Ⅲ期患者,目前以放射治疗或同步放化疗为标准治疗。

(4)Ⅳ期:以放疗、内镜治疗、营养支持、镇痛等姑息治疗为主,目的在于延长生命,提高生活质量。

2. 手术治疗

手术切除是治疗食管癌的首选方法。早期食管癌外科切除后,5 年生存率可达 80%～90%。食管癌的手术治疗包括根治性切除术、姑息手术和减症手术。Ⅰ期、Ⅱ期和部分Ⅲ期食管癌适用于手术治疗。行食管癌完全性切除手术时,应常规行区域淋巴结清除,应至少切除 15 个淋巴结以进行准确的分期。若肿瘤浸润范围超出根治范围,往往行姑息性手术,解除消化道梗阻,改善患者一般状况。在根治性放、化疗后,出现食管局部可切除的复发病灶,如果没有远处转移,可以考虑姑息性手术、食管切除术、内镜下黏膜切除术及消融治疗等。最常用的两种开放术式包括经食管裂孔食管切除术(THE)和经胸食管切除术(TTE)。相比之下,TTE 切除胸内食管肿瘤的范围更广,且能够进行符合肿瘤切除标准的大范围纵隔淋巴结清扫,但 TTE 明显增加住院并发症的发生率,其中以呼吸系统并发症为主。THE并发症发生率较低,但只能进行有限的淋巴结清扫,而隆突下和气管旁淋巴结无法清扫。关于接受根治性放化疗后或内镜治疗失败后的残余癌或复发癌是否进行补救性食管癌手术,目前国际上尚存在争议。

3. 放射治疗

放射治疗损伤小,受食管周围重要脏器和组织的限制少,适用范围较手术更广,是治疗食管癌的重要手段之一。颈段和上胸段食管癌手术创伤大,并发症发生率高,而放疗损伤小,疗效优于手术,通常以放疗为首选。一般情况中等,无锁骨上淋巴结转移,无声带麻痹,无远处转移,病变短于 7cm,狭窄不明显,无穿孔前 X 线征象,无显著胸背痛者,均可视为根治性放疗的适应证。而窄缩型食管癌、食管完全梗阻、有出血倾向、有明显区域淋巴结转移等,则应以手术为首选。研究表明,食管鳞癌对同步放化疗十分敏感,较之于单纯序贯治疗,同步放化疗可明显提高中位生存期和 5 年存活率,降低局部复发。部分中晚期患者可进行姑息性放射治疗,以缓解食管梗阻、改善进食困难、减轻疼痛、提高生存质量和延长生存期。目前较先进的是 3D 适形放疗技术(3DCRT)。

4. 化学治疗

随着抗肿瘤新药的发展,内科化疗在中晚期食管癌的治疗中也占有重要地位。

食管癌化疗包括新辅助化疗、辅助化疗和姑息性化疗。化疗方案应该根据患者的体能状况、并发症、术后病理、细胞毒药物的不良反应等进行选择。临床研究表明，新辅助化疗和同步放化疗可以降低肿瘤分期，缩小原发肿瘤体积，提高手术切除率和术后长期生存率。新辅助化疗的常用方案为顺铂＋氟尿嘧啶，推荐术前采用作为Ⅱ、Ⅲ期食管鳞癌患者的标准治疗方案。食管癌术后的化疗需根据患者的病史、组织学特点、手术切缘是否阳性和淋巴结分期来定。对于完全切除的 Tis 和 T1N0患者，不需要继续治疗；对于完全切除的鳞癌患者，建议观察。手术切缘 R1 而无远处转移的食管癌患者应该行放疗和氟尿嘧啶为基础的化疗降低复发及转移风险；手术切缘 R2 的患者则进行挽救治疗。对于晚期、复发、转移性的食管癌，应予以姑息性治疗，目的是提高生活质量、延长生存时间。

临床常用的药物有顺铂、奥沙利铂、奈达铂、卡铂、表柔比星、紫杉醇、多西他赛、氟尿嘧啶、伊立替康等。食管癌的化疗以多药联合为主，少部分患者可采用单药化疗。

目前尚无公认的标准化疗方案，临床大多采用氟尿嘧啶或紫杉醇联合铂类的方案。

常用化疗方案如下。

(1)CF 方案 1

顺铂 $75 \sim 100 \ mg/m^2$，静脉滴注，第 1 天。

氟尿嘧啶每次 $750 \sim 1000 \ mg/m^2$，连续静脉滴注，第 $1 \sim 4$ 天。

28 天为 1 个周期。

(2)CF 方案 2

顺铂 $50mg/m^2$，静脉滴注，第 1 天。

亚叶酸钙 $200mg/m^2$，静脉滴注，第 1 天。

氟尿嘧啶每次 $1000mg/m^2$，连续静脉滴注，第 $1 \sim 2$ 天。

14 天为 1 个周期。

(3)ECF 方案

表柔比星 $50mg/m^2$，静脉滴注，第 1 天。

顺铂 $60mg/m^2$，静脉滴注，第 1 天。

氟尿嘧啶每次 $200mg/m^2$，连续泵注，第 $1 \sim 21$ 天。

21 天为 1 个周期。

(4)DCF 方案

多西他赛 $60mg/m^2$，静脉滴注，第 1 天。

顺铂 $60mg/m^2$，静脉滴注，第 2 天。

氟尿嘧啶每次 $200mg/m^2$，连续泵注，第 $1 \sim 21$ 天。

21 天为 1 个周期。

(5)FOLFOX 方案

奥沙利铂 85mg/m² ,静脉滴注,第 1 天。

亚叶酸钙 300mg/m² ,静脉滴注,第 1 天。

氟尿嘧啶 400mg/m² ,静脉滴注,第 1 天,然后 1200 mg/m² 连续泵注 24 小时,第 1～2 天。

14 天为 1 个周期。

5. 内镜和微创治疗

近年来,随着腔镜器械和微创外科技术的不断发展,微创食管癌切除术(MIE,minimally invasive esophagectomy,MIE)在全世界范围内得到广泛应用。与传统的外科切除相比,微创切除手术创伤小,术后并发症的发生率和死亡率降低,可减轻患者痛苦,利于早期康复。但 MIE 因其二维视野、手眼协调性及操作自由度低等局限,会给胸腔镜辅助食管癌切除过程中纵隔游离和吻合带来困难。对于早期食管癌,应首选内镜下黏膜切除术(EMR)、内镜黏膜下层剥离术,治疗后 5 年生存率可达 70%～100%。内镜下还可行冷冻消融、激光治疗、射频消融、微波等治疗。进展期食管癌有梗阻症状者,可通过内镜放置合金或塑胶的支架,以缓解梗阻,提高生活质量。

七、预后与调护

食管癌恶性程度高,通常确诊时病期较晚,超过 50% 的患者在有临床症状时已经发生远处转移,近 30% 的患者处于局部进展期,仅有不到 20% 的患者处于有治愈可能的局限期。食管癌术后 Ⅰ、Ⅱ、Ⅲ、Ⅳ期的 5 年生存率分别为 90%、50%、35.8% 和 16.9%。有淋巴管浸润的 2 年、5 年生存率分别为 28.5% 和 11%,无淋巴管浸润的 2 年、5 年生存率分别为 63.4% 和 46.6%。接受新辅助放化疗,如可能则继续接受手术治疗,是目前非转移食管癌的标准治疗。不可手术切除及复发的晚期转移性食管癌患者,中位生存期为 6～10 个月。

不同病理类型的食管癌其致病因素也有所不同。食管鳞癌的主要风险包括:吸烟、营养差、喜食烫的食物及腌制食物等。腺癌的危险因素包括:胃食管反流病、Barrett 食管、肥胖和吸烟等。因此,预防食管癌的措施主要包括:戒烟、戒烈性酒、调整饮食习惯(不进食粗糙过硬的食物,不吃过热的食物等)、减肥及积极治疗相关疾病等。研究发现,避免水源污染,减少水中亚硝胺及有害物质、防霉去毒等可明显减少食管癌的发生。

对食管癌高发地区及高危人群实行筛查是发现早期食管癌的重要手段。我国食管癌高发地区集中在华北三省(河南、河北、山西)交界的太行山地区。内镜检查术是诊断食管癌和食管癌前病变的金标准。目前通过内镜技术施行的食管黏膜切除术及食管黏膜消融术,可预防癌前病变进展为食管癌。

食管癌患者常因进食不足及恶性消耗发生营养不良，导致生活质量下降、治疗疗效下降、生存率低、预后差等后果。加强营养治疗能够提高患者接受治疗的耐受性、生活质量和长期预后。术后为患者提供营养支持，可降低并发症的发生，促进患者康复。

此外，食管癌患者确诊后，应建立完整病案和相关资料档案，治疗后定期随访和进行相关检查，详细记录其治疗不良反应、康复状况、营养状态和治疗措施等。上述这些措施在食管癌防治方面取得了非常好的效果。

八、中医防治进展

历代医家认为，食管癌发病主要与七情内伤、饮食不节、年老体虚有关，痰、气、瘀交阻是发病的主要病机。沈敏鹤认为，正虚是食管癌发病的最关键病因，贯穿病程始终；刘嘉湘强调，食管癌的局部病机是痰气交阻，而晚期或放疗后则以阴津枯竭、热毒内结，正气亏虚为本。周仲瑛在正虚基础上，提出癌毒理论，认为癌毒是食管癌等恶性肿瘤发病的必要条件。司富春等总结发现，食管癌以痰气交阻、气虚阳微、痰瘀互结、气滞血瘀、脾虚气滞为常见证型。王永炎将食管癌的证候与临床分期相结合，认为早期为痰气交阻型，中期为瘀血内结型，晚期为津亏热结型，终末期为气虚阳微型。孟春芹等根据食管癌分期，提出初期治以燥湿化痰、降火平逆，中期治以滋补阴液、养血行瘀，后期治以扶正固本、培元益气。

食管癌术后运用中药，可帮助患者尽快恢复体质，减轻术后并发症，有利于后续的治疗。许文科等总结，中药汤剂、中成药及中药注射剂的使用，可明显减少术后肺炎、肺不张的发生，促进患者胃肠功能的恢复，减少反流性咳嗽及促进吻合口溃疡愈合。近年来，中医放疗增敏剂已成为抗肿瘤治疗的研究热点之一，马纯政等发现，用自拟化痰散瘀方联合放疗可提高痰瘀互结型患者的临床缓解率和瘤体稳定率，降低放疗的骨髓毒性，具有增敏及减毒作用。放射性肺损伤也是食管癌患者在放疗中最常见的并发症之一，柏会明等研究中药提取物粉防己碱联合放疗食管癌，可阻止肺弥散功能的恶化，预防早期放射性肺炎及晚期肺纤维化，减轻肺放射性损伤。

（邓雯琦）

参 考 文 献

[1] 李丽红，吴施国.食管癌的中医治疗研究进展[J].湖南中医杂志，2018，34(1):163-164.

[2] 易晓圆，汪丽燕.食管癌非手术治疗的研究进展[J].世界最新医学信息文摘，2018，18(6):89-90.

[3] 陈万青，郑荣寿，张思维，等.2012年中国恶性肿瘤发病和死亡分析[J].中国肿瘤，2016，25(1):1-8.

[4] 杨忠信.食管癌患者血清 CEA、CA125、CA19-9 和 β-HCG 围手术期动态监测的临床意义[D].郑州大学,2010.

[5] 赫捷,Wayne Hofstetter,Guy Eslick.食管癌[M].长沙:中南大学出版社,2016:52-58.

[6] 刘连科,束永前.实用食管肿瘤诊疗学[M].北京:科学出版社,2015:319-322.

[7] 石远凯,孙燕.临床肿瘤内科手册[M].北京:人民卫生出版社,2015:366-374.

[8] 路璐,徐洪雨.早期食管癌的筛查诊断及治疗的研究进展[J].胃肠病学和肝病学杂志,2018,27(11):1299-1303.

[9] 吴一帆.精细化营养支持护理路径在食管癌围手术期患者中的应用效果观察[J].中国医学创新,2018(33):70-73.

[10] 徐叶峰,沈敏鹤.沈敏鹤分期论治食管癌临床经验[J].新中医,2013,45(3):196-198.

[11] 周蕾,李和根,刘嘉湘.刘嘉湘辨证治疗食管癌经验[J].浙江中西医结合杂志,2015,25(9):805-807.

[12] 何若瑜,赵智强.周仲瑛教授辨治食管癌、胃癌异同探析[J].辽宁中医药大学学报,2014,16(11):107-108.

[13] 司富春,刘紫阳.食管癌中医证型和用药规律分析[J].中医学报,2012,27(6):655-657.

[14] 王永炎.中医内科学[M].上海:上海科学技术出版社,1997:19.

[15] 孟春芹,丁芊友.食管癌的中医治疗[J].长春中医药大学学报,2013,29(5):835-837.

[16] 许文科,潘立群.食管癌术后中医药治疗概况[J].辽宁中医药大学学报,2014,16(10):216-218.

[17] 马纯政,王蓉,张明智,等.化痰散瘀法对中晚期食管癌放疗增效的研究[J].北京中医药大学学报,2014,37(12):830-833.

[18] 张锐,刘静,周绍兵.痰热清注射液联合康复新液防治同期放化疗食管癌患者放射性食管炎的临床研究[J].现代中医药,2017,37(6):69-71.

第6章

胃　癌

一、概　述

胃癌是指发生在胃上皮组织的恶性肿瘤,是我国最常见的恶性肿瘤之一。2012 年,全球发达国家的胃癌世标发病率、死亡率分别达到 15.6/10 万、9.2/10 万,发展中国家的世标发病率、死亡率则分别达到 18.1/10 万、14.4/10 万,2015 年,胃癌更是位于我国肿瘤发病率、死亡率的第 2 位,分别为 679.1/10 万、498/10 万。胃癌发病与环境、饮食因素密切相关,其中饮食因素尤为重要,相关危险因素包括食用熏制或腌制食物、黄曲霉素污染的食物等,具体原因可能与食物中的高盐及硝酸盐有关。统计显示,经济收入低的阶层较收入高的阶层胃癌发病率高,可能与高 Hp 感染率和饮食结构缺少新鲜水果、蔬菜有关;而与胃癌发生相关的职业因素则包括煤矿、橡胶作业等。胃溃疡、胃酸缺乏性萎缩性胃炎、腺瘤性息肉、恶性贫血为胃癌常见癌前病变。另有研究表明,因良性的胃或十二指肠溃疡而行部分胃切除术后的患者,其残胃发生恶性肿瘤的危险性增加。

胃黏膜上皮的癌变是一个十分复杂的过程,与基因、宿主免疫系统的监视作用及局部结构、条件状况均有关联,胃黏膜上皮癌变后首先可在黏膜内扩散,黏膜肌层的屏障作用可以使其在一定时间内不向深层浸润,而肿瘤突破黏膜肌层后可向外依次浸润,肿瘤穿透胃壁后可直接扩散至胃外围多个器官结构,转移多通过胃壁黏膜下及浆膜下层的大量淋巴管道发生,局限于胃的肿瘤病变主要通过门静脉系统转移至肝。胃是一个腹膜内器官,病变穿透胃壁侵向浆膜表面则可能产生腹膜转移。

中医学文献记载虽未见"胃癌"的病名,但可据其临床表现归属中医学"胃痛""噎膈""反胃""积聚"范畴,《金匮要略·呕吐哕下利》说:"朝食暮吐,暮食朝吐,宿谷不化,名曰胃反。脉紧而涩,其病难治。"《难经》云:"心之积名曰伏梁,起脐上,大如臂,上至心下,久不愈,令人病烦心。"《医宗金鉴》有云:"三阳热结,谓胃、小肠、大肠三府热结不散,灼伤津液也。胃之上口为贲门,小肠之上口为幽门,贲门干枯,则放出腐化之道路狭隘,故食入反出为翻胃也。"具体地谈到了贲门、幽门梗阻产生的症状、原因和晚期不良证候。

二、病因病机

胃癌多因饮食不节,饮酒无度,伤于酒湿,或恣食生冷,败胃真阳,或嗜食辛辣熏烤食物,三阳热结,耗伤津液而起,加之恼怒忧思,情志不舒损伤脾胃,升降失职,运化失司,久则痰凝气滞,热毒血瘀交阻于胃,而成积聚。

1. 病因

(1)饮食不节:胃主受纳腐熟水谷,其气以和降为顺,脾气主升,喜润恶燥,故胃癌的发生与饮食不节关系十分密切。嗜好烟酒,酷饮无度,损伤脾胃,脾胃升降失职,清者不升,浊者不降,留中滞膈,化瘀成痰,久则积聚成块;或有恣食生冷,败胃真阳,胃中无阳,不能容受津液食物,久则脾胃亏损,痰湿内生,积聚乃成;或有嗜食辛辣熏烤食物,三阳热结,耗灼津液,胃脘干槁,血液不行,瘀而成积。

(2)情志内伤:胃的受纳、脾的运化及中焦气机的升降,皆离不开肝之疏泄,即"土得木而达"。忧思恼怒,情志不遂,肝失疏泄,气机不畅,气滞日久而血行不畅,瘀血凝结,积聚乃成;肝郁日久,可郁而化热,邪热犯胃,耗伤胃阴,以至三门干枯。《医宗金鉴·杂病心法要诀》记载:"贲门干枯,则纳入水谷之道路狭隘,故食不能下,为噎塞也……胸痛如刺,胃脘伤也,便如羊粪,津液枯也,吐沫呕血,血液不行,皆死证也。"

(3)体虚久病,劳倦内伤:素体不足,或劳倦所伤,或长期饮食不节、恣食生冷、过服寒凉药物,久病脾胃受损,均可引起脾胃虚寒,阳气不化,正气不足,无力推动,气结于内,久则成瘀;而肾为先天之本,阴阳之根,脾胃之阳,皆赖肾阳温煦,若肾阳不足,火不暖土,可致脾阳虚,脾肾阳虚,胃失温养,宿食入胃,不能运化,日久成积。

2. 病机

(1)肝气犯胃,胃失和降:肝气不舒,郁而化火,横逆犯胃,气机失调则胃脘胀痛,走窜两胁,嗳气反酸、胸胁苦满;胃失和降,气机失调,幽门开合失司则食积于胃,食随气逆则见反胃;气郁上逆阻塞食道则见噎膈;肝失条达则心烦气躁。

(2)痰凝气滞,瘀毒内阻:前述病因导致脾胃虚弱,水谷不化,痰饮内生,阻碍胃阳,症见脘腹胀满,吞咽不利,甚则呕吐痰涎,如《临证指南医案》所云:"夫反胃乃胃中无阳,不能容受食物,命门火衰,不能熏蒸脾土,以致宿食入胃,不能运化,而为暮食朝吐,朝食暮吐"。又或因素体痰湿体质,嗜食肥甘厚味,蕴湿成痰,阻遏气机,血液不行,瘀血乃成,症见胃脘刺痛、痛有定处,或可扪及肿块。

(3)热结于胃,耗伤胃阴:嗜食辛辣、饮酒无度,肥甘厚味,积热于胃,灼伤胃液;放疗、化疗等治疗手段致使热毒内蕴,耗灼津液,症见胃脘灼热、疼痛,饥不欲食;久则胃阴亏耗,津枯血燥,三门干枯,水谷出入之道不得流通,故食不得下,发为胃反。

(4)脾肾不足,气血两亏:久病伤脾失运,脾胃两虚,水谷精微化生无源,气血不足;瘀血内结,血瘀不去,新血不生,也可致气血两亏,症见面色无华,胃脘隐痛,胀满,宿食不下,乏力气短,形体消瘦;久病及肾,肾阳不足可见形寒肢冷,腰背冷痛,筋骨痿软。

3. 病机转化

胃癌初期多因饮食不节,或情志不畅,肝气不舒,横逆犯胃以致脾胃损伤,肝胃不和,脾胃气滞,此阶段病情较为轻浅;气滞日久,不能推动血行,久则成瘀,痰瘀互结,积聚乃成;病情迁延,阳气亏耗,气血两亏,久则脾胃虚弱,运化失职更甚,气血生化无源,气血大亏,同时痰凝血瘀积聚等有形邪实已成,本虚标实之体,病情深重,预后不良。

三、临床表现

1. 症状

(1)早期胃癌的临床表现:早期胃癌的患者往往无明显自觉症状,有症状存在也多无特异性,与慢性胃炎、胃溃疡等疾病症状相似,难以鉴别。其中上腹痛最为常见,可能仅为上腹部饱胀不适感、食欲缺乏、节律性痛等不适,给予相应治疗后症状有时可缓解;少数患者出现恶心、呕吐、便秘,偶有患者出现呕血、黑粪等。上述症状的发生频度与早期胃癌大体形态(是否有溃疡形成)有关,溃疡的形成使胃癌发生大出血的概率增加。

(2)进展期胃癌的临床表现:进展期胃癌的特点是上腹部疼痛,可有恶心、呕吐,嗳气,食欲缺乏,腹泻及转移灶的症状。除上述症状外,尚可发生梗阻、上消化道出血及穿孔。

①上腹部疼痛:疼痛的性质不一、可急可缓,初期时可仅有隐痛、钝痛、膨胀感,随病情发展疼痛持续加剧,疼痛可呈烧灼感。大多数胃癌患者上腹部疼痛为持续性,与进食无明显相关,部分胃窦部胃癌因影响十二指肠功能,疼痛可呈规律性,或伴嗳气、反酸;胃贲门部肿瘤可见胸骨下及心前区的疼痛,肿瘤侵及胰头神经丛时疼痛则常向腰背部放射;胃癌穿孔引起腹膜炎可出现急腹症致全腹疼痛。

②呕吐:病灶位于胃窦或幽门部时,可出现食后饱胀、呕吐、脱水等幽门梗阻症状,呕吐物多隔夜宿食,常呈酸腐臭味;梗阻发生在贲门部时可伴进行性吞咽困难及进食哽噎感,呕吐多发生在进食后不久。呕吐症状的程度常取决于幽门及贲门狭窄的情况,胃小弯癌也可因胃动力下降致呕吐。

③呕血、便血:胃癌出血多为持续、少量出血,大出血相对少见。胃癌出血主要表现为贫血和大便潜血阳性,出血量较大则可见呕血与黑粪,癌肿坏死脱落引起的黏膜表面出血多表现为呕吐咖啡样内容物,贲门癌则常见呕吐鲜血。大出血的出现并非意味肿瘤已达晚期,而是胃壁黏膜下层具有丰富血供,胃癌侵及黏膜下动脉可引起大出血。

④其他:少数进展期胃癌患者可出现腹泻,腹泻的出现多提示胃酸缺乏、低下

或不全性幽门梗阻及癌肿坏死引起的胃排空加快;进展期多出现食欲减退、消瘦等全身症状,晚期则常伴发热、贫血、肿瘤恶病质。

2. 体征

(1)多数患者无明显体征,伴幽门梗阻时望诊可见胃形、胃蠕动波;部分患者可在上腹部扪及肿块,质硬,其中幽门、胃大弯、前壁、近幽门小弯处的肿块相对容易触及,多随呼吸上下移动,出现肝转移时可在肝触诊时扪及结节状肿块、出现卵巢转移(Krukenberg瘤),在双合诊时可触及可推动的腹腔肿块。出现远处淋巴结转移多可扪及肿大的淋巴结,包括左锁骨上(Virchow淋巴结)、脐周(Sister Mary Joseph淋巴结)、左腋窝(Irish淋巴结)、直肠凹陷淋巴结等;腹膜广泛性种植转移时直肠前凹最早可见转移灶,肛门指诊多可触及结节状肿块。

(2)晚期胃癌出现腹膜广泛种植转移时可伴腹腔积液,腹部叩诊出现移动性浊音阳性;原发灶或转移灶浸润压迫胆总管可见黄疸;肠管、肠系膜广泛种植转移可致部分及完全性肠梗阻并出现相应体征。

(3)进展期胃癌患者可见消瘦、皮肤干燥等营养不良的表现,见贫血貌,晚期可发展至恶病质。

四、辅助检查

1. 上消化道钡餐造影

X线钡餐作为诊断胃癌的临床常用方法,具有无创、廉价等特性,气钡双重造影较单重对比造影可产生更清晰的胃黏膜影像,有助于查出微小胃黏膜病变。在明确病变与胃的关系、确认病变范围等方面具有优势,但其需要患者配合保留胃中气体,不适用体质虚弱的患者,且检出率与设备、医师经验、肿瘤大小与形态均具有相关性,并且缺乏病理依据,难以进行肿瘤分期。

2. CT与MRI

腹部CT与MRI均有助于检查胃癌原发病变范围和浸润程度、肿大淋巴结、肝转移等脏器转移及腹盆腔种植转移情况,为术前胃癌分期的重要检查手段,且为放疗方案提供重要的定位信息。其中,MRI采用特殊检查序列后可显示胃壁分层及周围脂肪间隙,且较CT在鉴别转移肿大淋巴结与炎性肿大淋巴结方面具有更高的准确率,但两者均难以发现较小转移淋巴结、较小肝转移等,在一定程度上影响N分期的精确性。

3. PET-CT

PET-CT(正电子发射计算机断层扫描显像)是协助排除隐匿性转移灶、辅助术前分期、评估疗效、判断预后的影像学手段。在检测区域及远处淋巴结转移方面特异性较CT高,敏感性则不及CT,并且存在对炎性病变的假阳性反应、对印戒细胞癌等的敏感性低等问题,加之价格昂贵,现今主要用于排除隐匿性转移疾病及术后复发的随访。

4. 内镜检查

胃镜检查在临床上已被用作胃癌的初步诊断方法，因其可直接观察肿瘤的位置与形态，并进行细胞学检测及直接活检取得组织进行组织学检查，具有极高的准确率、特异性及敏感性；其中广泛浸润型进展期胃癌（皮革胃）较其他类型胃癌的胃镜诊断相对困难，增加活检数目可以提高诊断率；内镜活检主张在病变的中心及边缘进行，以此判断病变的范围，并据此决定是否进行内镜下黏膜切除术（EMR）治疗。

5. 超声内镜检查

超声内镜（EUS）具有内镜兼超声的功能，在评价肿瘤浸润深度方面具有极高的准确性，已成为胃癌术前分期的重要检查手段之一，但对识别区域淋巴结性质方面准确性不高（超声引导下细针穿刺活检可提高准确率），对 M 分期则无价值，临床中也存在因深层次浸润微小肿瘤难以发现及癌周组织的炎性浸润、纤维化而导致过浅和过深分期情况；在超声内镜的扫描下胃壁呈现典型的 5 层结构，黏膜层及界面波扫描下呈现为第一层高回声及第二层低回声带；黏膜下层呈现为第三层高回声带；固有肌层呈现为第四层低回声带；浆膜及浆膜外组织则呈现为第五层高回声带，其中第四层固有肌层是否受累是划分早期胃癌与进展期胃癌的分界线。

6. 腹腔镜

临床实践中发现，进展期胃癌患者的术中探查情况常与 CT 等影像学诊断结果存在出入，腹腔镜检查在对腹腔内转移的患者进行分期方面往往比 EUS、CT 等技术具有更高的敏感性及准确率，并可在一定程度上避免非治疗性剖腹手术，临床上主要用于 CT 等其他检查诊断为 T3 期以上或有明显转移淋巴结的患者。

7. 肿瘤标志物

常用的胃癌血清肿瘤标记包括蛋白类及酶类标记两种。蛋白类包括癌胚抗原（CEA）、CA724、CA199、CA50 等传统肿瘤标记和新肿瘤标志物，如 CA242、CaMg-Ag 等，酶类则以胃蛋白酶原（PG）为代表。肿瘤标记在胃癌诊断中的特异性及敏感性均不占优势，主要用于治疗后的疗效观察和随访，联合检测可一定程度提高检出率。

五、诊断及鉴别诊断

(一)诊断

1. TNM 分期

国际抗癌联盟（UICC）、国际胃癌协会（IGAC）、美国癌症联合委员会（AJCC）2016 年颁布了第 8 版胃癌 TNM 分期系统，第 8 版较第 7 版重新明确了食管-胃结合部及贲门癌分期标准，并新增了临床 TNM 分期和新辅助治疗后分期（ypT-NM），现列出部分如下（表 6-1）。

表 6-1 UICC、AJCC 第 8 版胃癌 TNM 分期(2016 年)

原发肿瘤(T)	
Tx	原发肿瘤无法评估
T0	无原发肿瘤的证据
Tis	原位癌:上皮内瘤变,侵及固有层,高度不典型增生
T1	肿瘤侵犯固有层,黏膜肌层或黏膜下层
T1a	肿瘤侵犯固有层或黏膜肌层
T1b	肿瘤侵犯黏膜下层
T2	肿瘤侵犯固有肌层
T3	肿瘤侵犯浆膜下结缔组织,尚未侵犯脏腹膜或邻近结构
T4	肿瘤侵犯浆膜(脏腹膜)或邻近结构
T4a	肿瘤侵犯浆膜(脏腹膜)
T4b	肿瘤侵犯邻近结构
区域淋巴结(N)	
Nx	区域淋巴结无法评价
N0	区域淋巴结无转移
N1	1~2 个区域淋巴结有转移
N2	3~6 个区域淋巴结有转移
N3	7 个及 7 个以上区域淋巴结有转移
N3a	7~15 个区域淋巴结有转移
N3b	16 个及以上区域淋巴结有转移
远处转移(M)	
M0	无远处转移
M1	远处转移

2. 第 8 版胃癌术后病理分期(pTNM)

见表 6-2。

表 6-2 胃癌术后病理分期

	N0	N1	N2	N3a	N3b	任何 N,M1
Tis	0					Ⅳ
T1	ⅠA	ⅠB	ⅡA	ⅡB	ⅢB	Ⅳ
T2	ⅠB	ⅡA	ⅡB	ⅢA	ⅢB	Ⅳ
T3	ⅡA	ⅡB	ⅢA	ⅢB	ⅢC	Ⅳ
T4a	ⅡB	ⅢA	ⅢA	ⅢB	ⅢC	Ⅳ
T4b	ⅢA	ⅢB	ⅢB	ⅢC	ⅢC	Ⅳ
任何 T,M1	Ⅳ	Ⅳ	Ⅳ	Ⅳ	Ⅳ	Ⅳ

3. 第 8 版胃癌临床 TNM 分期 (cTNM) (新增)

见表 6-3。

表 6-3　胃癌临床 TNM 分期

	N0	N1	N2	N3	任何 N，M1
Tis	0				ⅣB
T1	Ⅰ	ⅡA	ⅡA	ⅡA	ⅣB
T2	Ⅰ	ⅡA	ⅡA	ⅡA	ⅣB
T3	ⅡB	Ⅲ	Ⅲ	Ⅲ	ⅣB
T4a	ⅡB	Ⅲ	Ⅲ	Ⅲ	ⅣB
T4b	ⅣA	ⅣA	ⅣA	ⅣA	ⅣB
任何 T，M1	ⅣB	ⅣB	ⅣB	ⅣB	ⅣB

(二)鉴别诊断

1. 胃溃疡

因胃癌无明显特异性的症状与体征,部分患者临床表现与胃溃疡极其相似,尤其青年人胃癌易被误诊为胃溃疡;胃溃疡 X 线钡餐中多＜2.5cm,龛影规则,多突出于胃腔外,边缘光整,蠕动波可通过;胃镜观察中胃溃疡较胃癌规则、光整、边界清楚、基底平坦。需要着重注意的是,临床上拟诊胃溃疡患者应在内科治疗的同时规律复查胃镜,必要时再次活检以排除胃癌可能。

2. 胃腺瘤

胃腺瘤(胃腺瘤性息肉)较容易发生恶变,临床上多无明显症状,较大者可引起上腹隐痛、饱胀感等不适,腺瘤表面可因黏膜糜烂或溃疡出血引起黑粪、贫血等症状,易与胃癌混淆;脱垂的带蒂腺瘤还可进入十二指肠从而引起幽门梗阻症状,应行胃镜活检做病理检查以鉴别诊断。

3. 胃平滑肌肉瘤

多见于老年人,好发于胃底胃体部,瘤体常＞6cm,呈球形或半球形,可因缺血导致溃疡形成,按生长部位可分为腔内型(肿瘤向黏膜下生长)、腔外型(肿瘤向浆膜下生长)、哑铃型(双向生长),临床表现无明显特异性,随着瘤体的增大可出现腹痛等症状,巨大瘤体则可在腹部扪及肿物,可伴压痛。在 X 线钡餐下,腔内型可见胃腔内边缘光滑的充盈缺损,中央常见脐样龛影,腔外型者仅有胃壁受压及推移征象。胃镜下腔内型表现为凸入胃腔的肿块,腔外型则肿瘤表面黏膜外观呈明胶样。

4. 胃原发性恶性淋巴瘤

胃原发性恶性淋巴瘤多见于青壮年,是仅次于胃癌的胃部恶性肿瘤。病变源于黏膜下层的淋巴组织,并可向周围扩散至胃壁全层;随病灶浸润,黏膜可出现大小不等、深浅不一的溃疡。X 线提示胃壁病变相当广泛,但胃仍能扩张是其重要特征。

六、治 疗

(一)治疗原则

手术现阶段仍是胃癌首选并具有最可靠疗效的治疗方法,凡全身状况允许的胃癌患者,术前排除明显转移后,均应积极进行手术治疗;对于非广泛转移的患者,通过术前综合治疗后病灶缩小;或在出现穿孔、梗阻等严重并发症时也应行剖腹探查,积极争取姑息性手术以延长生存、缓解临床症状。针对不同分期的胃癌,选择合适的化疗、放疗、化疗放疗联合治疗、手术辅助治疗可有效延长患者的生存期。

中医治疗以扶正祛邪,攻补兼施为基本原则。根据正虚与邪实的消长关系,癌肿初形成时,正气未虚,邪气偏盛,以攻邪为主,扶正治本为次;癌病晚期,正气衰弱,不能胜邪,则重在扶正固本,杀伐攻邪为辅。胃癌病因繁杂,多因饮食失节,忧思多虑损伤脾胃,气结痰凝而致。祛邪应着重行气除湿,化痰消瘀,扶正则应侧重益气补血,脾肾同补。

(二)中医治疗

1. 辨证论治

(1)肝胃不和证

主症:胃脘胀满,时时作痛,走窜两胁,口苦心烦,嗳气陈腐,进食哽噎,或呕吐反胃,舌苔薄黄或薄白,脉弦细。

证机概要:肝胃不和,胃失和降。

治疗法则:疏肝和胃,降逆止痛。

方药运用:柴胡疏肝散。陈皮、柴胡、川芎、香附、枳壳、芍药、甘草加减。

加减:肝郁失于疏泄条达,两胁胀痛明显,胃脘疼痛者,可加郁金、玫瑰花、川楝子、延胡索;胃气上逆见呕吐者,可加旋覆花、代赭石、半夏降逆止呕;反酸者可加海螵蛸、吴茱萸、黄连。

临证指要:早期胃癌,"气郁"为其病机关键。调理气机以化痰瘀,理气可不避香燥,破泄可不畏峻烈,结合现代药理,酌情加用山慈姑、半枝莲、黄药子、藤梨根等抗癌中药使癌瘤消散,对早期胃癌、癌前病变及抑制胃癌的扩散和转移有较好的疗效。

(2)脾胃虚寒证

主症:胃脘胀隐痛,喜按喜温,喜热饮,或暮食朝吐,朝食暮吐,或食入经久仍复吐出,时呕清水,面色苍白无华,肢凉神疲,或便溏水肿,舌质胖淡,齿痕,苔白滑润,脉沉缓或沉细濡。

证机概要:脾胃虚寒,中焦不运。

治疗法则:温中散寒,健脾和胃。

方药运用:附子理中汤加减。人参、白术、干姜、附子、炙甘草。并见胃脘刺痛、痛有定处等血瘀证时,加鸡血藤、桃仁、红花活血化瘀;寒凝气滞,胃脘胀痛、胸胁走窜可加乌药、木香行气止痛;水湿内停明显则酌加茯苓、泽泻、桂枝。

临证指要:患者肿瘤积聚日久多见中焦阳气耗伤,或每因化疗、手术等治疗耗损中阳,故健脾益气原则应贯穿于中晚期胃癌治疗的始终。依据患者邪正盛衰表现,酌加理气、活血、清热之品。

(3)胃热阴伤证

主症:胃脘嘈杂,灼热,痞满吞酸,口渴欲饮,尿赤便干,手足心热,心烦不寐,舌质红绛,苔黄燥,脉细数。

证机概要:热毒内结,灼津耗液。

治疗法则:清热和胃,滋阴润燥。

方药运用:玉女煎加减。石膏、熟地、知母、麦冬、牛膝。

加减:胃脘灼热,恶心欲吐者,酌加清半夏、姜竹茹、黄芩降逆化痰;大便干结,酌加麦冬、玄参、生地黄以增水行舟,泻下通便。

临证指要:胃癌晚期或术后、放疗后常见反酸、烧灼感,胃脘部灼热,吞咽疼痛,纳少等症状,属热邪蕴胃,“三阳结,谓之膈”,方应以滋阴润燥为法,同时酌加白豆蔻、木香等畅通脾胃之气,令其补而不滞。

(4)瘀毒内阻证

主症:胃脘刺痛,或上腹部可扪及肿块,脘腹胀满拒按,心下痞块,或有呕血便血,肌肤枯燥甲错,舌质紫暗或见瘀点,脉沉弦,细涩或弦数。

证机概要:气滞血瘀,瘀毒内阻。

治疗法则:解毒祛瘀,活血行气。

方药运用:膈下逐瘀汤加减。五灵脂、当归、川芎、桃仁、牡丹皮、赤芍、乌药、延胡索、甘草、香附、红花、枳壳。

加减:若瘀毒化热,耗伤胃阴,酌加玉竹、沙参养益胃阴;若见吐血及柏油样便,加三七粉、白及、血余炭、炮姜炭以止血;若四肢不温,舌淡,可加党参、炙黄芪、补骨脂、肉豆蔻以温阳益气。

临证指要:胃癌患者临床多见脘腹胀满、疼痛等气滞血瘀之象,临证应针对性的予活血化瘀、软坚散结之品,但前提是患者正气尚充,能耐受攻伐。临床上通过辨别患者阴阳气血之盛衰、正虚邪实之轻重来权衡扶正与祛邪的关系,才可获得良效。

(5)气血两亏证

主症:晚期胃癌,重度贫血,面苍白无华,神疲乏力,心悸气短,唇甲色淡,虚烦不寐,自汗,纳少乏味,形体消瘦,舌质淡胖,白苔,脉虚细无力或虚大。

证机概要:气血双亏,脾肾不足。

治疗法则:补气养血,健脾补肾。

方药运用:十全大补汤加减。熟地黄、白芍、川芎、当归、人参、茯苓、白术、甘草、黄芪、肉桂。

加减:症见畏寒肢冷,脾肾阳虚者,加桂枝、干姜、附子;头晕目眩,膝软神疲,齿摇发落,肾精不足者,酌加熟地黄、淫羊藿、菟丝子、鹿角胶、紫河车等。

临证指要:晚期胃癌患者临床常见纳差,神疲乏力,面色不华,形体羸瘦等一派脾胃虚弱、气血不足之象,且往往同时具备胃脘疼痛、胀满等气滞血瘀之征,治疗应顾护正气为先,特别应顾胃气。再在此基础上,酌加祛邪之品,以防重剂攻邪时正气被克伐太过,影响整体疗效。

2. 中成药制剂

(1)元胡止痛片:口服,每次4～6片,每日3次。理气活血止痛。用于肿瘤轻度疼痛,如胸腹部钝痛等。延胡索辛散温通,活血祛瘀,行气止痛,为君;白芷辛散温通,燥湿止痛,二药合用,共奏理气活血止痛之功。

(2)益血生胶囊:每次4粒,每日3次,或遵医嘱。健脾生血,补肾填精。用于各种类型的贫血及血小板减少症。临床及实验研究表明,该药对放化疗所致血象下降有效,尤其是对血小板的下降效果明显。

(3)西黄丸:每次服3g,每日2次。清热解毒,和营消肿。适用于胃癌、乳腺癌、宫颈癌、肺癌、肝癌等各种恶性肿瘤,也适用于痈疽疮毒、瘰疬、流注。

(4)安替可胶囊:每次2粒,每日3次。软坚散结,解毒定痛,养血活血。研究证实该药对小鼠免疫功能有明显促进作用,并能提高肿瘤患者NKC、LAK和IL-2活性。

3. 针灸治疗

(1)基本选穴:足三里、中脘、内关。取胃募穴中脘补养元气,调控胃腑气血阴阳;胃经合穴足三里培土御木,《灵枢》有云:"邪在脾胃,则病肌肉痛……皆调于足三里";内关则善治胸脘胁腹诸症。

(2)辨证配穴:肝胃不和者,加刺期门、太冲;脾肾两亏者,加刺肾俞、太溪;痰湿蕴结者,加刺丰隆、公孙;肾阳虚者,则加刺背部腧穴;气血不足者,加刺三阴交、脾俞、膈俞;呕吐者,加刺迎香、缺盆;伴胃痛者,加刺章门、脾俞、胃俞;呕血者,刺血海、膈俞、尺泽。

(三)西医治疗

1. 早期胃癌

以手术治疗为主,因早期胃癌,特别是黏膜内癌的淋巴结转移率较低,一般不需进行辅助治疗(低分化、病灶多发等情况除外)。现阶段对临床上无淋巴结转移的早期胃癌首选内镜下切除及切除范围缩小的手术,传统根治术的适用范围正在逐渐缩窄,主要术式包括以下几种。

（1）内镜下黏膜切除术（EMR）与内镜黏膜下剥离术（ESD）：日本胃癌治疗指南（2018版）提出EMR适应证：直径≤2cm的黏膜内癌（cT1a），分化型癌；ESD适应证：直径＞2cm的黏膜内癌（cT1a），分化型癌；直径≤3cm的大体可见的黏膜内癌（cT1a），分化型癌。两种方法最大区别在于切除病变的大小和浸润深度，ESD较EMR整块切除率、完全切除率更高，但穿孔等并发症发生率也较高。

（2）腹腔镜胃局部切除术：包括腹腔镜胃黏膜切除术和腹腔镜下楔形切除术。

（3）剖腹局限性手术：包括淋巴结清扫范围缩小的手术、胃切除范围缩小的手术及保留迷走神经功能的手术。

2. 进展期胃癌

（1）手术治疗

①根治性手术：主要包括远端胃大部切除术、近端胃大部切除术、全胃切除术、脏器联合切除术等，进展期胃癌癌细胞已经侵及胃壁肌层或者浆膜层，只有进行根治性切除手术才能治愈。一般认为，ⅢA期以前的进展期胃癌经手术为主的综合治疗后可取得治愈效果。根治术的原发灶切除范围一般遵循距肿瘤边缘5cm以上，如果病理切片无法确认是否有足够的切缘，则有必要扩大切除范围（包括食管与十二指肠）；除切除足够的胃之外，须进行充分的淋巴结清扫。关于最佳淋巴结清扫范围尚存争议，西方有研究指出，D2切除术（淋巴结扩大清除术）较D1（第一站淋巴结全部切除）并未体现出明显地DFS、OS方面的优势，但日本已广泛使用D2术式作为胃癌根治术的标准术式。

②姑息性手术：进展期胃癌可因广泛浸润、腹膜播散性种植、远处淋巴结转移、血行转移等而失去根治性切除的机会，只能选择进行姑息手术。姑息手术主要包括未切除胃原发病灶的各种旁路手术、切除原发病灶的姑息性手术两大类。有效的姑息切除可以缓解临床症状，一定程度地延长生存时间。但对于胃癌伴广泛腹膜种植转移、远处淋巴结转移或多发血行转移且未出现幽门梗阻、穿孔等并发症时，姑息性胃切除术的获益尚不明确。

（2）化疗：尽管围术期治疗的改善能够显著降低术后病死率，但是单纯进行手术治疗的患者总生存期仍较差，而化疗作为综合治疗重要组成，是胃癌的重要治疗方式之一。

①姑息性化疗：临床上不能手术的或手术切除后复发、转移及局部进展的晚期胃癌，以全身性化疗为主的综合治疗是其治疗的重要方法。通过姑息性化疗以控制原发及转移病灶，改善临床症状，延长生存期。姑息化疗适应证：不可切除的进展期胃癌、复发癌及非治愈性切除（R2）的病例，全身状态和主要器官功能良好。推荐方案：卡铂＋紫杉醇，顺铂＋氟尿嘧啶或卡培他滨或S-1，建议辅助放疗或同步放化疗。

②辅助化疗：包括术前的新辅助化疗、围术期化疗、术后辅助化疗。其中，新辅

助治疗具有使胃癌降低分期的可能,增加癌灶切除率,患者术前也往往对全身治疗具有更高的耐受度,推荐方案包括 ECF、PF、ECF 改良方案,以及 XELOX、FLO-FOX、SP、SOX 等;围术期化疗可使潜在可手术切除的高危胃癌患者获益,新辅助化疗＋手术＋辅助化疗的围术期化疗模式已成为胃癌综合治疗的重要组成部分;术后化疗可降低局部晚期胃癌的复发率、死亡率,消灭术后可能存在的亚临床转移灶,巩固手术疗效,日本胃癌指南(2018 版)提出根治度 A、B 行 D2 手术的Ⅱ、ⅢA、ⅢB 期胃癌(除外 T1)患者推荐 S-1 辅助化疗,其他方案包括奥沙利铂或顺铂联合卡培他滨等,对于手术未能达到 R0 切除者(非远处转移因素),推荐进行术后放化疗或 MDT 讨论决定治疗方案。

常用化疗方案

△ECF 方案

阿霉素 $50mg/m^2$,静脉注射,第 1 天。

顺铂 $60mg/m^2$,静脉注射,第 1 天。

氟尿嘧啶 $200mg/m^2$,24 小时持续静脉注射,第 1～21 天。

每 3 周重复。

△EOX 方案(此方案为改良的 ECF 方案)

阿霉素 $50mg/m^2$,静脉注射,第 1 天。

奥沙利铂 $130 mg/m^2$,静脉注射,第 1 天。

卡培他滨 $625mg/m^2$,口服,每日 2 次,第 1～21 天。

每 3 周重复。

△DCF 方案

多西他赛 $75mg/m^2$,静脉注射,第 1 天。

顺铂 $75mg/m^2$,静脉注射,第 1 天。

氟尿嘧啶 $1000mg/m^2$,24 小时持续静脉注射,第 1～5 天。

每 4 周重复。

(3)放疗:由于胃癌放射线抗拒的病理特性,以及病灶的根治放疗剂量往往超过了正常组织的耐受剂量,可切除的胃癌单纯放疗疗效不佳,放疗常常作为胃癌的辅助治疗和姑息治疗措施。术前放疗多与化疗同步进行,以提高切除率,减少瘤床部位的复发可能;术中或术后放疗(常与化疗同步进行)则有可能消除残留癌灶,降低复发率,并具有潜在生存益处。单纯放疗作为局部晚期不能切除胃癌的姑息治疗方式可以缓解临床症状,延长生存期。

(4)靶向治疗:关于 HER2 阳性的晚期胃癌患者推荐采取联合曲妥珠单抗的化学治疗。日本胃癌治疗指南(2018)中,卡培他滨(capecitabine)＋顺铂(CDDP)＋曲妥珠单抗疗法(证据水平 A)和 S-1＋CDDP＋曲妥珠单抗的化学疗法(证据水平 B)为推荐方案。其他关于胃癌的靶向药物尝试包括抗 EGFR 的西妥昔单抗、抗 VEGF 的贝伐珠单抗、mTOR 抑制药依维莫司等,临床试验均未显示出明确的生存优势。

(5)免疫治疗:主要包括非特异性生物反应调节治疗和过继免疫治疗两大类。非特异性生物反应调节治疗即免疫增强药,在胃癌中具有肯定疗效的主要有 OK-432、香菇多糖、PS-K 等。肿瘤的过继免疫治疗是指给机体输注外源的免疫效应物质,由这些外源性效应物质在机体内发挥治疗肿瘤作用,其中派姆单抗(Pebroli-zumab)是 FDA 首个批准的胃癌免疫治疗药物,适用于复发性局部晚期或转移性胃癌/胃食管结合部腺癌。

七、预后与调护

年龄、肿瘤分期、部位、组织类型、治疗措施等是影响胃癌预后的重要因素,其中分期对胃癌预后的影响最大,早期胃癌的 5 年生存率远远高于晚期胃癌。另外,是否存在淋巴结转移及淋巴结转移的程度直接影响着胃癌患者的预后。提前预防、早期发现、早期诊断、早期治疗显得尤为重要。胃癌的一级预防即病因预防,其中饮食预防扮演关键角色。应养成良好的饮食习惯,少吃煎炸腌制熏烤食物、细嚼慢咽,不食用发霉变质食物,多食新鲜蔬菜水果,可保护胃黏膜。应积极治疗和预防 Hp 感染,有研究提示,治疗 Hp 至少可以使萎缩性胃炎肠化生停止进展。有效开展胃癌的二级预防,做到早发现、早诊断、早治疗,对高危人群进行筛查,通过血清Ⅰ型胃蛋白酶原水平等初筛后进一步通过 X 线、胃镜等检查以确诊或排除。患胃癌后调畅情志尤为重要,要鼓励患者适当参加社交、娱乐活动,保持轻松的心情,积极配合治疗,才能获得较好的康复效果。胃癌术后患者易发生倾倒综合征或因进食减少等原因造成的营养不良,应选择高营养、少刺激、易消化的食品,同时可进行食疗调养改善营养状况,增强体质,有助于患者按计划完成治疗,提高生活质量,延长生存时间。

八、中医防治进展

胃癌是一个本虚标实的疾病,现代医家多通过考量患者阴阳气血之盛衰、正虚邪实之轻重以权衡用药,但对于胃癌脏腑辨证的认识,现代医家多持有不同观点,在治疗方法上也存在差异。郁仁存主张胃癌发病的“内虚学说”,治疗主张遵循益气活血、脾肾同补的原则,以扶正固本为基础,疏肝理气为重点,并据患者临床表现加用清热解毒、活血化瘀之法;孙桂芝认为,胃癌发病乃五积所化生,脾胃虚弱,血、痰、湿、食积于胃,久则化热而生癌毒,其中尤其强调食积,认为饮食积聚导致胃气不得和降,郁而化热,耗伤胃腑,癌毒乃成,遣方用药重视消食化积、调和胃气,常用鸡内金、生麦芽、代赭石组方消积降气;沈舒文则认为,早期胃癌气郁为先,方药重理气化痰,理气不避香燥,破泄不畏峻烈;中期毒瘀交阻,气阴两虚,方药应兼解毒化瘀补气养阴,且补养气阴应在化瘀软坚之上,后期则重在补脾益肝肾。

癌前病变与胃癌的发生关系甚为密切,针对癌前病变的治疗可预防胃癌的发生,而中医自古即有"治未病"观念,癌前病变方面的治疗优势也逐渐显现。陆承勇将 70 例胃癌癌前病变患者随机分为两组,对照组予维酶素、猴头菌片治疗,治疗组加用自拟益胃活血汤,结果表明治疗组临床疗效、胃镜病理疗效均优于对照组,且肿瘤标志物下降幅度较对照组明显;张建军等将 80 例胃癌癌前病变的患者随机分为两组,其中对照组予口服常规剂量维酶素、阿莫西林胶囊,治疗组则加服中药自拟方益胃汤,每 3 个月为 1 个疗程,结果表明治疗组疗效明显高于对照组。

化学治疗在杀灭肿瘤细胞的同时,往往对机体有不同程度的不良反应,中医结合化疗治疗胃癌具有减毒增效、改善临床症状等作用。刘登湘等回顾分析了 216 例晚期胃癌患者的临床资料,根据治疗方案将其分为采取中医药一线联合 DOX 化疗方案的实验组,与单纯 DOX 化疗方案的对照组,得出化疗联合一线中医治疗可提高晚期胃癌患者生活质量,降低化疗不良反应发生率的结论;杨小丽将进展期胃癌术后患者随机分为单纯化疗组 30 例,化疗加服痰瘀同治方组 30 例,结果显示痰瘀同治方联合化疗能延长患者无进展生存时间,降低复发转移率,改善生活质量,降低化疗不良反应。

有研究表明,手术创伤能够对胃癌患者免疫功能造成影响,可能造成残余肿瘤转移、营养不良等后果。有学者证实,中医药能够在一定程度上提高患者免疫力及恢复胃肠道功能。刘爱萍等将 92 例行胃癌手术的患者随机分为对照组与实验组,对照组患者术后早期予胃肠营养,实验组患者则加用健脾补精汤治疗。结果显示,术后早期营养干预联用健脾补精汤能够改善患者的临床症状,提高免疫功能。

(刘 槟)

参 考 文 献

[1] Torre LA,Bray F,Siegel RL,et al. Global cancer statistics,2012[J]. CA Cancer J Clin,2015,65(2):87-108.

[2] Chen W,Zheng R,Baade PD,et al. Cancer statistics in China,2015[J]. CA Cancer J Clin,2016,66(2):115-132.

[3] Amin MB,Edge SB,Greene FL,et al. AJCC Cancer Staging Manual[M]. 8th ed. New York:Spinger,2016:203-220.

[4] 刘光艺,黄镇,王子卫. 第 8 版国际抗癌联盟和美国癌症联合委员会胃癌 TNM 分期系统简介及解读[J].腹部外科,2017,30(4):241-245.

[5] 汤钊猷.现代肿瘤学[M].3 版.上海:复旦大学出版社,2011:845-890.

[6] 孙燕主译.临床肿瘤学[M].5 版.北京:人民军医出版社,2016:1373-1404.

[7] 田华琴.常见恶性肿瘤综合治疗学[M].北京:人民卫生出版社,2017:316-328.

［8］ 张贺龙,刘文超.临床肿瘤学［M］.西安:第四军医大学出版社,2015:267-269.

［9］ 郁仁存.中医肿瘤学［M］.北京:科技出版社,1987:244-255.

［10］ 李佩文.中西医临床肿瘤学［M］.北京:中国中医药出版社,1996:715-720.

［11］ 胡祥.日本《胃癌治疗指南》拔萃［J］.5 版.中国外科使用杂志,2018(4):396-406.

［12］ 金一顺.郁仁存教授治疗胃癌经验［J］.光明中医,2017,32(24).

［13］ 顾恪波,王逊,何立丽,等.孙桂芝教授诊疗胃癌经验［J］.辽宁中医药大学学报,2012,(10):173-175.

［14］ 薛维伟,朱超林,潘宇,等.全国名老中医治疗胃癌的临证经验［J］.山东中医杂志,2013,(12):923-925.

［15］ 陆承勇.中医治疗胃癌癌前病变的疗效观察［J］.微量元素与健康研究,2015,32(5):23-25.

［16］ 张建军,张权.中医治疗胃癌癌前病变的临床观察［J］.当代医学,2010,16(10):55.

［17］ 刘登湘,王娜,郭军,等.中医药一线联合 DOX 化疗方案对晚期胃癌患者的疗效及预后分析［J］.癌症进展,2017(10).

［18］ 闵亮,祁宏,王海桥,等.痰瘀同治方联合化疗治疗进展期胃癌术后 60 例临床观察［J］.中国中西医结合消化杂志,2017(7):481-484.

［19］ 刘爱萍,赵文霞,杨俊红.健脾补精汤对胃癌术后脾虚证患者临床疗效及免疫功能的影响［J］.中医学报,2017(10):1836-1840.

第 7 章

大 肠 癌

一、概 述

大肠癌为起源于大肠黏膜上皮的恶性肿瘤,包括结肠癌与直肠癌。病变位于肛门者,又称肛门癌。据世界卫生组织最新的统计数据(GLOBOCAN2012)显示,2012 年全球大肠癌新发病例数接近 140 万例,位居恶性肿瘤第 3 位(男性第 3 位,女性第 2 位);死亡病例数接近 70 万例,位居恶性肿瘤第 4 位;大肠癌的发病具有显著的地域分布差异,大洋洲、欧洲、北美洲发病率最高,非洲、南亚和中亚地区偏低。国内的恶性肿瘤发病和死亡分析显示,2013 年中国新发大肠癌 34.8 万例,居于国内恶性肿瘤第 4 位,死亡 16.5 万例,居于第 5 位。与美国大肠癌发病率逐年下降的趋势相反,中国大肠癌发病率逐年升高,但近年的增长趋势放缓。由于人口基数较大,中国结直肠癌新发病例在全世界男性、女性中分别排名第 3 位及第 2 位,死亡病例在全世界男性、女性中分别排名第 4 位及第 3 位,大肠癌的防治任务十分艰巨。

大肠癌的发病部位亦有地区差异,在欧洲、北美地区,结肠癌比重更高,占 60% 以上;而在亚洲、南美等大肠癌低发地区,结肠癌和直肠癌各占 50% 左右;中国地区的大肠癌以直肠及左侧结肠为好发部位。近年的流行病学调查发现,全世界范围内,大肠癌的发病部位均出现了从左向右推进的趋势,右侧结肠癌发病比例出现了不同程度的上升。

大肠癌的病因及发病机制尚未明确。目前的研究认为,与大肠癌发病密切相关的危险因素包括超量摄入加工食品、肉类,家族史,炎性肠病,结直肠息肉和腺瘤,吸烟及肥胖。遗传性非息肉病性结肠癌和家族性腺瘤性息肉病为特殊类型的大肠癌,已被证实与基因突变相关。

大肠癌类似于中医学文献中的"肠覃""脏毒""锁肛痔""积聚"等病。《灵枢·水胀》中记载:"肠覃何如? 寒气客于肠外……恶气乃起,息肉乃生。"明代陈实功《外科正宗·脏毒论》认为,本病乃"蕴毒结于脏腑,火热流注肛门,结而为肿,其患痛连小腹,肛门坠重,二便乖违,或泻或秘,肛门内蚀,串烂经络,污水流通大孔,无奈饮食不餐,作渴之甚,凡犯此未得见其生"。所述之"脏毒"症状近似于直肠癌,指出其预后极差。

二、病因病机

古今医家多从邪实与正虚两方面来阐述大肠癌的病机。脾虚、肾亏、正气不足为病之本；湿、毒、瘀属病之标，兼见风邪、寒邪。对大肠癌病因的认识主要包括 4 个方面：饮食起居不节、感受外邪、情志因素及脏腑亏损。

1. 病因

（1）饮食起居不节：恣食膏粱厚味，或误食不洁之品，损伤脾胃，脾胃运化失司，大肠传导功能失常，湿热内生，热毒蕴结，流注大肠，日久积聚成块，变生大肠癌。宋·严用和云："过餐五味，鱼腥乳酪，强食生冷果菜，停蓄胃脘遂成宿滞……久则积结为癥瘕。"强调了饮食起居与积聚发病的关系。

（2）感受外邪：感受外邪是大肠癌发病的重要原因。《灵枢·百病始生》云："积之始生，得寒乃生，厥乃成积也"，指出积病由寒邪侵犯导致；《素问·风论篇》云："久风入中，则为肠风飧泄"，认为感受风邪是肠风的主要致病原因。风邪与寒邪在大肠癌的发病过程中相互为用。

（3）七情内伤：金元·张从正云："积之始成也，或因暴怒喜悲思恐之气"，肠癌发病与七情内伤有密切联系。忧思伤脾，脾失健运；或恼怒伤肝，肝郁气滞，乘脾犯胃，致脾胃虚弱，运化失司，水湿内停，与瘀血相搏，阻于肠道。

（4）年老体虚：久病年老，脏腑亏虚，脾肾不足，易受外邪。感受湿热邪毒，留滞体内，浸淫肠道，日久结聚成块，渐成本病。元·朱丹溪云："由阴阳不和，脏腑虚弱，四气七情常失所以，为积聚也。久则为癥瘕成块。"

2. 病机

（1）脾虚失运，湿热内阻：脾胃居于中焦，脾主运化，胃主受纳。恣食肥腻，损伤脾胃，脾失健运，湿浊内生，湿邪郁而化热，湿热邪毒留滞肠道，日久不化而成肿块。湿性重着黏滞，可见大便不畅；热毒内盛，迫血妄行，则有血便或黏液脓血便出现。

（2）气滞血瘀，积结肠道：情志失常，肝失疏泄，气机不畅。气滞血瘀积结于肠道则变生癌瘤。不通则痛，可见腹痛、腹胀；瘀血内结，表现为舌暗有瘀斑，脉细涩。

（3）正虚感邪，火毒下注：脾气虚弱为起病首因，病久及肾，则脾肾两亏；脾为后天之本，肾为先天之本，脾肾虚衰，邪气侵袭，正气不足以抗邪，邪气深入，火热毒邪下注，浸淫肠道，发为肠癌。

3. 病机转化

本病病位在大肠，与脾胃关系密切，相关于肾。脾主运化，胃主受纳，脾升胃降，为一身气机升降之枢。脾气虚衰，脾胃运化失司，大肠传导功能失常，气滞血瘀，湿热邪毒蕴结下注大肠，湿毒瘀互结而成癌瘤。本病脾肾亏虚、正气不足为病之本，湿热、火毒、瘀滞为病之标，病属本虚标实。病患初期以邪实为主，如若失治误治,则正气亏耗,邪气深入,则后期多见正虚或虚实夹杂病症,最终病势危重不治。

三、临床表现

大肠癌早期多无症状,随着癌灶的不断增大,其临床症状逐渐出现,并不断加重。因症状就诊的患者往往已发展至局部晚期,甚至全身晚期。大肠癌的临床表现包括以下几个方面:血便或黏液脓血便,大便形状或习惯发生改变,腹痛,腹部包块,贫血,消瘦及相关的并发症表现等。由于癌灶所处部位的不同,临床表现亦有其特殊性。

1. **一般症状**

(1)血便或黏液脓血便:大肠癌早期病变局限于黏膜,可无症状。随着肿瘤增大,由于炎症、血供障碍、机械刺激等原因,黏膜发生糜烂、溃疡,肿瘤破溃导致血便。由于大肠内有大量细菌,肿瘤表面黏膜受到破坏时,继发感染,再加上坏死细胞脱落,可出现黏液脓血便。少量出血时肉眼不易察觉,粪便镜检可发现红细胞,大便潜血试验呈阳性。出血量较大时,可出现肉眼血便,位置越近肛门,颜色越鲜红。部分患者由于癌灶位于右半结肠或靠近回盲部,血液在肠道内停留时间较长,也可出现类似于上消化道出血的柏油样便。早期诊断大肠癌可明显改善患者预后,故对有血便或持续大便潜血阳性的患者应引起重视,及时排查出血原因,避免漏诊。

(2)排便习惯改变:可出现异常排便表现,如便稀、便秘、排便次数增加、大便形状改变等,偶有里急后重,排便不尽感,与肿瘤造成的肠道刺激有关。

(3)腹痛和腹胀:大肠癌患者易出现腹痛、腹胀,腹痛较腹胀更为常见。疼痛的性质可分为隐痛、钝痛与绞痛。按疼痛的时间可分为阵发性疼痛和持续性疼痛。当肿瘤侵透肠壁全层并与周围组织发生粘连时,表现为持续性疼痛;突发剧痛并伴腹膜刺激征提示肠穿孔。腹胀往往见于晚期患者,由肿瘤向腹腔进一步转移扩散(包括腹水)所致。腹胀亦可由完全或不完全性肠梗阻、肠道功能失调等引起。

(4)腹部包块:是大肠肿瘤的主要表现之一,是右半结肠癌最常见的症状。发生于升结肠、结肠肝曲或脾曲部位的肿瘤,其包块常位于相应的部位,活动度相对较小。

(5)贫血与消瘦:随着病情进展,大肠癌患者可出现贫血、消瘦、乏力、低热等症状,严重者可见恶病质表现,与摄入不足及肿瘤消耗相关。

2. **不同部位肿瘤的特殊表现**

(1)右半结肠癌:右半结肠具有肠壁较薄、肠腔较为宽大、吸收能力强的解剖及生理特点,肿瘤发生于右半结肠时,主要表现为全身中毒症状,包括乏力、消瘦、贫血、腹部肿块、腹痛等,发生梗阻的比例较低。右半结肠癌就诊时有70%~80%可扪及腹部包块。盲肠及升结肠均为腹膜间位器官，位置相对固定，该部位肿块活动度小；结肠肝曲部位肿块活动度较大，可随肝下缘水平的变化有所升降。

（2）左半结肠癌：以便血、黏液血便、脓血便、大便习惯改变、肠梗阻等多见。左半结肠肠腔小，此处粪便呈固体，对癌肿产生较强摩擦，造成癌肿表面损伤、破裂，便血成为左半结肠癌最常见症状，若继发感染可见黏液血便或脓血便。左半结肠癌患者常见大便习惯改变，表现为便秘和腹泻交替。肠梗阻以左半结肠癌多见，发生梗阻者一般病情较晚，但不意味已丧失切除或根治的机会，应积极术前准备争取手术探查。

（3）直肠癌：直肠癌以排便异常为主，包括便血、大便次数增多、里急后重、肛门坠胀等。肿瘤浸润肠壁时引起直肠狭窄，可见粪便变细，肠腔进一步狭窄则引起肠梗阻。癌肿蔓延直肠周围，向后侵犯骶丛神经可出现腰骶部酸痛、坠胀，向前累及前列腺或膀胱可出现尿频、尿急、排尿不畅、血尿等症状，肿瘤侵透膀胱壁可形成膀胱直肠瘘。

（4）肛管癌：主要表现为便血及肛门疼痛，且疼痛于排便时加剧。癌肿侵犯肛门括约肌可导致大便失禁。肛管癌易转移至腹股沟淋巴结，可于腹股沟触及肿大而坚硬的淋巴结。

四、辅助检查

1. 直肠指诊

直肠指诊简单易行，是直肠癌早期诊断及筛查的有效方法，一般可发现距肛门7～8cm内的直肠肿物。我国大肠癌患者中直肠癌所占比例较高，因此普及直肠指诊对大肠癌早期诊断及治疗有重要意义。当出现便血、排便习惯改变、大便变形等症状时，均应进行直肠指诊检查，以除外直肠癌。检查时需注意有无肿物触及、肿物距肛门距离、大小、硬度、活动性、黏膜是否光滑、有无压痛及与周围组织的关系。指诊后指套带有黏液、脓液或血液时，说明存在炎症并有组织破坏，取出物应做显微镜检。

2. 影像学检查

（1）结肠气钡X线双重对比造影：气钡双对比灌肠造影是传统的检查方法，可清晰显示腔内隆起性病灶和肠腔狭窄，还可观察结肠通过和蠕动等功能情况。该检查不能用于肠梗阻患者，且对小病灶显示不佳，不能显示肿瘤肠壁外侵犯情况，出现该情况目前已被CT和MRI检查所取代。

（2）CT和MRI检查：CT和MRI检查均属断面成像，能够显示病变细节，可明确病变侵犯肠壁的深度，向肠壁外侵犯范围、区域淋巴结有无转移和有无远处转移。随着影像技术的发展，多层面螺旋CT扫描和MRI成像已可进行三维重建，能更加立体、直观地反映病变。CT扫描优势在于扫描速度快，可以观察肠腔、肠壁、肠外脂肪间隙、肠周区域淋巴结,同时可观察肠系膜、腹膜后淋巴结及肝、肺等容易发生转移的脏器。MRI具有多角度、多方位及多参数成像方式和高软组织分辨力的特点,但扫描速度偏慢,故MRI在不受呼吸运动影响的部位(如盆腔)成像质量好,能较好地显示直肠壁的多层结构和直肠相关的解剖细节,对直肠癌分期及手术方案制订有重要意义。

(3)PET-CT:具有一次性全身断层显像、可通过代谢情况判断病灶良恶性的特点,已成为恶性肿瘤重要的诊断方法,并得到广泛应用。但对于结直肠癌而言,CT或MRI是诊断、分期的首选方法,当常规检查手段无法明确病灶性质时,需行PET-CT检查。由于PET-CT能够发现潜在的转移病灶(这些病灶可能被常规CT或MRI检查遗漏),对于术前分期在Ⅲ期以上,拟行根治术的患者,以及拟行转移瘤切除术的患者,推荐行PET-CT检查以全面评估病情,协助制订更为可靠的治疗方案。

(4)内镜检查:对原因不明的便血或持续大便潜血阳性,疑有结直肠占位需进一步鉴别良恶性者,应进行结肠内镜检查。结肠镜可直观发现病变,可对病变大小、形态、部位、活动度进行评价,并能钳取病灶组织行病理学检查以明确诊断。在内镜下还可行息肉切除或早期癌灶黏膜下剥离术(ESD)等微创治疗。尽管内镜检查为侵入性操作,患者接受度偏低,但在结直肠癌病例的诊断和随访中,结肠镜为必不可少的标准检查方案。

3. 病理学检查

对于经结肠镜检查,病理学确诊为结直肠癌的患者,建议行错配修复(MMR)蛋白(MLH1,MLH2,MSH6,PMS2)检测。行根治术患者,除对其手术标本进行MMR蛋白表达检测外,还需进行微卫星不稳定(MSI)检测。由于MSI高度不稳定的患者不能从氟尿嘧啶的辅助化疗中获益,该检验结果对选择化疗方案可提供重要参考。

对于转移性结直肠癌患者,建议行KRAS、NRAS及BRAF基因突变检测,以指导靶向药物的使用。

4. 实验室检查

(1)粪便隐血试验:此法简便易行且经济成本低,可作为大肠癌普查、初筛的方法。正常人粪便隐血试验为阴性,若呈持续阳性则提示消化道肿瘤可能性大,需进一步检查。随着检验方法的改进,应用免疫学方法可提高检测的灵敏性及特异性,如使用抗人红细胞基质抗体可检出下消化道的出血。

(2)血清癌胚抗原(CEA)检查:CEA检查特异性不高,且具有一定的假阳性和假阴性,常应用于体检筛查,但不作为诊断方法。对于已确诊大肠癌的患者,CEA可以辅助评估预后、判断疗效及监测复发。

五、诊断及鉴别诊断

(一)诊断要点

结直肠癌的诊断需结合症状、体征、家族史及实验室和影像检查,病理诊断为金标准。出现典型症状,以及直肠指检发现阳性体征者,需格外引起重视行进一步检查以明确病情。需详细询问家族史,包括溃疡性结肠炎、结直肠息肉病、结直肠腺瘤、克罗恩病、血吸虫病等。确诊结直肠癌后需行 TNM 分期。

1. TNM 分期

UICC 第 8 版结直肠癌 TNM 分期(2017 年)

原发肿瘤(T)

Tx:原发肿瘤无法评价。

T0:无原发肿瘤证据。

Tis:原位癌:局限于上皮内或侵犯黏膜固有层。

T1:肿瘤侵犯黏膜下层。

T2:肿瘤侵犯固有肌层。

T3:肿瘤穿透固有肌层到达浆膜下层,或侵犯无腹膜覆盖的结直肠旁组织。

T4a:肿瘤穿透腹膜脏层。

T4b:肿瘤直接侵犯或粘连于其他器官或结构。

区域淋巴结(N)

Nx:区域淋巴结无法评价。

N0:无区域淋巴结转移。

N1:有 1~3 枚区域淋巴结转移。

　N1a:有 1 枚区域淋巴结转移。

　N1b:有 2~3 枚区域淋巴结转移。

　N1c:浆膜下、肠系膜、无腹膜覆盖结肠/直肠周围组织内有肿瘤种植(TD,tumor deposit),无区域淋巴结转移。

N2:有 4 枚以上区域淋巴结转移。

　N2a:4~6 枚区域淋巴结转移。

　N2b:7 枚及更多区域淋巴结转移。

远处转移(M)

M0:无远处转移。

M1:有远处转移。

　M1a:转移灶局限在 1 个器官或部位。

　M1b:转移灶超出 1 个器官或部位,但没有腹膜转移。

　M1c:结直肠癌的腹膜转移,无论是否合并其他器官部位的转移。

2. Dukes 分期

见表 7-1。

表 7-1 TNM 分期与 Dukes 分期

期别	T	N	M	Dukes
0	Tis	N0	M0	—
Ⅰ	T1	N0	M0	A
	T2	N0	M0	A
ⅡA	T3	N0	M0	B
ⅡB	T4a	N0	M0	B
ⅡC	T4b	N0	M0	B
ⅢA	T1~2	N1/N1c	M0	C
	T1	N2a	M0	C
ⅢB	T3~4a	N1/N1c	M0	C
	T2~3	N2a	M0	C
	T1~2	N2b	M0	C
ⅢC	T4a	N2a	M0	C
	T3~4a	N2b	M0	C
	T4b	N1~2	M0	C
ⅣA	任何 T	任何 N	M1a	—
ⅣB	任何 T	任何 N	M1b	—
ⅣC	任何 T	任何 N	M1c	—

注:1932 年创立的结肠癌 Dukes 分期简单易行,且对预后有一定的指导意义,目前仍被应用。

Dukes A 期:肿瘤局限于肠壁内。

Dukes B 期:肿瘤侵犯至肠壁外。

Dukes C 期:有区域淋巴结转移,无论侵犯深度。

3. 病理分类

根据 2017 年中国结直肠癌诊疗规范,结直肠癌组织学分型包括以下几类。

(1)普通类型腺癌。

(2)特殊类型腺癌:筛状粉刺型腺癌,髓样癌,微乳头状癌,黏液腺癌,锯齿状腺癌,印戒细胞癌。

(3)少见类型癌:腺鳞癌,梭形细胞癌/肉瘤样癌,鳞状细胞癌,未分化癌。

(4)其他特殊类型。

(二)鉴别诊断

1. 炎症性肠病

包括溃疡性结肠炎、结肠克罗恩病等。炎症性肠病临床表现为腹泻、黏液脓血便、腹痛、消瘦、乏力和贫血,与结肠癌症状相似,但其病变具有典型的镜下表现,结肠镜检查为有效的鉴别方法。溃疡性结肠炎有 5%～10% 发生癌变,对于有 10 年以上病史的患者,应高度警惕癌变的可能。

2. 大肠恶性淋巴瘤

好发于回肠末端、盲肠及升结肠,也可发生于降结肠及直肠。淋巴瘤为肠道占位性病变,其排便异常与结肠癌表现相似,但由于黏膜相对比较完整,出血较少见。影像检查两者区分亦有一定难度,鉴别诊断主要依靠结肠镜下的活组织检查。

3. 阑尾炎

典型症状为转移性右下腹痛,并有局限性固定压痛。晚期回盲部癌因局部坏死溃烂和感染,可有局部压痛及包块,临床表现有体温升高,白细胞计数增加,常被诊断为阑尾脓肿,需注意鉴别。

4. 细菌性痢疾

是以腹痛、腹泻、里急后重、排赤白脓血便为主要临床表现的传染性疾病。一般发病较急,常伴发热、呕吐,腹泻次数多,每日可达 10 次以上,粪便培养痢疾杆菌阳性可确诊。大肠癌起病隐匿,早期症状不明显,中晚期往往伴见明显的全身症状如贫血、乏力、消瘦等,腹痛常为持续性隐痛,腹泻次数不多,可见腹泻与便秘交替出现。结肠镜及病理活检可明确诊断。

5. 肠结核

是由结核杆菌侵犯回肠末端、盲肠及升结肠引起的慢性感染性疾病。近年来,由于耐药菌株的产生,结核病的发生率有上升趋势。患者的临床表现除腹痛、腹泻、便秘、腹部包块之外,其结核中毒症状更为明显,可见午后低热或不规则发热、盗汗、消瘦、乏力,晚期肠结核易发生肠梗阻或肠穿孔。肠结核的临床表现与结肠癌十分相似,需进行结肠镜及活组织病理检查以明确诊断。

6. 痔

痔与直肠癌均有血便,但前者血色鲜红,表现为大便后滴血,且不与粪便相混而附于粪块表面;后者便血表现为持续性、慢性黏液血便,血色暗红,通常与粪便混在一起。直肠癌除便血外,还有排便困难、大便变细的表现,随病情进展可出现贫血、消瘦等慢性消耗症状。直肠指诊即可对二者进行鉴别。

7. 肠息肉

好发于结肠和直肠,分为炎性和腺瘤性两大类,其发病与肠道慢性炎症、病毒感染、家族遗传史、年龄、饮食有密切联系。肠息肉的主要症状为便血,若继发感染可出现黏液血便,少数息肉较大或多发者会出现肠梗阻。肠息肉与大肠癌的鉴别仍需依靠肠镜及病理检查,多数息肉符合内镜下治疗指征,可于肠镜检查同时行息肉切除并送病理诊断。肠息肉有恶变倾向,确诊后需及时处理并定期复查肠镜。

六、治 疗

(一)治疗原则

大肠癌的西医综合治疗以手术切除为主,早期者可单纯手术治疗,中晚期者手术配合化疗、放疗及靶向治疗,对于失去根治机会的晚期患者,以化疗和靶向治疗为主,仍可行姑息性手术治疗。其治疗原则包括整体治疗和局部治疗、对症治疗等全面而持久的综合性治疗,实施多学科团队(MDT)管理,对患者的一般状况、疾病的诊断、分期、侵犯范围、发展趋向和预后做出全面的评估,制订最适合的整体治疗策略,并适时调整,以期最大限度地延长患者的生存、提高治愈率和改善生活质量。

中西医结合是目前恶性肿瘤最具优势与特色的治疗之一,亦是大肠癌治疗未来的发展方向。中医与手术、放疗、化疗、靶向治疗相结合,具有减轻不良反应、辅助术后恢复、提高治疗效果的作用。放化疗结束后,中医治疗可作为维持性治疗,巩固远期疗效,提高长期生存率。

(二)中医治疗

大肠癌在初期以湿热蕴结、气滞血瘀的病机表现为主,故在正气尚存时应以清下、温下、润下、下瘀等法以祛邪,又因六腑以通为用,治疗当调达气机,注意升清与降浊相配合。病至后期,可出现脾肾阳虚、气血双亏的表现,此时应以扶正为主,祛邪为辅,以温补脾肾、补益气血为基本治则。

1. 辨证论治

辨证要点:辨虚实,若腹痛拒按,面赤口干,溲赤便秘者,多属实;兼见腹胀痛、胁满者,以气滞为主;见腹部刺痛,痛有定处,舌青紫者,以血瘀为主;若腹痛隐隐,绵绵不休,喜温喜按者,多属虚。辨寒热,如大便黄褐恶臭,黏液脓血,里急后重,肛门灼热,多属实热证;大便泻下赤白黏液,肛门下坠,体瘦神衰,多属虚寒证。

(1)湿热蕴结证

主症:腹痛偶作,下痢赤白,里急后重,肛门灼热,大便黏滞恶臭,或发热寒战,胸闷口渴,舌红,苔黄腻,脉滑数。

证机概要:湿热蕴毒,下迫大肠。

治疗法则:清热利湿解毒。

方药运用:槐角地榆汤加减。槐角、地榆、枳壳、栀子、白芍、荆芥、黄芩。

加减:腹痛、里急后重明显者,可加木香、槟榔以理气止痛;湿热内阻,便下臭秽者,可加白花蛇舌草、苦参以助清热利湿之力;便血不止者,可加贯仲炭、大黄炭、栀子炭以凉血止血。

临证指要:本证为大肠癌常见证型之一,以湿热蕴毒为其病机关键,临证时当根据症状、舌脉以辨别湿热、毒邪之轻重,对毒邪偏胜者,当加强清热解毒之力,兼以化瘀、凉血。

（2）气滞血瘀证

主症：腹胀腹痛，或痛有定处，或腹部触及肿块、结节，面色晦暗，大便不畅，大便变细，或便血紫黯，舌质黯，有瘀斑，脉弦涩或细涩。

证机概要：气滞不行，瘀血内结。

治疗法则：理气活血，解毒消癥。

方药运用：桃红四物汤加减。当归、生地黄、川芎、白芍、桃仁、红花。

加减：腹痛明显、腹部包块者，加三棱、莪术、半枝莲、土鳖虫活血消癥；肿物增大合并肠梗阻、腹痛者，可加大黄、川厚朴、枳实、槟榔以通腑泄热，并可配合中药灌肠治疗。

临证指要：根据"不通则痛"的病机特点，本证型临床表现以疼痛为主，瘀血偏重者可见腹部包块。治疗在行气活血基础上，需加以软坚散结、破血消癥药物。

（3）脾肾阳虚证

主症：畏寒肢冷，少气无力，面白倦怠，腹部冷痛，腰膝酸软，五更泻，舌淡，舌体胖大，苔白，脉细弱。

证机概要：脾虚失运，肾虚失摄，命门虚衰。

治疗法则：温肾健脾。

方药运用：附子理中丸合四神丸。炮附子、党参、白术、干姜、甘草、补骨脂、吴茱萸、五味子、肉豆蔻。

加减：如久泻不止者，可加石榴皮、五倍子、炮姜炭、罂粟壳收涩固脱；尿少腹水者，加大腹皮、泽泻、猪苓利水消肿。

临证指要：此证型患者大多经过手术、化疗，正气已亏，当以扶正祛邪为法进行治疗。根据患者症状、舌脉及肿瘤负荷，判断正虚和邪实的变化趋势，调整用药比例。

（4）肝肾阴虚证

主症：五心烦热，头晕目眩，口苦咽干，腰酸腿软，便秘，舌红少苔，脉细弦。

证机概要：肝肾不足，阴虚内热，津液耗伤。

治疗法则：滋补肝肾，养阴清热。

方药运用：知柏地黄汤加减。熟地黄、山茱萸、山药、泽泻、茯苓、牡丹皮、知母、黄柏。

加减：虚热明显者，加青蒿、鳖甲、地骨皮、银柴胡透热；腹内结块者，加鳖甲、龟甲、三棱、莪术软坚散结；便秘体虚者，加郁李仁、火麻仁润肠通便；便秘体实者，加生大黄、枳实行气导滞。

临证指要：现代中医肿瘤学认为，放疗为"火热毒邪"，易损伤阴液。放疗后患者可表现为阴虚内热证，治疗以养阴、清热、生津为主。中药与放疗同时应用，可帮助减轻放疗的不良反应。

（5）气血两虚证

主症：面色苍白，气短乏力，时有便溏或脱肛，舌质淡，脉沉细。

证机概要：脾虚失健，气血乏源。

治疗法则：补气健脾养血。

方药运用：八珍汤加减。党参、茯苓、当归、川芎、白芍、熟地黄、白术、甘草、黄芪。

加减：便血者，加血余炭、炮姜炭、地榆炭、槐花炭等收敛止血；纳差食滞者，加砂仁、陈皮、炒谷芽、炒麦芽健脾和胃。

临证指要：晚期患者以正气虚弱表现为主，伴见腹部肿块有形可及，此时应暂缓攻邪，以"虚则补之"为治疗原则。当患者体质改善后，再予攻邪。

2. 中成药制剂

（1）云南白药胶囊：口服，每次 1～2 粒，每日 4 次。用于晚期癌肿伴疼痛及出血者，止血作用显著而迅速。若遇便血量多或病势较急，可先服保险子 1 粒。

（2）健脾益肾颗粒：口服，每次 10g，每日 2 次。配合放、化疗应用，具有提高免疫力，减轻放化疗不良反应的功效。

（3）华蟾素注射液：静脉滴注，每日 1 次，每次 10～20ml，用 5% 的葡萄糖注射液 500ml 稀释后缓缓滴注，用药 7 天，休息 1～2 天，4 周为 1 个疗程。具有解毒、消肿、止痛的作用。

（4）艾迪注射液：静脉滴注。成人每次 50～100ml，加入 0.9% 氯化钠注射液或 5%～10% 葡萄糖注射液 400～450ml 中，每日 1 次。15 天为 1 个周期，间隔 3 天，2 周期为 1 个疗程。用于大肠癌气虚血瘀证者。

3. 针灸疗法

（1）对症治疗：便秘者，取支沟、照海、上巨虚穴；泄泻者，取上巨虚、阴陵泉、足三里穴；腹痛者，取足三里、三阴交、中脘穴。

（2）辨证选取配穴：湿热偏重者，配曲池、内庭穴；气滞血瘀者，配太冲、膈俞穴；气血亏虚者，配足三里、脾俞。实证采用毫针泻法，虚证采用补法，阳虚者可加用灸法。腹部穴位避免深刺；对于腹部肿物较大者，应避免针刺腹部穴位。

4. 外治法

（1）灌肠方：生大黄 20g，黄柏 15g，栀子 15g，蒲公英 30g，金银花 20g，红花 15g，苦参 20g。将上方药物加水 600ml，煎至 200ml 左右。从肛门插入导尿管 20～30cm 深，注药后保留 2～3 小时。每日 1～2 次，30 日为 1 个疗程。有腹痛、脓血便或便血甚者，栀子改为山栀子炭，加罂粟壳 15g，五倍子 15g 收敛止血。高热、腹水者，加半边莲 30g，半枝莲 30g，徐长卿 30g，芒硝 15g 以解毒逐下泻水。

（2）外洗方：蛇床子、苦参各 30g，薄荷 10g，加水 1000ml，煮沸后加入生大黄 10g，煎 2 分钟，将雄黄、芒硝各 10g 放入盆中，将煮沸的汤药倒入盆内搅拌，乘热气上蒸之际蹲于盆上，熏蒸肛门处，待水变温后改为坐浴，每晚 1 次。适用于肛管癌患者。

(三)西医治疗

1. 外科治疗

外科治疗是大多数大肠癌患者获得治愈的方法，随着术式不断改良及辅助治疗的发展，外科治疗的适用范围逐渐扩大，如对于肿瘤已发生局部广泛浸润、远隔多脏器转移、无法根治者，可行姑息性手术，切除原发灶解除梗阻，减少失血，避免穿孔等并发症的发生；对于不能切除肿瘤者，可行捷径手术或肠造瘘术，对减轻患者痛苦，延长生存时间，提高患者生活质量，收效明显。

(1)结肠癌的外科治疗：结肠癌根治术适用于肿瘤局限于肠壁内或已浸出浆膜，与周围脏器粘连浸润，或肿瘤引流区域内已发生淋巴结转移，但尚能行整块切除者。根治性手术力求肿瘤及所属淋巴结的彻底清除，以延长患者生存时间。常用术式包括：根治性右半结肠切除术、根治性横结肠癌切除术、根治性左半结肠癌切除术及根治性乙状结肠癌切除术。

(2)直肠癌的外科治疗：直肠癌的治疗原则是以手术为主的个体化综合治疗，只有因患者全身情况不能耐受手术或肿瘤已有广泛播散性转移，而且短期内不会出现并发症者不采取手术治疗。对于低位直肠癌，标准的治疗方法为直肠癌经腹、会阴联合切除术(Miles 术)。近半个多世纪以来，随着病理、解剖认识的提高，以及手术器械和技术的进步，出现了很多保肛术式。但直肠癌治疗的根本原则，首先考虑的是根治性，降低局部复发率，其次才是排便部位和排便功能的保留，故目前仍多采用 Miles 术式。为改变腹部人工肛门给患者生活带来的不便，提高患者的生活质量，已有学者采取多种方法重建肛门括约肌，行肛门原位再造。

目前常用的直肠癌术式包括：直肠癌经腹、会阴联合切除术(Miles 术)，经腹直肠癌高位、低位、超低位直肠前切术(Dixon 术)，直肠癌切除经肛吻合术(Parks 术)，直肠癌拖出术(Bacon 术)，全直肠系膜切除术。

(3)大肠癌伴肝、肺转移的外科治疗：对于已发生孤立性肝转移、肺转移等远隔脏器转移的患者，若条件允许，应力求手术切除，以达到相对根治的目的。

肝转移瘤手术指征为：①虽有多个肿瘤结节但无下腔静脉及门静脉受累，无明显肝硬化；②孤立性肝转移无肝外其他部位转移，或有其他部位转移但可以根治切除；③患者一般状况尚可，能耐受手术。手术首选方式是肝部分切除术，如肿瘤深在或多发，局部切除困难，可行段切除或肝叶切除。需注意残留肝体积的大小，防止术后肝功能衰竭。

肺转移瘤手术治疗的指征为：①原发病变已经控制；②无肺外的远处转移和复发；③肺转移灶能够完全切除。有研究表明，肺转移灶不超过 5 个时效果较好，否则很难做到完全切除。根据转移瘤的数量、大小和位置，术式分为肺部分切除术和肺叶切除术两种。

2. 化学治疗

对于具有 dMMR 或 MSI-H 的Ⅱ期患者,给予氟尿嘧啶辅助化疗非但不能带来生存获益,反而对患者不利。因此,Ⅱ期结直肠癌患者是否需要辅助化疗,需要综合考虑临床高危因素和 MSI 状态。目前,术后辅助化疗的适用范围为Ⅱ期伴高危因素的患者和Ⅲ期及以上的患者,推荐方案为 XELOX 和 mFOLFOX6。辅助化疗一般在术后 3 周左右开始,不应迟于术后 2 月,总疗程一共为 6 个月。Ⅱ期的高危因素包括:T4(ⅡB、ⅡC 期)、组织学分化差(3/4 级,不包括 MSI-H 者)、脉管浸润、神经浸润、肠梗阻、肿瘤部位穿孔、切缘阳性或情况不明、切缘安全距离不足、送检淋巴结不足 12 枚。

NCCN 结直肠癌治疗指南中新辅助化疗的适应证对结直肠癌特别是直肠癌的术前辅助治疗,限定在术前分期局部 T3 和不论局部浸润程度但淋巴结 N1 的患者。对于大肠癌而言,即使存在肝、肺转移,仍有通过手术治愈的可能,故新辅助化疗同样应用于转移性大肠癌患者。新辅助化疗可减小术前肿瘤的体积及降低体内微小转移的发生,可提高手术根治性切除率。但为了限制药物性肝损害的发生,新辅助化疗的疗程一般限于 2~3 个月。新辅助化疗可选择的方案包括:FOLFOX、XELOX、FOLFIRI。

对于晚期或转移性结直肠癌,没有手术治疗指征、能够耐受化疗者,联合化疗为首选,一线、二线方案包括:FOLFOX/FOLFIRI ± 西妥昔单抗(推荐用于 KRAS、NRAS、BRAF 基因野生型患者)、XELOX/FOLFOX/FOLFIRI ± 贝伐珠单抗。三线及三线以上标准系统治疗失败的患者推荐瑞戈非尼或参加临床试验。用药方案于靶向治疗部分详述。

常用化疗方案如下。

(1)XELOX 方案

奥沙利铂 130 mg/m^2,静脉输注 2 小时,第 1 天。

卡培他滨每次 1000 mg/m^2,口服,每日 2 次,第 1~14 天。

21 天为 1 个周期,共 8 周期。

(2)mFOLFOX6 方案

奥沙利铂 85 mg/m^2,静脉输注 2 小时,第 1 天。

亚叶酸钙 400 mg/m^2,静脉输注 2 小时,第 1 天。

氟尿嘧啶 400 mg/m^2 静脉推注,第 1 天;然后每天 1200 mg/m^2×2 天,持续静脉输注(总量 2400 mg/m^2,输注 46~48 小时)。

14 天为 1 个周期,共 12 周期。

(3)FOLFIRI 方案

伊立替康 180 mg/m^2,静脉输注 30~90 分钟,第 1 天。

亚叶酸钙 400 mg/m² 静脉输注 2 小时，配合伊立替康注射时间，第 1 天。

氟尿嘧啶 400 mg/m²，静脉推注，第 1 天；然后每天 1200 mg/m²×2 天，持续静脉输注（总量 2400 mg/m²，输注 46～48 小时）。

14 天为 1 个周期。

3. 靶向治疗

分子靶向治疗具有较好的分子选择性，能高效并选择性地杀伤肿瘤细胞，减少对正常组织的损伤，实现了传统化疗药物治疗难以实现的临床目标。分子靶向药物具有特异性拮抗肿瘤组织靶位点特性，靶向性强而发挥非细胞毒的生物学效应，不良反应少，与化疗细胞毒性强但特异性差形成互补，二者联合发挥协同抗肿瘤的功能及抗耐药性作用，明显提高大肠癌姑息治疗水平。目前靶向治疗联合化疗用于晚期或转移性结直肠癌。

（1）贝伐珠单抗（Bevacizumab，Avastin）：是一种重组的阻断血管内皮生长因子的人源化单克隆抗体，作用机制为与内源化的 VEGF 竞争性结合 VEGF 受体，使内源的 VEGF 生物活性失效，从而抑制内皮细胞有丝分裂，减少新生血管形成，最终达到抑制肿瘤生长的作用。Bevacizumab 单药应用或与已失败的化疗联合应用并无实际的疗效，不推荐使用。

（2）西妥昔单抗（Cetuximab，爱必妥）：是一种抗 EGFR 人/鼠嵌合 IgG1 单克隆抗体，通过与 EGFR 的胞外结构域结合，阻断 EGF 和 TGF-α 与 EGFR 的结合，从而中断了 TK 系统的激活，可抑制由 EGFR 和激活的配体引起的细胞癌性增殖，发挥抗癌效能。由于西妥昔单抗仅在 KRAS、NRAS、BRAF 基因野生型患者显示出较好的疗效，在治疗前推荐检测肿瘤基因状态指导用药方案。

常用方案如下。

①mFOLFOX6＋贝伐珠单抗方案

奥沙利铂 85 mg/m²，静脉输注 2 小时，第 1 天。

亚叶酸钙 400 mg/m²，静脉输注 2 小时，第 1 天。

氟尿嘧啶 400 mg/m²，静脉推注，第 1 天；然后每天 1200 mg/m²×2 天，持续静脉输注（总量 2400 mg/m²，输注 46～48 小时）。

贝伐珠单抗 5mg/kg，静脉输注，第 1 天。

14 天为 1 个周期。

②mFOLFOX6＋西妥昔单抗方案

奥沙利铂 85 mg/m²，静脉输注 2 小时，第 1 天。

亚叶酸钙 400 mg/m²，静脉输注 2 小时，第 1 天。

氟尿嘧啶 400 mg/m²，静脉推注，第 1 天；然后每天 1200 mg/m²×2 天，持续静脉输注（总量 2400 mg/m²，输注 46～48 小时）。

14 天为 1 个周期

西妥昔单抗 400mg/m²,静脉输注,第一次注射>2 小时;然后 250mg/m²,静脉输注,第 1 天,注射超过 60 分钟,每周重复 1 次。

或者西妥昔单抗 500mg/m²,静脉输注,第 1 天,注射超过 2 小时,每 2 周重复 1 次。

③XELOX＋贝伐珠单抗方案

奥沙利铂 130 mg/m²,静脉输注>2 小时,第 1 天。

卡培他滨 1000mg/m²,口服,每日 2 次,第 1～14 天,随后休息 7 天。

贝伐珠单抗 7.5mg/kg,静脉输注,第 1 天。

21 天为 1 个周期。

④FOLFIRI ＋贝伐珠单抗方案

伊立替康 180 mg/m²,静脉输注 30～90 分钟,第 1 天。

亚叶酸钙 400 mg/m²,静脉输注 2 小时,配合伊立替康注射时间,第 1 天。

氟尿嘧啶 400 mg/m²,静脉推注,第 1 天;然后每天 1200 mg/m²×2 天,持续静脉输注(总量 2400 mg/m²,输注 46～48 小时)。

贝伐珠单抗 5mg/kg,静脉注射,第 1 天。

14 天为 1 个周期。

⑤FOLFIRI ＋西妥昔单抗方案

伊立替康 180 mg/m²,静脉输注 30～90 分钟,第 1 天。

亚叶酸钙 400 mg/m²,静脉输注 2 小时,配合伊立替康注射时间,第 1 天。

氟尿嘧啶 400 mg/m²,静脉推注,第 1 天;然后每天 1200 mg/m²×2 天,持续静脉输注(总量 2400 mg/m²,输注 46～48 小时)。

14 天为 1 个周期。

西妥昔单抗 400mg/m²,静脉输注,第一次注射>2 小时;然后 250mg/m²,静脉输注,第 1 天,注射超过 60 分钟,每周重复 1 次。

或者西妥昔单抗 500mg/m²,静脉输注,第 1 天,注射超过 2 小时,每 2 周重复 1 次。

4. 放射治疗

直肠癌是放疗中度敏感的肿瘤,辅助放疗在生存上的获益虽然尚未得到全面证实,但在肿瘤局部控制上的改善已得到广泛认可。放疗应用于直肠癌分为术前放疗、术中放疗和术后放疗。

术前放疗的目的为降低分期从而增加手术切除率,增加低位直肠癌手术保肛机会,减少术中种植和肿瘤局部复发。目前,术前同步放化疗＋手术＋辅助化疗的方案是中低位局部晚期直肠癌(Ⅱ、Ⅲ期)的标准治疗策略。

术中放疗能够大大提高肿瘤局部照射剂量,减少周围正常组织损伤。但直肠癌术中放疗研究报道较为少见,临床价值尚需进一步证实,由于受条件和设备的限制,目前不作为常规治疗推荐。

直肠癌术后放疗的适应证主要为手术肿瘤残留或手术标本病理检查有淋巴结转移、癌组织明显外侵的 Dukes B2 和 C 期的患者。其优点为术后肿瘤范围及病理明确，不会出现过度治疗。但缺点是由于术后血供减少，癌细胞处于相对乏氧状态，放射敏感性降低；小肠粘连活动度差，容易在固定的部位接受大剂量的放射线而出现放射性损伤。

七、预后与调护

随着多学科综合治疗的发展，大肠癌已成为预后相对较好的消化道恶性肿瘤。根据 2013 年中国恶性肿瘤发病和死亡分析，大肠癌的死亡率次于肺癌、肝癌、胃癌、食管癌，居第 5 位。根据美国癌症联合会（AJCC）的资料，大肠癌Ⅰ、Ⅱ、Ⅲ、Ⅳ期的 5 年生存率分别为 93.2%、82.5%、59.5%、8.1%，行根治术患者的 5 年生存率为 40%～60%。晚期患者预后较差，自然生存期仅 4～9 个月。

预防大肠癌在生活中应当注意均衡饮食：控制红肉类、脂肪含量过高食物的摄入，避免进食熏制、烧烤食品，多食水果、蔬菜及其他粗纤维食物。此外，养成良好的排便习惯，保持大便通畅。当出现排便习惯或粪便形状改变、便血时，应提高警惕，及早就诊。

定期体检是早期发现病变的有效方法，然而常规体检项目并不能对各个系统的恶性肿瘤进行全面筛查。因此，需制订有针对性的、合理的筛查方法。国内学者综合美国国家癌症综合网络（NCCN）结直肠癌筛查指南，提出了适用于国人的结直肠癌筛查方案。针对 50-75 岁及出现结直肠癌报警症状（便血、黑粪、贫血、体重减轻）的人群，首先通过问卷调查、粪便潜血试验和血清肿瘤标志物进行初筛，初筛确立的高风险人群，进一步行全结肠镜检查及病理活检。筛查的间隔最长不超过 10 年，对于有高危家族史及发现异常者，筛查间隔需视情况调整为 3～5 年。

多数大肠癌患者能够行手术治疗，术后护理对于减少并发症、改善患者生活质量，甚至提高远期疗效具有重要作用。术后初期，应保证优质蛋白的摄取，适当补充矿物质和维生素，促进手术创伤愈合，减少感染和并发症。对于造口患者，造口的护理十分重要，观察造口黏膜色泽是否保持红润，观察造口袋内液体的颜色、性质和量，注意保持造口周围皮肤清洁干燥，出现肠液刺激及湿疹时，可使用氧化锌软膏外用，出院后适度活动，避免过度增加腹压导致结肠黏膜脱出。

八、中医防治进展

大肠癌的中医证候以湿热蕴结证、气血两虚证、脾肾阳虚证、肝肾阴虚证、瘀毒阻滞证、寒湿困脾证为主，大肠湿热为大肠癌最基本和最常见的证候类型。王国娟等通过进一步研究大肠癌中医证型分布规律发现，非手术放化疗患者中湿热蕴结证所占比例最高，手术后患者气血两虚证最为多见，化疗后患者脾气不足证最为多见,组内比较虚实证候比例,发现各组虚证均占大多数。由这一研究结果可以看出,尽管湿热蕴结是大肠癌主要的证候类型,但不能忽视大肠癌发病的前提是正气亏虚,治疗时不能仅以清热利湿,还需培补"本虚"之脏。安振涛认为,大肠癌的发病病机以脾气虚弱为其本,湿热、气滞、血瘀为其标,导致病机转化的重要因素是瘀毒留滞,这是肿瘤形成、生长、转移的直接病理基础,气血两虚、肝肾阴虚为疾病发展所导致正虚加重的病理损害。故临证时以健脾益气为扶正之本,清热化湿为治标之常,重视行气逐瘀,兼以益气养血、补益肝肾各治疗方法的合理搭配。

晚期肿瘤及复发转移往往是肿瘤治疗的难点,针对晚期及复发性大肠癌,已有学者在中医病机和治疗方面开展了研究。孙笕在血瘀证辨证与大肠癌转移相关性的临床研究中发现,相比于非血瘀证的大肠癌患者,血瘀证患者的肿瘤转移率明显较高。卢冬雪提出,气虚瘀毒是大肠癌术后复发转移的核心病机,以健脾益气法扶正,辅助活血化瘀、清热解毒的治法,在降低大肠癌复发转移率方面取得了令人满意的效果。张彤等总结了Ⅳ期结直肠癌患者的中医证型和中药使用规律,发现最常见的5个中医证型依次为脾肾阳虚、气血亏虚、瘀毒内阻、脾虚湿盛、湿热内蕴,大肠癌发病与脾虚密切相关,而大肠癌发展至晚期,病久及肾,故脾肾阳虚为最多见证型。治疗方面,除健脾补肾、清热利湿、解毒散结、活血化瘀外,由于大肠癌为有形之邪属阴,故在辨证的基础上还应施以温下通阳之剂祛除阴邪。

中医外治法在大肠癌,特别是直肠癌治疗中逐渐成为综合治疗的重要组成部分。外治法包括灌肠、泡洗、外敷、穴位注射和针灸等,其中中药灌肠在临床研究中取得了较好的效果。何为进行的一项随机对照试验证明,对接受标准剂量放疗的直肠癌患者,使用香榆祛瘀合剂(金银花、败酱草、黄柏、秦皮、槐角炭、槟榔等)能有效减轻放射性直肠炎的严重程度,使患者顺利完成放疗。杨得振观察羡黄汤保留灌肠对结直肠癌术后患者肠道菌群及肠黏膜通透性的影响,发现治疗组患者大肠杆菌数量低于对照组,而乳酸杆菌、粪肠球菌、双歧杆菌数量高于对照组,总感染率明显低于对照组。粟艳琴在直肠癌术后患者中应用中药保留灌肠配合针灸,发现可有效促进直肠癌术后胃肠功能恢复,减轻患者痛苦。由此可见,中医外治在围术期改善患者体质、减轻放化疗不良反应方面均有一定效果,在大肠癌的中西医结合治疗中,需重视中医外治法的应用。

(徐筱青)

参 考 文 献

[1] Cancer Incidence in Five Continents, Vol. XI(electronic version). Lyon: International Agency for Research on Cancer. http://ci5. iarc. fr, accessed, 2018(6):1.

[2] 陈万青,郑荣寿,张思维,等. 2013 年中国恶性肿瘤发病和死亡分析[J]. 中国肿瘤,2017,26(1):1-7.

［3］ 辛磊,柏愚,李兆申.结直肠癌危险因素研究进展［J］.中国实用内科杂志,2014,34(12)：1214-1218.

［4］ Brenner H,Kloor M,Pox CP,et al. Colorectal Cancer［J］. Lancet,2014,383(9927)：1490-1520.

［5］ 丁茜.大肠癌病因病机、辨证分型与分布规律及相关因素研究概况［J］.实用中医内科杂志,2013,27(5)：164-166.

［6］ Amin MB,Edge S,Greene F,et al. AJCC Cancer Staging Manual［M］. 8th ed. New York：Springe,2017.

［7］ 中国结直肠癌诊疗规范(2017年版)［J］.中华胃肠外科杂志,2018,21(1)：92-106.

［8］ 魏少忠.结直肠癌多学科综合诊疗［M］.北京：人民卫生出版社,2016：67-68.

［9］ 徐烨.大肠癌的外科治疗［J］.中国癌症杂志,2013,163(5)：389-398.

［10］ Morris EJA,Forman D,Thomas JD,et al. Surgical management and outcomes of color cancer liver metastases［J］. Br J Surg ectal. 2010,97(7)：1110-1118.

［11］ NCCN. NCCN Clinical Practice Guidelines in Oncology(NCCN Guidelines©)Colon Cancer(Version 1. 2018)［EB/OL］. Fort Washington：NCCN,2018(1)：18.

［12］ NCCN. NCCN Clinical Practice Guidelines in Oncology(NCCN Guidelines©)Rectal Cancer(Version 1. 2018)［EB/OL］. Fort Washington：NCCN,2018(3)：14.

［13］ 王国娟,余文燕.大肠癌中医证型规律研究［J］.中华中医药杂志,2016,31(03)：837-840.

［14］ 闫霞,郑佳露,胡兵.大肠癌证候及其现代生物医学内涵研究［J］.世界科学技术-中医药现代化,2017,19(7)：1253-1257.

［15］ 安振涛,苏克雷,王小宁,等.大肠癌中医证型分类研究［J］.长春中医药大学学报,2014,30(06)：1108-1110.

［16］ 孙筧.血瘀证辨证与大肠癌转移相关性的临床研究［D］.浙江中医药大学,2014.

［17］ 卢冬雪,刘沈林.中医药防治Ⅱ、Ⅲ期大肠癌复发转移的研究进展［J］.四川中医,2017,407(10)：211-216.

［18］ 张彤,何文婷,杨宇飞.中医药治疗Ⅳ期结直肠癌中医证候及用药规律文献研究［J］.中医杂志,2017,58(11)：966-970.

［19］ 王真.中医分期辨治联合化疗治疗中晚期大肠癌患者的临床效果观察［J］.临床合理用药杂志,2017,10(35)：66-67.

［20］ 卢冬雪,刘沈林.中医药防治结直肠癌术后复发转移的概况［J］.世界中西医结合杂志,2017,12(11)：1620-1623＋1628.

［21］ 何为,邵珠美,赵向荣,等.香榆祛瘀合剂灌肠防治放射性直肠炎临床观察［J］.中华肿瘤防治杂志,2018,25(14)：1031-1034.

［22］ 杨得振,侯俊明,贾勇,等.莪黄汤保留灌肠对结直肠癌术后肠道菌群及肠黏膜通透性的影响［J］.中医药导报,2018,24(10)：46-49.

［23］ 粟艳琴.中药保留灌肠配合针灸促进直肠癌术后胃肠功能恢复的疗效观察［J］.中医药导报,2015,21(17)：26-28.

第 8 章

原发性肝癌

一、概 述

原发性肝癌(primary hepatic carcinoma,PHC)是指由肝细胞或肝内胆管上皮细胞发生的恶性肿瘤,包括肝细胞癌(hepatocellular carcinoma,HCC)、肝内胆管癌(intrahepatic cholangiocarcinoma,ICC)和 HCC-ICC 混合型 3 种不同病理类型,其中肝细胞癌占到 85%～90%。原发性肝癌目前是我国第 4 位的常见恶性肿瘤及第 3 位的肿瘤致死病因,严重威胁我国人民的生命和健康。在世界范围内,肝癌的发病率为第 6 位、死亡率位于第 2 位。中国具有超过 50% 的新发病例和死亡病例,2015 年新发病例 466 100 例,死亡病例 422 100 例。由于早期不易诊断,导致肝癌确诊时多属于进展期,肝癌的预后很差。

中医学根据肝癌的临床表现和发病特点,将其归属于"臌胀""黄疸""积聚""癥瘕""肝积""单腹胀"等范畴。臌胀的描述主要见于《素问·腹中论》谓:"有病心腹满,旦食不能暮食,此为何病? 对曰:名臌胀。"《灵枢·水胀》谓:"腹胀身皆大,大与肤胀等也,色苍黄,腹筋起,此其候也。"黄疸、积聚、肝积等的病因病机和临床表现的描述主要见于隋代巢元方《诸病源候论·黄疸候》:"黄疸之病,此由酒食过度,脏腑不和水谷相并,积于脾胃,复为风湿所搏,瘀结不散,热气郁蒸,如食已如饥,全身面目及爪甲小便尽黄,而欲安卧……面色微黄,齿垢黄,爪甲上黄,黄疸也。"又谓:"积聚者,由阴阳不和,脏腑虚弱,受于风邪,搏于脏腑之气所为也。""诊得肝积,脉弦而细,两胁下痛,邪走心下,足胫寒。胁痛引小腹……身无膏泽,喜转筋,爪甲枯黑,春瘥秋剧,色青也""水饮停滞,积聚成癖,因热气相搏,则郁蒸不散,故胁下满痛,而身发黄,名为癖黄。"清代喻昌《医门法律》认为,"凡有癥瘕、积块,即是胀病之根,日积月累,腹大如箕瓮,是名单腹胀"。

二、病因病机

在古代无肝癌病名,其临床表现散见于各种类似疾病,所以并没有形成有关肝癌完整的病因病机理论体系。结合现代医家的研究,肝癌的病因可归纳为内因和外因。正气亏虚导致脏腑功能失调、邪毒内生,引起气滞血瘀、脉络闭阻是其内因;

外感邪毒、饮食不节、情志失调是其外因。内外因相结合，从而导致积聚成瘤，肝癌是正虚邪实、内外交争的结果。

1. 病因

（1）外感邪毒：外感六淫之邪，或工业污染物、放射性物质等邪毒之气入侵，致脏腑失和，气血运行不畅，变生积块，或邪郁日久，化毒成瘀，毒瘀内聚，终成"癥积"。

（2）饮食不节：饥饱失常，或嗜酒过度，或恣食肥甘厚味，或饮食不洁，致脏腑受损，功能失调，痰浊与气血搏结，致生痞块，久而不消，病成癥积。

（3）情志失调：情志不得发泄而致肝气郁结，气滞则血瘀，瘀血结于腹中，日久可变生积块。清代唐宗海《血证论》曰："肝属木，木气冲和条达，不致遏抑，则血脉得畅。"

（4）正气亏虚：先天不足或后天失养，正气亏虚，不能抵御外邪侵袭；或它病日久，耗伤正气，致阴阳失调，气血逆乱，脏腑功能紊乱，瘀血留滞不去，而成积聚。

2. 病机

（1）正虚感邪，内外合邪：正气亏虚，邪毒侵袭，留滞经络，积于脏腑，日久为变；或他病迁延，而致气机不畅，气血失调，湿热瘀毒结聚为癌。

（2）肝郁气滞，气机失调：肝主疏泄、调畅气机。若情志不遂，气机升降失常而致肝失疏泄，气血瘀滞，日久积变产生癌瘤。

（3）脾胃虚损，痰浊内生：肝主藏血，体阴而用阳，肝之濡养依赖于脾胃运化。若嗜食肥腻或嗜酒无度，损伤脾胃，脾失健运而致水谷不化，变生痰浊；肝失条达则气血瘀滞，痰浊瘀血日久与毒互结成癌。

3. 病机转化

肝癌病位在肝，与脾、肾两脏及胃、胆两腑关系密切。本病初期病机多以肝郁气滞为主，情志失畅，肝失条达；中期则以肝郁脾虚为主，脏腑失调，气郁化火生瘀，脾虚生湿蕴热，日久瘀毒搏结为患；晚期以肝肾阴虚为主，日久湿热毒瘀互结，耗伤阴血，阴损及阳兼有脾肾阳虚，终致正衰邪实，病情恶化，甚则阴阳离决。肝癌总体属本虚标实之证，虚以脾气虚、肝肾阴虚及脾肾阳虚为主，实以气滞血瘀，湿热瘀毒为主，其基本病变是虚、热、瘀、毒。早期临床表现不明显，一旦发病，病情复杂，发展迅速，病机转化急剧，预后较差。

三、临床表现

原发性肝癌起病隐匿，早期缺乏典型症状。临床症状明显者，病情大多已进入中晚期。肝癌常在肝硬化的基础上发生，或者以转移病灶症状为首发表现，其典型症状以肝区疼痛最为常见，其次为上腹部包块、纳差、乏力、消瘦等。但大部分病例症状都不具有特征性,临床容易漏诊或误诊,应予注意。

1. **症状**

(1)肝区疼痛:是最常见的症状,半数以上患者有肝区疼痛,一般位于右肋部或剑突下,疼痛性质为间歇性或持续性隐痛、钝痛或胀痛,是因癌肿生长过快、肝包膜被牵拉所致。如侵犯膈,疼痛可牵涉右肩或右背部;如癌肿生长缓慢,则可完全无痛或仅有轻微钝痛。若肝表面的癌结节破裂,可突然引起剧烈腹痛,从肝区开始迅速延至全腹,产生急腹症的表现,如出血量大时可导致休克。

(2)消化道症状:常伴有食欲缺乏、消化不良、嗳气、恶心等消化道症状,门静脉或肝静脉癌栓所致的门静脉高压及肠功能紊乱可致腹胀、粪便次数增多等。

(3)全身性表现:发热多为癌性热,多数为中低度发热,为肿瘤组织坏死后释放致热原进入血液循环所致。但肝癌患者由于抵抗力差,易合并感染,可引起高热。消瘦、乏力可能由于消化功能紊乱、营养吸收障碍,肝功能受损,某些有毒代谢物不能有效排出所致。随着病情发展而加重,晚期可发展为恶病质。

(4)转移灶症状:转移至肺、骨、脑、淋巴结、胸腔等处,可产生相应的症状。如肺部转移可引起咳嗽、咯血;胸膜转移可引起胸痛和血性胸腔积液;骨转移可引起骨痛或病理性骨折等。有时患者以转移灶症状首发而就诊。

(5)伴癌综合征:系指肝癌患者由于癌肿本身代谢异常或癌组织对机体影响而引起内分泌或代谢异常的一组症候群。临床表现多样且缺乏特异性,主要表现为自发性低血糖症、红细胞增多症;其他罕见的有高钙血症、高脂血症、类癌综合征等。

2. **体征**

在肝癌早期,多数患者没有明显相关的阳性体征,仅少数患者体检可以发现轻度的肝大、黄疸和皮肤瘙痒、基础肝病的非特异性表现。中晚期肝癌,常见黄疸、肝大和腹腔积液等。如有肝炎、肝硬化可见肝掌、蜘蛛痣、红痣、腹壁静脉曲张及脾大等特征性表现。

(1)肝大:肝呈进行性增大,质地坚硬,表面凸凹不平,常有大小不等的结节,边缘钝而不整齐,常有不同程度的压痛。癌肿突出于右肋弓下或剑突下时,上腹可呈现局部隆起或饱满;当癌肿近膈面时,可使膈肌上抬而肝下缘不下移,膈肌部分活动受限,肿块不易被扪及。

(2)黄疸:肝癌中晚期可见皮肤巩膜黄染,多是由于癌肿或肿大的淋巴结压迫胆管引起胆管梗阻所致的阻塞性黄疸,少数癌组织肝内广泛浸润或合并肝硬化、慢性肝炎引起肝细胞性黄疸。

(3)门静脉高压征:肝癌患者多有肝硬化背景,常伴有门静脉高压、腹腔积液和脾大。腹腔积液一般为漏出液,血性积液多为癌肿侵犯肝包膜向腹腔破溃所致,少数因腹膜转移所致;门静脉和肝静脉癌栓,可以加速腹腔积液的生长。

（4）其他征象：癌肿压迫血管时，体表可听见血管杂音；癌肿引起肝外转移时可见相应征象，如转移至肺或胸膜时，可见胸腔积液；转移至锁骨上淋巴结时，可触及增大的淋巴结。

3. 常见并发症

（1）上消化道出血：肝硬化或门静脉、肝静脉癌栓导致门静脉高压，可引起食管中下段或胃底静脉曲张破裂出血。癌细胞侵犯胆管可致胆管出血，呕血和黑粪。晚期患者可因胃肠黏膜糜烂、溃疡和凝血功能障碍而广泛出血，大出血可以导致休克和肝性脑病。

（2）肝病性肾病：肝癌晚期，尤其弥散性肝癌可以发生肝功能不全，甚至衰竭，引起肝肾综合征，即功能性急性肾衰竭，主要表现为显著少尿，血压降低，伴有低钠血症、低血钾和氮质血症，往往呈进行性发展。

（3）肝性脑病：即肝昏迷，常因消化道出血、大量利尿药、电解质紊乱及继发感染等因素诱发，常是原发性肝癌终末期的最严重并发症，约 1/3 的患者因此死亡。

（4）肝癌结节破裂出血：为肝癌最紧急而严重的并发症。约 10% 的肝癌患者癌灶晚期坏死液化可以发生自行破裂，也可因外力而破裂，故临床体检触诊时宜手法轻柔，切不可用力触压。癌结节破裂可以局限于肝包膜下，引起急骤疼痛，肝迅速增大，局部可触及软包块，若破溃入腹腔则引起急性腹痛和腹膜刺激征。少量出血表现为血性腹腔积液，大量出血则可导致休克，甚至迅速死亡。

（5）继发感染：肝癌患者因长期消耗及卧床，抵抗力减弱，尤其在化疗或放疗之后白细胞降低时容易并发多种感染，如肺炎、肠道感染、真菌感染和败血症等。

四、辅助检查

1. 实验室检查

（1）甲胎蛋白（AFP）：血清 AFP 及其异质体是诊断肝癌的重要指标和特异性最强的肿瘤标志物，国内常用于肝癌的普查、早期诊断、术后监测和随访。在生殖腺胚胎瘤、少数转移性肿瘤及妊娠、活动性肝炎、肝硬化炎症活动期时 AFP 可呈假阳性，但升高不如肝癌明显，多不超过 $200\mu g/L$。血清 AFP 浓度通常与肝癌大小呈正相关。在排除妊娠、肝炎和生殖腺胚胎瘤的基础上，血清 AFP 检查诊断肝细胞癌的标准：①＞$400\mu g/L$ 持续 4 周以上；②AFP 在 $200\mu g/L$ 以上的中等水平持续 8 周以上；③AFP 由低浓度逐渐升高不降。约 30% 的肝癌患者 AFP 水平正常，检测 AFP 异质体，有助于提高诊断率。

（2）其他肿瘤标志物：血清岩藻糖苷酶（AFu）、γ-谷氨酰转移酶同工酶Ⅱ（GGT2）、异常凝血酶原（APT）、M2 型丙酮酸激酶（M2-PyK）、同工铁蛋白（AIF）、α1-抗胰蛋白酶（AAT）、醛缩酶同工酶 A（ALD-A）、碱性磷酸酶同工酶（ALP-I）、铁蛋白（FT）和酸性铁蛋白等有助于 AFP 阴性的原发性肝癌的诊断和鉴别诊断，但是不能取代 AFP 对原发性肝癌的诊断地位。联合多种标记物可提高原发性肝癌的诊断率。部分肝癌患者,可有癌胚抗原(CEA)和糖类抗原 CA19-9 等异常增高。

2. 影像学检查

(1)超声检查:实时 B 型超声显像是目前肝癌筛查的首选检查方法。常规超声筛查可以早期、敏感地检出肝内可疑占位性病变,准确鉴别是囊性或实质性占位,并观察肝内或腹部有无其他相关转移灶。彩色多普勒血流成像不仅可以观察病灶内血供,也可明确病灶与肝内重要血管的毗邻关系,为临床治疗方法的选择及手术方案的制订提供重要信息。实时超声造影技术可以揭示肝肿瘤的血流动力学改变,帮助鉴别和诊断不同性质的肝肿瘤,凭借实时显像和多切面显像的灵活特性,在评价肝肿瘤的微血管灌注和引导介入治疗方面具有优势。

(2)CT 检查:CT 是目前肝癌定位和定性诊断中最重要的常规检查项目。CT有助于:①提供较全面的信息,如肿瘤大小、部位、数目、肿瘤内有无出血等;②增强扫描有助于鉴别血管瘤;③对于直径<1cm 小肝癌,CT 动脉门静脉显像检出率可达 72%;④CT-动脉碘油造影有可能显示直径 0.5cm 的肝癌,对肝癌结节同时有诊断与治疗作用;目前除常应用于肝癌临床诊断及分期外,更多应用于肝癌局部治疗的疗效评价,特别对经肝动脉化疗栓塞(TACE)后碘油沉积观察有优势。

(3)MRI 检查:为临床肝癌检出、诊断和疗效评价的常用影像技术。其对肝癌病灶内部的组织结构变化(如出血性坏死、脂肪变性),以及包膜的显示和分辨率均优于 CT 和 US。对良、恶性肝内占位,尤其与血管瘤的鉴别,可能优于 CT;若结合肝细胞特异性对比剂使用,可提高≤1.0cm 肝癌的检出率和对肝癌诊断及鉴别诊断的准确性。在 MRI 或 CT 增强扫描动脉期(主要在动脉晚期),肝癌呈不均匀明显强化,偶可呈均匀明显强化,尤其是≤5.0cm 的肝癌,门脉期和(或)实质平衡期扫描肿瘤强化明显减弱或降低,这种"快进快出"的增强方式是肝癌诊断的特点。

(4)数字减影血管造影(DSA):DSA 可通过图像处理把影响清晰度的脊柱、肋骨等阴影减除,从而使图像的对比度增强,可以显示 1.5cm 小肝癌。DSA 可以明确显示肝肿瘤数目、大小及其血供情况,能够为血管解剖变异和重要血管解剖关系及门静脉浸润提供正确客观的信息,对于判断手术切除的可能性和彻底性及决定合理的治疗方案有重要价值。DSA 是一种侵入性创伤性检查,多主张采用经选择性或超选择性肝动脉进行 DSA 检查。该技术更多用于肝癌局部治疗或急性肝癌破裂出血治疗等。

(5)肝穿刺活检:在超声或 CT 引导下经皮肝穿刺空芯针活检或细针穿刺(FNA)进行组织学或细胞学检查,可以获得肝癌的病理学诊断依据及了解分子标志物等情况。具有典型肝癌影像学特征的占位性病变、符合肝癌临床诊断标准的患者,通常不需要以诊断为目的进行肝穿刺活检。对于缺乏典型肝癌影像学特征的占位性病变,肝穿刺活检可获得病理诊断,对于确立肝癌的诊断、指导治疗、判断预后非常重要。肝穿刺也有一定的局限性和危险性,其主要的风险是出血或针道种植。肝穿刺的病理诊断存在一定的假阴性率,阴性结果并不能完全排除肝癌的可能。

五、诊断及鉴别诊断

(一)诊断标准

肝癌的诊断包括临床诊断和病理诊断。临床诊断主要结合肝癌发生的高危因素、影像学特征及血清学分子标志物确诊。在我国,病毒性肝炎、肝硬化是肝癌的主要背景。但近年来,非酒精性脂肪性肝炎(NASH)与肝癌的关系越来越引起重视。对于不能临床诊断的肝占位性病变,肝穿刺活检或肝切除组织活检是肝癌诊断的金标准,具体参见图 8-1。

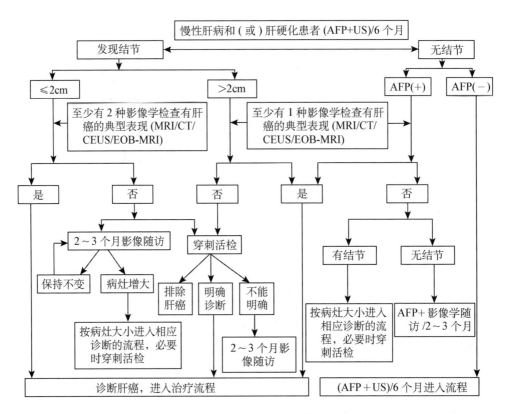

图 8-1　肝癌诊断流程

1. 临床诊断标准

(1)具有肝硬化及 HBV 和(或)HCV 感染[HBV 和(或)HCV 抗原阳性]的证据。

(2)典型的 PHC 影像学特征:动态增强 CT、动态增强 MRI、超声造影检查显示肝占位在动脉期快速不均质血管强化,而静脉期或延迟期快速洗脱,"快进快出"的增强方式是肝癌诊断的特点。①如果肝占位直径≥2cm,至少一项影像学检查显示肝占位具有上述肝癌的特征,即可诊断 PHC;②如果肝占位直径为 1~2cm,则需要 CT 和 MRI 两项影像学检查都显示肝占位具有上述肝癌的特征,方可诊断 PHC,以加强诊断的特异性。

(3)AFP 升高:血清 AFP≥400μg/L 持续 4 周或≥200μg/L 持续 8 周,并能排除其他原因引起的 AFP 升高,包括妊娠、生殖系胚胎源性肿瘤、活动性肝病及继发性肝癌等。

临床确诊肝癌,需同时满足上述条件中的(1)+(2)①两项或者(1)+(2)②+(3)三项时方可临床确诊。

2. 病理学诊断标准

如果肝占位直径为 1~2cm,上述影像学检查中无或只有 1 项检查有典型的肝癌特征,可进行肝穿刺活检或每 2~3 个月密切的影像学随访以确立诊断;对于发现肝内直径>2cm 的结节,影像学检查无典型的肝癌特征,则需进行肝穿刺活检以确立诊断。肝占位病灶或者肝外转移灶活检或手术切除组织标本,经病理组织学和(或)细胞学检查诊断为 PHC,此为金标准。

3. 病理分类

(1)肝细胞癌:①癌前病变包括大细胞改变,小细胞改变,低度异型增生结节,高度异型增生结节,异型增生灶,肝细胞腺瘤[b];②肝细胞癌;③特殊亚型包括硬化型,淋巴上皮瘤样型,富脂型,肉瘤样型,未分化型,纤维板层型。

(2)肝内胆管癌:①癌前病变包括胆管上皮内瘤变(低级别和高级别 BilIN),胆管内乳头状肿瘤,胆管黏液性囊性肿瘤;②肝内胆管癌包括腺癌,肉瘤样癌。

(3)其他:混合型肝细胞癌-胆管癌,双表型肝细胞癌,肝母细胞瘤,癌肉瘤。

[b]:WHO 将肝细胞腺瘤分为 HNF1α 失活型、β-catenin 活化型、炎症型和未分类型等 4 种亚型,其中瘤体较大且伴 β-catenin 活化型肝细胞腺瘤的恶变风险可能会明显增加。

4. 组织分级

肝细胞癌 Edmondson-Steiner 分级如下。

Ⅰ级:分化良好,核/质比接近正常,瘤细胞体积小,排列成细梁状。

Ⅱ级:细胞体积和核/质比较Ⅰ级增大,核染色加深,有异型性改变,胞质呈嗜酸性颗粒状,可有假腺样结构。

Ⅲ级:分化较差,细胞体积和核/质比较Ⅱ级增大,细胞异型性明显,核染色深,核分裂多见。

Ⅳ级：分化最差，胞质少，核深染，细胞形状极不规则，黏附性差，排列松散，无梁状结构。

5. 临床分期

肝癌分期对于预后的评估、合理治疗方案的选择至关重要。影响肝癌患者预后的因素很多，包括肿瘤因素、患者一般情况及肝功能情况。据此，国外有多种分期方案，如 BCLC、TNM、JSH、APASL 等分期。依据中国的具体国情及实践积累，推荐下述肝癌的分期方案，包括Ⅰa 期、Ⅰb 期、Ⅱa 期、Ⅱb 期、Ⅲa 期、Ⅲb 期、Ⅳ期，具体分期方案参见图 8-2。

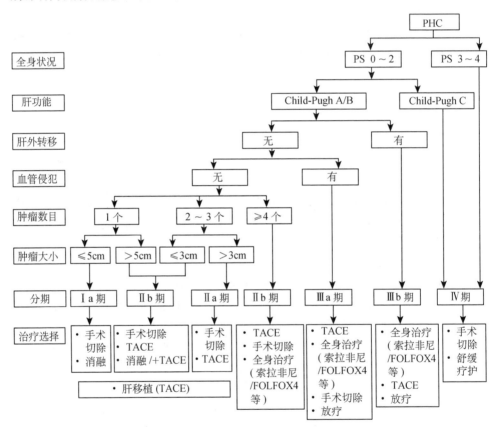

图 8-2 肝癌临床分期与治疗路线

6. 肝脏储备功能评估

通常采用 Child-Pugh 分级和吲哚菁绿（ICG）清除试验等综合评价肝实质功能，对于指导外科手术具有重要意义，具体可参考《肝功能 Child-Pugh 分级标准》。

(二)鉴别诊断

原发性肝癌临床表现有时不典型,常需与继发性肝癌、肝硬化、肝脓肿等疾病进行鉴别。

1. 继发性肝癌

原发于呼吸道、胃肠道、泌尿生殖道、乳房等处的癌灶常转移至肝,大多为多发性结节,临床以原发癌表现为主,血清 AFP 检测一般为阴性。但少数继发性肝癌很难与原发性肝癌鉴别,确诊的关键在于病理组织学检查和找到肝外原发癌的证据。

2. 肝硬化

原发性肝癌常发生在肝硬化的基础上,二者的鉴别常有困难。若肝硬化病例有明显的肝大、质硬的大结节,或肝萎缩变形而影像检查又发现占位性病变,则肝癌的可能性很大,反复检测血清 AFP 或 AFP 异质体,密切随访病情,最终能做出正确诊断。

3. 病毒性肝炎

病毒性肝炎活动时血清 AFP 往往呈短期低度升高,应定期多次随访测定血清 AFP 和 ALT,或联合检测 AFP 异质体及其他肝癌标志物并进行分析,如 AFP 和 ALT 动态曲线平行或同步升高,或 ALT 持续增高至正常的数倍,则肝炎的可能性大;二者曲线分离,AFP 持续升高,往往超过 $400\mu g/L$,而 ALT 正常或下降,呈曲线分离现象,则多考虑原发性肝癌。

4. 肝脓肿

临床表现为发热、肝区疼痛、压痛明显,肝大表面平滑无结节,白细胞计数和中性粒细胞升高。多次超声检查可发现脓肿的液性暗区。必要时在超声引导下做诊断性穿刺或药物试验性治疗以明确诊断。

5. 肝局部脂肪浸润

肝局部脂肪浸润多见于肝硬化早期或糖尿病脂肪浸润时,CT 检查时肝局部密度减低,形似肿块,易与原发性肝癌相混淆。肝动脉造影病灶内血管无扭曲变形,根据此点可以明确诊断,有时必须做肝穿刺活检方能确诊。

6. 邻近肝区的肝外肿瘤

腹膜后的软组织肿瘤及来自肾、肾上腺、胰腺、结肠等处的肿瘤也可在上腹部呈现肿块,容易混淆。超声检查和 AFP 检测有助于区别肿块的部位和性质。

7. 其他肝良、恶性肿瘤或病变

肝血管瘤、肝囊肿、肝包虫病、肝腺瘤及局灶性结节性增生、肝内炎性假瘤等易与原发性肝癌混淆,可定期行超声、CT、MRI 等检查帮助诊断,必要时在超声引导下做肝穿刺组织学检查有助于诊断。

六、治 疗

(一)治疗原则

当前原发性肝癌的治疗有两项基本原则：一是根治性切除是提高长期生存率的最有效手段；二是肝癌诊疗须重视多学科诊疗团队的模式，单一的方法具有局限性，因而采取综合治疗模式，包括介入及系统的化疗、射频治疗、冷冻治疗、微波治疗、高强度超声聚焦治疗、中医、分子靶向治疗等。肝癌术后患者多正气虚损、元气受损，治当以益气健脾、调和气血为主；局部治疗或系统化疗患者多气阴耗伤，治当以养阴清热、增效减毒为主。

(二)中医治疗

肝癌的病因病机总的来说是本虚标实，以脾虚为本，气滞、血瘀、湿热、毒邪为标。肝病初期病机多以肝郁气滞为主，治当疏肝解郁为法；中期则以肝郁脾虚为主，气郁化火生瘀，脾虚生湿蕴痰，治当疏肝健脾、化瘀祛痰为法；晚期以肝肾阴虚为主，阴损及阳，兼有脾肾阳虚，治当益气养阴、清热解毒，或益气温阳、化瘀解毒为法。肝癌在中医学传统理论的基础上，当选用一些经过药理研究证实具有保肝降酶、抗癌的中药，如溪黄草、盆垂草、重楼、白英、龙葵草等。

1. 辨证论治

(1)肝郁脾虚证

主症：上腹胀满不适，两胁疼痛，情绪低落善叹息或性情急躁，消瘦乏力，倦怠短气，腹胀纳少，进食后胀甚，大便溏薄，舌质淡胖，舌苔白，脉弦细。

证机概要：肝郁气滞，脾失健运。

治疗法则：疏肝解郁，健脾益气。

方药运用：柴芍六君汤加减。人参、白术、茯苓、陈皮、姜半夏、炙甘草、柴胡、炒白芍、钩藤。

加减：短气乏力明显者，用党参、生黄芪；腹胀明显者，加槟榔、木香；腹泻者，加石榴皮、炒苍术；阳虚者，加补骨脂、干姜。

临证指要：该证常见于肝癌早期，症状无特异性，以肝气郁结，脾胃虚损，运化失司为主，治当疏肝柔肝、行气解郁、健脾和胃。肝体阴而用阳，依赖中焦脾胃所化生气血以濡养才能疏泄如常。因此，有学者认为固护脾胃，调理中焦当贯穿肝癌治疗的始终。

(2)气滞血瘀证

主症：上腹疼痛拒按，肿块质硬如石，或胸胁掣痛不适，烦热口干喜饮，或烦躁口苦，大便干结，尿黄或短赤甚则肌肤甲错，舌质红或暗红，边尖有瘀点瘀斑，舌苔白厚或黄，脉弦数或弦滑有力。

证机概要：脏腑失调，气血逆乱。

治疗法则:行气活血,解毒消癥。

方药运用:膈下逐瘀汤加减。五灵脂、当归、川芎、桃仁、牡丹皮、赤芍、乌药、延胡索、甘草、香附、红花、枳壳。

加减:血瘀气滞挟痰浊者,可选用鳖甲煎丸加减;腹部疼痛或胸胁痛甚者,酌加蒲黄、川楝子、九香虫;兼有热象者,加黄连、黄芩、牡丹皮;大便干结者,加生地黄、大黄。

临证指要:该证常见于肝癌中晚期,临床表现以疼痛为主,瘀血偏重者可见腹部包块。治疗在行气活血基础上,加软坚散结、破血消癥药物可获得良好效果。

(3)湿热蕴毒证

主症:全身皮肤、巩膜黄染,右胁疼痛,恶心呕吐,口苦食少,腹胀坚满,大便干燥或闭结或溏泄,发热,舌红,苔黄腻,脉弦滑数。

证机概要:湿热日久成毒,胆汁外溢肌肤。

治疗法则:清热解毒,利湿退黄。

方药运用:茵陈蒿汤合黄连解毒汤加减。茵陈、栀子、大黄、黄连、黄芩、黄柏。

加减:阳黄者,可加五味子、田基黄;呕恶者,加姜半夏、姜竹茹;出血者,加云南白药、仙鹤草、血余炭;阴黄者,可用附子理中汤加减。

临证指要:该证常见于肝癌中晚期,临床表现以黄疸为主,湿热重者表现为阳黄,寒湿盛者表现为阴黄。黄疸提示预后不佳,当采取综合治疗方式,积极改善黄疸。伴有出血者,应慎用活血化瘀药物。

(4)气阴两虚证

主症:面色晦暗,腹大胀满,四肢瘦削,唇红口燥,短气喘促,纳呆厌食,烦躁不眠,低热盗汗,腰腿酸软,小便短赤,舌红绛而干,苔光剥,脉弦细数。

证机概要:邪毒日久,津液耗伤,阴虚内热。

治疗法则:滋阴益肾,清热解毒。

方药运用:一贯煎加减。北沙参、麦冬、当归、生地黄、枸杞子、川楝子。

加减:潮热者,加地骨皮、银柴胡;腹胀甚者,加炒莱菔子、大腹皮、八月札;腹水胀满者,酌加木香、大腹皮、猪苓、茯苓;肝性脑病、神昏者,加羚羊角送服安宫牛黄丸;出血者,加鲜旱莲叶、鲜藕汁、水牛角。

临证指要:该证常见于肝癌中晚期或介入治疗后,肝癌晚期患者常伴有腹水、癌性发热,中药应当滋阴清热,利水消肿。介入术后常伴有发热,治当清热解毒、保肝降酶为主。

2. 中成药制剂

(1)大黄䗪虫丸:每次3~6g,每日3次。活血祛瘀、消肿散结,适于各期肝癌正气尚可者。

(2)安宫牛黄丸:每次1丸,凉开水送服,每日1~3次。清热解毒、凉血退热、醒神开窍。对肝癌癌性发热、肝性脑病等有较好的作用。

（3）化癥回生口服液：每次10ml，每日3次。消癥化瘀、益气养血、健脾补肾。用于治疗肝癌、肺癌。

（4）槐耳颗粒：口服，每次20g，每日3次。扶正固本、活血消癥。适用于正气虚弱，瘀血阻滞的原发性肝癌不宜手术和化疗者辅助治疗用药，有改善肝区疼痛、腹胀、乏力等症状的作用。

（5）参一胶囊：饭前空腹口服，每次2粒，每日2次。培元固本、补益气血。与化疗配合用药，有助于提高原发性肺癌、肝癌的疗效，可改善肿瘤患者的气虚症状，提高机体免疫功能。

（6）榄香烯乳注射液：静脉滴注，每次0.4～0.6g，每日1次。本品与放化疗同步使用，可增强疗效。可用于介入、腔内化疗及癌性胸腹水的辅助治疗。

（三）西医治疗

随着医学技术的进步及人群体检的普及，早期肝癌和小肝癌的检出率和手术根治切除率逐年提高。早期肝癌尽量手术切除，不能切除者应采取综合治疗的模式。

1. 手术治疗

外科手术是治疗肝癌的首选方法，治疗手段主要是肝切除和肝移植。对于局限性肝癌，不伴肝硬化时首选肝切除术；如果合并肝硬化、肝功能失代偿，且符合移植标准及条件时首选肝移植术。

（1）肝切除术：仍是目前肝癌治疗最有效的方法，凡有手术指征者均应积极争取手术切除。手术适应证：①诊断明确，估计病变局限于一叶或半肝，未侵及第一、第二肝门和下腔静脉者；②肝功能代偿良好，凝血酶原时间不低于正常的50%；③无明显黄疸、腹水或远处转移者；④心、肺、肾功能良好，能耐受手术者；⑤术后复发，病变局限于肝的一侧者；⑥经肝动脉栓塞化疗或肝动脉结扎、插管化疗后，病变明显缩小，估计有可能手术切除者。肝切除术的基本原则：①彻底性，最大限度地完整切除肿瘤，使切缘无残留肿瘤；②安全性，最大限度地保留正常肝组织，降低手术死亡率及手术并发症。术前的选择和评估、手术细节的改进及术后复发转移的防治等是中晚期肝癌手术治疗关键点。

（2）肝移植术：我国肝癌患者大多都伴有肝硬化，手术切除率较低，对伴有肝硬化的小肝癌，最有效治疗方法是肝移植，因为肝移植同时切除了肝癌和肝硬化的病变肝，明显降低了术后复发率、延长复发时间。肝移植主要用于手术无法切除、不能进行射频消融（RFA）和经导管肝动脉化疗栓塞术（TACE）治疗或肝功能不能耐受的患者。目前我国供肝的数量及高昂的费用等因素严重限制了肝移植的开展。

2. 局部治疗

因肝癌患者大多合并有肝硬化，或者在确诊时大部分患者已达中晚期，能获得手术切除机会的患者为20％～30％。对于丧失手术机会的这部分患者,局部治疗成为其最有效的姑息治疗方式之一,包括肝动脉介入治疗及局部消融治疗。

(1)肝动脉介入治疗:介入治疗包括介入性肝动脉栓塞(TAE)和介入性肝动脉插管化疗(TAI),临床上多采用肝动脉化疗、栓塞合并应用(TACE),可以发挥局部化疗及栓塞的双重作用。

①肝动脉灌注化疗(TAI):是将导管插入给肿瘤供血的肝动脉分支,灌注化疗药物和生物制剂,有肿瘤局部药物浓度高、全身不良反应少的优点,主要用于不宜行栓塞治疗的肿瘤患者。常用化疗药物有阿霉素(ADM)或表柔比星(EADM)、顺铂(PDD)、氟尿嘧啶(5-FU)、奥沙利铂、羟喜树碱(HCPT)及丝裂霉素(MMC)等。

②肝动脉栓塞(TAE):单纯用栓塞剂堵塞肝肿瘤的供血动脉,尽可能采取超选择插管,并且注意选择合适的栓塞剂。一般采用超液化乙碘油与化疗药物充分混合成的乳剂,碘油用量根据肿瘤的大小、血供情况、肿瘤供血动脉的多寡酌情掌握,也可以选用其他栓塞剂,如吸收性明胶海绵、永久性颗粒和药物洗脱微球等。

③肝动脉栓塞化疗(TACE):即同时进行肝动脉灌注化疗(TAI)和肝动脉栓塞(TAE)治疗以提高疗效。TACE已成为不能手术切除的中晚期肝癌患者的首选和最有效的治疗方法。TACE适应证:Ⅱb期、Ⅲa期和Ⅲb期的部分患者,肝功能分级Child-Pugh A或B级,ECOG评分0～2;可以手术切除,但由于其他原因(如高龄、严重肝硬化等)不能或不愿接受手术的Ⅰb期和Ⅱa期患者;多发结节型肝癌;门静脉主干未完全阻塞,或虽完全阻塞但肝动脉与门静脉间代偿性侧支血管形成;肝肿瘤破裂出血或肝动脉-门静脉分流造成门静脉高压出血;控制局部疼痛、出血及栓堵动静脉瘘;肝癌切除术后,DSA可以早期发现残癌或复发灶,并给予介入治疗。TACE目前作为治疗不能切除肝癌的主要方法,对早期肝癌的局部有效率为62％～80％,5年生存率为34％～53％;对于术后复发性肝癌,TACE也能取得很好的疗效。

(2)局部消融治疗:是借助医学影像技术的引导对肿瘤靶向定位,局部采用物理或化学方法直接杀灭肿瘤组织的治疗手段。主要包括射频消融(RFA)、微波消融(MWA)、冷冻治疗(cryoablation)、高功率超声聚焦消融(HIFU)及无水乙醇注射治疗(PEI),具有微创、安全、简便和易于多次施行的特点。其适用于直径≤5cm单发肿瘤;数目≤3个且最大直径均≤3cm的肿瘤;无血管、胆管、邻近器官浸润及远处转移;肿瘤位于肝门部大血管附近,不能耐受手术或切除术后复发的患者。对肿瘤直径>5cm的病灶不主张单纯行消融治疗。

①射频消融(RFA):是应用最广泛的热消融手段,有微创高效、安全性高及重复利用等优势。对于小肝癌患者,RFA的远期疗效与肝移植和肝切除相似,且优于单纯的TAE/TACE治疗。与无水乙醇注射相比,RFA对3～5cm的肿瘤具有根治率高、所需治疗次数少和远期生存率高的显著优势。RFA治疗的精髓是对肿

瘤整体灭活并尽量减少正常肝组织损伤,其前提是对肿瘤浸润范围和卫星灶的精准确认。

②微波消融(MWA):我国常用的热消融方法,在局部疗效、并发症发生率及远期生存方面与RFA相比都无显著差异。其特点是消融效率高,避免RFA所存在的"热沉效应"。现在的MWA技术也能一次性灭活肿瘤,对血供丰富的肿瘤,可先凝固阻断肿瘤主要滋养血管,再灭活肿瘤,可以提高疗效。建立温度监控系统可以调控有效热场范围,保证凝固效果。

③无水乙醇注射(PEI):适用于直径≤3cm以内的小肝癌及复发小肝癌治疗,局部复发率高于RFA,但PEI对直径≤2cm的肝癌消融效果确切,远期疗效类似于RFA。临床上PEI的优点是安全,特别适用于癌灶贴近肝门、胆囊及胃肠道组织,而热消融治疗(RFA和MWA)可能容易造成损伤者。

④氩氦冷冻消融技术:冷冻治疗主要适用于手术不能切除的小肝癌合并严重肝硬化,不能耐受切除者;对不能切除的较大肝癌,冷冻作为综合治疗的主要手段也有很好的临床疗效;对邻近大血管的肿瘤可安全进行治疗是冷冻治疗的显著优点。不足之处是,留在原位的冷冻坏死组织释放抗原,可刺激机体免疫反应;冷冻消融创伤性大、并发症较严重。

3. 放射治疗

分为外放射治疗和内放射治疗。外放疗是利用放疗设备产生的射线(光子或粒子)从体外对肿瘤照射。内放疗是利用放射性核素,经机体管道或通过针道植入肿瘤内。

(1)外放射治疗:主要包括常规放射治疗、三维适形放疗和体部伽马刀治疗。常规放射治疗因其全肝照射可导致肝功能下降,且治疗周期长等缺陷被逐渐淘汰。三维适形放疗采用三维治疗计划系统进行聚焦式照射,也就是让肿瘤得到更大的照射剂量,而使肿瘤边缘剂量呈梯度下降,提高肿瘤照射剂量的同时尽可能保护周围正常组织,达到精确计算、精确定位和精确治疗的目的。原发性肝癌对放疗敏感,三维适形放疗治疗肝癌效果确切。体部伽马刀具有放疗精确度更高,杀灭肿瘤细胞作用更强,正常组织损伤更小的特点,能达到高精度、高剂量、高疗效、低损伤的放射治疗标准。伽马刀治疗已成为治疗肝癌的重要治疗手段。放射性肝损伤是放疗的主要缺点。放疗的适应证包括:①不可切除肝癌的姑息性治疗,部分患者肿瘤缩小或降期后可获得手术切除机会,也可用于等待肝癌肝移植前的治疗;②远处转移病灶的姑息治疗,以控制疼痛或缓解压迫等。

(2)内放射治疗:放射性粒子植入是局部治疗肝癌的一种有效方法,包括[90]Y微球疗法、[131]I单克隆抗体、放射性碘化油、[125]I粒子植入等。在肿瘤组织内或在受肿瘤侵犯的管腔(门静脉、下腔静脉或胆管)内植入放射性粒子后,放射性粒子可持续产生低能X射线、γ射线或β射线,最大限度杀伤肿瘤细胞。粒子植入技术包括组织间植入、门静脉植入、下腔静脉植入和胆道内植入，分别治疗肝内病灶、门静脉癌栓、下腔静脉癌栓和胆管内癌或癌栓。

4. 化学治疗

传统的细胞毒性药物，包括阿霉素、表柔比星、氟尿嘧啶、顺铂和丝裂霉素等，在肝癌中的单药或传统联合用药方案中有效率均不高，且不良反应大，可重复性差。一是肝癌存在原发性耐药；二是绝大多数的肝癌发生在肝原发疾病，如乙型肝炎、丙型肝炎和（或）酒精性肝硬化的基础上，化疗药物不但会激活 HBV 复制，还会损害患者的肝功能，加重肝炎肝硬化，导致化疗无法带来生存效益。此外，晚期肝癌肝功能已有损害，使得药物的代谢存在障碍，肝硬化还导致腹水、胆红素升高、门静脉高压等，往往也影响药物的疗效。根据 EACH 研究后期随访的数据，含奥沙利铂的 FOLFOX4 方案在整体反应率、疾病控制率、无进展生存期、总生存期方面，均优于传统化疗药物阿霉素，且耐受性和安全性较好。因此，奥沙利铂在我国被批准用于治疗不适合手术切除或局部治疗的局部晚期和转移性肝癌。采用含奥沙利铂的方案进行系统化疗治疗晚期原发性肝癌患者具有一定的客观疗效和生存获益，且安全性较好，不良反应较低。但总体而言，晚期原发性肝癌患者预后极差，自然病程仅为 4～8 个月，全身化疗未能显著延长生存时间。

5. 生物靶向治疗

索拉非尼（sorafenib）是一种多靶点激酶抑制药，具有抗血管生成、促进细胞凋亡，并对 Raf-1、B-Raf、VEGFR2、PDGFR 及 c-Kit 等多种受体有拮抗作用。索拉非尼是目前唯一被推荐用于不可切除晚期 HCC 的标准一线治疗药物。常规推荐用法为 400mg，口服，每日 2 次，应用时需注意对肝功能的影响。其最常见的不良反应为腹泻、体重下降、手足综合征、皮疹、心肌缺血及高血压等，一般发生在治疗开始后的 2～6 周。但索拉非尼临床疗效易受肝炎病毒感染影响，且不能改善乙型病毒性肝炎相关 HCC 患者预后。因我国大部分 HCC 患者存在 HBV 感染，极大限制了索拉非尼的临床应用。在 REFLECT 研究中，与索拉非尼比较，仑伐替尼在中位总生存时间上达到了非劣效性统计标准，仑伐替尼在中位无进展生存时间、中位疾病进展时间和客观缓解率 3 个次要研究终点方面均显著优于索拉非尼。而舒尼替尼、布立尼布等新分子靶向药物在与索拉非尼头对头对比研究中均未表现出更优的生存获益。

6. 免疫治疗

肝癌免疫治疗主要包括免疫调节药（干扰素 α、胸腺素 α1 等）、免疫检查点阻断药（CTLA-4 阻断药、PD-1/PD-L1 阻断药等）、肿瘤疫苗（树突细胞疫苗等）、细胞免疫治疗（细胞因子诱导的杀伤细胞，CIK）。这些治疗手段均有一定的抗肿瘤作用，但尚待大规模临床研究加以验证。肝癌患者多合并乙型肝炎和（或）丙型肝炎，干扰素可抑制肝炎病毒复制、抗血管增生、进行免疫调节，从而延迟肿瘤复发和改善总体生存。

此外,合并乙型肝炎和(或)丙型肝炎的患者,需要选择强效且低耐药的抗病毒药物,如恩替卡韦、替比夫定或替诺福韦酯等辅助肝癌的治疗。TACE治疗可能引起HBV复制活跃,目前推荐在治疗前即开始应用抗病毒药物。抗病毒治疗还可以降低术后复发率。抗病毒治疗应贯穿肝癌治疗的全过程。

七、预后与调护

在肝癌发现时,多数患者已是中晚期,预后不好,因此预防工作十分重要。我国共有约3亿人患有肝疾病,主要包括病毒性肝炎(乙型肝炎为主)、非酒精性脂肪性肝病和酒精性肝病等。目前,HBV和HCV感染、黄曲霉素感染、遗传因素,以及糖尿病、超重和肥胖等因素均是肝癌的高危影响因素。肝癌的防治措施必须采用综合预防的方式进行干预。通过防霉、改水、防肝炎、戒酒、减脂、多活动等方式可以实现一级预防。二级预防是对肝癌进行早期筛查、早期诊断、早期治疗的措施,以阻止或减缓肝癌的发展,恢复健康。对高危人群进行腹部超声和AFP检测是筛查肝癌的主要手段。筛查结果阳性的疑似患者应进一步检查,以确定能否进行手术或其他治疗。肝癌的三级预防即临床预防或康复预防,主要是采取多学科综合治疗,控制肝癌恶化,提高肝癌患者的生存率和生存质量。肝癌患者的调护,需关注疼痛、焦虑、营养不良、潜在并发症(如感染、出血、消化道出血、肝性脑病等)。肝区疼痛是肝癌患者最常见、最典型的症状,应根据患者疼痛的区域、性质、持续时间及有无伴随症状(如恶心、呕吐等),由弱到强行阶梯性给药。要加强营养,鼓励患者进食高蛋白、高热能、低脂肪的食物,少食多餐。对有腹水的患者要适当、谨慎地限制钠的摄入。

八、中医防治进展

由于肝癌的高度恶性及侵袭性,多数患者确诊时已经为中晚期,且我国患者多合并有病毒性肝炎、肝硬化,总体上治疗效果不佳、生存期不长。多学科协作(MDT)综合治疗模式是时下比较被认可的管理肝癌的治疗新理念。综合治疗模式不再局限于单纯消灭肿瘤,而是更多地关注患者,这与中医"以人为本"的防治观念不谋而合。中医药治疗肝癌强调扶正祛邪、整体调节,可以达到改善症状、控制转移、防止复发的效果。中医药适用于原发性肝癌各期,可以与临床各种手段相结合,全程参与肝癌的治疗。雷华涛观察了29例外科手术联合中药治疗原发性肝癌Ⅲ期患者的疗效,术前7日给予解毒消癥饮治疗,术后7日给予扶正抑瘤方,发现使用中药后,可有效改善患者免疫功能,远期预后较好。徐森华等用TACE联合加味柴芍六君子汤治疗中晚期原发性肝癌,发现加味柴芍六君子汤具有减毒增效作用,可明显缓解患者术后腹痛、发热、恶心呕吐等症状,还可有效减少肝功能损害及心律失常的发生。中药单药有效成分抗肿瘤的研究也有进展,如郑锐年发现姜黄素能够上调 ROS 水平,进而通过激活 ROS-ASKI-JNK 信号通路增效 ABT-737 诱导人肝癌细胞 HepG2 凋亡的作用。王宁宁等证实,华蟾素可直接破坏 DNA 结构、干扰其合成,达到阻断肝癌 HepG2 细胞增殖的目的,且呈剂量依赖性。孙海榕等研究表明,白藜芦醇苷能有效抑制人肝癌细胞增殖、迁移和侵袭,可能是通过抑制长链非编码 RNAHULC 发挥"抑癌基因"的功能。

中西医结合治疗肝癌的综合治疗模式能进一步提高疗效。然而,中医药对于肝癌尚缺乏统一的辨证分型标准和疗效评价标准,此局限性不符合肝癌诊疗标准的规范化要求,不利于中医药疗法的临床推广,将是未来中医工作者们需要着力解决的问题。中医药治疗原发性肝癌的作用机制十分复杂,目前虽取得了一些研究成果,但还远未被充分揭示。中医药的实验研究多揭示单味中药有效成分的抗癌机制,而临床治疗多用复方、多种中药同用的综合效应还缺乏研究,如何从多途径、多靶点研究中医药的抗肝癌机制是今后探索的方向。

(吴超勇)

参 考 文 献

[1] Torre LA,Bray F,Siegel RL,et al. Global cancer statistics,2012.[J]. Ca A Cancer Journal for Clinicians,2015,65(2):69-90.

[2] Chen W,Zheng R,Baade PD,et al. Cancer statistics in China,2015[J]. Ca Cancer J Clin, 2016,66(2):115-132.

[3] 程玉佩,张明香.中医药治疗原发性肝癌研究进展[J].辽宁中医药大学学报,2018,20(1): 167-169.

[4] Di Martino M,De Filippis G,De Santis A,et al. Hepatocellular carcinoma in cirrhotic patients:prospective comparison of US,CT and MR imaging.[J]. European Radiology,2013, 23(4):887-896.

[5] Chen M L,Zhang X Y,Qi L P,et al. Diffusion-weighted images(DWI)without ADC values in assessment of small focal nodules in cirrhotic liver[J]. Chinese Journal of Cancer Research,2014,26(1):38-47.

[6] 中华人民共和国国家卫生和计划生育委员会.原发性肝癌诊疗规范(2017 年版)[J].临床肝胆病杂志,2017,33(8):1419-1431.

[7] 佚名.肝功能 Child-Pugh 分级标准[J].临床普外科电子杂志,2015(3):64.

[8] 李忠.肿瘤[M].北京:人民卫生出版社,2006:76-99.

[9] 邬晓东,姜丽娟.周岱翰治疗原发性肝癌经验[J].中医杂志,2015,(8):648-650.

[10] 艾望,夏玉坤,王秀萍,等.原发性肝癌中医药治疗研究进展[J].辽宁中医药大学学报, 2018,20(3):133-136.

[11] 周滢,周萍.邓中甲教授治疗肝癌经验分析[J].中国实验方剂学杂志,2012,18(2):

260-261.

[12] 任秀东,张晓妮,田雪芳,等.陈泽涛治疗肝癌经验[J].山东中医杂志,2014,32(12): 1030-1032.

[13] 钱赟达,楼晓军,沈灵娜,等.膈下逐瘀汤联合精准肝动脉化疗栓塞术治疗中晚期原发性肝癌临床研究[J].新中医,2018,50(9):140-143.

[14] 秦英刚,花宝金.花宝金治疗肝癌经验[J].北京中医药,2013,32(1):33-34.

[15] 王歌,王瑞平.王瑞平治疗原发性肝癌经验[J].中医杂志,2013,54(2):152-154.

[16] 蒋明,马华兵,杨瑞梅.肝动脉化疗栓塞治疗原发性肝癌200例分析[J].当代医学,2012,18(27):70-71.

[17] Peng ZW,Lin XJ,Zhang YJ,et al. Radiofrequency ablation versus hepatic resection for the treatment of hepatocellular carcinomas 2 cm or smaller:a retrospective comparative study [J]. Radiology,2012,262(3):1022-1033.

[18] 杨葛亮,翟笑枫.原发性肝癌系统性化疗的临床进展[J].肿瘤,2014,34(1):91-96.

[19] 杨柳青,秦叔逵,赵宁莉,等.FOLFOX4方案治疗中晚期原发性肝癌的临床研究[J].临床肿瘤学杂志,2013,18(2):108-113.

[20] 刘琳,郑英慧,韩力,等.含奥沙利铂系统化疗方案治疗晚期原发性肝癌有效性和安全性的前瞻性研究荟萃分析[J].临床肿瘤学杂志,2015,20(9):769-779.

[21] Zaanan A,Williet N,Hebbar M,et al. Gemcitabine plus oxaliplatin in advanced hepatocellular carcinoma:a large multicenter AGEO study. [J]. Journal of Hepatology,2013,58(1): 81-88.

[22] Josep M. Llovet,M. D,Sergio Ricci,et al. Sorafenib in Advanced Hepatocellular Carcinoma [J]. New England Journal of Medicine,2008,359(23):2498.

[23] Jackson R,Psarelli EE,Berhane S,et al. Impact of Viral Status on Survival in Patients Receiving Sorafenib for Advanced Hepatocellular Cancer:A Meta-Analysis of Randomized Phase Ⅲ Trials[J]. Journal of Clinical Oncology Official Journal of the American Society of Clinical Oncology,2017,35(6):622.

[24] Xu ZR,Wai-Kay S,Lai CL,et al. Epidemiology of Hepatocellular Carcinoma in the Asia-Pacific Regio [J]. Gut & Liver,2016,10(3):332-339.

[25] 黄颖,杨玲.原发性肝癌的高危因素及亚临床型肝癌的早期筛查[J].医学新知杂志,2014,24(2):73-78.

[26] Kanwal F,Kramer JR,Ilyas J,et al. HCV genotype 3 is associated with an increased risk of cirrhosis and hepatocellular cancer in a national sample of U. S. Veterans with HCV[J]. Hepatology,2014,60(1):98-105.

[27] 李晓东,王运帷,胡静.肝癌的表观遗传学研究进展[J].现代肿瘤医学,2016,24(9): 1501-1504.

[28] 高姗,杨万水,高静,等.糖尿病与原发性肝癌队列研究的Meta分析[J].中华预防医学杂志,2010,44(8):711-716.

[29] 杨晓辉,彭焱.原发性肝癌并门静脉癌栓的临床治疗进展[J].现代肿瘤医学,2016,(23): 3863-3867.

［30］ Di CG，Tortora R. Intermediate hepatocellular carcinoma：How to choose the best treatment modality？［J］. World Journal of Hepatology，2015，7(9)：1184-1191.

［31］ 雷华涛.手术配合中药治疗原发性肝癌Ⅲ期疗效观察［J］.实用中医药杂志，2016(1)：50-51.

［32］ 徐森华，徐成兴，瞿春霞，等.加味柴芍六君子汤联合经肝动脉化疗栓塞治疗原发性肝癌临床观察［J］.介入放射学杂志，2014，23(2)：163-167.

［33］ 郑锐年.姜黄素经由活化 ROS-ASK1-JNK 通路增效 ABT-737 诱导肝癌细胞凋亡作用机制研究［D］.南方医科大学，2016.

［34］ 王宁宁，姚海燕，杨阳，等.华蟾素治疗原发性肝癌的多种作用机制［J］.吉林医药学院学报，2015(3)：229-231.

［35］ 孙海榕，王璐瑜，王忠鑫.白藜芦醇苷通过抑制长链非编码 RNA HULC 表达抑制肝癌 SMMC-7721 和 HepG2 细胞的增殖和侵袭［J］.中国生物化学与分子生物学报，2016，32(5)：561-568.

第9章

胆管癌及胆囊癌

一、概 述

胆系肿瘤（biliary tract cancer，BTC）是起源于胆囊和胆管上皮的恶性肿瘤，主要包括胆管癌（cholangiocarcinoma，CC）、胆囊癌（gallbladder cancer，GBC），其中80％以上为腺癌。胆管癌和胆囊癌的发病率分别占消化道肿瘤的第5、6位。胆管癌统指胆管系统衬覆上皮发生的恶性肿瘤，按所发生的部位可分为肝内胆管癌（intrahepatic cholangiocarcinoma，ICC）和肝外胆管癌（extrahepatic cholangiocarcinoma，ECC）两大类。ICC起源于肝内胆管及其分支至小叶间细胆管树的任何部位的衬覆上皮；ECC又以胆囊管与肝总管汇合点为界分为肝门部胆管癌和远端胆管癌。胆囊癌是指发生于胆囊（包括胆囊底部、体部、颈部及胆囊管）的恶性肿瘤。

胆系肿瘤的发病机制迄今尚未确定，多数认为是综合因素引起，与高龄、胆囊结石、慢性炎症、胆管系统感染、胆固醇代谢异常和胆汁的刺激及病毒、寄生虫的感染有关。胆囊癌常与胆囊良性疾患同时存在，最常见是与胆囊结石共存，结石的慢性刺激是重要的致病因素。胆囊癌的主要临床表现为右上腹疼痛、消化不良、黄疸、发热、右上腹肿块等，其中腹痛、上腹部包块、黄疸又称为胆囊癌三联征。胆管癌病因可能与胆管结石、原发性硬化性胆管炎等疾病有关。胆管癌的主要临床表现为黄疸、大小便异常、胆囊肿大、肝损害、胆管感染、胆管出血等。

中医并没有"胆管癌""胆囊癌"等胆系肿瘤的记载，但据其临床表现可归属于"黄疸""积聚""腹痛""癥瘕"等范畴。《灵枢·胀论篇》记载："胆胀者，胁下胀痛……肝胀者，胁下满而痛引少腹。"唐代王焘《外台秘要》描述："心腹积聚，日久癥癖，块大如杯碗，黄疸，宿食朝起呕变，支满上气，时时腹胀，心下坚结，上来抢心，旁攻两胁，彻背连胸""腹中痎气癖硬，两胁脐下硬如石，按之痛，腹满不下食。"胆囊癌三联征与文献中描述的积聚等病证有相似点。关于预后，宋代《圣济总录》说："积气在腹中，久不瘥，牢固推之不移，有癥也……按之其状如盘杯牢结，久不已，令人瘦而腹大……致死不治。"

二、病因病机

胆管癌及胆囊癌的病位在中焦，病变在于胆，与肝密切相关。胆腑位右胁下，肝之短叶间,胆储藏和排泄"精汁",而胆汁由肝血肝精化生或由肝之余气凝聚而成,肝胆协调合作,肝气疏泄有度,则胆汁顺利入肠道,助脾胃消化食物,胆汁排泄无阻又有利于肝气疏泄功能的发挥。胆腑以通降下行为顺,凡情志不畅,寒温不适,饮食不节,或虫积瘀阻等,均可致胆府、胆管气血瘀滞,积聚为患。

1. 病因

（1）酒食不节,过食肥腻:脾胃受损而运化失调、升降不和,导致湿浊内生、瘀毒留滞,日久则痰浊气血互结,发为本病。

（2）七情失和,肝气不达:情志失于调和导致气机阻滞,脉络不通,而后痰浊内生,气血痰浊积聚而成肿块。

（3）起居失宜,寒温失调:起居寒温失宜则脏腑气血失和,加之调摄不当而致气机紊乱,诸邪与气血互相搏结,积而成形。如《灵枢·百病始生》所说:"卒然外中于寒,若内伤于忧怒,则气上逆,气上逆则六输不通,温气不行,凝血蕴里而不散,津液涩渗,著而不去,而积皆成矣。"

2. 病机

（1）脾胃虚损,湿浊内生:脾胃居于中焦,胃主受纳,脾主运化,嗜食肥腻,损伤脾胃,脾失健运而致水谷不化、痰浊内生,胆失通降,气机不畅,痰浊日久不化而成肿块。

（2）肝胆失常,气血瘀滞:肝主疏泄、胆主决断,情志不遂,气机升降失常而致肝失疏泄,胆失通降,气血瘀滞日久积结于胆管而变生癌瘤,胆汁泛溢而生黄疸,气血不通可生腹胀、腹痛。

（3）旧病迁延,蕴久成癌:胆腑诸病,如黄疸、胆系砂石等病变经久不愈,气机不畅、脾为湿困,湿邪困久化热成毒,湿热蕴结与瘀毒交阻,结为癌块。

3. 病机转化

胆系肿瘤主要病机为肝胆瘀滞,湿热蕴结,与肝、胆、脾、胃有关,尤以肝胆为主。其病性乃整体属虚,局部为实之虚实夹杂。情志不和、六淫侵犯、饮食失宜等产生的邪气影响了肝的疏泄和胆的中清通降功能,以致肝气郁结、胆气不通。气血不通,则生疼痛;湿热交蒸,胆汁外逸,浸淫肌肤及两目则发黄疸;郁热不散可有发热;气滞、血瘀、痰浊相互搏结日久则易发为癌瘤。

三、临床表现

1. 一般症状

（1）胆囊癌

①右上腹疼痛:上腹痛为胆囊癌的主要症状。由于胆囊癌多与胆囊结石、炎症并存,故其疼痛性质与结石性胆囊炎相似。开始为右上腹不适,继之出现持续性隐痛或钝痛,有时伴阵发性剧痛并向右肩放射。

②右上腹肿块：肿瘤迅速增长阻塞胆管使胆囊增大，导致右上腹或上腹部出现包块；肿瘤侵犯十二指肠引起的梗阻，以及肿瘤侵犯肝、胃、胰等器官后都可出现相应部位的包块。

③黄疸：黄疸往往在病程晚期出现。癌组织侵犯胆管后可引起黄疸，出现皮肤、黏膜黄染伴皮肤瘙痒，同时伴有消瘦、乏力，甚至恶病质表现。

④其他症状：胆囊功能下降不足以帮助脂肪物质的吸收，出现消化不良、厌油腻、嗳气、胃纳不佳、脂肪便等症状；胆管感染患者多伴有发热。

（2）胆管癌

①黄疸：进行性梗阻性黄疸为胆管癌的主要症状，常伴皮肤瘙痒、红茶样尿或陶土便。少数无黄疸患者表现为上腹部疼痛，有时伴发热、腹部包块。

②右上腹肿块：与胆囊癌表现类似，中段、下段胆管癌患者可触及增大的胆囊，但 Murphy 征可能阴性；肝门部胆管癌的胆囊一般不增大，但肝因胆汁淤积而增大。

③其他症状：食欲缺乏、恶心呕吐、乏力、消瘦等。肝功能失代偿、肿瘤侵犯或压迫门静脉造成门静脉高压均可出现腹水，或双下肢水肿。合并胆管感染可出现右上腹疼痛、寒战高热，甚至休克。

2. 体征

癌肿引起胆管阻塞时可出现库瓦济埃（Courvosier）征，侵犯十二指肠可出现幽门梗阻症状，穿破结肠时可引起胆囊结肠瘘而反复发热，侵犯胆管或发生胆管内癌栓时可出现梗阻性黄疸。肝转移最常见，其他常见远处转移部位是腹膜和肺，极少扩散到骨骼、卵巢等器官。

四、辅助检查

1. 影像学检查

胆管系统恶性肿瘤的诊断主要依赖于影像学诊断。

（1）超声检查（BUS）：是胆系肿瘤筛查的首选检查方法，其优势在于：①作为体检筛查手段，能够尽早发现胆囊壁增厚、胆囊腔内软组织占位及结石等情况。②合并胆管侵犯时，可显示胆管梗阻水平。与肝门部胆管癌的胆囊空虚表现不同，胆囊癌侵犯肝外胆管时胆囊多充盈，胆总管远端无扩张。③可评价肿瘤侵犯邻近肝及肝转移情况。④对明确肿瘤是否合并胆管结石、胆管囊状扩张等具有诊断价值。⑤对肿瘤肝外转移的诊断价值有限。此外，内镜超声检查（EUS）采用高频探头仅隔胃或十二指肠壁对胆囊进行扫描，使胆囊癌的检出率进一步提高，尤其能判断出早期胆囊癌患者胆囊壁各层结构的受浸润情况。管腔内超声（IDUS）利用微型超声探头经 PTC（经皮经肝胆管造影）窦道或 ERCP（内镜逆行性胰胆管造影）途径直接进入胆管扫描，较 EUS 检查更为清晰。

（2）CT检查：是胆管系统肿瘤的常规检查方法，对胆囊癌的形态、部位、淋巴结转移等情况的发现有较好的优势，可以清晰地显示胆管癌患者的肝内肿块、胆管扩张、局部增大淋巴结和肝外转移灶。利用增强CT图像进行冠状面或多平面重建后，能清晰地显示肿瘤病灶及相邻脉管结构间的关系，并据以测算肿瘤在肝内各区段的体积。CT造影可以取代有创血管造影显示门静脉和肝动脉系统的解剖变异和受累状况。CT可作为肿瘤定位与分期评估、肝门区脉管解剖和肝实质病变评估、肿瘤可切除性判断和手术规划的主要依据。

（3）MRI检查：能比较清晰地显示胆管系统的占位性病变、胆管的扩张，并可进行血管增强造影以进一步了解肿瘤浸润和扩散的程度。磁共振胰胆管成像（MRCP），是目前值得推荐的胆囊恶性肿瘤诊断方法，也是目前诊断胆管癌最有价值的检查方法，它能三维显示扩张和狭窄的肝内外胆管和肿瘤位置。合并肝内或肝外胆管侵犯时，磁共振胰胆管造影对了解胆管系统具有独特的诊断价值，在胆管成像上几乎可以替代经皮肝穿刺胆管造影（percutaneous transhepatic cholangiography，PTC）或经内镜逆行胰胆管造影（ERCP），对判断肿瘤侵犯胆管系统的部位、进而设计手术方案具有重要价值。磁共振波谱成像技术（MRSI）是目前进行良恶性胆管肿物鉴别诊断的有效方法之一。

（4）内镜逆行性胰胆管造影（ERCP）：可帮助了解病变特点并发现胰胆管合流异常，对鉴别诊断有一定意义。可通过ERCP方法采集胆汁行细胞学检查及肿瘤标志物检查。由于半数以上患者行ERCP检查胆囊不显影，因此在诊断胆囊癌方面有较大局限性。ERCP仅能显示出胆管癌造成不全性胆管阻塞者的整个胆管受累状况，若胆管完全阻塞则仅能显示梗阻位以下胆管的状况，故对肝门部胆管癌的诊断及可切除性判断价值有限。

（5）经皮经肝胆管造影（PTC）：能清晰显示胆管梗阻部位、胆管受累范围及梗阻部位上游胆管的形态。对于高位胆管梗阻所导致的肝内胆管相互隔离，常需要通过多支胆管PTC才能对癌肿在胆管树的浸润范围做出全面的评估。主要适用于胆管癌、胰头癌、各种恶性肿瘤转移引起的胆管恶性梗阻。此法既是诊断方法，也是对恶性肿瘤引起的高位胆管梗阻性黄疸的首选治疗方法。

（6）正电子发射断层扫描（PET）：能从肿瘤细胞功能代谢变化水平的改变反映早期肿瘤的存在，但其对肝门部胆管癌局部病变的评估和可切除性的判断价值并不高于其他影像学检查。全身PET扫描可发现肿瘤的淋巴结转移、腹膜转移及远处转移情况。PET与CT技术的结合体PET-CT弥补了单纯PET检查影像在成像方面的不足，在临床上应用更为广泛，诊断价值更高。

2. 实验室检查

（1）血液生化检查：梗阻性黄疸可见血清胆红素升高，尤其是直接胆红素明显升高，γ-GT和碱性磷酸酶偏高。胆管压力的持续上升可致肝损害，出现转氨酶升高、清蛋白低下或白球蛋白比例倒置、凝血功能障碍、脂溶性维生素水平下降等。

(2)肿瘤标志物检查：胆管系统恶性肿瘤没有高特异性的肿瘤标志物，癌胚抗原(CEA)、CA19-9、CA50 指标的异常可作为参考。胆囊癌患者血清和胆汁中的CEA 水平升高，CEA 的升高值可能与胆囊癌肿瘤的局部 T 分期相关。CA19-9 异常升高也多见于胰腺癌、结肠癌、肝癌和胃癌。在消化系统恶性肿瘤中，CA50 的阳性检出率从低到高依次为：胃癌 68.9%、胆管癌 70%、肝癌 88.2%、胰腺癌 90%。

3. 基因分子标志物检测

基因分子标志物在胆管系统恶性肿瘤研究中具有较好的应用前景，有待进一步深入研究。k-ras 突变在胆囊癌的发生概率为 11%～38%。β-catenin 可能参与胆囊腺瘤早期的癌变进程。p53 在慢性胆囊炎的早期癌变过程中可能发挥了重要作用。约有 38% 的胆囊癌呈现 EGFR 阳性表达，并且在其酪氨酸激酶锚定序列中可检测到点突变的发生。关于 HER-2 的阳性率，文献报道差别较大，为10.0%～46.5%。

五、诊断及鉴别诊断

(一)诊断要点

胆管癌与胆囊癌的诊断需结合症状、体征、病史及实验室、影像学检查的结果，病理诊断为金标准。早期症状不明显，随着病情的进展，可出现腹部不适、腹痛、乏力、恶心、上腹肿块、黄疸、发热等症状和体征。实验室化验指标无特异性，合理应用影像学检查有助于胆管癌及胆囊癌的定位、定性诊断及肿瘤分期。对肿瘤可根治性切除的患者，因可能出现肿瘤种植的风险，一般不推荐行穿刺活检。确诊胆管癌或胆囊癌后还需行临床分型与分期。

1. 病理分类

(1)胆囊癌好发于胆囊体和底部，发生于胆囊管者少见。胆囊癌以腺癌最多见，占 60%～90%，其次是未分化癌(6%～10%)、鳞状细胞癌(3%～6%)和腺鳞癌(5%)。腺癌大多数是硬化型，其余是乳头状、管状、黏液性和印戒细胞癌。胆囊癌按其分化程度不同有高分化(G1)、中分化(G2)、低分化(G3)和未分化(G4)之分。各组织类型中以未分化癌及黏液腺癌恶性程度最高，发生转移快。乳头状腺癌恶性度最低，较少发生转移，预后好。

(2)肝外胆管癌的组织学分类与胆囊癌并无区别，但与胆囊癌相比，肝外胆管癌中高分化腺癌所占的比例较高，大约占全部腺癌的 80%。好发于近侧胆管(肝管汇合部)的"硬癌"(sclerosing carcinoma)，其分化较好，伴有黏液分泌和大量的纤维间质，与胆总管肿瘤相比，其以临床病程长、高度分化的组织形态和广泛的纤维化为特点，在临床上和病理上不易与硬化型胆管炎相区别。

2. 分型与分期

(1)胆囊癌的分型与分期

①胆囊癌的分型:根据组织来源分型分为上皮组织来源(包括癌前病变、癌和神经内分泌肿瘤)、间叶组织来源、淋巴瘤、继发性胆囊癌。

②胆囊癌的分期:准确的临床分期对治疗计划的制订及预后的估计极为重要。胆囊癌的肿瘤分期系统有多个,包括 Nevin-Moran 分期标准、American Joint Committee on Cancer(AJCC)/International Union Against Cancer(UICC)TNM 分期标准、Japanese Biliary Surgical Society 分期标准。

△Nevin-Moran 分期

Nevin Ⅰ 期:癌组织仅位于黏膜内即黏膜内癌或原位癌。

Nevin Ⅱ 期:癌组织仅位于黏膜及肌层内。

Nevin Ⅲ 期:癌组织累及胆囊壁全层——黏膜层、肌层及浆膜层。

Nevin Ⅳ 期:癌组织累及胆囊壁全层并有胆囊周围淋巴结转移。

Nevin Ⅴ 期:癌组织累及肝脏或有胆囊邻近的脏器转移或远处转移。

△TNM 分期系统,胆囊癌分期见表 9-1。

表 9-1　UICC(2010 年,第 7 版)胆囊癌 TNM 分期

T—原发肿瘤	Tx:原发肿瘤无法评估
	T0:无原发肿瘤的证据
	Tis:原位癌
	T1:肿瘤侵犯黏膜固有层或肌层
	T1a:肿瘤侵犯黏膜固有层
	T1b:肿瘤侵犯肌层
	T2:肿瘤侵犯肌层周围结缔组织,但未突破浆膜层或侵犯肝
	T3:肿瘤突破浆膜层(脏腹膜),和(或)直接侵及肝,和(或)侵及肝外 1 个相邻的器官或组织结构,如胃、十二指肠、结肠、胰腺、网膜或肝外胆管
	T4:肿瘤侵犯门静脉主干,或肝动脉,或 2 个以上的肝外脏器或组织结构
N—区域淋巴结	Nx:区域淋巴结无法评估
	N0:无区域淋巴结转移
	N1:胆囊管、胆总管、肝动脉、门静脉周围淋巴结转移
	N2:腹腔干周围淋巴结、胰头周围淋巴结、肠系膜上动脉周围淋巴结、腹主动脉周围淋巴结等
M—远处转移	M0:无远处转移
	M1:有远处转移

(续 表)

分期	ⅠA 期	T1a	N0	M0
	ⅠB 期	T1b	N0	M0
	Ⅱ 期	T2	N0	M0
	ⅢA 期	T3	N0	M0
	ⅢB 期	T1～3	N1	M0
	ⅣA 期	T4	N0～1	M0
	ⅣB 期	任何 T	N2	M0
		任何 T	任何 N	M1

(2)胆管癌的分型与分期

①胆管癌的分型

△按发生部位划分：

上段胆管癌,又称高位胆管癌,肝门胆管癌。肿瘤位于胆总管、左右肝管及其汇合部,位于后者部位的肿瘤又称 Klatskin 瘤。

中段胆管癌:肿瘤位于胆囊管水平以下、十二指肠上缘以上的胆总管。

下段胆管癌:肿瘤位于十二指肠上缘以下、乏特壶腹(Vater ampulla)以上的胆总管。其中以上段胆管癌最为好发,占胆管癌的 43.4%～75.2%。

△Bismuth 分型:1975 年法国学者 Bismuth 将肝门胆管癌分为 4 型,对指导外科术式的选择有重要意义。

Bismuth Ⅰ 型:肿瘤位于肝总管,未侵犯汇合部。

Bismuth Ⅱ 型:肿瘤已累及汇合部,但未侵犯左右肝管。

Bismuth Ⅲa 型:肿瘤已侵犯右肝管。

Bismuth Ⅲb 型:肿瘤已侵犯左肝管。

Bismuth Ⅳ 型:肿瘤已侵犯左右肝管。

②TNM 分期系统胆管癌分期:见表 9-2,表 9-3。

表 9-2　UICC(2010 年,第 7 版)肝门部胆管癌 TNM 分期

T—原发肿瘤	Tx　原发肿瘤无法评估
	T0:无原发肿瘤的证据
	Tx:原发灶未能评估
	T0:原发灶无证据
	Tis:原位癌
	T1:肿瘤限于胆管壁,浸润至肌层和纤维组织
	T2a:肿瘤超出胆管壁到达脂肪组织
	T2b:肿瘤侵犯邻近肝组织

	T3:肿瘤侵犯单侧门静脉或肝动脉分支		
	T4:肿瘤侵犯门静脉主干;或肝固有动脉;或双侧二级胆管根部;或单侧二级 胆管根部及对侧门静脉或肝动脉		
N—区域淋巴结	Nx:区域淋巴结未能评估		
	N0:无区域淋巴结转移		
	N1:区域淋巴结转移(包括胆囊管,胆总管,肝动脉和门静脉)		
	N2:转移到腹主动脉周围,腔静脉周围,肠系膜上动脉,和(或)腹腔干淋巴结		
M—远处转移	M0:无远处转移		
	M1:有远处转移		
分期	0 期	Tis	N0	M0
	Ⅰ期	T1	N0	M0
	Ⅱ期	T2a～b	N0	M0
	ⅢA 期	T3	N0	M0
	ⅢB 期	T1～3	N1	M0
	ⅣA 期	T4	N0～1	M0
	ⅣB 期	任何 T	N2	M0
		任何 T	任何 N	M1

表 9-3　UICC(2010 年,第 7 版)远端胆管癌 TNM 分期

T—原发肿瘤	Tx:原发肿瘤无法评估		
	T0:无原发肿瘤证据		
	Tis:原位癌		
	T1:局限于胆管		
	T2:超出胆管壁		
	T3:侵及胆囊、胰腺、十二指肠或其他邻近器官,但没有侵及腹腔动脉或肠系 膜上动脉		
	T4:侵及腹腔动脉,或十二指肠上动脉		
N—区域淋巴结	Nx:区域淋巴结无法评估		
	N0:无区域淋巴结转移		
	N1:区域淋巴结转移		
M—远处转移	M0:无远处转移		
	M1:有远处转移		
分期	0 期	Tis	N0	M0
	Ⅰ A 期	T1	N0	M0
	Ⅰ B 期	T2	N0	M0
	Ⅱ A 期	T3	N0	M0
	Ⅱ B 期	T1-3	N1	M0
	Ⅲ期	T4	任何 N	M0
	Ⅳ期	任何 T	任何 N	M1

（二）鉴别诊断

1. 黄色肉芽肿性胆囊炎

黄色肉芽肿性胆囊炎较难与胆囊癌鉴别。前者CT图像特征为胆囊壁极度增厚、外壁不规则、内壁光整；术中表现为胆囊壁增厚，与结肠肝曲、网膜、十二指肠紧密粘连。该病与胆囊癌的一个重要区别是胆囊床边缘处胆囊挛缩，而不是胆囊癌表现的向肝内的灰白色肿瘤浸润。

2. 其他

应与胆囊腺瘤、炎性息肉、腺肌瘤等鉴别。

六、治　疗

（一）治疗原则

鉴于胆管癌和胆囊癌病因不明、发病机制不清、单纯手术作用有限等原因，综合性治疗显得尤为重要，实施综合性治疗的前提是规范性应用肿瘤分期。目前综合治疗的方式主要为外科治疗（根治性手术切除、肝移植、姑息性手术切除及胆汁的内外引流）、放化疗、靶向治疗、光动力治疗及中医药治疗等。根治性切除是目前能使患者获得长期生存的唯一方法，但在临床发现时能进行根治切除手术的患者比例较低；胆管癌和胆囊癌对放、化疗不敏感，治疗方案缺乏共识；上述治疗往往对机体带来伤害及严重的不良反应，损伤人体正气，出现脏腑经络、阴阳气血的偏差或亏损，使病情加重，甚至趋向恶化。中医在胆管癌和胆囊癌的治疗上有一定的优势。中医认为，肝胆瘀滞，湿热蕴结为胆囊癌与胆管癌的主要病机，涉及肝、胆、脾胃，尤以肝胆为主，疏肝利胆、清热通腑为其主要治则。根据"祛邪不伤正、扶正不留邪"的原则，采用疏肝健脾、补养气血、增加免疫以固其本，清利湿热、解毒散结、抑制肿瘤以治其标。辨证选用中药既能有效诱导杀伤肿瘤细胞，稳定瘤灶，又能改善人体失调内环境，提高免疫力，减轻西医治疗毒性，还能起到改善症状、提高生存质量的作用。

（二）中医治疗

1. 辨证论治

辨证要点：胆附于肝，"肝之余气，泄于胆"，胆腑以通降为顺，临证之时还需肝胆同治、疏肝利胆并行。发病初始正气未虚，以邪实为主，表现为肝胆瘀滞、湿热蕴结证候；后期邪盛正虚，表现为脾虚湿阻，甚或阳虚水泛等；本病属本虚标实，虚实夹杂的复杂证候。阳黄多因湿热内蕴，肝胆实火熏灼，或肝气郁滞，疏泄不利而致胆汁疏泄失常，胆液不循常道外溢肌肤，或下注膀胱，表现为身黄目黄明亮、小便黄，舌苔黄厚腻，脉弦滑等。阴黄多因脾肾阳虚或先天不足，导致寒湿凝滞，胆液为寒湿所阻，表现为肌肤、白睛色黄晦暗或如烟熏，纳差，神疲畏寒，口淡不渴，舌淡苔腻，脉沉弦等，患者在发病早期即出现以正虚为主的证候。患者上腹疼痛多为气滞、痰湿、瘀毒交结,腑气不通或经络不通所致;腹部包块多为气滞血瘀或痰瘀搏结之象。

(1)肝胆瘀滞证

主症:右侧胁腹胀痛、闷痛或钝痛,时发时止,或见身目俱黄,多有口苦口干,脘腹胀满,纳差嗳气,或有恶心呕吐,小便黄赤,大便较干结,舌质淡红或淡暗、有瘀斑、苔薄白或微黄,脉弦细或弦紧。

证机概要:肝郁气滞,胆失疏泄。

治疗法则:疏肝利胆,理气导滞。

方药运用:大柴胡汤加减。黄芩、柴胡、大黄(后下)、白芍、枳实、半夏、大枣、生姜。

加减:肝郁明显者,加郁金、绿萼梅等;黄疸明显者,加茵陈、八月札、田基黄等;腹痛明显者,加三棱、莪术、延胡索、五灵脂;腹胀明显者,加枳壳、大腹皮;便溏者,加白术、山药、茯苓。

临证指要:本证为胆系肿瘤的常见证型之一,以肝胆功能失常,气血瘀滞为关键,治疗以疏肝利胆,调气和血为主。

(2)湿热蕴结证

主症:右侧胁腹部胀痛,痛无休止,多牵至右肩背部,或右上腹包块疼痛,痛不可触,高热寒战,或寒热往来,身目黄染,失眠多梦,心烦易怒,口苦咽干,口渴多饮,不思饮食,恶心呕吐,大便秘结,小便短赤,舌质红,苔黄腻,脉弦滑或弦数。

证机概要:湿热阻滞中焦,肝胆疏泻不利。

治疗法则:清热利湿,利胆退黄。

方药运用:大柴胡汤合茵陈蒿汤加减。黄芩、柴胡、大黄(后下)、白芍、枳实、半夏、大枣、生姜、茵陈、栀子。

加减:胁痛者,加延胡索、香附、川楝子、徐长卿;湿轻热重、高热神昏者,加龙胆草、人工牛黄、生地黄、牡丹皮,或加紫雪丹吞服;肿块明显者,加夏枯草、鳖甲、昆布、海藻、生牡蛎等;出血倾向明显者,可加白茅根、三七、侧柏叶等。

临证指要:本证为胆系肿瘤的常见证型之一,以湿热熏蒸肝胆为关键,治疗以清热利湿退黄为主。临证之时不可过用寒凉之品,以防伤及脾胃,病久迁延,而成阴黄,病更难愈。

(3)脾虚湿阻证

主症:右胁腹隐痛或胀痛缠绵,右上腹包块明显,全身黄染,但色泽较淡,神疲乏力,形体羸瘦,面色无华,面目虚肿,畏寒身冷,气短心悸,脘闷腹胀,纳差便溏,舌质淡胖,苔白腻,脉沉细或濡细。

证机概要:中焦脾胃虚损,水湿停聚。

治疗法则:健脾和胃,利湿退黄。

方药运用：参苓白术散加减。白扁豆、白术、茯苓、甘草、桔梗、莲子肉、人参、砂仁、山药、薏苡仁。

加减：纳差食少者，加山楂、谷芽、麦芽、炙鸡内金、神曲等；腹胀者，加大腹皮、枳壳；面浮足肿者，加猪苓、泽泻、龙葵、半边莲、半枝莲。

临证指要：本证为胆系肿瘤的常见证型之一，以脾胃虚弱为关键，多见于术后和晚期患者，治疗以扶正补虚、健脾和胃为主。脾胃为后天之本，气血生化之源，应当重视固护脾胃。

2. 中成药制剂

(1)胆乐胶囊：由猪胆汁、郁金、山楂、陈皮、车前草等组成。每次 4 粒，每日 3 次。理气止痛、利胆排石。可用于肝郁气滞所致右上腹或胁肋部疼痛，疼痛拒按，恶心呕吐，纳差，大便干结，小便短赤，舌质红，苔黄腻，脉弦数或滑数者。

(2)鳖甲煎丸(《金匮要略》)：由鳖甲、射干、黄芩、葶苈子、石韦、川朴、瞿麦、柴胡、鼠妇、干姜、大黄、芍药等组成。水丸每次 3g，每日 3 次；蜜丸每次 1 丸，每日 3 次。行气活血、软坚散结、解毒抗癌。适用于右上腹部包块，胁肋疼痛者。

(3)胆宁片：由大黄、虎杖、青皮、陈皮、郁金、山楂、白茅根组成。每次 5 片，每日 3 次，饭后服用。疏肝利胆，利湿退黄。适用于肝郁气滞、湿热未清所致的胸胁胀痛，黄疸，口苦咽干，纳差，舌红苔黄腻，脉弦数的患者。

(4)消炎利胆片：由穿心莲、溪黄草、苦木组成。每次 6 片，每日 3 次。清热利湿、利胆退黄。适用于肝胆湿热所致口苦、胁痛等症。

(5)槐耳颗粒：口服，每次 20g，每口 3 次。1 个月为 1 个疗程，或遵医嘱。扶正固本、活血消瘀。适用于正气虚弱、瘀血阻滞之证，并可作为化疗辅助用药，有改善腹痛、腹胀、乏力等症状的作用。

3. 针灸疗法

(1)隔姜灸：适于脾胃虚寒水湿内阻者，选穴中脘、神阙、关元、天枢穴；膈俞、脾俞、胃俞、肝俞、胆俞穴。两组穴位交替，每次 3 壮，每日 1 次。

(2)穴位注射：胆囊癌疼痛剧烈者，采用穴位封闭疗法，用维生素 B_{12} 500μg、维生素 B_1 100mg、2%利多卡因 3ml 混合，取足三里、阳陵泉穴封闭注射，每日 1 次。

4. 外治法

(1)双柏散：具有活血祛瘀、消肿镇痛的功效。可用于局部疼痛而辨证不属于虚寒证者。每次 100～200g，加适量温水和少量蜂蜜混匀，适当加热后外敷疼痛区域。局部有皮损者忌用。

(2)麝香风湿跌打止痛膏：主要成分有樟脑、薄荷脑、冰片、水杨酸甲酯、桂皮醛、丁香酚、麝香酮等，是一种常用的传统中药膏剂。具有祛风湿、活血止痛等功效。可用于局部疼痛而无皮肤破损者。

(三)西医治疗

胆系肿瘤主要的治疗手段包括手术、化疗、放疗、肝移植、胆汁引流和光动力学治疗等。治疗方式的采用主要依据病情的分期而定,一般来说,Ⅰ、Ⅱ期患者多采用手术治疗,Ⅲ、Ⅳ期患者多采用姑息治疗,包括姑息性手术切除、胆汁内外引流和综合治疗。

1. 手术治疗

目前手术仍是首选的治疗方法,但其手术切除后的 5 年生存率仅在 5% 左右。手术治疗方法的选择主要取决于肿瘤的病理分级和临床分期。

(1)胆管癌:肝内胆管癌需根据 TNM 分期来决定手术与否。适应证及手术原则如下:0 期至Ⅰ期,肝肿瘤切除,至少保持 1~2cm 的肝无瘤切缘;Ⅱ期,规则性肝切除联合受侵血管一并切除;Ⅲ期,规则性肝切除联合受侵脏器切除;ⅣA 期,规则性肝切除联合淋巴结清扫;ⅣB 期,非手术治疗。临床分期不超过Ⅲ期,对疑有淋巴结转移者,应根据术中淋巴结冰冻结果决定是否行淋巴结清扫。

肝门部胆管癌需根据 TNM 分期来决定手术与否。适应证及手术原则如下:Ⅰ期,单纯胆管切除;Ⅱ期,联合小范围肝切除;Ⅲ期,联合大范围(半肝或三叶)肝切除＋淋巴结清扫;ⅣA 期,联合大范围(半肝或三叶)肝切除＋血管重建＋淋巴结清扫;ⅣB 期,非手术治疗。临床分期不超过Ⅱ期,对疑有淋巴结转移者,应根据术中淋巴结冰冻病理结果决定是否进行淋巴结清扫。

远端胆管癌需根据 TNM 分期来决定手术与否。适应证及手术原则如下:0 期至ⅠB 期,对胆总管上中段的肿瘤,行单纯胆管切除;对胆总管远端肿瘤,行胰十二指肠切除术;ⅡA 期,胆管癌联合邻近受侵脏器切除或胰十二指肠切除术;ⅡB 期,对胆总管上中段的肿瘤,行胆管癌切除＋淋巴结清扫术;对胆总管远端肿瘤,行胰十二指肠切除术＋淋巴结清扫;Ⅲ期至Ⅳ期,非手术治疗;临床分期不超过ⅡA 期,对疑有淋巴结转移者,应行淋巴结清扫。

(2)胆囊癌:根治性切除的原则如下。

①基于胆囊解剖、临床相关研究及临床实践结果,建议 T1b 期以上分期胆囊癌根治性切除应包括胆囊、邻近胆囊床肝组织(肝切缘距胆囊 2~3cm)和区域淋巴结。对于生长在胆囊床肝侧的胆囊体部肿瘤,必要时需行肝Ⅳb 段及Ⅴ段切除。

②如肿瘤侵犯至胆囊周围肝外胆管、横结肠、大网膜等一个邻近器官或组织,可扩大切除范围并力求使各器官组织切缘均为阴性。

③如肿瘤侵犯至胆囊周围胃、十二指肠、胰腺一个或两个邻近器官或组织,虽然扩大切除范围可能达到肿瘤 R0 切除,但鉴于胆囊癌高度恶性、辅助治疗效果不良、预后极差的临床特点,扩大切除范围意味着患者需承受更高的手术风险及术后并发症风险而未能显著改善预后,故不建议常规实施。

④血管侵犯不是手术的绝对禁忌证,可联合受侵的门静脉/肝动脉血管切除、重建。双侧门静脉支均被肿瘤侵犯,或门静脉主干广泛的包绕或梗阻是 R0 切除的禁忌证。

⑤联合受肿瘤侵犯的肝固有动脉主干或双侧肝动脉切除,并不是肿瘤切除的绝对禁忌证,但未重建肝动脉血流术后发生胆汁瘤、感染的风险较高。

⑥组织学证实的远处转移(腹腔、肺、肝内多发转移等)和超出区域淋巴结(腹腔动脉、腹主动脉旁、胰头后下淋巴结)的淋巴结转移,是 R0 切除的绝对禁忌证。

2. 化学治疗

胆管系统肿瘤恶性程度高,早期诊断困难,根治性切除率低,辅助性化疗具有重要意义,但目前尚缺乏敏感有效的化疗药物和具有高级别循证医学证据的有效治疗方案。

(1)治疗原则:对于 T1N0 期患者,R0 切除后无须化疗或放疗;对于≥T2 期,R1 切除或淋巴结阳性,建议术后化疗和(或)放疗;对于无法切除的局部晚期或远处转移患者,可酌情选择姑息性化疗和(或)放疗。对不能手术切除或伴有转移的进展期胆管癌,主要推荐吉西他滨(gemcitabine,GEM)联合铂类抗肿瘤药的化疗方案,加用厄洛替尼(erlotinib)可增强抗肿瘤效果。胆囊癌的化疗则以吉西他滨、氟尿嘧啶联合铂类的方案为主,派姆单抗(pembrolizumab)可用于微卫星不稳定性高(MSI-H)的肿瘤,配合化疗药物进行经肝动脉对瘤血管灌注并栓塞,达到局部治疗提高疗效的目的。

(2)常用化疗方案

①氟尿嘧啶类为基础的化疗:以氟尿嘧啶为基础的化疗方案文献报道较多,但研究结果各不相同。以下为常用化疗方案。

△FAM 方案

氟尿嘧啶 600mg/m² ,静脉注射,第 1 天、第 8 天、第 29 天、第 36 天。

阿霉素 30mg/m² ,静脉注射,第 1 天、第 29 天。

丝裂霉素 6mg/m² ,静脉注射,第 10 天。

每 42 天重复。

△FOLFIRI 方案

伊立替康 80mg/m² ,静脉注射,第 1 天。

亚叶酸钙 500mg/m² ,静脉注射,第 1 天。

氟尿嘧啶 2000mg/m² ,持续静脉泵入 24h,第 1 天。

每 14 天重复。

△S-1＋DDP 方案

爱斯万 40mg/m² ,口服每日 2 次,第 1～14 天。

顺铂 60mg/m² ,静脉注射,第 1 天。

每 21 天重复。

②吉西他滨为基础的方案:吉西他滨单药用于胆道肿瘤的治疗,RR＞20％,采用联合化疗方案缓解率更高,是目前胆管肿瘤姑息化疗的研究热点,以 GP 方案及

GEMOX方案为代表。许多Ⅱ期临床试验显示,GP方案与吉西他滨联合其他药物的疗效相似,缓解率为17%～37%,但是中位生存期并没有显著的提高。

△GP方案

吉西他滨1000mg/m²,静脉注射,第1天、第8天。

顺铂25mg/m²,静脉注射,第1～3天。

每21天重复。

GEMOX方案

吉西他滨1000mg/m²,静脉注射,第1天、第8天。

奥沙利铂100mg/m²,静脉注射,第1天。

每21天重复。

△吉西他滨+卡铂方案

吉西他滨1000mg/m²,静脉注射,第1天、第8天。

卡铂650mg/m²,口服,每日2次,第1～14天。

每21天重复。

△吉西他滨+伊立替康方案

吉西他滨1000mg/m²,静脉滴注,第1天、第8天。

伊立替康100mg/m²,静脉滴注,第1天、第8天。

每21天重复。

③其他化疗方案:如MMC+GEM/CAP。丝裂霉素(MMC)可使DNA解聚,阻断DNA的复制,高浓度时对RNA和蛋白质的合成亦有抑制作用,属细胞周期非特异性药物。

3. 放射治疗

胆系肿瘤对放射线不敏感,即使大剂量的放疗也难以对局部癌灶进行持久性的控制。目前认为其适应证为:肿瘤不能切除、切缘阳性、姑息性切除和肿瘤复发的患者。由于胆管周围复杂的解剖关系,即使是达到根治性切除标准,手术切除范围也有限。对不能手术切除或伴有转移的胆管癌患者,植入胆管支架+外照射放疗的疗效非常有限,但外照射放疗对控制局限性转移灶及病灶出血有益。

胆囊癌手术根治切除率较低,行扩大根治术后复发率较高,目前多主张手术合并放射治疗,手术加放疗可延长生命,改善生活质量。对于可切除的肝外胆管癌和胆囊癌患者,手术切除后常规使用三维适形放疗(CRT)或调强放疗(IMRT),放疗靶区包括局部引流淋巴结和瘤床。对于不能切除的胆囊癌,无论任何部位都适于三维适形放疗、调强放疗或立体定向体部放疗(SBRT)。新的放疗技术使得放疗照射剂量在肿瘤中的分布更加精准,降低了对正常组织器官的损伤程度,从而减少了放疗带来的各种急慢性并发症,提高了疗效。

4. 靶向治疗

由于胆管肿瘤生长的解剖部位各异及自身的高度异质性,肿瘤突变的靶点和频率在肝内胆管细胞癌、肝外胆管癌和胆囊癌有着显著不同的发生率,靶向治疗的结果并非完全令人满意。数种阻断胆管癌发病机制主要信号通路的药物已批准用于临床试验,包括表皮生长因子受体(epidermal growth factor receptor,EGFR)抑制药西妥昔单抗(cetuximab)、厄洛替尼(erlotinib)和吉非替尼(gefitinib)、Raf激酶抑制药索拉非尼(sorafenib)、Her-2抑制药曲妥珠单抗(trastuzumab)和拉帕替尼(lapatinib),以及血管内皮生长因子抑制药贝伐珠单抗(bevacizumab)。靶向药物的临床疗效有待在临床研究中进一步证实。

5. 其他治疗

(1)光动力治疗(PDT):是一种新兴的姑息性治疗方法,原理是经静脉注射的光敏药物优先聚集于肿瘤细胞中,特定波长的光可选择性地与在肿瘤组织内的光敏剂进行光生化反应以破坏肿瘤细胞。对于不可切除的胆管癌患者,PDT是首选治疗方法,具有改善生活质量及提高患者生存率的作用。研究表明,PDT与胆管内支架植入术相结合,比单独支架植入的患者生存期长,与不完全手术切除(R1或R2)的患者相似。

(2)派姆单抗(pembrolizumab):是一种针对PD-1/PD-L1通路的单克隆抗体,靶向PD-1的单克隆抗体可以阻断PD-1与配体PD-L1的相互结合,从而使T淋巴细胞可以攻击肿瘤,行使抗肿瘤免疫功能。美国FDA已批准pembrolizumab用于微卫星不稳定性高或错配修复缺陷实体瘤的治疗,是首个根据基因变异而非组织分类的抗肿瘤药物。

此外,各种生物反应调节剂,如干扰素、白细胞介素等可提高患者的免疫力,改善生存质量,延长生存期,值得进行进一步的临床应用研究。

总而言之,胆管肿瘤的预后较差,需要综合多种治疗手段(手术、化疗、放疗、靶向治疗、生物治疗、介入治疗等)进一步提高疗效、延长生存。

七、预后与调护

我国胆系肿瘤的发病率有增加趋势,其中GBC占全部消化道恶性肿瘤的20%,居消化道肿瘤的第5位,占全部肿瘤的0.75%～1.2%,以西北地区发病率较高。胆系肿瘤具有高度的异质性,不但侵袭性强,且发病隐匿,早期诊断困难。由于易发生转移和生长局部的解剖学特点,根治性切除率低。由于缺乏有效的综合治疗手段,治疗效果不佳。目前根治性手术切除仍是胆系肿瘤最有效的治疗方法,预后好坏的关键在于早期诊断,及时治疗。新辅助化疗和新放疗技术的运用,能为部分不可切除患者争取根治性切除的机会。据报道,胆管癌未行手术切除者的平均生存期约为3个月,其主要死亡原因是胆管感染和肝衰竭。在仅约1/3可行根治性手术切除的胆管癌患者中,术后5年生存率为20%左右。如果能早期发现,胆囊癌仅侵及黏膜和黏膜下层的患者,行胆囊切除术预后较好,5年生存率可达

40%～64%。

鉴于早发现、早诊断对提高患者生存的重要性，凡40岁以上出现黄疸，或有原因不明的上腹部不适、胀痛、纳差等消化系统症状，肝大伴或不伴胆囊增大，均应怀疑胆管系统癌症的可能而做进一步检查。一般排查胆管癌的主要手段有腹部B超、腹部CT、磁共振胆道造影（MRCP）、经皮肝穿刺胆管造影（PTC）等。

预防一直是胆系肿瘤的重点和难点，除不吃污染水域的生鱼、生虾之外，还要留意餐饮卫生，忌过量的动物脂肪及油腻食物；忌暴饮暴食；忌烟、酒及长期过量的辛辣刺激食物；忌霉变食物，少吃油煎、烟熏、腌制食物；注意减少坚硬、黏滞不易消化食物的摄取。坚持适当运动，锻炼身体，维持健康的体重。

罹患胆管肿瘤后，要密切观察体温、脉搏、呼吸、血压的变化，防止并发症的发生。注意饮食调节。胆管肿瘤患者因胆汁排泄不畅常常影响食物的消化和吸收，特别是脂肪性食物更难消化，表现为纳呆、食少、腹胀、大便不调等症状，应选择容易消化吸收且富有营养的低脂高热能食物，多饮开水，禁烟酒。医护人员应鼓励患者保持愉快的心态，树立战胜疾病的信心，充分发挥机体的潜在能力，积极配合治疗，提高疗效。鼓励患者多做力所能及的事以转移不良情绪，自我调理心态。可以散步、听科普知识，看喜剧，做到动静结合。

八、中医防治进展

中医药在胆系肿瘤防治研究中的报道较少，临床研究的证据等级较低，有待今后进行更多更好的研究。胆系肿瘤属于"胁痛""积聚""黄疸"范畴，朱培庭、李秀荣、孙桂芝等专家均基本认同"胆囊附于肝，与肝相为表里，胆病从肝论治""胆为六腑之一，以通降为顺"的治疗原则。

内伤忧愁郁怒太过，内伤肝胆，肝胆疏泄失职，胆气郁结不行，肝血瘀滞不散；嗜肥酗酒生热，热邪蕴遏成毒内攻于胆，胆毒结聚不散，或外感湿热，内客于胆，肝胆疏泄失职，胆气郁结不畅，胆液不得下泄，以致湿热不能排出而蕴结成毒。以上种种因素均使气血瘀毒郁积胆腑，日久而成癥积。肝木脾土常相互影响，湿热瘀结中焦，妨碍肝之疏泄和胆腑的中清、通降功能。肝郁脾虚气滞，瘀热互结胆经，郁滞成积，积久克土，必损后天之本，使脾失健运，胃失和降，气血生化乏源，中气不足。临证之时需肝胆、脾胃同治、疏肝利胆与健脾和胃并行。本病发病初始正气未虚，以邪实为主，表现为肝胆瘀滞、湿热蕴结证候；后期邪盛正虚，表现为脾虚湿阻，甚或阳虚水泛。虽然目前中医对于胆系肿瘤的辨证分型尚不统一，但临床医师仍需针对上述病因病机进行对证处理。根治性切除是本病最为有效的治疗手段，术后中医治疗主要采用扶正、消积两法；放化疗期间配合中医治疗减毒增效，中医治疗最终仍以清除体内残余癌细胞为目的。

邬继云等发现，胆囊癌术后辅助化疗配合中药口服可以减少胆囊癌患者术后并发症,改善生存质量,提高免疫功能和抗病能力。王洪海等的研究表明,在术后化疗基础上加服疏肝利胆汤,可显著减轻化疗毒性,增加患者耐受性,改善治疗效果,提高人体免疫力。

（吴超勇）

参 考 文 献

[1] Hundal R,Shaffer EA. Gallbladder cancer:epidemiology and outcome[J]. Clin Epidemiol,2014,6(6):99-109.

[2] Hueman MT,Vollmer J,Pawlik TM. Evolving treatment strategies for gallbladder cancer[J]. Ann Surg Oncol,2009,16(8):2101-2115.

[3] Raki M,Patrlj L,Kopljar M,et al. Current status and challenges in diagnosis and treatment of gallbladder cancer[J]. Chinese Journal of General Surgery,2016,25(2):157-161.

[4] 中国抗癌协会. 胆囊癌规范化诊治专家共识(2016)[J]. 临床肝胆病杂志,2017,33(4):611-620.

[5] Larsson SC,Håkansson N,Wolk A. Healthy dietary patterns and incidence of biliary tract and gallbladder cancer in a prospective study of women and men[J]. Eur J Cancer,2017,70:42-47.

[6] 徐建庆,陈晨,宋虎伟,等.胆囊癌发病相关危险因素分析[J]. 中国普通外科杂志,2015,24(2):190-194.

[7] Pilgrim CH,Groeschl RT,Pappas SG,et al. An often overlooked diagnosis:imaging features of gallbladder cancer[J]. J Am Coll Surg,2013,216(2):333-339.

[8] Zevallos MC,Ruiz Lopze MJ,Gonzalez Valverde FM,et al. Ultrasound findings associated to gallbladder carcinoma[J]. Cir Esp,2014,92(5):348-355.

[9] Song ER,Chung WS,Jang HY,et al. CT differentiation of 1-2cm gallbladder polyps:benign vs malignant[J]. Abdom Imaging,2014,39(2):334-341.

[10] Tan CH,Lim KS. MRI of gallbladder cancer[J]. Diagn Interv Radiol,2013,19(4):312-319.

[11] 胡冰,周岱云,吴萍,等.先天性胆胰管合流异常与胆囊癌的关联[J]. 中华消化内镜杂志,2004,21(4):225-228.

[12] Ramos-Font C,GÓMez-Rio M,RodrÍGuze-Fern-Ndez A,et al. Ability of FDG-PET/CT in the detection of gallbladder cancer[J]. J Surg Oncol,2014,109(3):218-224.

[13] Chaube A,Tewari M,Singh U,et al. CA 125:a potential tumor marker for gallbladder cancer[J]. J Surg Oncol,2006,93(8):665-669.

[14] Wang YF,Feng FL,JIANG XQ,et al. Combined detection tumor markers for diagnosis and prognosis of gallbladder cancer[J]. World J Gastroenterol,2014,20(14):4085-4092.

[15] Sobin LH,Gospodarowicz MK. 恶性肿瘤 TNM 分期[M]. 7th ed. 天津:天津科技翻译出版公司,2009:119-122.

[16] 李斌,张柏和,姜小清,等.解读胆道肿瘤 TNM 分期变化,规范胆道肿瘤的外科治疗[J]. 中

华普通外科杂志,2012,27(3):255-257.

[17] 于勇,姜小清.胆囊癌的外科分期治疗[J/CD].中华肝脏外科手术学电子杂志,2012,1(3):151-156.

[18] 张继承.消化道肿瘤的中医学研究 [J].亚太传统医药,2010,6(7):153-155.

[19] 冯高飞,陈若,陈伟钊."扶正祛邪"治则在肝癌治疗中的应用 [J].辽宁中医杂志,2015,58(5):953-954.

[20] 孙致保,夏黎明,张东伟.中药在胆道系统恶性肿瘤作用机制及应用研究进展[J].中医药临床杂志,2017,29(10):190-193.

[21] 邬继云,蔡伟兴.胆囊癌术后化疗配合中药调理临床观察[J].中华中医药学刊,2014,32(06):1510-1514.

[22] 赵杰.孙桂芝从肝脾论治胆囊癌经验初探[J].辽宁中医杂志,2015,42(11):2081-2083.

[23] 王雪,李慧杰,曲倩倩,等.李秀荣治疗胆囊癌的经验[J].江苏中医药,2014,46(7):20-21.

[24] 王洪海,李敏,邵换璋,等.疏肝利胆汤对胆囊癌术后化疗患者生活质量及免疫功能的影响[J].陕西中医,2015,36(08):942-943.

[25] 林天碧,王永奇,朱培庭.朱培庭治疗胆囊癌经验[J].中国中医药信息杂志,2012,19(5):91-92.

[26] Morizane C,Okusaka T,Mizusawa J,et al. Randomized phase Ⅱ study of gemcitabine plus S-1 versus S-1 in advanced biliary tract cancer:a Japan Clinical Oncology Group trial[J]. Cancer Sci,2013,104(9):1211-1216.

[27] Stein A,Arnold D,Bridgewater J,et al. Adjuvant chemotherapy with gemcitabine and cisplatin compared to observation after curative intent resection of cholangiocarcinoma and muscle invasive gallbladder carcinoma(ACTICCA-1 trial)-a randomized,multidisciplinary,multinational phase Ⅲ trial[J]. BMC Cancer,2015,15:564.

[28] Primrose JN,Fox R,Palmer DH,et al. Adjuvant capecitabine for biliary tract cancer:the BILCAP randomized study[J]. J Clin Oncol,2017,35(15):200.

[29] Isayama H,Tsujino T,Nakai Y,et al. Clinical benefit of radiation therapy and metallic stenting for unresectable hilar cholangiocarcinoma[J]. World J Gastroenterol,2012,18(19):2364-2370.

[30] 张亦弛,王许安,刘颖斌.放射治疗在胆囊癌综合治疗中的应用进展[J].肝胆胰外科杂志,2017,29(5):430-432,436.

[31] Zhu AX,Hong TS,Hezel AF,et al. Current management of gallbladder carcinoma[J]. Oncologist,2010,15(2):168-181.

第10章

胰 腺 癌

一、概 述

胰腺癌（pancreatic cancer，PC）主要指胰外分泌腺的恶性肿瘤，恶性程度高、进展较快、预后较差。临床上主要表现为腹痛、食欲缺乏、消瘦和黄疸等症状。近年胰腺癌发病率逐年上升，2017 年美国癌症协会发布的数据显示，美国胰腺癌新发病例数男性列第 11 位、女性列第 8 位，居恶性肿瘤死亡率第 4 位。中国国家癌症中心最新统计数据显示，胰腺癌位居中国城市男性恶性肿瘤发病率的第 8 位，居北京市和上海市人群恶性肿瘤死亡率的第 5 位。尽管外科手术切除肿瘤是延长生存期的最佳选择，但由于早期缺乏典型的临床表现，85％的胰腺癌患者确诊时已出现转移或处于局部进展期，无法接受手术治疗，不可切除患者中位生存期仅为 6～9个月，能够手术切除患者的中位生存期约 15 个月，5 年生存率约 5％。

胰腺癌的发病机制目前尚不清楚，一般认为是基因和多种环境因素作用的共同结果。*CDKN2A*、*BRCA1/2*、*PALB2* 等基因突变被证实与家族性胰腺癌的发病密切相关。长期吸烟、高脂饮食和高体重指数可能是胰腺癌发病的主要危险因素。此外，糖尿病、过量饮酒、慢性胰腺炎及肿瘤家族史等增加发病风险，多进食新鲜果蔬、维生素 D 可以降低发病风险。

古代及近代，中医学并无胰腺癌专题的论述。当代中医根据解剖部位、生理功能、临床表现、发病特点，一般参考"癥瘕""积聚""黄疸""腹痛""伏梁"等病进行论治。《难经·五十六难》谓："心之积名曰伏梁，起脐上，大如臂，上至心下，久不愈。"《素问·腹中论》中记载："病有少腹盛，上下左右皆有根，此为何病……病名曰伏梁……裹大脓血，居肠胃之外。"《圣济总录》中谓："积气在腹中，久不瘥，牢固推之不移，有瘕也……按之其状如杯盘牢结，久不已，令人瘦而腹大……至死不治。"《外台秘要》描述："心腹积聚，日久癥瘕，块大如杯碗，黄疸，宿食朝起呕吐，支满上气，时时腹痛，心下坚结，上来抢心，傍攻两胁，彻背连胸。"

二、病因病机

病因主要分为内、外两个方面。七情失调、肝气郁结、气机不畅，以及饮食不节、脾胃受损为内因;寒温失调、外感六淫之邪,湿热为甚侵袭机体为外因。内、外相感,脾胃虚损、气机不畅而致湿、热、痰、瘀、毒内生,积聚成块,发为本病。

1. 病因

(1)饮食不节,饥饱失宜:嗜食烟酒、肥甘厚味或生冷辛辣,致中焦脾胃受损、运化失调、升降不和,可致胰腺疏导不畅,痰浊内生,邪毒留滞,日久痰瘀互结,遂成为本病。

(2)情志不畅,七情内伤:七情失调,肝失疏泄,脏腑失于调和,胰腺气机阻滞,脉络不通,气血痰瘀积聚而成。如宋代严用和《济生方·积聚论治》所说:"忧、思、喜、怒之气,人之所不能无者,过则伤乎五脏……留结而为五积。"

(3)起居失宜,寒温失调:外感六淫、虫毒之邪侵袭机体,复因调摄不当,致脏腑气血失和,气机失常,诸邪与气血互相搏结,积而成形。如隋代巢元方《诸病源候论》所说:"癥瘕者,皆由寒温不调,饮食不化,与脏器搏结所生也。"

(4)它病迁延,日久成毒:诸如臌胀、黄疸、砂石、虫积等经久不愈,致气血失和,脾湿困郁,湿热、瘀血、热毒搏结为积块。

2. 病机

(1)脾胃虚损,痰浊内生:胰与脾胃居于中焦,胰之津液有助于脾胃运化。若嗜食肥腻,损伤脾胃,脾失健运而致胰津疏泄不及、水谷不化,则痰浊内生,日久不化而成肿块。

(2)肝失疏泄,气机失调:肝主疏泄、调畅气机,可条达胰腺之排泄。若情志不遂,气机升降失常而致肝失疏泄,胰津壅塞,气血瘀滞日久积变产生癌瘤。

(3)正虚感邪,它病迁延:脏腑失和,外邪侵袭,与脏腑搏结为病。如它病经久不愈,气机不畅,气血失调,湿热瘀毒结聚为癌。

3. 病机转化

本病病位在中焦,与肝、胆、脾、胃密切相关,病性为整体属虚,局部为实之虚实夹杂。胰腺癌的主要病机为脾胃虚损、气机不畅所致湿热瘀毒内生为患。该病早期以脾胃虚损为主,中晚期湿热瘀毒为著,进展较快,易致癌毒流窜,预后不佳。

三、临床表现

胰腺癌起病隐匿,早期症状不典型,临床表现取决于胰腺癌的部位、胆管或胰管梗阻情况、胰腺破坏程度及转移等因素。常表现为上腹部不适、腰背部痛、消化不良或腹泻等,易与其他消化系统疾病相混淆。一般而言,胰头癌较早出现症状,多以黄疸为首发,而胰体癌则以上腹痛常见。患者食欲减退,体重下降,出现症状时大多已属中晚期。

1. 症状

(1)腹痛:多数患者以腹痛为首发症状,早期腹痛较轻或部位不清,以后逐渐加重且腹痛部位相对固定。典型的胰腺癌腹痛为：①位于中上腹深处，胰头癌略偏右，胰体尾癌则偏左；②胰头癌致胆管梗阻时，可阵发性剧烈上腹痛，伴右肩胛部放射痛，类似胆绞痛，常为持续性进行性加剧的钝痛或钻痛，餐后加剧；③胰体尾癌晚期常伴有腰背痛，夜间和（或）仰卧、脊柱伸展时加剧，俯卧、蹲位、弯腰坐位或蜷膝侧卧位可使腹痛减轻。

（2）黄疸：是胰头部癌的突出症状，病程中约90％出现黄疸，但以黄疸为首发症状者不多。黄疸可与腹痛同时或在疼痛发生后不久出现，约25％的患者为无痛性黄疸。大多数病例的黄疸因胰头癌压迫或浸润胆总管引起，少数由于胰体尾癌转移至肝内或肝/胆总管淋巴结所致。黄疸的特征为肝外阻塞性黄疸，持续进行性加深，伴皮肤瘙痒，尿色如浓茶，粪便呈陶土色。

（3）体重减轻：90％的患者有迅速而明显的体重减轻，其中部分患者可不伴腹痛和黄疸。晚期常呈恶病质状态，消瘦原因包括癌的消耗、食欲缺乏、焦虑、失眠、消化和吸收功能障碍等。

（4）其他症状：胰腺癌有不同程度的各种消化道症状，最常见的是食欲缺乏和消化不良，与胆总管下端和胰腺导管被肿瘤阻塞，胆汁和胰液不能进入十二指肠有关。患者常有恶心、呕吐及腹胀等症，因胰腺外分泌功能不全，可致腹泻，脂肪泻多是晚期表现。少数胰腺癌患者可因病变侵及胃、十二指肠壁而发生上消化道出血。多数患者有持续或间歇性低热，可能与腹痛、失眠有关。可出现胰源性糖尿病或原有糖尿病加重，血栓性静脉炎的表现，部分患者会出现焦虑、抑郁和个性改变等精神症状。

2. 体征

早期一般无明显体征，典型胰腺癌可见消瘦，上腹压痛和黄疸。出现黄疸时，常因胆汁淤积而有肝大，其质硬、表面光滑。可扪及囊状、无压痛、表面光滑并可推移的增大胆囊，称 Courvosier 征，是诊断胰腺癌的重要体征。

胰腺肿块多见于上腹部，呈结节状或硬块状肿物，肿块可以是肿瘤本身，也可是腹腔内转移的淋巴结。胰腺癌的肿块一般较深，不活动，而肠系膜或大网膜的转移癌则有一定活动性。部分胰体尾癌压迫脾动脉或主动脉时，可在左上腹或脐周听到血管杂音。晚期患者可有腹水，多因腹膜转移所致。少数患者可有锁骨上淋巴结增大，或直肠指检触及盆腔转移癌。

四、辅助检查

1. 血液、尿、粪检查

黄疸时血清胆红素升高，以结合胆红素为主。血清碱性磷酸酶、GGT、LDH、亮氨酸氨基肽酶、乳铁蛋白、血清核糖核酸、5′-核苷酸酶等可增高。胰管梗阻或并发胰腺炎时，血清淀粉酶和脂肪酶可升高，葡萄糖耐量不正常或有高血糖和糖尿。

重度黄疸时尿胆红素阳性,尿胆原阴性,粪便可呈灰白色,粪胆原减少或消失。

2. 肿瘤标志物检测

目前认为,癌胚抗原(CEA)、糖抗原 CA19-9、糖抗原 CA24-2、糖抗原 CA50 联合监测可提高对于胰腺癌诊断的特异性与准确性。

(1)CEA 和 CA19-9:CEA 是临床上用于诊断胰腺癌的肿瘤标志物,但其特异性不高,在胃癌、结直肠癌等消化道肿瘤中也表达。CA19-9 是较 CEA 更为特异的肿瘤标志物,被作为诊断胰腺癌的标准肿瘤标志物,其用于诊断胰腺癌的敏感性和特异性分别达到 80% 和 86%。在有症状的胰腺癌患者中,CA19-9 的敏感度和特异性为 80% 左右。由于在小病灶和无症状阶段 CA19-9 可以在正常范围内,其次 CA19-9 在良性胆管和胰腺病变也可以升高,因此 CA19-9 在胰腺癌的筛查和早期诊断中意义不大。将 CA19-9 和其他肿瘤标志物联合检测有助于提高其对胰腺癌诊断的准确性。

(2)CA50 和 CA24-2:CA50 是一种广谱的肿瘤标志物,在消化道肿瘤、膀胱癌、前列腺癌、肺癌、乳腺癌,以及不表达 CA19-9 的胰腺癌患者中均可见升高。其诊断胰腺癌的敏感性为 71%~81%,特异性为 60%~88%,与 CA19-9 联合检测可提高敏感性及特异性。此外,CA50 与肿瘤的浸润转移密切相关,对胰腺癌转移的预测、复发的观察是较好的参考指标。CA24-2 是一种唾液酸化的糖类抗原,主要存在于胰腺和结肠恶性肿瘤细胞中,其诊断胰腺癌的敏感性和特异性分别是 68% 和 87%,较 CA19-9 诊断胰腺癌的敏感性略低,但特异性更强。CA24-2 在胰胆良性肿瘤及慢性胰腺炎等许多良性疾病中较少升高,且胆汁淤积对其影响较小。

3. 基因分子标记物

(1)*k-ras* 基因:位于染色体 12p12.1/13 的 *k-ras* 原癌基因是胰腺癌中最常见的突变基因。在胰腺癌中 71%~94% 的胰腺导管癌可发生 *k-ras* 基因突变,被认为是胰腺癌早期诊断最为敏感的方法,但其临床价值仍有待进一步研究与证实。

(2)*P53* 基因:该基因突变率为 27%~86%。由于 *P53* 基因突变位点多、检测其突变相比检测 *k-ras* 突变困难得多。同样地,*P53* 基因突变检测对胰腺癌的敏感性和特异性不高,单独检测 *P53* 基因的诊断价值也不高。

此外,端粒酶、黏液素-1(MUC-1)、癌基因 *HER-2*、抑癌基因 *p16* 和 *DPC4* 对胰腺癌的诊治有一定的参考价值,但有待进一步研究。

4. 影像学检查

(1)B 型超声显像:是首选筛查方法。B 超对晚期胰腺癌的诊断阳性率可达90%,能显示 >2cm 的胰腺肿瘤。B 超影像显示胰腺局限性增大,边缘回声不整齐,典型病变的边缘呈火焰状,回声光点减弱、增加或不均匀,声影衰减明显,胰管不规则狭窄、扩张或中断,胆囊增大,肿瘤侵及周围大血管时表现血管边缘粗糙及被肿瘤压迫等现象。

（2）X线钡餐造影：对胰腺癌诊断有一定价值。可间接反映癌肿的位置、大小及胃肠受压情况，十二指肠壁僵硬，黏膜破坏或肠腔狭窄、移位等。胰头癌可见十二指肠曲扩大或十二指肠降段内侧呈"反3征"等征象，如用十二指肠低张造影则观察效果更佳。

（3）经十二指肠镜逆行胰胆管造影（ERCP）：在胰腺癌的早期诊断中ERCP具有较大价值。由于胰腺癌多数起源于胰腺导管上皮细胞，早期可引起导管狭窄或梗阻、扩张和移位等改变。除能直接观察十二指肠和壶腹有无癌肿浸润情况外，插管造影还可显示：胰胆管受压及主胰管充盈缺损、移位、瘤腔形成等，诊断正确率可达90％。直接收集胰液做细胞学检查及壶腹部活检做病理检查，可提高诊断率。必要时可同时放置胆管内支架，引流减轻黄疸为手术做准备。但该操作有创伤性，胰腺炎、胰胆管感染并发症发生率高。既往ERCP是不明原因阻塞性黄疸的理想内镜检查和治疗手段，但目前认为不明原因阻塞性黄疸的理想内镜检查手段是EUS/EU-FNA，若有治疗必要可行ERCP操作。

（4）CT与CTA检查：薄层增强CT扫描已成为当前胰腺癌分期评估的首选检查方法，可显示胰腺形态变异、局限性肿大、胰周脂肪消失、胰管扩张或狭窄、大血管受压、淋巴结或肝转移等征象，诊断准确率可达80％以上。CTA判断胰腺癌对血管侵犯的准确性可达到95％。对于可疑胰腺肿瘤的病例，CT引导下经皮细针穿刺活检术是一种安全有效的定性手段。其准确性受到胰腺肿瘤大小的影响，即肿瘤直径越小，活检的准确性越高，反复细针穿刺活检可以提高早期胰腺癌的检出率，但是该检查手段存在发生腹膜或皮下种植的风险。

（5）MR、MRA与MRCP检查：随着动态增强磁共振（MR）和磁共振血管造影（MRA）、磁共振胰胆管造影（MRCP）等新技术的诞生，MRI在胰腺癌诊断中的应用日益广泛。在诊断小肿瘤方面，动态增强扫描技术和脂肪移植技术均可使肿瘤组织和其他组织的信号对比增强，从而有利于小肿瘤的检出。MRA较CT和EBCT更为直观清晰，从而成为准确地评价肿瘤与周围血管关系分析评估的首选方法。磁共振胰胆管成像（MRCP）是无创、不需要造影剂即可显示胰胆系统的检查手段，有助于明确胰腺囊性和实性病变（尤其是囊腺瘤、胰腺导管内乳头状黏液肿瘤的鉴别诊断），并进一步明确胰管、胆管的扩张及侵犯情况，其效果基本与逆行胰胆管造影（ERCP）相同。但缺点是无法了解壶腹部病变，亦不能放置胆管内支架引流胆汁减轻黄疸，为手术做准备。

（6）经皮肝穿刺胆管造影（PTC）：ERCP插管失败或胆总管下段梗阻不能插管时，可以通过PTC显示胆管系统，也可术前插管引流，减轻黄疸。胰头癌累及胆总管，引起胆总管梗阻、扩张和阻塞时，梗阻处可见偏心性压迫性狭窄。

（7）数字减影血管成像（DSA）：经腹腔动脉做肠系膜上动脉、肝动脉、脾动脉选择性动脉造影，对显示胰体尾癌可能比B超和CT更有效。其显示胰腺肿块和血管推压移位征象,对于小胰癌(<2cm)诊断准确性可达88%,有助于判断病变范围和手术切除的可能性。但选择性血管造影是一种有创性的检查,显示肝转移较差,不能显示肿瘤与血管、周围脏器的关系及淋巴结的转移情况。螺旋CT在胰腺癌的诊断和可切除性评价方面的总体准确性优于选择性血管造影,已逐渐取代了选择性血管造影在这方面的作用。

(8)超声内镜(EUS)检查:通过在胃和十二指肠内放置的高频超声探头进行超声检查,从而产生高分辨率的胰腺图像,在胰腺癌的诊断、术前分期中发挥重要的作用。如果对可疑病灶进行内镜超声引导下细针穿刺活检(fine needle aspiration,EUS-FNA)可以增强EUS诊断功能,EUS对胰腺肿瘤的发现率为93%~100%,已成为胰腺癌定位和定性诊断最准确的方法。

(9)腹腔镜检查:腹腔镜能直视下观察胰腺原发肿瘤和腹腔内有无转移肿瘤,弥补了CT、MRI和EUS等检查的不足,提高了对肿瘤可切除性的判断,可避免非必要的剖腹探查。但腹腔镜有其局限性:①只能检查肝和腹膜的表面,不易发现肝内微转移灶;②不能正确评估肿瘤与周围血管的关系。而腹腔镜超声(LUS)可以克服这方面的不足,它可探查到直径为2mm的病变,比术中手触摸的敏感性还高,能精确地了解肿瘤及肿瘤与腹膜后血管、胆管和实质结构的关系,提高肿瘤分期的准确性,不需要移动腹腔镜和切开胰腺周围组织即可了解肝脏有无转移及区域淋巴结情况。

5. 病理学检查

(1)脱落细胞学检查:通过ERCP收集胰液进行脱落细胞学检查,阳性率为33%~75%。采用细胞刷刷取胰管可提高检查的阳性率与诊断的准确率,对头、体部胰腺癌尤为明显。直接吸取标本进行细胞学检查,尤其对胰体尾癌诊断的准确性较高,阳性预测值为100%。静脉注射胰泌素刺激胰液分泌,在术中置管收集胰液可以更精确地定位隐匿性胰腺癌,甚至可发现胰腺原位癌。

(2)活检组织学检查:经皮肿物穿刺活检(FNA)对患者进行术前及术中诊断,使患者在开腹前或肿块被切除前有明确的病理诊断。FNA可在术前经皮穿刺或术中直接穿刺,也可在内镜辅助下吸取胰液检查。目前经皮穿刺大多数都在US或CT引导下进行。总体诊断准确率为80%,特异性为100%,是对疑为慢性胰腺炎患者非常有用的辅助检查手段,但FNA存在导致胰瘘等并发症风险。

五、诊断及鉴别诊断

(一)诊断要点

胰腺癌的诊断需结合症状、体征、实验室和影像检查,病理诊断为金标准。临床症状包括上腹部不适、体重减轻、恶心、黄疸、脂肪泻及疼痛等,但均无特异性。对临床上怀疑胰腺癌的患者和胰腺癌的高危人群,应首选无创性检查手段进行筛查,如血清学肿瘤标志物、超声、胰腺 CT 或 MRI 等。肿瘤标志物联合检测并与影像学检查结果相结合,可提高阳性率,有助于胰腺癌的诊断和鉴别诊断。

1. 分型

(1)形态学分型:根据胰腺癌发生的部位,胰头癌约占 2/3,胰体尾癌约占 1/4,全胰腺癌呈弥散性结节状者约占 1/20。胰腺癌的大小和外形不一,边界有的分明,有的呈弥散性浸润与邻近组织难以分辨。

(2)组织学分型:胰腺恶性肿瘤按照组织起源可分为上皮来源和非上皮来源,其中上皮来源的肿瘤包括来自导管上皮、腺泡细胞和神经内分泌细胞的导管腺癌、腺泡细胞癌、神经内分泌肿瘤及各种混合性肿瘤。导管腺癌及其亚型(黏液癌、印戒细胞癌、腺鳞癌、未分化癌、混合型导管内分泌癌)是最常见的胰腺肿瘤,约占原发性胰腺肿瘤的 90%。按照癌细胞分化程度,可将其分为高分化、中分化和低分化腺癌。其他细胞类型,如破骨细胞样巨细胞癌、浆液性囊腺癌、黏液性囊腺癌、导管内乳头-黏液腺癌、腺泡细胞癌、胰母细胞瘤、实性-假乳头状癌等则较少见。

2. 分期

见 AJCC(2016 年,8 版)胰腺癌 TNM 分期(表 10-1)。

表 10-1 胰腺癌 TNM 分期

T—原发肿瘤	Tx	原发肿瘤无法评估		
	T0	无原发肿瘤的证据		
	Tis	原位癌		
	T1	肿瘤最大径≤2cm		
	T2	2cm<肿瘤最大径≤4cm		
	T3	肿瘤最大径>4cm		
	T4	肿瘤侵犯腹腔干动脉、肠系膜上动脉和(或)肝总动脉		
N—区域淋巴结	Nx	区域淋巴结无法评估		
	N0	无区域淋巴结转移		
	N1	1~3 枚区域淋巴结转移		
	N2	4 枚及以上区域淋巴结转移		
M—远处转移	M0	无远处转移		
	M1	有远处转移		
分期	ⅠA 期	T1	N0	M0
	ⅠB 期	T2	N0	M0
	ⅡA 期	T3	N0	M0
	ⅡB 期	T1,T2,T3	N1	M0
	Ⅲ 期	T4	任何 N	M0
	Ⅲ 期	任何 T	N2	M0
	Ⅳ 期	任何 T	任何 N	M1

(二)鉴别诊断

1. 慢性胃部疾病、胆囊结石

胰腺癌临床表现无特异性,临床上需要与之鉴别的疾病甚多,但其鉴别诊断实质上只包括上腹部隐痛及梗阻性黄疸两个内容。当胰腺癌以上腹部不适、腹痛等症状起病时,需要与慢性胃部疾病、胆囊结石等疾病鉴别。但后两者的临床经过为非进行性,多无体重减轻和食欲减退,胃镜、B 超有助于做出正确诊断。

2. 病毒性肝炎、胆总管结石

当胰腺癌以黄疸症状起病时,则需考虑与病毒性肝炎、胆总管结石相鉴别(表10-2)。病毒性肝炎患者的病毒感染标志物,血清转氨酶明显上升与胰腺癌不同。胆总管结石临床特点为在阵发性右上腹绞痛后出现黄疸,既往可有同样的发作史,常伴有寒战和发热。B 超可发现胆总管扩张,内有强回声光团。ERCP 可清楚地显示胆管及胰管全貌及结石病变。MRCP 及 CT 检查有助于诊断。

3. 胰腺神经内分泌癌

起病隐匿,发现时多已发生远处转移,且以肝转移多见,本病是类癌向癌逐渐转变而成,常可见类癌综合征表现,如皮肤潮红、腹泻等。外周血胰肽、胰高血糖素、胰岛素原和胰岛素检测有利于对胰腺神经内分泌癌的诊断和鉴别诊断。最终确诊需要病理组织学诊断。

表 10-2　几种梗阻性黄疸疾病的鉴别

	胰头癌	胆总管结石	壶腹癌	胆总管癌
发病	不太少见	常见	少见	少见
年龄	老年、成年为主	中壮年较多	老年	老年
病程	短、数月	长、可数年	较短	较短
上腹部不适	有	常有,可反复出现	常有,仅在短期内有	常有,仅在短期内有
腹部绞痛	后期多见,可见绞痛,无反复发作	多伴有绞痛,常反复发作	可有绞痛,也可无或极少,有反复发作	可有绞痛,也可无或极少,有反复发作
梗阻性黄疸	黄疸进行性加重,可有波动,罕有完全消退	发作时迅速加深,间歇期可下降或完全消退	黄疸深,持续进行性加重,少有波动,更少退尽	黄疸深,持续进行性加重,少有波动,更少退尽
胆囊增大	常增大	常不增大	常增大	常增大
腹部肿块	后期多有	无	可见	少见

（续　表）

	胰头癌	胆总管结石	壶腹癌	胆总管癌
低张十二指肠造影	十二指肠降段内侧有压迹，双重边缘	无异常发现	十二指肠降段内侧黏膜改变，反"3"征，双重边缘或占位性，病变阴影	无异常发现
ERCP	胰管中断，梗阻断端远侧突然变细呈鼠尾样，双管征	胆总管内有结石阴影	插管不易成功	可见胆总管梗阻和腔内充盈缺损
B超	胰腺不规则肿大，光点减弱，回声不规则	可见光点增强的结石阴影	肿瘤回声突向胆总管内，常呈杯状凹陷或呈弧状凸起	病变部呈低回声不规则边缘，胆囊一般增大，部分肝内胆管可扩张
上消化道出血	少见	无	多见	多见
转移	早	无	较晚	较晚
手术根治	常无法根治	有效	可能根治	可能根治
预后	甚差	好	较差	较差

六、治　疗

(一)治疗原则

胰腺癌的治疗以综合治疗为主，包括手术、放疗、化疗、靶向治疗、局部介入或热消融，以及中医等治疗手段。目前，根治性手术是唯一可能治愈胰腺癌的手段；放疗可控制局部晚期胰腺癌、缓解顽固性疼痛、可以改善患者的预后；新辅助化疗对不可行根治性切除的胰腺癌较为有利，以吉西他滨、氟尿嘧啶类药物（包括替吉奥胶囊及氟尿嘧啶）单药或联合治疗能有效改善胰腺癌术后和不可手术胰腺癌患者的预后；放化疗联合或化疗联合靶向治疗的优势不明显；局部介入栓塞治疗和热消融治疗有一定的应用前景，但需要进一步的临床评价。

胰腺癌的中医治疗是辨病与辨证相结合、局部与整体相协调。胰腺癌的病机特点是整体属虚、局部为实的虚实夹杂证，"扶正抗癌"是基本的治疗思想，应贯穿治疗的始终。中医药治疗的适应证包括：①促进早期胰腺癌患者的术后恢复，防止复发转移；②配合中晚期胰腺癌的姑息性手术、放化疗、靶向治疗，减少西医治疗的不良反应,提高机体耐受性;③晚期胰腺癌无法行手术或放化疗患者的治疗,可以扶正培本,攻毒散结以改善患者生活质量,抑制肿瘤发展。

(二)中医治疗

1. 中医治疗原则

胰腺癌的核心病机是脾胃虚损、气机不畅而致湿、热、痰、瘀、毒的内生。胰腺有辅助脾胃运化的作用,胰液具有泄而不藏的特性,因此胰腺当以通为用。临证宜分清病情的标本缓急与虚实,详细记录患者的病史和四诊信息,实行辨病与辨证相结合的个体化诊疗。可在辨病的基础上,选用白花蛇舌草、山慈姑、半枝莲、半边莲、猫爪草等抗癌中药以提高临床疗效;并结合患者的病变特点,将证候分为脾虚痰湿、气滞血瘀、湿热蕴毒和阴虚内热等证加以施治。

2. 辨证论治

(1)脾虚痰湿证

主症:脘腹胀满或痞满,食后加重,纳食减少,胁下或有隐痛不适,大便溏薄,舌苔白腻,边有齿痕,脉沉缓无力。

证机概要:脾胃虚损,痰湿阻滞。

治疗法则:健脾益气,化痰除湿。

方药运用:香砂六君子汤加减。人参、白术、茯苓、甘草、陈皮、半夏、砂仁、木香。

加减:脾气虚明显者,可重用黄芪、党参以健脾益气;阳虚泄泻者,可加附子、干姜、肉豆蔻、补骨脂以温阳止泻;痰凝结块明显者,可重用浙贝母、知母化痰散结;纳差食少者,可加鸡内金、炒山楂健脾消食;腹水肢肿者,可重用茯苓、猪苓、车前草、龙葵、半边莲、半枝莲以利水消肿;腹部结块较硬者,可加胆南星、石见穿、猫爪草、肿节风以解毒散结。

临证指要:该证常见于胰腺癌早期或胰腺癌术后,症状无特异性,以脾胃虚损,运化失司为主,气血亏虚为辅,当补益脾胃扶助后天之本。

(2)气滞血瘀证

主症:腹背或胁背疼痛,持续胀痛或刺痛,或有胁下结块,脘腹胀满,饮食减少,舌质紫暗或有瘀斑,苔薄白,脉弦涩。

证机概要:气机壅滞,瘀血内结。

治疗法则:行气活血,软坚散结。

方药运用:膈下逐瘀汤加减。五灵脂、当归、川芎、桃仁、牡丹皮、赤芍、乌药、延胡索、甘草、香附、红花、枳壳。

加减:疼痛较甚者,可加罂粟壳、九香虫;腹胀较甚者,可加大腹皮、大腹子;小便不利者,可加通草、车前草;瘀血内结较甚者,再加三棱、莪术。

临证指要:该证多见于胰尾癌中晚期患者,多数伴有转移。气血壅滞,不通致痛,治当调和气血、活血行气为主。

(3)湿热蕴毒证

主症:身目黄染,心烦易怒,口干口苦,食少腹胀或胁肋疼痛,发热缠绵,小便黄赤,大便干结,舌红苔黄腻,脉弦滑或滑数。

证机概要:湿热熏蒸,邪毒流窜。

治疗法则:清热利湿,解毒退黄。

方药运用:茵陈蒿汤合黄连解毒汤加减。茵陈、栀子、大黄、黄连、黄芩、黄柏。

加减:黄疸严重者,可加田基黄、赤小豆、金钱草以利胆退黄;胁肋疼痛者,可加延胡索、川楝子行气止痛;夜间盗汗者,可加青蒿、鳖甲、地骨皮透热敛汗;便秘者,再加芒硝冲服通腑泄热。

临证指要:该证多见于胰头癌中晚期,胆管阻塞,胆汁外溢发为黄疸,治当清热解毒利湿退黄为主。

(4)阴虚内热证

主症:脘腹疼痛,五心烦热,或盗汗,口干咽燥,头昏目眩,大便干结,舌红少苔,脉细数。

证机概要:阴津内耗,邪热内生。

治疗法则:滋养肝肾、清火散结。

方药运用:知柏地黄汤加减。黄柏、知母、山药、牡丹皮、白茯苓、山茱萸、泽泻、熟地黄。

加减:腹部肿块坚实者,可加三棱、莪术、白花蛇舌草、山慈姑破血逐瘀、解毒散结;大便秘结严重者,可加生大黄、芒硝泻下通便;气血亏虚者,加黄芪、党参、陈皮、当归、白芍、鸡血藤益气养血。腹痛、腹泻者,可加延胡索、白芍、炙甘草、血余炭、葛根等。

临证指要:该证多见于胰腺癌中晚期,病程日久,气阴耗伤,可见潮热、午后及夜间发热,治当益气养阴清热为主。阴损及阳,症见腹痛、腹泻时,可在养阴基础上加用温阳止痛之品。

(三)西医治疗

1. 手术治疗

(1)手术目的及原则:根治性切除(R0)是目前治疗胰腺癌最有效的方法。术前应开展 MDT 讨论,依据影像学评估将胰腺癌分为可切除胰腺癌、交界可切除胰腺癌、局部进展期胰腺癌、合并远处转移的胰腺癌后再进行治疗选择。根治性手术是目前唯一对胰腺癌有治愈可能的治疗措施,姑息性手术可减轻患者的痛苦,改善患者的生活质量,延长生命。外科治疗的基本原则是切除肿瘤,重建消化道功能。

(2)手术方式:胰头癌推荐根治性胰十二指肠切除术;胰体尾癌推荐根治性胰体尾联合脾切除术;部分胰腺颈部癌或胰腺多中心病灶的患者,可考虑行全胰腺切除。

①根治性手术:通过影像学检查,判断肿瘤可根治切除的标准是无远处转移,无肠系膜上静脉-门静脉扭曲,腹腔干、肝动脉和肠系膜上动脉周围脂肪间隙清晰。根治性手术应达到胆管、胃(或十二指肠)、胰颈和后腹膜缘阴性。主要有胰十二指肠切除术、保留幽门的胰十二指肠切除术、胰体尾部癌根治性切除术(胰体尾切除及脾切除)、全胰腺切除术。腹腔镜及机器人辅助下胰腺癌根治术可能具有较好的运用前景,但仍需进一步临床评价。

②姑息性手术:经影像学检查或手术探查,发现以下情况之一应判定为肿瘤不可切除,即远处转移、不可重建的肠系膜上-门静脉侵犯、胰头癌肿瘤包绕肠系膜上动脉超过180°或累及腹腔干和下腔静脉、胰体尾癌肿瘤累及肠系膜上动脉或包绕腹腔动脉干超过180°。不能行根治性切除时,为了缓解症状、提高生活质量、延长生命,可根据病变情况行姑息性手术。对十二指肠梗阻者可行结肠前胃空肠吻合术,黄疸者可行胆囊、胆总管空肠吻合术或胆管支架植入术,也可对肿物残留或难以切除处留置银夹标记以利术后放疗。

(3)手术并发症:胰腺癌术后早期的主要并发症有术后出血、感染、血管栓塞、胰瘘等;晚期并发症主要有黄疸、糖尿病、胃空肠吻合口溃疡等。

2. 化学治疗

(1)术后辅助化疗:推荐氟尿嘧啶类药物为主的方案,包括替吉奥胶囊(S-1)及氟尿嘧啶/亚叶酸钙,或吉西他滨(GEM)单药治疗。对于体能状态良好的患者,可以考虑联合化疗。

①替吉奥单药

替吉奥每日80～120mg,口服,第1～28天。

每6周重复,给药6个月。

△可调整方案

替吉奥每日80～120mg,口服,第1～14天。

每21天重复,给药6个月。

②吉西他滨单药

吉西他滨$1000mg/m^2$,静脉输注,第1天,第8天,第15天。

每28天重复,给药6个月。

△可调整方案

吉西他滨$1000mg/m^2$,静脉输注,第1天,第8天。

每21天重复,给药6个月。

③氟尿嘧啶联合亚叶酸钙方案

氟尿嘧啶$425mg/m^2$,静脉输注,第1天。

亚叶酸钙$200mg/m^2$,静脉输注,第1～5天。

每 28 天重复,给药 6 个月。

△可调整方案

氟尿嘧啶 400mg/m^2,静脉输注,第 1 天。

氟尿嘧啶 2400mg/m^2,持续静滴输注,48h;

亚叶酸钙 400mg/m^2,第 1 天,静脉输注 2h,

每 14 天重复。

部分体力状态较好的患者,可采用含吉西他滨和(或)替吉奥胶囊的联合化疗方案。

(2)新辅助治疗:体能状态良好的交界可切除胰腺癌患者,建议开展术前新辅助治疗;术后经 MDT 评估后再决定是否追加辅助化疗。辅助化疗方案参考对新辅助化疗的反应或临床研究结论进行选择。根据患者的体能状态应尽可能选择一线化疗方案:吉西他滨＋白蛋白结合型紫杉醇、吉西他滨＋替吉奥、FOLFIRINOX方案。经新辅助治疗后仍无法手术切除的患者,依据晚期胰腺癌的化疗原则继续化疗。

(3)局部晚期或转移性胰腺癌的治疗:对于不可切除的局部晚期或转移性胰腺癌,积极的化学治疗有利于减轻症状、延长生存期和提高生活质量。对体能状况良好者推荐以下治疗方案。

①一线治疗

△吉西他滨＋白蛋白结合型紫杉醇方案

白蛋白结合型紫杉醇 125mg/m^2,静脉滴注,第 1 天、第 8 天、第 15 天。

吉西他滨 1000mg/m^2,静脉滴注,第 1 天、第 8 天、第 15 天。

每 28 天重复。

体能较差者,可吉西他滨单药。

△FOLFIRINOX 方案

奥沙利铂 85mg/m^2,静脉滴注,第 1 天。

伊立替康 180mg/m^2,静脉滴注,第 1 天。

亚叶酸钙 400mg/m^2,静脉滴注,第 1 天。

氟尿嘧啶 400mg/m^2,静脉滴注,第 1 天。

氟尿嘧啶 2400mg/m^2,第 2 天,持续静脉输注 46 小时。

每 14 天重复。

体能较差者,可氟尿嘧啶联合亚叶酸钙。

△吉西他滨＋替吉奥方案

吉西他滨 1000mg/m^2,静脉注射,第 1 天、第 8 天。

替吉奥每日 60~100mg,口服,每日 2 次,第 1~14 天。每 21 天重复。

体能较差者,可替吉奥单药。

△其他方案

吉西他滨＋卡培他滨,吉西他滨＋顺铂,氟尿嘧啶＋奥沙利铂。

②二线治疗:对于体力状态尚佳的复发性病例可以考虑二线治疗方案,氟尿嘧啶/亚叶酸钙＋纳米脂质体伊立替康,或氟尿嘧啶/亚叶酸钙＋奥沙利铂。目前还没有标准的二线治疗方案,建议患者参加临床研究试验。由于复发前的治疗方案不同,后续的解救治疗方案也有所区别。对于之前一直未使用吉西他滨的患者可以试用吉西他滨,反之则选用氟尿嘧啶类为基础的化疗方案。

3. 放射治疗

(1)放射治疗原则:放射治疗的适应证主要为:局部晚期胰腺癌;晚期胰腺癌的镇痛治疗;胰腺癌术后肿瘤切缘不净或肿瘤残存者(R1 或 R2 者)。放疗可提高局部控制,缓解胰腺癌侵犯周围神经丛引起的顽固性疼痛,缓解胰腺癌引起的胃肠道梗阻,不仅有利于降低远处转移率,还可望提高患者远期生存率。对于胰腺癌术后 T3 或腹膜后淋巴结转移病例、手术局部残存或切缘不净者,术后同步放化疗可弥补手术的不足。

(2)不可切除局部晚期胰腺癌的放疗:对于全身状况良好的不可切除的局部晚期胰腺癌,采用以吉西他滨或氟尿嘧啶类药物为基础的同步放化疗或在诱导化疗有效后实施放疗可缓解包括疼痛在内的患者症状、改善生存期,从而提高临床获益率。对于梗阻性黄疸患者,建议放置胆管支架引流胆汁后再进行放疗。

(3)可切除局部晚期胰腺癌的放疗:①术前行同步放化疗的疗效不确定,最终可进行根治性手术的患者比例很低;②术中对放疗设备要求高,目前的研究较少,对于术中放疗的价值尚无法确定;③术后辅助放疗可提高一部分术后切缘不净或肿瘤残存(R1 或 R2)患者的局部控制率和长期生产率,但不同研究组的结论不完全相同,需进一步验证。

(4)放射性粒子植入碘 125(^{125}I):与外照射相结合的治疗,一般适用于不能手术切除的胰腺癌。但^{125}I放射性粒子置入需经皮穿刺进入胰腺肿瘤部位,不仅存在能否精确定位问题,也易造成出血、胰腺瘘、胰腺炎等并发症。有研究表明,^{125}I结合外照射治疗晚期胰腺癌较单纯放化疗并无明显优势。

4. 靶向治疗

基础研究发现,多数胰腺癌都存在环氧合酶-2(COX-2)、血管内皮生长因子(VEGF)及其受体(EGFR)的过表达。针对肿瘤生长、侵袭和转移的信号传导通路,采用特异的药物阻断传导,可以高效特异地杀伤肿瘤细胞,靶向治疗为胰腺癌的治疗提供了新策略。环氧合酶-2抑制药有第 1 代的塞来昔布(Celecoxib)、罗非昔布(Rofecoxib)及第 2 代的帕瑞昔布(Parecoxib)、代地昔布(Valdecoxib)、艾托昔布(Etoricoxib),抗血管内皮生长因子的单克隆抗体贝伐单抗(Bevacizumab),抗EGFR 的单克隆抗体西妥昔单抗(Cetuximab),EGFR-TKI 的小分子化合物厄罗替尼(Erlotinib)及吉非替尼(Gefitinib)等对比单药化疗具有一定的优势,但不明显,需要进一步临床评价。

5. 其他治疗建议

以下治疗方法尚缺乏充分的、高级别的循证医学证据,需要更多深入细致的临床研究。

(1)介入治疗:介入治疗的适应证包括:①梗阻性黄疸(可行胆管引流术或支架置入术);②不宜手术或者不愿意手术及其他方法治疗或术后复发的患者;③控制疼痛、出血等症状;④动脉介入灌注化疗作为特殊形式的新辅助化疗。由于胰腺癌的供血多为乏血供和多支细小动脉供血,可以采取超选择性供血动脉灌注化疗或栓塞治疗。肝转移性病变可根据供血特征分别行供血动脉灌注化疗或化疗栓塞。对于介入治疗的临床意义,目前依然缺乏高级别的循证医学证据。

(2)热消融治疗:用于肿瘤的治疗有较长的历史,临床上也取得了一定的效果,目前临床应用较多的有超声热疗、射频热疗及微波热疗。国内报道较多的为高强度体外聚焦超声热疗(HIFU),俗称超声聚焦刀,是近年发展起来的一种肿瘤局部治疗技术。其原理主要是利用超声波具有组织穿透性和可聚焦性等物理性能量,将体外低能量超声波聚焦在体内肿瘤病灶处,通过焦点区超声波产生的热效应致靶区内组织在 0.5～1.0 秒骤升至 70～100℃ 高温,使肿瘤组织出现凝固性坏死。此外,焦点区产生的瞬间空化效应可导致细胞器破裂等不可逆损伤,从而达到治疗肿瘤的目的。

(3)姑息治疗与营养支持:减轻患者的临床症状,提高生活质量是胰腺癌姑息治疗的重要目标,胰腺癌终末期患者应给予姑息治疗。终末期肿瘤患者的症状大致归为两类:一类是疼痛,包括肿瘤引起的癌痛和其他原因引起的疼痛,应根据WHO 三阶梯镇痛的五大原则予以足量镇痛药;另一类是乏力相关症状,主要是由营养摄入不足或代谢异常造成的营养不良引起,可在判定全身营养和胃肠道功能状况的基础上为患者制订营养治疗计划。

七、预后与调护

胰腺癌是恶性程度很高的消化道肿瘤,起病隐匿,进展迅速,死亡率高,预后不佳。目前认为,胰腺癌的发病是环境因素与遗传因素共同作用的结果。吸烟、肥胖、乙型肝炎病毒感染、红肉或亚硝胺摄入过多等也是重要的危险因素。胰腺癌的预防包括三级预防内容:一级预防即病因预防,控制体重、血糖、血脂,戒烟限酒,忌暴饮暴食,均衡饮食,增加蔬菜、水果、粗粮的摄入,避免接触萘胺和苯胺等有害化学物质。二级预防即早发现、早诊断、早治疗,高危人群需定期体检并警惕胰腺癌的报警症状,B超及血液肿瘤标志物检查是胰腺癌筛查的首选方法。三级预防主要为对症治疗,防止病情进一步恶化,减少疾病的不良作用,防止复发转移,预防并发症和伤残。在胰腺癌的调护方面,需关注患者疼痛、焦虑、营养不良、并发症(如感染、出血、胆瘘、胰瘘、胃排空延迟等)引起的相关问题。腹痛是胰腺癌最常见的症状,积极的镇痛治疗能有效提高患者的生活质量。胰腺癌恶性程度较高,缺乏有效的治疗措施,患者的焦虑情绪更为突出,适时的心理疏导和家庭支持能有效缓解患者的焦虑情绪。晚期或胰腺术后患者,需进食高蛋白、高热能、高维生素、低脂肪饮食,少量多餐;对于不能进食或进食量少者,应给予静脉补液或肠内营养支持。

八、中医防治进展

证候指导治疗,有关证候的研究一直是中医肿瘤临床研究的重点和热点,胰腺癌也不例外。现代医家对胰腺癌的辨证分型多为3~4型,比较有代表性的临床医家如下。

郁仁存将胰腺癌分为4型:指出肝气郁滞型多见于胰腺癌早期,临床多以柴胡疏肝散、小柴胡汤加减治疗;肝胆湿热型多见于胰腺癌中、晚期,以经验方"胰头癌方"(由柴胡、茵陈、鬼箭羽、生大黄、姜黄等组成)加减治疗;肝郁血瘀型多见于胰腺癌中、晚期,以经验方"胰体癌方"(由柴胡、金钱草、郁金、桃仁、红花等组成)加减;中虚湿阻型多见于胰腺癌晚期,方以参苓白术散加减。

王晞星将胰腺癌分为3型:脾胃虚弱型,治宜健脾和胃,方用六君子汤加减;肝胆湿热型,治宜疏肝利胆,方用大柴胡汤加减;肝阴亏损型,治宜养阴涵木,方用一贯煎加减。

吴良村将胰腺癌分为4型:气滞血瘀型,治以活血祛瘀,行气止痛,方用膈下逐瘀汤加减;肝胃郁热型,治以清热利湿,行气退黄,方用茵陈蒿汤合柴胡疏肝散加减;脾虚湿阻型,治以健脾益气,行气化滞,方用异功散加减;气阴两虚型,治以益气养阴,生津润燥,用在生脉饮和沙参麦冬汤基础上化裁而成的验方"安体优"(由北沙参、麦冬、玉竹、太子参、白花蛇舌草、陈皮、鸡内金等组成)治疗。

周维顺将胰腺癌分为4型:湿热阻遏型,治以健脾利湿,化浊解毒,方用茵陈五苓散加减;气滞血瘀型,治以行气化瘀,软坚散结,方用膈下逐瘀汤加减;肝郁蕴热型,治以疏肝解郁,清热解毒,方用柴胡疏肝散加减;气阴亏虚型,治以益气养阴,扶正抗癌,方用八珍汤合生脉散加减。

何裕民将胰腺癌分为4型:脾虚气滞证,治以健脾理气,抑瘤止痛,用香砂六君子汤加减治疗;湿热蕴结证,治以清利湿热,抑瘤止痛,三仁汤合茵陈五苓散加减治疗;气血瘀滞证,治以理气止痛,软坚散结,消瘀抑瘤,膈下逐瘀汤加减治疗;气血两亏证,治以益气养血,活血散结,抑瘤止痛,十全大补汤加减治疗。

刘嘉湘将胰腺癌分为3型:肝郁气滞型,治以解郁理气,疏肝散结,方用柴胡疏肝散加减;湿热内蕴型,治以清胆利湿散结,方用龙胆泻肝汤加减;肝肾阴虚型,治以养血柔肝,滋补肾阴,方用一贯煎合大补阴丸加减。

由上可见，中医临床肿瘤专家对胰腺癌中医证候的分型虽然比较多样，但还是能够从中找到一些共同点。大家对气滞血瘀证的认识较为统一，多选用膈下逐瘀汤加减。对于脾胃虚弱证/中虚湿阻证/脾虚气滞证则选用六君子汤加减或参苓白术散加减；肝胆湿热证/湿热蕴结证/湿热内蕴证，选用茵陈蒿汤合柴胡疏肝散加减、大柴胡汤加减、龙胆泻肝汤加减、三仁汤合茵陈五苓散加减；肝肾阴虚证/肝阴亏损证/气血两亏证/气阴两虚证选用一贯煎加减、大补阴丸加减、十全大补汤加减、生脉饮和沙参麦冬汤加减。如果我们结合病位证素与病性证素进行辨证，大体可以将上述证候的证治归纳为：脾虚湿困证选用六君子汤和参苓白术散加减，肝胆湿热证可选用茵陈蒿汤、大柴胡汤和龙胆泻肝汤加减；气滞血瘀证可选用膈下逐瘀汤加减；气阴（血）两虚证可选用一贯煎、大补阴丸、十全大补汤加减。

（吴超勇）

参 考 文 献

［1］ Siegel RL，Miller KD，Jemal A. Cancer statistics，2018［J］. CA Cancer J Clin，2018，68（1）：7-30.

［2］ Chen W，Zheng R，Baade PD，et al. Cancer statistics in China，2015［J］. CA Cancer J Clin，2016，66（2）：115-132.

［3］ Chen W，Sun K，Zheng R，et al. Cancer incidence and mortality in China，2014［J］. Chin J Cancer Res，2018，30（1）：1-12.

［4］ Kyong Joo Lee，Seung Woo Yi，Moon Jae Chung，et al. Serum CA19-9 and CEA levels as a prognostic factor in pancreatic adenocarcinoma［J］. Yonsei Med J，2013，54（3）：643-649.

［5］ Witkowski ER，Smith JK，Tseng JF. Outcomes following resection of pancreatic cancer［J］. J Surg Oncol，2013，107（1）：97-103.

［6］ Maisonneuve P，Lowenfels AB. Risk factors for pancreatic cancer：a summary review of meta analytical studies［J］. Int J Epidemiol，2015，44（1）：186-198.

［7］ Wu QJ，Wu L，Zheng LQ，et al. Consumption of fruit and vegetables reduces risk of pancreatic cancer：evidence from epidemiological studies［J］. Eur J Cancer Prev，2016，25（3）：196-205.

［8］ Bao Y，Ng K，Wolpin BM，et al. Predicted vitamin D status and pancreatic cancer risk in two prospective cohort studies［J］. Br J Cancer，2010，102（9）：1422-1427.

［9］ Ballehaninna UK，Chamberlain RS. The clinical utility of serum CA19-9 in the diagnosis，prognosis and management of pancreatic adenocarcinoma：An evidence based appraisal［J］. J Gastrointest Oncol，2012，3（1）：105-119.

［10］ Wang GA，Li CP，Bodoky G，et al. Nanoliposomal irinotecan with fluomuracil and folinic acid in metastatic pancreatic cancer after previous gemcitabine-based therapy（NAPOLI-1）：a global，randomized，open-label，phase 3 trial［J］ Lancet，2016，387（10018）：545-557.

［11］ Duffy MJ，Sturgeon C，Lamerz R，et al. Tumor markers in pancreatic cancer：a European group on tumor markers(EGTM)status report [J]. Oncol,2010,21(3):441-447.

[12] National Comprehensive Cancer Network. NCCN Clinical Practice Guidelines in oncology (NCCN Guidelines):Pancreatic Adenocarcinoma [EB/OL].

[13] 李娜,富琦,张青.郁仁存治疗胰腺癌经验[J].中医杂志,2015,56(20):1725-1727.

[14] 颜学桔,周英.刘光宪治疗胰腺癌验案 1 则[J].湖南中医杂志,2015,31(6):96-97.

[15] 陈海富,王晞星.王晞星教授治疗胰腺癌临床辨证经验总结[J].中医临床研究,2013,5(11):62-64.

[16] 王彬彬,沈敏鹤.吴良村论治胰腺癌临床经验探析[J].浙江中医杂志,2010,45(6):391-392.

[17] 卢静,张峰,周微红,等.周维顺教授治疗胰腺癌经验[J].陕西中医学院学报,2013,36(4):33-34.

[18] 谭千凤,晋献春.晋献春治疗胰腺癌临床经验[J].实用中医药杂志,2016,32(2):173.

[19] 崔利宏,赵若琳,孙增坤,等.何裕民治疗胰腺癌经验总结[J].中华中医药杂志,2017,(11):4964-4967.

[20] 朱秋媛,何裕民,倪红梅,等.何裕民教授采用中医"王道调整"治疗胰腺癌的体会[J].贵阳中医学院学报,2012,(5):35-37.

[21] 王彤,李支龙,吴承玉.吴承玉辨治胰腺癌经验集萃[J].辽宁中医杂志,2016,(6):1168-1169.

[22] 朱才琴,丁尧光,刘嘉湘.刘嘉湘中医药治疗胰腺癌心得体会[J].内蒙古中医药,2013,32(33):47-48.

[23] Fukutomi A,Uesaka K,Boku N,et al. Rrandomized phase III trial of adjuvant chemotherapy with gemcitabine versus S-1 for resected pancreatic cancer patients[J]. J Clin Oncol,2013,13(Suppl):a4008.

[24] Neuhaus P,Riess H,Post S,et al. Final results of the randomized,prospective,multicenter phase III trial of adjuvant chemotherapy with gemcitabine versus observation in patients with resected pancreatic cancer(PC)[J]. J Clin Oncol,2008,26(15Suppl):a4504.

[25] Neoptolemos JP,Moore MJ,Cox TF,et al. Effect of adjuvant chemotherapy with fluorouracil plus folinic acid or gemcitabine vs observation on survival in patients with resected periampullary adenocarcinoma:the ESPAC-3 periampullary cancer randomized trial[J]. JAMA,2012,308(2):147-156.

[26] Neoptolemos JP,Stocken DD,Friess H,et al. A randomized trial of chemoradiotherapy and chemotherapy after resection of pancreatic cancer [J] N Engl J Med,2004,350(12):1200-1210.

[27] Von Hoff DD,Ervin T,Arena FP,et al. Increased survival in pancreatic cancer with nab-paclitaxel plus gemcitabine[J]. N End J Med,2013,369(18):1691-1703.

[28] Conroy T,Desseigne F,Ychou M,et al. FOLFIRINOX versus gemcitabine for metastatic pancreatic cancer[J]. N Engl J Med,2011,364:1817-1825.

[29] Ueno H,Ioka T,Ikeda M,et al. Randomized phase III study of gemcitabine plus S-1,S-1 alone,or gemcitabine alone in patients with locally advanced and metastatic pancreatic cancer

in Japan and Taiwan:GEST study[J]. J Clin Oncol,2013,31(13):1640-1648.

[30] Nakai Y,Isayama H,Sasaki T,et al. A multicenter randomized phase Ⅱ trial of gemcitabine alone vs gemcitabine and S-1 combination therapy in advanced pancreatic cancer:GEMSAP study[J]. Br J Cancer,2012,106(12):1934-1939.

[31] Connor AA,Denmche RE,Jang GH,et al. Association of distinct mutational signatures with correlates of increased immune activity in pancreatic ductal adenocarcinoma [J]. JAMA Oncol,2017,3(6):774-783.

第11章

乳腺癌

一、概　述

乳腺癌是乳腺导管和乳腺小叶上皮细胞在各种致癌因素的作用下发生癌变的疾病。临床以乳腺肿块为主要表现，是女性最常见的恶性肿瘤之一，男性少见。国内的一项统计研究显示：近10年乳腺癌的发病和死亡均呈上升趋势，2011年中国女性乳腺癌发病人数约24.9万，发病率37.86/10万；城市地区女性乳腺癌发病率位居首位，农村地区位居第2位，仅次于肺癌。尽管乳腺癌位居女性癌症发病之首，但其预后相对较好，乳腺癌患者的1年、3年和5年生存率分别为90.5%、80.0%和72.7%。

乳腺癌的发病机制目前尚不明确，但根据大样本队列研究发现，年龄、家族史、遗传和内分泌因素对乳腺癌的发生有较大的影响，饮食、饮酒和外源激素的应用（避孕及激素替代疗法）对乳腺癌的发生也有影响。目前已证实特殊基因的突变，尤其是 BRCA1 和 BRCA2 在乳腺癌的发病中具有重要作用。针对中国女性进行的流行病学研究提示：中国女性乳腺癌的危险因素包括月经周期不规律、初潮年龄早、精神心理因素、良性乳腺疾病史、乳腺癌家族史和流产史。临床实践中发现，部分绝经前妇女乳腺癌发生于多次人工流产后，可能与中止妊娠后激素水平大幅度变化有关。

借用古代相似病名，中医学称乳腺癌为"乳岩""乳疳""乳石痈""妒乳""石奶""翻花奶""奶岩"等。明代陈实功对本病临床特点描述为："初如豆大，渐若棋子；半年一年二载三载，不疼不痒，渐渐而大，始生疼痛，痛则无解，日后肿如堆粟，或如覆碗，紫色气秽，渐渐溃烂，深者如岩穴，凸者如泛莲，疼痛连心，出血则臭，其时五脏俱衰，四大不救，名曰乳岩。"

二、病因病机

乳腺癌的中医病因包括内因和外因两方面：内因为正气不足、七情内伤、饮食不节、冲任失调；外因为六淫不正之气，以风寒为主。

1. 病因

(1)正虚邪犯：《诸病源候论·妇人杂病诸候四·石痈候》云："有下于乳者，其经虚，为风寒气客之，则血涩结成痈肿……但结核如石，谓之石痈。"正气不足，乳络空虚，邪气因入。素体阳气虚衰，复感风寒之邪，阳虚推动无力，瘀血、寒痰内生，结于乳中而成块。

（2）情志内伤：历代医家均从情志内伤方面论述乳腺癌的病因，如元代朱丹溪《格致余论·乳硬论》称本病为"奶岩"，认为其由"不得于夫，不得于舅姑，忧怒郁闷，昕夕积累，脾气消阻，肝气横逆"而成；明代陈实功提出情志所伤为乳岩主要病因，与肝、脾、心三脏关系最为密切。郁怒伤肝，故肝失疏泄，忧思伤脾，则脾失健运，气机郁滞，血行不畅而血瘀，水液运化失常而形成痰浊，日久蕴毒而成本病。

（3）饮食失宜：足阳明胃经行贯乳中。暴饮暴食，或恣食肥甘厚腻辛辣之品，湿热积滞留于脾胃，脾胃耗伤，阳明经气不利，瘀热互结，致脾胃热毒壅盛，搏结于乳而发病。

（4）冲任失调：中医学认为"冲为血海、任主胞胎"，冲任之脉起于气街（胞内），与胃经相连，循经上入乳房，隶属于肝肾，其功能与经孕产乳有关。冲任失调一者可致津血不足，肝失濡养，脾胃受损，痰浊内生，气滞痰凝；再者可致气血运行失常，气滞血瘀，日久成岩。

2. 病机

（1）肝脾两亏，气郁痰凝：《外科正宗》云："忧郁伤肝，思虑伤脾，积虑在心，所愿不得志者，致经络痞涩，聚结成核。"忧思郁怒致肝脾两伤，肝失条达，郁久而气血瘀滞，脾失运化，则痰浊内生，气郁痰凝化为有形之邪，发于乳房，变生乳癌。

（2）正气不足，邪毒留滞：六淫外邪侵袭亦为重要的发病因素，而发病的核心病机为正气不足，如《医宗必读》云："积之成者，正气不足，而后邪气踞之。"邪毒留滞，相互交结，癌瘤乃生。

（3）冲任失调，经络阻塞：女子乳房受冲脉主宰，冲脉为十二经脉之海，涵蓄十二经气血，任脉为阴脉之海，调节阴经经气；根据经络循行特点，乳房为足阳明经所司，乳头为厥阴肝经所属。冲任失调，气血运行不畅，经络瘀阻而见乳病。

3. 病机转化

中医学认为，乳腺癌的发生是由于正气亏虚，脏腑功能障碍，气血运行失常，经络壅塞不通，气滞、血瘀、痰凝、毒聚结于乳络而成。乳腺癌发病与肝、脾、胃、肾等脏腑关系密切，病机可概括为内虚与毒聚，内虚是冲任失调，脏腑功能衰退，毒聚为痰浊凝结、瘀毒郁积。病性属本虚标实。起病时以实证表现为主，兼见脏腑亏虚；随着病情进展，正气亏耗逐渐加重，终致气阴两虚，此期虽亦有痰浊瘀血征象，但以本虚为主。

三、临床表现

1. 一般类型乳腺癌

早期多无明显症状，常常是无意中发现乳房内无痛性肿块，质地坚硬，表面凹凸不平,与周围分界不清,不易推动。肿块常与皮肤粘连,出现"酒窝征",即病灶中心皮肤凹陷,乳房抬高,乳头内缩,个别可出现乳头溢液。随着病灶逐渐增大并向四周扩展,产生不同程度的疼痛,皮肤可呈橘皮样水肿变色。晚期局部皮肤溃烂,边缘不整,中央深陷如岩穴,或肿物外翻如菜花样,时流血水伴恶臭气味,疼痛程度加剧。当病变转移至淋巴结时,可在腋下、锁骨下、锁骨上触及散在的质硬肿块。晚期转移至肺、肝或骨时,则出现相应症状(如咳嗽、黄疸、厌食、骨痛等)。病久者,可见形体消瘦、体力极度衰弱等恶病质表现,最终常因脏器功能衰竭而死亡。

2. 特殊类型乳腺癌

(1)炎性乳腺癌:临床少见,好发于青年妊娠或哺乳期妇女,起病表现与急性乳腺炎相似,乳房红肿、充血、皮温升高、疼痛,但不会触及明显肿块。疾病进展迅速,转移广泛,早期即可发生对侧乳房转移及腋窝、锁骨上淋巴结转移。恶性程度高,平均生存期不足1年。

(2)湿疹样癌(乳头 Paget 病):临床少见,特征是在乳头及乳晕区出现慢性湿疹样改变,以单侧乳房受累为主。表现为乳头瘙痒、灼痛感,伴乳头和乳晕皮肤潮红、糜烂、渗液、破溃,皮肤粗糙变厚,与周围分界清楚。病程缓慢,经久不愈。乳腺内肿块多位于乳晕附近,往往在乳头病变的后期始被发现。该病常因症状不明显被忽视。

四、辅助检查

1. 影像学检查

(1)超声:为非创伤性检查,可以反复应用,同时可评估浅表淋巴结情况。其准确率可达80%～85%,是一种良好的筛查及辅助诊断方法。B超下可见形状不规则、不均匀回声区,如能同时发现腋窝淋巴结增大、融合、固定则提示乳腺肿块很可能是乳腺癌。肿块无滑动、无压缩,多数肿块长度大于深度。超声对肿物与周围组织关系及肿物形态显示良好,但对于直径在 0.5cm 以下的乳房肿物,超声诊断的准确率有待进一步提高。

(2)X线:乳腺 X 线钼靶摄影是目前诊断乳腺癌的最佳方法之一,且钼靶与超声结合被认为是目前乳腺癌影像学检查的黄金组合。近年来,数字化乳腺摄影辅助检测等新技术正逐步应用于临床,显示出其特有的优越性。肿瘤组织密度一般高于周围组织,故在 X 线下表现为密度增高、边缘不规则的肿块阴影,常见细小密集的钙化影,有时可见增粗的血管影。其中毛刺状肿块、分叶状肿块、透亮环肿块、肿块伴小杆状钙化灶等,对乳腺癌诊断极具特异性。钼靶对钙化的显影较为清晰,钙化的形态及分布对判断肿物良恶性有较高的价值。

(3)MRI:由于 X 线摄影对重度乳腺增生并发小乳腺癌的患者容易漏诊,故临床当中多使用 MRI 作为诊断乳腺癌的重要补充方法。乳腺 MRI 具有较高的敏感度,且对胸壁侵犯及周围淋巴结转移显示清晰,有助于分期及制订治疗方案。但 MRI 对病变内钙化的显示欠佳,特别是当钙化较小时。

2. 病理学检查

病理学检查为乳腺癌诊断的金标准,对怀疑恶性的占位,需行病理检查以明确诊断。病理检查分为细胞病理检查及组织病理检查。

(1)肿物针吸细胞学检查:使用细针穿刺肿物,吸取肿瘤内细胞,涂片镜检。使用的针头外径 0.6～0.9mm,创伤很小。该方法应用于临床诊断为乳腺癌的患者,可代替冰冻活检,但由于其为细胞病理检查,存在一定漏诊及误诊的可能,当结果存疑时仍需行组织病理检查。

(2)乳头溢液脱落细胞学检查:将乳头溢液涂片镜检。方法简便无创,但阳性率很低。

(3)乳腺 X 线立体定位穿刺活检:在常规乳腺 X 线片观察的基础上,通过计算机立体定位引导,将乳腺穿刺针直接刺入乳腺可疑病变区,取得病变组织进行病理检查。此法是 20 世纪 90 年代开展的一种新的乳腺活检方法,特别适用于临床触不到而 X 线可疑恶性的微小病变术前定性检查。其诊断符合率可达 90%。

(4)冷冻切片检查:在做好手术准备的情况下,将切除或切取的肿瘤组织进行冷冻切片检查,可迅速获得可靠的病理诊断,这是目前最多采用的术中病理检查方法。

(5)前哨淋巴结活检(SLNB):前哨淋巴结(SLN)是指接受原发肿瘤淋巴引流的第 1 个淋巴结,即原发癌转移的第 1 个淋巴结,能够反映原发肿瘤相关的整个淋巴引流区域淋巴结受累情况。对前哨淋巴结进行活检及微转移的检测有助于判断区域淋巴结状态,合理选择手术范围并指导辅助治疗方案的制订。

3. 病理学检查

(1)雌激素受体、孕激素受体、*Her-2* 基因:对进行手术以及穿刺活检证实为乳腺癌的患者,往往需对标本进行雌激素受体(ER)、孕激素受体(PR)及 *Her-2* 原癌基因的检查。ER 和(或)PR 阳性提示对内分泌治疗反应较好,预后较好;*Her-2* 阳性的患者提示靶向治疗药物赫赛汀有效,对烷化剂类化疗药物的疗效较差,而对蒽环类及紫杉类药物的疗效较好,其预后不佳。

(2)*BRCA1*、*BRCA2*:乳腺癌家族史为乳腺癌危险因素。目前已证实,乳腺癌的发生与易感基因 *BRCA1*、*BRCA2* 相关,二者均为肿瘤抑制基因,编码抑癌蛋白,对肿瘤生长起到抑制作用。若二者发生突变,提示女性患乳腺癌风险较高。

4. 实验室检查

血清 CEA 对乳腺癌诊断特异性低,但在大多数晚期乳腺癌患者中升高,血清 CA153 为监测乳腺癌患者术后复发的良好指标。CEA 和 CA125 对早期乳腺癌诊断并无意义,但二者联合应用对于乳腺癌患者监测病情变化及判断预后有较好的临床价值。

五、诊断及鉴别诊断

(一)诊断要点

乳腺癌的诊断需结合症状、体格检查及影像检查进行综合判断,明确诊断需进行穿刺活检。月经史、哺乳史和家族史对乳腺癌的筛查有参考价值:初潮年龄过早、行经时间过长、初产过晚、不正常哺乳及乳腺癌家族史均为乳腺癌发病的危险因素,应予注意。结合超声、钼靶及穿刺病理可明确诊断,必要时行全身系统检查,以制订治疗方案。

1. 分期

AJCC第8版乳腺癌TNM分期(2017年):新版乳腺癌TNM分期加入了预后分期,即包括TNM分期、肿瘤分级和生物标志物(HER-2、ER和PR)表达情况在内的分期系统。临床首选预后分期,若没有条件获取生物标志物信息,解剖学分期仍作为分期标准。

(1)解剖学分期

原发肿瘤(T)

Tx:原发肿瘤无法评估。

T0:无原发肿瘤证据。

Tis:导管内原位癌(DCIS)或无肿块的乳头Paget病。

注:伴有肿块的乳头Paget病按肿块大小进行分期。

T1:肿瘤最大径≤20mm。

  T1mi:肿瘤的最大径≤1mm。

  T1a:肿瘤的最大径>1mm,且≤5mm(最大径1.0~1.5mm的浸润癌记录为2.0mm)。

  T1b:肿瘤的最大径>5mm,≤10mm。

  T1c:肿瘤的最大径>10mm,≤20mm。

T2:肿瘤的最大径>20mm,≤50mm。

T3:肿瘤的最大径>50mm。

T4:任何体积的肿瘤直接侵犯胸壁和(或)皮肤(溃疡或结节)。

  T4a:侵犯胸壁,单纯的胸肌受浸润不在此列。

  T4b:患侧乳房皮肤的水肿(包括橘皮样变)、溃疡或卫星状结节;若无表皮溃疡或水肿,仅镜检发现侵犯皮肤或真皮的肿瘤卫星状结节不能定义为T4b。

  T4c:同时有T4a和T4b。

  T4d:炎性乳腺癌。

注：第8版分期中将小叶原位癌(LCIS)归为良性疾病，从Tis分期中删除。

区域淋巴结(N)

临床分期(cN)

cNx*：区域淋巴结无法评估(先前已切除或未切除)。

cN0：无影像或临床检查可证实的区域淋巴结转移。

cN1：同侧Ⅰ、Ⅱ级腋窝淋巴结转移，可移动。

    cN1mi**：微转移(瘤灶约为200个细胞，>0.2mm，但≤2.0mm)。

cN2：同侧Ⅰ、Ⅱ级腋窝淋巴结转移固定或融合；或有同侧内乳淋巴结转移临床征象，而没有Ⅰ、Ⅱ级腋窝淋巴结转移临床征象。

    cN2a：同侧Ⅰ、Ⅱ级腋窝淋巴结转移，淋巴结彼此间或与其他组织结构固定、融合。

    cN2b：有内乳淋巴结转移临床征象，而没有Ⅰ、Ⅱ级腋窝淋巴结转移临床征象

cN3：同侧锁骨下淋巴结(Ⅲ级腋窝淋巴结)转移，伴或不伴Ⅰ、Ⅱ级腋窝淋巴结转移；或有同侧内乳淋巴结转移临床征象，并且显示Ⅰ、Ⅱ级腋窝淋巴结转移；或同侧锁骨上淋巴结转移，伴或不伴腋窝或内乳淋巴结转移。

    cN3a：同侧锁骨下淋巴结转移。

    cN3b：同侧内乳淋巴结转移伴腋窝淋巴结转移。

    cN3c：同侧锁骨上淋巴结转移。

注："sn"和"f"分别用于标注N分期由前哨淋巴结活检或细针穿刺活检获得。

    * cNx分期仅用于区域淋巴结已被切除，且无法通过影像学或临床检查检测的情况。

    ** cN1mi较少应用，但对于接受新辅助治疗，前哨淋巴结活检先于肿瘤切除的患者较为适用。

病理分期(pN)

pNx：区域淋巴结无法评估(先前已切除或未切除)。

pN0：无组织学证实的区域淋巴结转移或仅有孤立肿瘤细胞(ITC)。

    pN0(i+)：区域淋巴结发现孤立肿瘤细胞(转移灶≤0.2mm)。

    pN0(mol+)：分子检测(RT-PCR)阳性，未检测到孤立肿瘤细胞。

pN1：1~3个同侧腋淋巴结转移，和(或)经前哨淋巴结活检发现的内乳淋巴镜下转移，但无临床征象*。

    pN1mi：微转移(瘤灶为200个细胞，>0.2mm但≤2.0mm)。

    pN1a：1~3个腋淋巴结，至少有一个>2.0mm。

    pN1b：经前哨淋巴结活检发现的内乳淋巴结镜下转移(包括微转移)，除外孤立肿瘤细胞。

    pN1c：pN1a+pN1b。

pN2:4～9 个腋淋巴结;或临床发现的内乳淋巴结转移而没有腋淋巴结转移。

　　pN2a:4～9 个腋淋巴结转移(至少有一个瘤灶＞2.0mm)。

　　pN2b:临床发现的内乳淋巴结转移而没有腋淋巴结转移的证据。

pN3:10 个及以上的腋淋巴结转移;或锁骨下淋巴结转移;或临床发现的内乳淋巴结转移伴一个或以上的腋淋巴结转移;或 3 个以上的腋淋巴结转移,伴临床无发现,通过前哨淋巴结活检证实的内乳淋巴结转移;或同侧锁骨上淋巴结转移。

　　pN3a:转移至 10 个或更多腋淋巴结(至少有一个瘤灶＞2.0mm);或转移至锁骨下淋巴结。

　　pN3b:有同侧内乳淋巴结转移临床征象,并且伴一个或以上腋淋巴结转移;或存在≥3 个腋淋巴结转移,通过前哨淋巴结活检证实的内乳淋巴结转移,但无临床征象。

　　pN3c:转移至同侧锁骨上淋巴结。

　　注:"sn"和"f"分别用于标注 N 分期由前哨淋巴结活检或细针穿刺活检获得,而未行进一步淋巴结切除。

　　远处转移(M)

　　M0:无远处转移的临床或影像学证据。

　　cM(i＋):无转移的症状和体征,也没有转移的临床或影像学证据,但通过分子检测或镜检,在循环血、骨髓或非区域淋巴结发现肿瘤细胞或≤0.2mm 的病灶。

　　cM1:临床或影像学方法发现远处转移灶。

　　pM1:经组织学证实的远处器官的转移或非区域淋巴结发现＞0.2mm 的病灶。

　　解剖学分期:见表 11-1。

表 11-1　解剖学分期

分期	T	N	M
0 期	Tis	N0	M0
Ⅰ A 期	T1	N0	M0
Ⅰ B 期	T0	N1mi	M0
	T1	N1mi	M0
Ⅱ A 期	T0	N1	M0
	T1	N1	M0
	T2	N0	M0

（续　表）

分期	T	N	M
ⅡB 期	T2	N1	M0
	T3	N0	M0
ⅢA 期	T0	N2	M0
	T1	N2	M0
	T2	N2	M0
	T3	N1	M0
	T3	N2	M0
ⅢB 期	T4	N0	M0
	T4	N1	M0
	T4	N2	M0
ⅢC 期	AnyT	N3	M0
Ⅳ 期	AnyT	AnyN	M1

注:T1 包括 T1mi。

T0 和 T1 伴微淋巴结转移(N1mi)者分期为ⅠB。

T2、T3 和 T4 伴微淋巴结转移(N1mi)者按照 N1 进行分期。

M0 包括 M0(i+)。

pM0 不是一个有意义的分期,病理阴性不应作为 pM0;所有患者均应划分为 cM0 或 cM1;如果 cM1 随后经病理确诊,则为 pM1。

如果新辅助治疗前患者分期为 M1,不论肿瘤治疗产生如何反应(即使达到 pCR),治疗后仍然还是 M1。

接受新辅助治疗的患者其 T 和 N 分期前需标注"yc"或"yp";如果患者接受新辅助治疗后达到 pCR,解剖学分期不再适用。

(2)预后分期:以Ⅰ类证据等级推荐 ER、PR、HER-2 及肿瘤组织学分级(G),对肿瘤进行预后分期评价。其中组织学分级参照诺丁汉分级系统,从腺管形成、细胞核多形性、核分裂象 3 方面进行评分,按总分评为 G1(评分 3～5 分,高分化)、G2(评分 6～7 分,中分化)、G3(评分 8～9 分,低分化)。

临床预后分期适用于所有的乳腺癌患者(表 11-2)。病理预后分期仅适用于初始治疗为手术治疗的患者,不能用于接受新辅助治疗的患者(表 11-3)。

表 11-2 临床预后分期

TNM	肿瘤组织学分级(G)	HER-2	ER	PR	分期
TisN0M0	任何	任何	任何	任何	0
T1* N0M0 T0N1miM0 T1* N1miM0	G1/G2	阳性	任何	任何	ⅠA
		阴性	阳性	任何	ⅠA
		阴性	阴性	阳性	ⅠA
		阴性	阴性	阴性	ⅠB
	G3	阳性	任何	任何	ⅠA
		阴性	阳性	阳性	ⅠA
		阴性	阳性	阴性	ⅠB
		阴性	阴性	任何	ⅠB
T0N1* * M0 T1* N1* * M0 T2N0M0	G1/G2	阳性	阳性	阳性	ⅠB
		阳性	阳性	阴性	ⅡA
		阳性	阴性	任何	ⅡA
		阴性	阳性	阳性	ⅠB
		阴性	阳性	阴性	ⅡA
		阴性	阴性	任何	ⅡA
	G2	阳性	阳性	阳性	ⅠB
		阳性	阳性	阴性	ⅡA
		阳性	阴性	任何	ⅡA
		阴性	阳性	阳性	ⅠB
		阴性	阳性	阴性	ⅡA
		阴性	阴性	阳性	ⅡA
		阴性	阴性	阴性	ⅡB
	G3	阳性	阳性	阳性	ⅠB
		阳性	阳性	阴性	ⅡA
		阳性	阴性	任何	ⅡA
		阴性	阳性	阳性	ⅡB
		阴性	阳性	阴性	ⅡB
		阴性	阴性	任何	ⅡB

（续　表）

TNM	肿瘤组织学分级（G）	HER-2	ER	PR	分期
T2N1***M0 T3N0M0	G1	阳性	阳性	阳性	ⅠB
				阴性	ⅡA
			阴性	阳性	ⅡA
				阴性	ⅡB
		阴性	阳性	阳性	ⅡA
				阴性	ⅡB
			阴性	任何	ⅡB
	G2	阳性	阳性	阳性	ⅠB
				阴性	ⅡA
			阴性	阳性	ⅡA
				阴性	ⅡB
		阴性	阳性	阳性	ⅡA
				阴性	ⅡB
			阴性	阳性	ⅡB
				阴性	ⅢB
	G3	阳性	阳性	阳性	ⅠB
				阴性	ⅡB
			阴性	任何	ⅡB
		阴性	阳性	阳性	ⅢA
				阴性	ⅢA
			阴性	阳性	ⅢA
				阴性	ⅢB

（续　表）

TNM	肿瘤组织学分级(G)	HER-2	ER	PR	分期
T0N2M0 T1*N2M0 T2N2M0 T3N1***M0 T3N2M0	G1/G2	阳性	阳性	阳性	ⅡA
		阳性	阳性	阴性	ⅢA
		阳性	阴性	任何	ⅢA
		阴性	阳性	阳性	ⅡA
		阴性	阳性	阴性	ⅢA
		阴性	阴性	阳性	ⅢA
		阴性	阴性	阴性	ⅢB
	G3	阳性	阳性	阳性	ⅡB
		阳性	阳性	阴性	ⅢA
		阳性	阴性	任何	ⅢA
		阴性	阳性	阳性	ⅢB
		阴性	阳性	阴性	ⅢB
		阴性	阴性	阳性	ⅢB
		阴性	阴性	阴性	ⅢC
T4N0M0 T4N1***M0 T4N2M0 任何 TN3M0	G1/G2	阳性	阳性	阳性	ⅢA
		阳性	阳性	阴性	ⅢA
		阳性	阴性	任何	ⅢB
		阴性	阳性	阳性	ⅢB
		阴性	阴性	阳性	ⅢB
		阴性	阴性	阴性	ⅢC
	G3	阳性	任何	任何	ⅢB
		阴性	阳性	阳性	ⅢB
		阴性	阳性	阴性	ⅢC
		阴性	阴性	任何	ⅢC
任何 T 任何 NM1	任何	任何	任何	任何	Ⅳ

注：* T1 包括 T1mi。

　　** 此处 N1 不包括 N1mi。T1N1miM0 和 T0N1mi M0 的预后分期可以参考 T1N0M0。

　　*** 此处 N1 包括 N1mi。T2/3/4N1mi 的预后分期分别参考 T2/3/4N1。

病理预后分期：见表11-3。

表 11-3　病理预后分期

TNM	肿瘤组织学分级（G）	HER-2	ER	PR	分期
TisN0M0	任何	任何	任何	任何	0
T1*N0M0 T0N1miM0 T1*N1miM0	G1	任何	任何	任何	ⅠA
	G2/G3	阳性	任何	任何	ⅠA
		阴性	阳性	任何	ⅠA
		阴性	阴性	阳性	ⅠA
		阴性	阴性	阴性	ⅠB
T0N1**M0 T1*N1**M0 T2N0M0	G1	阳性	阳性	阳性	ⅠA
		阳性	阳性	阴性	ⅠB
		阳性	阴性	阳性	ⅠB
		阳性	阴性	阴性	ⅡA
		阴性	阳性	阳性	ⅠA
		阴性	阳性	阴性	ⅠB
		阴性	阴性	阳性	ⅠB
		阴性	阴性	阴性	ⅡA
	G2	阳性	阳性	阳性	ⅠA
		阳性	阳性	阴性	ⅠB
		阳性	阴性	阳性	ⅠB
		阳性	阴性	阴性	ⅡA
		阴性	阳性	阳性	ⅠA
		阴性	阳性	阴性	ⅡA
		阴性	阴性	任何	ⅡA
	G3	阳性	阳性	阳性	ⅠA
		阳性	阳性	阴性	ⅡA
		阳性	阴性	任何	ⅡA
		阴性	阳性	阳性	ⅠB
		阴性	阳性	阴性	ⅡA
		阴性	阴性	任何	ⅡA

（续　表）

TNM	肿瘤组织学分级（G）	HER-2	ER	PR	分期
T2N1*** M0 T3N0M0	G1	阳性	阳性	阳性	ⅠA
				阴性	ⅡB
			阴性	任何	ⅡB
		阴性	阳性	阳性	ⅠA
				阴性	ⅡB
			阴性	任何	ⅡB
	G2	阳性	阳性	阳性	ⅠB
				阴性	ⅡB
			阴性	任何	ⅡB
		阴性	阳性	阳性	ⅠB
				阴性	ⅡB
			阴性	任何	ⅡB
	G3	阳性	阳性	阳性	ⅠB
				阴性	ⅡB
			阴性	任何	ⅡB
		阴性	阳性	阳性	ⅡA
				阴性	ⅡB
			阴性	阳性	ⅡB
				阴性	ⅢA
T0N2M0 T1* N2M0 T2N2M0 T3N1*** M0 T3N2M0	G1	阳性	阳性	阳性	ⅠB
				阴性	ⅢA
			阴性	任何	ⅢA
		阴性	阳性	阳性	ⅠB
				阴性	ⅢA
			阴性	任何	ⅢA
	G2	阳性	阳性	阳性	ⅠB
				阴性	ⅢA
			阴性	任何	ⅢA

（续　表）

TNM	肿瘤组织学分级(G)	HER-2	ER	PR	分期
T0N2M0 T1* N2M0 T2N2M0 T3N1*** M0 T3N2M0	G2	阴性	阳性	阳性	ⅠB
				阴性	ⅢA
			阴性	阳性	ⅢA
				阴性	ⅢB
	G3	阳性	阳性	阳性	ⅡA
				阴性	ⅢA
			阴性	任何	ⅢA
		阴性	阳性	阳性	ⅡB
				阴性	ⅢA
			阴性	阳性	ⅢA
				阴性	ⅢC
T4N0M0 T4N1*** M0 T4N2M0 任何 TN3M0	G1	阳性	阳性	阳性	ⅢA
				阴性	ⅢB
			阴性	任何	ⅢB
		阴性	阳性	阳性	ⅢA
				阴性	ⅢB
			阴性	任何	ⅢB
	G2	阳性	阳性	阳性	ⅢA
				阴性	ⅢB
			阴性	任何	ⅢB
		阴性	阳性	阳性	ⅢA
				阴性	ⅢB
			阴性	阳性	ⅢB
				阴性	ⅢC

（续 表）

TNM	肿瘤组织学分级（G）	HER-2	ER	PR	分期
T4N0M0		阳性	任何	任何	ⅢB
T4N1*** M0	G3	阴性	阳性	阳性	
T4N2M0			阳性	阴性	ⅢC
任何 TN3M0			阴性	任何	
任何 T 任何 N M1	任何	任何	任何	任何	Ⅳ

注：* T1 包括 T1mi。

　　** 此处 N1 不包括 N1mi。T1N1miM0 和 T0N1miM0 的预后分期可以参考 T1N0M0。

　　*** 此处 N1 包括 N1mi。T2/3/4N1mi 的预后分期分别参考 T2/3/4N1。

2. 病理分类

世界卫生组织（WHO）于 2012 年 6 月出版了《乳腺肿瘤组织学分类》（第 4 版），其中乳腺癌的病理分型如下。

（1）微小浸润性癌。

（2）浸润性乳腺癌：非特殊型浸润性癌，浸润性小叶癌，小管癌，筛状癌，黏液癌，伴髓样特征的癌，伴大汗腺分化的癌，伴印戒细胞分化的癌，浸润性微乳头状癌，非特殊型化生性癌，少见类型。

（3）上皮-肌上皮肿瘤：多形性腺瘤，腺肌上皮瘤，腺样囊性癌。

（4）前驱病变：导管原位癌，小叶肿瘤。

（5）导管内增生性病变。

（6）乳头状病变：导管内乳头状瘤，导管内乳头状癌，包膜内乳头状癌，实性乳头状癌。

（7）乳头 Paget 病。

（8）炎症性癌。

（二）鉴别诊断

1. 乳腺纤维腺瘤

中医病名为"乳核"，好发于 20－30 岁女性，肿块多为单个，也可见多个，呈圆形或卵圆形，边界清楚，表面光滑，质地坚实，生长比较缓慢，一般无疼痛，少数有轻微胀痛，周围无粘连，活动度好。

2. 乳腺增生病

中医病名为"乳癖"，好发于 30－45 岁女性，肿块常为多个，双侧乳房散在分布，大小不等，形状多样，可为片状、结节、条索，边缘不清，质地软或韧或有囊性感，常有明显胀痛，多与月经周期或情绪变化有关，与周围组织无粘连，活动度好。

3. 乳房结核

中医病名为"乳痨"，常见于 20—40 岁女性，肿块可一个或数个，质坚实，边界不清，皮色不变，肿块可逐渐增大，形成脓肿，破溃后脓液稀薄如痰，有其他结核病史，伴有潮热、盗汗、消瘦、纳少等全身表现。

4. 急性乳腺炎

中医病名为"乳痈"，为发于乳房部位的痈疮，多见于妇女产后，乃因肝胃郁热，或乳汁积滞，或因乳儿咬伤乳头，感染热毒导致，初起乳房局部红肿疼痛，伴恶寒发热，十日左右成脓，脓成自溃或手术切开引流，脓出通畅，肿消痛减，疮口逐渐愈合。

六、治　疗

(一)治疗原则

现代医学治疗乳腺癌的手段较为全面，包括手术、化疗、放疗、内分泌治疗和靶向治疗。Ⅰ期与Ⅱ期乳腺癌以手术治疗为主；Ⅲ期乳腺癌推荐先行新辅助化疗，再行手术治疗，术后对患者复发风险进行评估以制订全身辅助治疗方案，决定是否行辅助化疗、放疗及内分泌治疗；Ⅳ期乳腺癌以化疗、内分泌治疗和靶向治疗为主，必要时行姑息性手术或放疗。

中医治疗采取辨病与辨证相结合的原则，根据正虚与邪实的消长关系，将疾病分为 3 个阶段：早期(手术及放化疗前)邪气偏盛，以攻邪为主，控制肿瘤生长；中期(术后或放化疗中)正气渐亏，邪气尚存，辅以中药解毒增效；后期(放化疗结束)邪气已衰，正气虚弱，则将治疗重点转为扶正治疗，最大限度地促进造血、免疫功能的恢复和重建，此期患者多持续配合内分泌治疗，由于激素水平的改变可产生类更年期综合征表现，配合中药治疗可减轻内分泌治疗副作用，增加治疗耐受性。实践证明，中西医结合治疗在一定程度上提高了乳腺癌的治愈率，延长了患者的生存期，改善了生活质量。

(二)中医治疗

内虚毒聚是乳腺癌发病的主要病机。正气虚衰即气、血、阴、阳亏损，同时气郁、痰浊、瘀血、热毒等邪气盛实，产生因虚致实，因实而虚，虚实夹杂的病理过程。临证治疗需辨虚实标本，分清虚实标本的主次，正确处理扶正与祛邪的关系。

1. 辨证论治

辨证要点：辨虚实，乳房结块，质硬而边界不清，伴或不伴胀痛，经前乳房或少腹胀痛，属实证；肿块累累，延及胸锁和腋下，肿块破溃流水，形体消瘦，气短乏力，属虚证。辨病位，情绪急躁，两胁胀痛，经前乳房作胀，病位在肝；腰膝酸软，月经失调，婚后不孕，或有多次流产史者，其病位在肾；神疲乏力，面色㿠白，头晕目眩，大便溏薄者，病位在脾胃。

(1)肝郁痰凝证

主症:乳房肿块,质硬而边界不清,局部皮温皮色正常,素有情志抑郁或情绪暴躁,两胁作胀,经前乳房作胀或少腹作胀,口苦咽干,心烦,舌红,苔薄白或薄黄,脉弦。

证机概要:肝失疏泄,痰气郁结。

治疗法则:疏肝解郁,化痰散结。

方药运用:神效瓜蒌散合开郁散加减。瓜蒌、当归、乳香、没药、柴胡、白芍、白术、茯苓、白芥子、甘草、全蝎、郁金、香附、天葵草。

加减:乳胀痛较剧者,加橘络、丝瓜络、路路通、王不留行理气止痛;伴腰酸膝软,月经不调者,加仙茅、菟丝子、熟地黄补肾调经;肿块坚硬者,加海藻、昆布、生牡蛎软坚散结。

临证指要:本证为乳腺癌基本证型,多因忧思郁怒,情志不畅,肝脾两伤,痰气交结于乳,发为乳癌,治疗以疏肝健脾为基础。气郁重者可见血瘀,除行气化痰外,酌加活血药,以增强散结之功。

(2)冲任失调证

主症:乳房结块坚硬,月经失调,经前期乳房胀痛,婚后未生育或有多次流产史,目涩,口干,腰膝酸软,五心烦热,舌淡,苔薄,脉弦细。

证机概要:肾虚肝郁,冲任失摄。

治疗法则:调摄冲任,温肾益精,疏肝解郁。

方药运用:二仙汤合逍遥散加减。仙茅、淫羊藿(仙灵脾)、柴胡、当归、白芍、薄荷、茯苓。

加减:乳房结块坚硬者,加全瓜蒌、夏枯草、山慈姑解毒散结;失眠者,加酸枣仁、柏子仁、夜交藤养心安神;盗汗者,加煅龙骨、煅牡蛎、浮小麦收敛止汗;五心烦热,头晕耳鸣者,加熟地黄、茯苓、牡丹皮、知母养阴清热。

临证指要:此证型多见于乳腺癌中期,以邪实正虚并见,治当扶正祛邪兼顾。

(3)毒热蕴结证

乳房肿块迅速增大,破溃流水,臭秽异常,溃后愈坚,疼痛剧烈,伴有神疲乏力,面色晦暗,发热,心烦,口干,便秘,舌暗红,苔薄黄,脉滑数。

证机概要:毒热交阻,正虚邪盛。

治疗法则:清热解毒,散结消肿。

方药运用:五味消毒饮加减。金银花、野菊花、蒲公英、紫花地丁、紫背天葵子。

加减:肿块坚硬疼痛,舌色紫暗者,加桃仁、红花、露蜂房、皂角刺以化瘀消肿;热结便秘者,加大黄、厚朴、枳实等通腑泄热;高热神昏者,加牡丹皮、赤芍、羚羊角粉辛凉开窍。

临证指要:此证型多见于炎性乳腺癌,其核心病机为热毒壅盛。尽管此证型有本虚的病理基础,但"急则治其标",针对其核心病机,重用清热解毒药,控制肿物增长。

(4)气血两虚证

主症:乳房肿块累累,延及腋下,推之不动,皮肤出现溃疡、结节,形体消瘦,头晕目眩,心悸气短,面色㿠白,精神萎靡,舌质淡,苔薄白,脉沉细。

证机概要:正气亏损,气血耗伤。

治疗法则:益气养血,补虚培元。

方药运用:人参养荣汤加减。人参、白术、茯苓、甘草、陈皮、黄芪、当归、白芍、熟地黄、五味子、桂心、远志。

加减:便溏者,当归减量,加薏苡仁、炒扁豆健脾祛湿;畏寒肢冷、身倦乏力等肾阳虚表现者,加菟丝子、女贞子补肾助阳;腰膝酸软,头晕耳鸣等肾阴虚表现者,加山茱萸、枸杞子、杜仲补肾填精;肿块增大者,加白花蛇舌草、石见穿、山慈菇、龙葵清热散结;痛甚者,加乳香、没药、三七粉活血止痛;癌肿溃烂者,加草河车、凤尾草、蒲公英、紫草清热凉血解毒。

临证指要:多见于癌肿晚期,气血俱伤,以人参养荣汤补气养血。晚期患者以正虚表现为主,除气血两虚外,尚可见肝肾阴虚、脾肾阳虚等证,应酌情选用调补阴阳之剂。但对于接受内分泌治疗的患者,需避免使用含雌激素成分的药物。

2. 中成药制剂

(1)康力欣胶囊:口服,每次 2~3 粒,每日 3 次。扶正祛邪,软坚散结。适用于乳腺癌气血瘀阻证者。

(2)西黄解毒胶囊:口服,每次 2 粒,每日 3 次。针对乳腺癌本虚标实的病机,具有清热解毒、益气活血、消肿散结的作用,临床收效良好。

(3)贞芪扶正颗粒:口服,每次 5 克,每日 2 次。用于正气不足的肿瘤患者;配合放疗、化疗,促进机体功能的恢复,增加治疗的耐受性。

(4)艾迪注射液:静脉滴注,成人每次 50~100ml,加入 0.9%氯化钠注射液或 5%~10%葡萄糖注射液 400~450ml 中,每日 1 次。扶正固本、清热解毒、消瘀散结。适用于乳腺癌证属正虚毒盛者,亦可应用于各种恶性肿瘤。

3. 针灸治疗

针灸目前主要应用于治疗乳腺癌术后并发症、放化疗不良反应及提高患者生存质量。

(1)乳腺癌术后上肢淋巴水肿:上肢水肿是腋窝淋巴结清扫术后常见的并发症,极大降低了患者的生活质量。针灸治疗发挥活血化瘀、祛湿通络、行气利水等功效,对于改善上肢水肿取得显著疗效。选穴:合谷、曲池、外关、足三里、肩三针,局部采用毫针泻法,足三里用补法,配合艾灸。还可取患肢肿胀处进行梅花针叩刺或刺血拔罐。

(2)化疗后恶心呕吐:接受化疗的乳腺癌患者往往出现恶心呕吐等消化道反

应,呕吐重者甚至会伴有脱水,若恶心呕吐控制不佳会导致患者对化疗产生恐惧心理,影响治疗进程。中医学认为,化疗后恶心呕吐是由于脾胃受损、胃气上逆所致,治疗宜健脾和胃、降逆止呕。常用针灸穴位包括足三里、内关、公孙、神阙、中脘。耳穴贴压以其简单易操作、无疼痛、疗效好等优点应用于化疗后恶心呕吐,并且不会产生西医止吐药继发的轻度肝损伤、便秘、疲劳等不良反应,常用穴位:神门、交感、胃、脾、皮质下。

(3)抑郁、焦虑:尽管乳腺癌有多种西医治疗手段,且有良好的效果,但不同的治疗方法均会在不同程度影响患者的生活质量,如术后乳房缺如导致自身形象的下降,承受放化疗、内分泌治疗等带来的不良反应,患肢淋巴水肿致肢体功能活动不便,会使患者产生抑郁、焦虑、失眠、疲乏等症状。针灸治疗抑郁、失眠在临床上有确切疗效,常用穴位包括百会、四神聪、内关、合谷、太冲、足三里、气海。尚可使用耳穴贴压法,选穴神门、内分泌、心、肝、皮质下。

4. 外治法

(1)生肌玉红膏:由当归 60g,白芷 15g,白蜡 60g,轻粉 12g,甘草 20g,黄连 16g,黄柏 16g,血竭 12g,香油 500g 组成。解毒消肿、生肌止痛。使用时常规消毒,清洁创面,将生肌玉红膏涂于敷料上,覆盖整个创面,胶布固定。每隔 2～3 日换药 1 次。适用于放射性皮肤溃疡日久不愈、手术后切口感染或皮瓣坏死、晚期乳腺癌瘤块破溃。

(2)三黄解毒洗剂:大黄、黄柏、黄芩、苦参、败酱草、紫草各等分。上药共研细末,取 10～20g 加入蒸馏水 100ml,医用苯酚 1ml 备用。用时冷湿外敷患处,每日 4～5 次。可清热解毒、祛湿止痒,适用于放射性皮炎及皮肤破溃、渗液瘙痒。

(三)西医治疗

1. 外科治疗

手术治疗是乳腺癌的主要治疗方法之一。1894 年,Halsted 创立了乳腺癌根治术,奠定了乳腺癌手术治疗的基石。120 多年来,乳腺癌的外科治疗经历了根治术、扩大根治术、改良根治术、保乳术四大变迁。乳腺癌术式的选择一直是临床外科医师争论和研究的焦点。美国 NSABP 研究经过 25 年的随访证实,改良根治术与根治术局部复发率及长期生存无统计学差异,目前多使用改良根治术替代根治术。随着乳腺癌综合治疗模式的发展及早期诊断率的提升,保乳治疗已成为乳腺癌手术治疗的一种重要术式。尽管保乳术可提高患者的生活质量,但有相对偏高的复发风险,故需行术中冰冻切片确定切缘阴性,术后对保留乳房行放射治疗。各期乳腺癌的手术治疗原则是:Ⅰ、Ⅱ期趋向于保乳手术加放射治疗;Ⅲ期新辅助化疗后再做手术治疗,以根治术为主,对化疗效果好、经治疗后达到保乳手术标准,且有保乳倾向的患者,可考虑行保乳术。

2. 化学治疗

乳腺癌化学治疗根据其应用的时间不同,分为新辅助化疗和辅助化疗。新辅助化疗主要应用于局部晚期乳腺癌,疗程 3～4 个周期,有助于局部晚期乳腺癌的原发病灶及区域淋巴结降期,使原先不能手术的肿瘤通过降期可以进行手术切除。虽然新辅助化疗尚未显示出长期生存的优势,但其提高保乳手术成功率作用明确,并且患者接受新辅助化疗后缓解情况可为术后选择化疗方案提供参考。辅助化疗应用于淋巴结阳性的患者;对于淋巴结阴性患者,如具有高度复发风险,也需进行术后辅助化疗。危险因素包括患者年龄<35 岁、肿瘤直径>2.0cm、核分级为Ⅲ级、脉管瘤栓、ER 阴性、Her-2 基因高表达及 S 期细胞比例明显增加。

针对 Her-2 阴性乳腺癌,常用的辅助/新辅助化疗方案如下。

(1)AC→T 方案

多柔比星 60 mg/m^2,静脉输注,第 1 天。

环磷酰胺 600 mg/m^2,静脉输注,第 1 天。

21 天为 1 个周期,连用 4 周期。

序贯以紫杉醇 80mg/m^2,静脉输注,1 小时周疗,连用 12 周。

(2)TC 方案

多西他赛 75 mg/m^2,静脉输注,第 1 天。

环磷酰胺 600 mg/m^2,静脉输注,第 1 天。

21 天为 1 个周期,共 4 个周期。

(3)CMF 方案

环磷酰胺 100 mg/m^2,口服,第 1～14 天。

甲氨蝶呤 40 mg/m^2,静脉输注,第 1 天、第 8 天。

氟尿嘧啶 600 mg/m^2,静脉输注,第 1 天、第 8 天。

28 天为 1 个周期,共 6 周期。

3. 放射治疗

乳腺癌保乳术后应常规放疗,如已行全腋下淋巴结清除,一般不再照射腋区,除非手术清除不彻底或有病灶残留时,才考虑补加腋区照射。Ⅰ、Ⅱ期乳腺癌根治术或改良根治术后,原发灶在乳腺外上象限,腋淋巴结病检阴性者,术后不放疗;腋淋巴结阳性时,术后照射内乳区及锁骨上下区;原发灶在乳腺中央区或内象限,腋淋巴结检查阴性时,术后仅照射内乳区,而腋淋巴结阳性时,加照锁骨上。Ⅲ期乳腺癌根治术后,无论腋淋巴结阳性或阴性,一律照射内乳区和锁骨上下区,根据腋淋巴结阳性数目的多少,可考虑加或不加胸壁照射。放疗宜在术后 6 个月内进行。

4. 内分泌治疗

内分泌治疗适用于所有 ER 和(或)PR 阳性的乳腺癌患者,无论术后或是晚期转移性乳腺癌。常用内分泌治疗药物包括抗雌激素类(他莫昔芬、托瑞米芬)、孕激素(甲羟孕酮、甲地孕酮)、芳香化酶抑制药(阿那曲唑、来曲唑、依西美坦)、黄体生成素释放激素(LHRH)拮抗药(戈舍瑞林、亮丙瑞林)。内分泌治疗一般在化疗之后使用,但可以和放疗及曲妥珠单抗治疗同时应用。综合月经状态、年龄、激素水平、是否行卵巢切除术多方面因素判断患者是否绝经,使用相应的内分泌治疗药物。

内分泌治疗方案如图11-1所示。

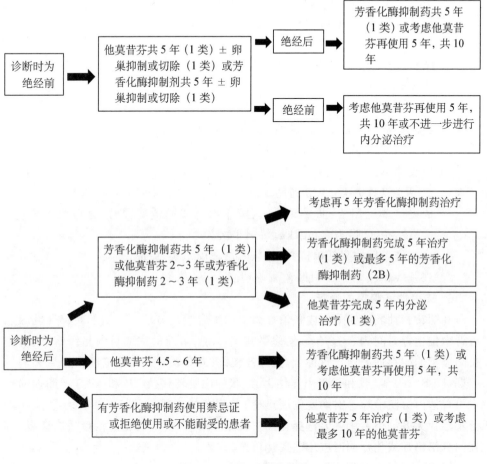

图 11-1 内分泌治疗方案

5. 靶向治疗

Her-2 过度表达见于 20%~30% 的乳腺癌,已成为转移性乳腺癌理想的治疗靶点。大规模临床Ⅲ期试验证实,相对于单独化疗,曲妥珠单抗(Trastuzumab,赫赛汀)联合化疗作为一线用药,能提高转移性乳腺癌缓解率。化疗联合曲妥珠单抗能使总生存期延长 25%,且能让 *Her-2*(3+)患者生存期延长 45%。曲妥珠单抗为 HER-2 阳性转移性乳腺癌患者提供了良好的临床疗效,大大超过传统的化疗药物,是目前较成功的靶向治疗范例。帕妥珠单抗(Pertuzumab,Perjeta)于 2017 年

12 月获得美国 FDA 批准,联合曲妥珠单抗和化疗,应用于术后辅助治疗。该药目前已申请在中国上市,将为中国乳腺癌患者的治疗提供更佳的机会。

针对 Her-2 阳性乳腺癌,常用的辅助/新辅助化疗方案如下。

(1)AC→PH 方案

多柔比星 60mg/m²,静脉输注,第 1 天。

环磷酰胺 600mg/m²,静脉输注,第 1 天。

21 天为 1 周期,连用 4 周期。

紫杉醇 80mg/m²,静脉输注,1 小时周疗,连用 12 周。

曲妥珠单抗。

(2)TCH 方案

多西他赛 75mg/m²,静脉输注,第 1 天。

卡铂 AUC6 静脉输注,第 1 天。

曲妥珠单抗。

21 天为 1 个周期,共 6 周期。

曲妥珠单抗用法:曲妥珠单抗(第 1 次与多西他赛同时开始)首次剂量 4 mg/kg,之后为 2 mg/kg,每周 1 次。

化疗结束后曲妥珠单抗 6 mg/kg,每 3 周 1 次,完成 1 年。

在基线、3、6 和 9 个月时监测心功能。

6. 转移性乳腺癌的治疗

晚期转移性乳腺癌采取内科治疗为主的综合治疗方法。经治的转移性乳腺癌患者中位生存时间为 2～3 年。对多数患者来说,治疗的主要目的是缓解症状,延长高质量的生存期。由于毒性低,且疗效较好,对年龄>35 岁、辅助治疗后无病生存期(DFS)>2 年、骨和软组织转移、无症状的内脏转移及 ER 和(或)PR 阳性的患者可首选内分泌治疗。对病变发展迅速、有症状的内脏转移、DFS<2 年及既往内分泌治疗无效的患者则需要选择化疗。评估 Her-2 情况有靶向治疗适应证者,可在内分泌治疗或化疗同时应用曲妥珠单抗。

转移性乳腺癌常用化疗方案如下。

(1)首选单药方案

①多柔比星 60～75mg/m²,静脉输注,第 1 天,21 天为 1 个周期;或 20mg/m² 静脉注射,每周 1 次。

②紫杉醇 175mg/m²,静脉输注,3 小时,21 天为 1 个周期;或 80mg/m²,静脉输注,每周 1 次。

③多西紫杉醇 60～100mg/m²,静脉输注,第 1 天,21 天为 1 个周期;或 45 mg/m²,静脉输注,每周 1 次,连用 6 周停 2 周为 1 个周期。

④长春瑞滨 25mg/m²,静脉输注,每周 1 次。

⑤卡培他滨 1000～1250mg/m²,口服,每日 2 次,第 1～14 天,21 天为 1 个周期。

⑥吉西他滨 800～1200mg/m²,静脉输注,第 1、8、15 天,28 天为 1 个周期。

⑦白蛋白结合型紫杉醇 100mg/m² 或 150mg/m²,静脉输注,第 1 天,第 8 天,第 15 天,28 天为 1 个周期;或 260mg/m²,静脉输注,第 1 天,21 天为 1 个周期。

(2)联合化疗方案

①FAC 方案

氟尿嘧啶 500 mg/m²,静脉输注,第 1 天,第 8 天。

多柔比星 50 mg/m²,静脉输注,第 1 天。

环磷酰胺 500 mg/m²,静脉输注,第 1 天。

21 天为 1 个周期。

②CMF 方案

环磷酰胺 100 mg/m²,口服,第 1～14 天。

甲氨蝶呤 40 mg/m²,静脉输注,第 1 天,第 8 天。

氟尿嘧啶 600 mg/m²,静脉输注,第 1 天,第 8 天。

28 天为 1 个周期。

③AC 方案

多柔比星 60 mg/m²,静脉输注,第 1 天。

环磷酰胺 600 mg/m²,静脉输注,第 1 天。

21 天为 1 个周期。

④XT 方案

多西他赛 75mg/m²,静脉输注,第 1 天。

卡培他滨 950mg/m²,口服,每日 2 次,第 1～14 天。

21 天为 1 个周期。

⑤GT 方案

紫杉醇 175mg/m²,静脉输注,第 1 天。

吉西他滨 1000～1250mg/m²,静脉输注,第 1 天,第 8 天。

(第 1 天在紫杉醇之后)

21 天为 1 个周期。

(3)针对 *Her-2* 阳性含曲妥珠单抗方案

①PCH 方案

曲妥珠单抗

紫杉醇 175mg/m²,静脉输注 3 小时,第 1 天。

卡铂 AUC 6 静脉输注,第 1 天。

21 天为 1 个周期。

②单药方案（与曲妥珠单抗联合）

紫杉醇 $175mg/m^2$，静脉输注 3 小时，第 1 天，21 天为 1 个周期。

或紫杉醇 $80\sim90mg/m^2$，静脉输注 1 小时，每周 1 次。

多西紫杉醇 $80\sim100mg/m^2$，静脉输注 30min，第 1 天，21 天为 1 个周期。

长春瑞滨 $25mg/m^2$，静脉输注，每周 1 次。

曲妥珠单抗用法：首次 4mg/kg，静脉输注 90min，第 1 天；之后 2mg/kg，静脉输注 30min，每周 1 次。或者首次 8mg/kg，静脉输注 90min，第 1 天；之后 6mg/kg，静脉输注 90min，每 3 周 1 次。

七、预防与调护

乳腺癌的病因尚未明确，故一级预防手段相对有限，但依据多项乳腺癌发病危险因素的队列研究结果，增加体育活动，控制总热能及脂肪摄入，防止肥胖，避免高龄生育，鼓励母乳喂养，避免不必要的放射线照射等可降低乳腺癌发病的风险。有效开展乳腺癌的二级预防，做到早发现、早诊断、早治疗，能够明显改善乳腺癌的预后和降低病死率。年龄＞35 岁的女性及有乳腺癌家族史的女性，需定期进行全面体检，如发现乳房硬结和肿块，应及时行进一步检查。

对于乳腺癌患者而言，需从生理功能和心理状态两方面进行康复训练。生理功能方面，行腋窝淋巴结清扫的患者易出现术后患肢肿胀，应注意保持患侧皮肤清洁，预防感染。为减轻肿胀不宜在患肢手臂进行有创性的操作，患侧手臂不要热敷，避免负重。饮食应富含水果、蔬菜、粗粮和豆制品，不推荐膳食补充剂及未知成分的保健品。康复期应选择一项合适并能坚持进行的有氧运动，以每周进行150min 的中等强度锻炼为宜。均衡饮食及有氧运动可增强人体免疫功能，有效减轻精神压力。心理状态方面，对于患者而言，在发现自己有明显焦虑、抑郁倾向后应及时寻求专业帮助及家庭支持；对于临床医师而言，在沟通交流过程中如发现患者存在心理状态的问题，应予以积极的引导，并为其寻求专科治疗提供指导意见。

八、中医防治进展

现代医家多以"扶正祛邪"为乳腺癌中医治疗的总则。陆德铭教授认为，乳腺癌病属本虚标实，扶正当以健脾益气，滋阴养血为主，祛邪当以清热解毒、理气化滞、活血化瘀、化痰祛湿为法。陆明教授将"扶正祛邪"的总则细化为早期祛邪为主，扶正为辅；中期虚实夹杂，宜扶正和祛邪相结合，攻补兼施；晚期正气虚衰，宜内服扶正、外敷祛邪，重视外治法在乳腺癌患者中的应用。唐汉钧教授认为，不同的治疗阶段应适时调整扶正与祛邪的比例，如术后放化疗期间正虚甚而邪滞轻，扶正与祛邪可 9:1；放化疗结束，内分泌治疗期间，扶正与祛邪可 8:2；术后 2 年可调整为 7:3。

对于乳腺癌脏腑辨证的认识,现代医家持有不同观点。周仲瑛教授在治疗乳腺癌时从肝入手,首辨气郁,重视肝气的条达,在此基础上辨其化火、生风及挟痰、挟瘀的情况。林毅教授强调从脾胃论治乳腺癌,认为"大病体虚,重在培中",提出"急则治标,顾护脾胃;缓则治本,调补脾胃;无证可辨,治以脾胃;病防渐进,培补脾胃"的治疗策略。王瑞平教授将乳腺癌分为肝郁气滞、肝肾阴虚、脾肾阳虚、余毒未清四型,认为其病位在肝、脾、肾三脏。

对于乳腺癌术后患者而言,淋巴结清扫导致患肢肿胀,对生活质量影响较大。吕素君等运用活血通络消肿汤(桃仁 15g,红花 15g,透骨草 20g,鸡血藤 30g,威灵仙 20g,桂枝 10g,老鹳草 20g,细辛 10g)熏洗治疗 30 例乳腺癌术后上肢淋巴水肿患者,其上肢肿胀程度及生活质量的改善均优于对照组。许正国等从气虚血瘀论治淋巴水肿,以血府逐瘀汤加减治疗 52 例患者,疗效优于对照组。阮杰等采用中药内服外洗联合针灸治疗 24 例术后上肢水肿乳腺癌患者,取得满意疗效。尽管不同文献均报道了中医治疗上肢淋巴水肿的有效性,但在临床实践中往往需要联合多种方法,如针刺、艾灸、泡洗,单纯使用中药内服作为治疗手段存在局限。

随着内分泌治疗的广泛应用,中药在改善内分泌药物不良反应方面逐渐显现出优势。以疏肝补肾、养阴清热为法治疗内分泌药物相关的类更年期综合征、子宫内膜病变、肝损害及骨质疏松有确切疗效。尽管中药治疗是否会导致雌激素水平升高,进而影响内分泌治疗效果目前仍存在争议,但已有部分研究证实,接受培补肝肾药物治疗后,患者血清雌二醇水平并未升高,未来仍需进一步研究以证实补益肝肾中药对接受内分泌治疗患者的安全性。

(徐筱青)

参 考 文 献

[1] 陈万青,郑荣寿.中国女性乳腺癌发病死亡和生存状况[J].中国肿瘤临床,2015,42(13): 668-674.

[2] Tao,Z,Shi,A,Lu,C et al. Breast Cancer:Epidemiology and Etiology[J]. Cell Biochem Biophys,2015,72(2):333-338.

[3] 徐雅莉,孙强,单广良,等.中国女性乳腺癌发病相关危险因素:病例对照研究[J].协和医学杂志,2011,2(1):7-14.

[4] Amin MB,Edge S,Greene F,et al. AJCC Cancer Staging Manual[M]. 8th ed. New York: Springe,2017.

[5] Lakhani SR,Ellis IO,Schnitt SJ,et al. WHO classification of tumors of the breast[M]. Lyon,France:IARC Press. 2012.

[6] 郝希山.肿瘤学[M].北京:人民卫生出版社,2014:179-180.

[7] 黄梅,曹加伟,朱珠,等.针灸疗法在乳腺癌治疗中的应用现状分析[J].针灸临床杂志,

2016,32(4):87-90.

[8] NCCN. NCCN Clinical Practice Guidelines in Oncology(NCCN Guidelines©)Breast Cancer (Version 1. 2018)[EB/OL]. Fort Washington:NCCN,2018[2018-03-20].

[9] 中国临床肿瘤学会(CSCO)乳腺癌诊疗指南(2017. V1)[M].北京:人民卫生出版社.2017: 12-22.

[10] 中国抗癌协会乳腺癌专业委员会.中国抗癌协会乳腺癌诊治指南与规范(2017 年版)[J]. 中国癌症杂志,2017,27(09):695-759.

[11] Taira,N,Arai,M,Ikeda,M et al. The Japanese Breast Cancer Society clinical practice guide-line for epidemiology and prevention of breast cancer[J]. Breast Cancer,2015,22(16): 16-27.

[12] 胡升芳,谷焕鹏,陈红风,等.陆德铭教授扶正祛邪法治疗乳腺癌经验[J].中华中医药学刊,2013,31(12):2732-2734.

[13] 吴涛,马金丽,陆明.陆明运用中医扶正祛邪法治疗乳腺癌经验[J].北京中医药,2017,36 (03):251-253,280.

[14] 唐汉钧.乳腺癌术后的中医药治疗[N].中国中医药报,2009-03-06(4).

[15] 陈鹰娜.周仲瑛从肝论治乳腺癌经验[J].中国中医药现代远程教育,2011,9(20)::7-8.

[16] 戴燕,丘嫦,郭倩倩,等.林毅教授从脾胃论治乳腺癌经验介绍[J].新中医,2016,48(04): 215-216.

[17] 刘包欣子,邹玺,周锦勇,等.王瑞平教授治乳腺癌经验[J].辽宁中医药大学学报,2013,15 (05):117-118.

[18] 吕素君,张艳景,王培培,等.活血通络消肿中药治疗乳腺癌术后上肢淋巴水肿的临床研究 [J].中华中医药杂志,2017,32(12):5702-5704.

[19] 许正国,刘加升,张立光,等.血府逐瘀汤加减治疗乳腺癌术后上肢水肿的临床观察[J].光明中医,2011,26(2):253-255.

[20] 阮杰,胡文丹.中药内服外洗联合针灸治疗乳腺癌术后上肢水肿 24 例[J].浙江中医杂志, 2017,52(6):441.

[21] 薛静娴,卞卫和.中医药干预乳腺癌内分泌治疗的不良反应概况[J].中华中医药杂志, 2015,30(2):480-482.

[22] 张静,彭海燕.补肾养肝法干预乳腺癌内分泌治疗不良反应的研究进展[J].中国中西医结合杂志,2015,35(1):124-127.

[23] 苏丽瑛,李全,宋凤丽,等.中医药治疗乳腺癌内分泌综合征研究进展[J].辽宁中医药大学学报,2013,15(9):206-208.

第 12 章

卵 巢 癌

一、概　述

卵巢癌是妇科常见的恶性肿瘤,发生于卵巢表面体腔上皮和其下方卵巢间质,占妇科恶性肿瘤的 23%,居妇科恶性肿瘤的第 3 位。2012 全球癌症统计指出,全球卵巢癌新发病例 238 700 人,死亡病例 151 900 人。卵巢恶性肿瘤主要由 3 种病理类型组成,即上皮癌、恶性生殖细胞肿瘤和性索间质细胞瘤。卵巢癌多见于中老年妇女,早期不易发现,一旦发现多属晚期。高峰发病年龄在 50-60 岁,5 年生存率为 30%左右。

卵巢癌的发病机制仍不清楚。可能的危险因素包括遗传家族史、外源性女性激素、妊娠及哺乳、月经、病毒感染、饮食、环境因素等。资料表明,卵巢癌家族史是卵巢癌发病的重要危险因素之一,卵巢癌患者 5%～10%为遗传性,存在 *BRCA1* 和 *BRCA2* 的突变。不孕、未产及妊娠次数少,不哺乳或哺乳时间短,使用促排卵药物,月经初潮早、绝经晚、月经期短,青春期前后病毒感染,高动物脂肪饮食,接触石棉、滑石粉等均可增加卵巢癌的发病风险。

卵巢癌属中医学“肠覃”“积聚”“癥瘕”等病症范畴。中医古代文献中并没有卵巢癌这一病名,但存在类似卵巢癌的相关记载。如《灵枢·水胀》中论述:“肠覃何如?岐伯曰:寒气客于肠外,与卫气相搏,气不得荣,因有所系,癖而内着,恶气乃起,瘜肉乃生。其始生也,大如鸡卵,稍以益大,至其成,如怀子之状,久者离岁,按之则移,月事以时下,此其候也。”《素问·骨空论》中提到:“任脉为病……女子带下积聚”。《诸病源候论》中提到:“癥瘕者……若冷气入于包络,搏于气血,血得冷,则涩……若积引岁月,人皆柴瘦,腹转大,遂致死。”《妇人大全良方》曰:“妇人腹中瘀血者,由月经闭积,或产后余血未尽,或风寒凝瘀,久而不消,积为积聚癥瘕矣。”《医学正传》曰:“其与瘕独见于脐下,是为下焦之疾,故常得于妇人。大凡腹中有块,不问积聚癥瘕,俱为恶候,切勿视为寻常等疾而不求医早治,若待胀满已成,胸腹鼓急,虽仓扁复生,亦莫能救其万一。”

二、病因病机

1. 病因

（1）正气内虚：《素问遗篇·刺法论》曰："正气存内，邪不可干。"《素问·评热病论》曰"邪之所凑，其气必虚。"正气内虚，既易感邪发病，又易生邪而发病。由于患者先天禀赋不足，正气内虚，邪毒侵入之时，正虚无力抗邪；抑或正气内虚，推动无力，气血津液运行失常，气滞、血瘀、痰结、湿聚相互搏结，日久发为本病。

（2）情志失调：女子以肝为先天，肝藏血，主疏泄。七情内伤，肝气郁结，气血运行受阻，气滞血瘀滞于小腹，聚而成癥。

（3）饮食不节：《诸病源候论·癥瘕候》曰："癥瘕者，皆由寒温不调，饮食不化，与脏器相搏结而生也。"患者平素饮食不节，嗜食烟酒及肥甘厚味，损伤脾胃，运化失常，痰湿内停聚于胞宫，日久发为本病。

（4）六淫邪毒：六淫之邪侵袭人体，正虚不能逐邪外出，邪毒迁延留滞，阻碍气血津液运行，日久成积成聚，搏结胞宫，发为本病。

2. 病机

（1）正气亏虚，邪毒内侵：先天禀赋不足，或当正气内虚无力抗邪，邪气乘虚而入，阻滞气血运行，气血运行不畅与癌毒相搏，日久发为癥瘕。

（2）脾失健运，痰湿内阻：脾胃居于中焦，主运化腐熟水谷。素体脾胃虚弱或恣食肥甘厚味，损伤脾胃，脾失健运，痰湿内生，阻滞胞宫之侧，日久形成肿块。

（3）气机阻滞，瘀血内结：平素情志不舒，七情不畅，急躁易怒，五脏气血乖逆；怒伤肝，忧思伤脾，气机疏泄失常，气血瘀滞，日久不化而成癥瘕。

3. 病机转化

卵巢癌的发生，是内外因共同作用的结果。外因多为外感六淫之邪内侵；内因多为先天禀赋不足，正气亏虚，加之饮食不节，情志内伤，致脏腑功能紊乱，气血津液运行失常，气滞、血瘀、痰凝、湿阻等相互搏结留滞胞宫之侧，日久发为本病。正如宋代陈言《三因极一病证方论·妇人女子众病论证治法》曰："多因经脉失于将理，产褥不善调护，内作七情，外感六淫，阴阳劳逸，饮食生冷，遂致营卫不输，新陈干忤，随经败浊，淋露凝滞，为癥为瘕。"本病本虚标实，系全身属虚，局部属实。病位在胞宫之侧，与肝、脾、肾三脏密切相关。

三、临床表现

1. 症状

（1）早期症状：早期可无明显症状，或出现不明原因的胃肠道症状，包括腹胀不适、消化不良、食欲缺乏、嗳气等。

（2）腹痛腹胀：疼痛可为胀痛，若出现肿瘤扭转、破裂或出血时可为剧烈疼痛，若肿瘤浸润、压迫周围脏器及神经可出现腰痛、腿痛、肛周及会阴部疼痛。腹胀多因肿块或腹水增长引起腹内压增高所致。

(3)压迫症状：随着肿瘤不断生长，巨大的肿瘤及肿瘤引起的恶性腹水均可引起压迫症状，如导致膈肌抬高，出现呼吸困难、心悸、不能平卧；静脉回流障碍，引起腹壁和下肢水肿；膀胱、直肠受压可引起排尿困难、肛门坠胀、排便规律改变、肠梗阻等。

(4)月经改变：大部分卵巢癌患者可出现月经紊乱或闭经，或不规则的阴道出血。

(5)全身症状：出现消瘦、体重下降、贫血、恶病质等。

2. **体征**

(1)腹部包块：肿瘤位于盆腔时，妇科检查可在子宫一侧或两侧扪及肿块，肿块进一步增大可进入腹腔。肿块可固定或不固定，形状多不规则，表面可呈结节状物。

(2)腹水：卵巢癌发生腹腔或盆腔种植转移时，可出现腹水，且腹水多为血性，腹部叩诊移动性浊音为阳性。

(3)内分泌方面：恶性肿瘤严重破坏卵巢组织时，可出现内分泌方面的体征，如幼女早熟，出现多毛、阴蒂肥大等男性化体征。

(4)远处转移体征：当出现远处淋巴结转移时，可在锁骨上、腋下和腹股沟触及肿大的淋巴结。

四、辅助检查

1. **影像学检查**

(1)B超检查：经济、方便、重复操作性强，是卵巢癌首选的筛选诊断技术。B超检查能够发现妇科内诊不能扪及的卵巢肿块，提示肿块的部位、形状、大小、质地及与邻近器官的关系，可分辨肿块的囊实性。B超检查还可探及腹盆腔积液、腹盆腔内的转移病灶。

(2)CT检查：分辨率高，能够发现B超检查忽略的小病灶，能准确展示肿块的形态，准确测量肿块及转移淋巴结的大小；尚可根据肿块的外形、密度、有无血管增生、是否存在转移灶等来区分肿瘤的良恶性质，对临床诊断有一定的参考价值。

(3)MRI检查：对软组织密度的分辨率高，且无放射性损害，但检查费用较高，临床应用不如B超和CT检查普遍。

(4)PET-CT检查：在肿瘤早期尚未产生解剖结构变化前即可发现隐匿的微小病灶(<5mm)，帮助确定和查找肿瘤的精确位置，其检查结果比单独的PET或CT有更高的准确性，特别是显著地提高了对小病灶的诊断能力。由于进行一次检查就可准确判断大多数肿瘤的良恶性、是否有转移及复发，对准确进行肿瘤分期，

评价治疗效果很有意义。由于上述优点，虽单一检查费用略高，但实际上却可避免患者不必要的手术、放化疗和住院，总体性价比很是突出。

（5）X线片：对判断有无胸腔积液、肺转移、肠梗阻等有比较重要意义，现在更多的是作为CT、MRI和PET-CT的补充。

2. 肿瘤标志物检测

CA125是卵巢恶性肿瘤的特异性标志物，对于卵巢上皮癌和浆液性腺癌敏感性高达80％。CA125随着病情的进展或好转可出现升高或降低，因此在临床上可作为卵巢癌病情监测和疗效判断的一个重要指标。但是，CA125在一些妇科良性病变（如盆腔炎症、子宫内膜异位症等）也会轻度升高，临床应注意辨别。其他的肿瘤标志物有癌胚抗原（CEA）、甲胎蛋白（AFP）、人绒毛膜促性腺激素（hCG）、乳酸脱氢酶（LDH）、碱性磷酸酶（AKP）等，可协助诊断。

3. 细胞学和组织学检查

（1）脱落细胞学检查：卵巢癌患者多伴有恶性腹盆腔积液，在腹水或腹腔灌洗液中可以寻找到癌细胞。

（2）细针穿刺吸取法活检：子宫直肠陷凹处的肿物可做阴道后穹穿刺，贴近腹壁的肿块可经腹壁穿刺，浅表肿大的淋巴结也可以进行穿刺取材，进行细胞学检查。

（3）组织病理学检查：在临床不能明确诊断时，可进行腹腔镜或剖腹探查切取可疑部位的肿物进行组织病理学检查。

五、诊断和鉴别诊断

（一）诊断

卵巢癌早期症状不明显，不易发现。对于有相关不适主诉及体检发现有盆腔肿块的患者，可结合其病史、症状、体征、辅助检查等进行综合判断。明确诊断需进行组织病理学检查。

1. 组织分型

2014（WHO）卵巢肿瘤组织学分类：分为上皮性肿瘤、性索间质肿瘤、生殖细胞肿瘤和其他少见的病理类型。其中卵巢上皮肿瘤分为浆液性肿瘤、黏液性肿瘤、子宫内膜样肿瘤、透明细胞肿瘤、Brenner肿瘤、浆液黏液性肿瘤、间叶性肿瘤和混合性上皮-间叶肿瘤；性索间质肿瘤分为单纯性间质肿瘤、单纯性性索肿瘤、混合性性索-间质肿瘤；生殖细胞肿瘤分为无性细胞瘤、卵黄囊瘤、胚胎性癌、非妊娠期绒膜癌等。

2. 病理分期

目前卵巢癌的分期主要有美国癌症联合委员会（AJCC）卵巢癌TNM分期和国际妇产联盟FIGO分期系统（2017年 第8版，表12-1）。

表 12-1　卵巢癌 TNM 分期

TNM	FIGO	
原发肿瘤（T）		
Tx		原发肿瘤不能评价
T0		无原发肿瘤证据
T1	Ⅰ	肿瘤局限于卵巢（单侧或双侧）或输卵管
T1a	ⅠA	肿瘤局限于单侧卵巢（包膜完整）或输卵管，卵巢或输卵管表面无肿瘤；腹水或腹腔冲洗液未找到恶性细胞
T1b	ⅠB	肿瘤局限于双侧卵巢（包膜完整）或输卵管，卵巢或输卵管表面无肿瘤；腹水或腹腔冲洗液未找到恶性细胞
T1c	ⅠC	肿瘤局限于单或双侧卵巢或输卵管，并伴有如下任何一项
T1c1	ⅠC1	手术导致肿瘤破裂
T1c2	ⅠC2	包膜破裂，或卵巢或输卵管表面有肿瘤
T1c3	ⅠC3	腹水或腹腔冲洗液找到恶性细胞
T2	Ⅱ	肿瘤累及单侧或双侧卵巢或输卵管，并伴有低于骨盆的盆腔播散；或原发性腹膜癌
T2a	ⅡA	蔓延和（或）转移到子宫和（或）输卵管和（或）卵巢
T2b	ⅡB	蔓延和（或）转移到其他盆腔组织
T3	Ⅲ	肿瘤侵犯单侧或双侧卵巢或输卵管或原发性腹膜癌，并有镜下证实的盆腔外腹膜转移和（或）腹膜后［骨盆和（或）平大动脉处］淋巴结转移
T3a	ⅢA2	高于骨盆边缘的腹膜微转移，伴或不伴有腹膜后淋巴结转移
T3b	ⅢB	盆腔外腹膜内肉眼可见转移，但转移灶最大径线不超过 2cm；伴或不伴有腹膜后淋巴结转移
T3c	ⅢC	盆腔外腹膜内肉眼可见转移，但转移灶最大径线超过 2cm，伴或不伴有腹膜后淋巴结转移（包括侵犯肝脾包膜，但未及实质）
区域淋巴结转移（N）		
Nx		区域淋巴结不能评价
N0		区域淋巴结没有转移
N0(i+)		孤立的区域淋巴结转移灶不超过 0.2mm
N1	ⅢA1	组织学证实的腹膜后淋巴结转移
N1a	ⅢA1i	转移灶最大径线不超过 10mm
N1b	ⅢA1ii	转移灶最大径线超过 10mm

（续　表）

远处转移（M）			
M0		没有远处转移	
M1	Ⅳ	远处转移，包括胸水细胞学阳性、肝或脾实质转移、腹外器官转移（包括腹股沟淋巴结和腹腔外淋巴结转移）、小肠透壁转移	
M1a	ⅣA	胸水细胞学阳性	
	ⅣB	肝或脾实质转移、腹外器官转移（包括腹股沟淋巴结和腹腔外淋巴结转移）、小肠透壁转移	
M1b			

TNM 分期			
Ⅰ期	T1	N0	M0
ⅠA 期	T1a	N0	M0
ⅠB 期	T1b	N0	M0
ⅠC 期	T1c	N0	M0
Ⅱ期	T2	N0	M0
ⅡA 期	T2a	N0	M0
ⅡB 期	T2b	N0	M0
ⅡC 期	T2c	N0	M0
Ⅲ期	T3	N0	M0
ⅢA1 期	T1/T2	N1	M0
ⅢA2 期	T3a	NX/N0/N1	M0
ⅢB 期	T3b	NX/N0/N1	M0
ⅢC 期	T3c	NX/N0/N1	M0
Ⅳ期	任何 T	任何 N	M1
ⅣA 期	任何 T	任何 N	M1a
ⅣA 期	任何 T	任何 N	M1b

（二）鉴别诊断

1. 卵巢良性肿瘤

多发生于生育年龄妇女。肿块逐渐增大，生长缓慢，常发生于单侧，质软，表面光滑，包膜完整，活动度好。B超检查多为囊性，血清 CA125 多为阴性或低水平升高，患者一般情况良好。

2. 盆腔炎性包块

多有长期盆腔炎反复发作史，病程长，病情轻，下腹痛，有发热，且触痛明显。应用抗感染治疗后症状可缓解，包块缩小。

3. 子宫内膜异位症

多发生于生育年龄的妇女,表现为继发性痛经,随月经周期而加重,不孕,盆腔疼痛,但无腹痛、腹水、恶病质等症状。妇科检查子宫直肠陷凹与宫骶韧带处有触痛,可以在 B 超下从后穹处穿刺出巧克力样囊液。经黄体酮类药物治疗可使症状缓解,包块缩小。

六、治 疗

目前卵巢癌的治疗仍以手术治疗为主,辅助以化学治疗、放射治疗、内分泌治疗、靶向治疗、中医治疗等。治疗过程中,本着个体化治疗和综合治疗相结合的原则,根据患者的年龄、肿瘤范围、转移状况、分期情况等进行治疗。

(一)中医治疗

治疗本病要根据邪正盛衰以攻补兼施。癌症早期正气尚强,应以祛邪为主,理气活血,解毒散结,兼补益正气;中期正气已弱,应攻补兼施;晚期正气已虚,重在扶正培本,兼理气活血,解毒散结。

1. 辨证论治

(1)湿热蕴结证

主症:少腹肿块,腹大如怀子状,腹胀痛,腹部膨隆,或有腹水,伴有身重困倦,口干不欲饮水,口苦,小便短赤,大便干结,带下色黄,恶臭,舌质红,苔黄腻,脉弦滑。

证机概要:湿热蕴毒,阻滞下焦。

治疗法则:清热利湿,解毒散结。

方药运用:四妙丸加减。黄柏、苍术、生薏苡仁、牛膝、车前子、土茯苓、浙贝母、龙葵、白英、苦参、莪术、地龙、半枝莲、白花蛇舌草。

加减:伴有腹水者,可加大腹皮、猪苓、茯苓、半边莲加强利水作用;伴有腹胀者,可加枳实、木香、砂仁行气消胀;大便干秘硬结者,可加生大黄、芒硝泄热通便。

临证指要:湿热蕴结证临床较为常见,临证之时应注意辨别湿热之轻重而有侧重用药。

(2)气滞血瘀证

主症:少腹肿块,坚硬固定,腹部刺痛或胀痛,面色晦暗无华,形体消瘦,肌肤甲错,二便不畅,月经紊乱或阴道流血,舌质暗紫或有瘀斑,脉细弦或涩。

证机概要:气滞不行,瘀血内结。

治疗法则:行气活血,软坚消癥。

方药运用:膈下逐瘀汤加减。黄芪、当归、莪术、五灵脂、乌药、川芎、三棱、赤芍、延胡索、桃仁、红花、香附、牡丹皮、枳壳、甘草、白花蛇舌草、半枝莲、半边莲。

加减:腹部肿块坚硬者,可加土鳖虫、穿山甲、水蛭软坚散结;阴道出血者,可酌加茜草、仙鹤草凉血止血。

临证指要：临床当中气与血的关系密切，气为血之帅，血为气之母，气行则血行，气滞则血凝，临证当中要强调梳理气机的重要性。

（3）脾虚痰湿证

主症：少腹肿块，腹部膨隆，腹胀痛，面黄虚浮，身倦乏力，少食，脘腹胀满，大便溏泄，舌质淡红，苔白腻，脉细滑。

证机概要：脾虚不运，痰湿内阻。

治疗法则：健脾利湿，化痰散结。

方药运用：导痰汤加减。党参、茯苓、枳壳、三棱、莪术、陈皮、胆南星、半夏、苍术、香附、生姜。

加减：湿气重者，可加佩兰、厚朴行气化湿；胀痛明显者，可加川楝子、延胡索行气除胀。

临证指要：脾胃居于中焦，脾主运化，胃主受纳。平素脾胃虚弱或恣食肥甘，损伤脾胃，脾失健运，痰湿内生，痰湿阻滞下焦，日久不化而成癥瘕。临证之时，根据患者症状、舌脉判断脾虚和痰湿的变化趋势，调整用药。

（4）气血亏虚证

主症：少腹肿块，腹中绵痛，身体消瘦，神倦乏力，动则汗出，气短心慌，食欲缺乏，舌质淡红，脉沉细弱。

证机概要：气血两虚。

治疗法则：益气养血。

方药运用：八珍汤加减。人参、茯苓、白术、熟地黄、黄芪、川芎、当归、赤芍、甘草、大枣。

加减：食欲缺乏者，可加焦山楂、焦神曲、焦麦芽增进食欲；神倦乏力者，可加生黄芪、白术补益中气。

临证指要：晚期患者较为常见，气为血之帅，血为气之母，气虚和血虚二者常相互影响。八珍汤为四君子汤和四物汤两方合用，共奏气血双补之功。

2. 中成药制剂

（1）大黄䗪虫丸：口服，每3～6g，每日1～3次。破血消癥，逐瘀通经。适用于卵巢癌瘀血内结者。

（2）桂枝茯苓丸：口服，每日3～5g。活血化瘀，缓消癥块。适用于卵巢癌瘀血留滞胞宫者。

（3）犀黄丸：每口服2～3丸，每日2～3次，饭后半小时温开水送服。解毒消痈，化瘀散结。适用于卵巢癌之火郁痰凝，血瘀气滞者。

（4）西黄解毒胶囊（中国中医科学院广安门医院方）：由人工牛黄、人工麝香、西洋参、冬虫夏草等组成。每粒装0.25g。口服，每次2粒，每日3次。清热解毒，活血散结,消肿止痛。可用于脾虚痰瘀互结之卵巢癌。

(5)软坚消瘤片(中国中医科学院广安门医院方):由薏苡仁、草河车、北败酱草、夏枯草等组成。片心重0.25g。口服,每次3~4片,每日3次。健脾益气,解毒散结。可用于脾虚痰结之卵巢癌。

(6)妇科消瘤丸(中国中医科学院广安门医院方):由桃仁、牡丹皮、红花、桂枝、赤芍、茯苓等组成。口服,每次9g,每日2次。活血化瘀,化痰散结。可用于血瘀痰凝之卵巢癌。

(7)化癥丸(北京中医医院方):由水蛭、虻虫、王不留行、䗪虫、桃仁、郁金、草河车、生牡蛎、赤芍等组成。口服,每次1粒,早晚各1次。活血化瘀。可用于气滞血瘀之卵巢癌。

(8)化瘤丸(北京中医医院方):由党参、熟地黄、紫河车、制马钱子、甘草等组成。口服,每次1粒,早晚各1次。扶正抗瘤。适用于晚期卵巢癌伴虚寒者。

(9)消瘤丸(北京中医医院方):由金银花、白芷、大青叶、夏枯草、草河车、冰片组成。每次1粒,每日2次。清热解毒。适用于卵巢癌伴有热象者。

(二)西医治疗

1. 西医治疗原则

手术治疗是卵巢癌的主要治疗方式,目的在于明确卵巢癌的病理诊断,正确判断病灶范围,准确进行病理学分期,并最大限度地切除肿瘤。对于早期卵巢癌来说,精确的病理分期对于选择术后治疗方式具有重要作用;对于晚期卵巢癌来说,手术的目的则在于减瘤,为其他治疗方式创造条件。化学治疗既可以作为术后的辅助治疗以提高手术的治疗效果,又可以对晚期卵巢癌患者行术前新辅助治疗,待肿瘤缩小,为手术创造条件,还可作为晚期不能手术的卵巢癌患者的姑息性治疗手段。对于术后残存的肿瘤,可辅助放射治疗,但治疗过程中要关注射线对腹部重要脏器的影响。近年来,靶向治疗在卵巢癌的辅助治疗中也起着重要作用。激素治疗则多用于复发性卵巢癌。

2. 手术治疗

(1)卵巢上皮肿瘤的手术治疗原则

①Ⅰ期:以外科手术为主,年轻患者要求保留生育功能者,可行单侧附件切除术,但必须满足以下条件:肿瘤局限于ⅠA期,和周围组织无粘连,腹盆腔冲洗液细胞学检查阴性;对侧卵巢正常;肿瘤高至中分化;肿瘤类型属非透明细胞癌;患者能够定期随诊。而对于中至低分化的ⅠA期至ⅠB期、ⅠC期及特殊组织类型的高危因素患者,术后均应辅助以含铂类的化疗,疗程一般为4~6个周期。

②Ⅱ、Ⅲ期:多数卵巢癌患者诊断时已属Ⅱ、Ⅲ期,需行剖腹探查和肿瘤减灭术(使残存肿瘤病灶直径≤1cm),尽量彻底切除肿瘤原发灶和转移灶。术后一般进行6~8周期的辅助化疗,如果初次减瘤术不理想(残存瘤较大),可在全身化疗2~

3 个周期后行中间减瘤术，术后再行 3~6 个周期化疗。

③Ⅳ期：以化疗为主。为提高疗效，可辅助以手术治疗。

（2）卵巢生殖细胞肿瘤的手术治疗原则：手术治疗应进行明确的分期和病理分级。任何期别的患者如果希望保留生育功能，均可以考虑患侧附件切除，保留子宫和对侧附件，术后辅助化疗。无生育要求的患者，可切除全子宫和双侧附件，进行全面的分期手术。除了Ⅰ期Ⅰ级未成熟畸胎瘤不需化疗外，其余各期及保留生育功能的未成熟畸胎瘤、内胚窦瘤、无性细胞瘤都应手术后辅助化疗。

（3）卵巢性索间质肿瘤的手术治疗原则：Ⅰ期患者可以考虑行保留生育功能的手术，其他应进行全面的分期手术。对于中、高危的Ⅰ期（肿瘤中含有异质性成分、分化差、肿瘤破裂等）及Ⅱ期至Ⅳ期患者，术后应辅助化疗。

3. 化学治疗

化学治疗是卵巢癌的重要治疗方式之一，临床上常用的有静脉化疗和腹腔灌注化疗。

（1）静脉化疗：卵巢癌对化疗比较敏感，临床上常根据肿瘤的分期和分化程度选择化疗方案，根据应用时间的不同分为术后辅助化疗和术前新辅助化疗。术后辅助化疗有助于提高手术疗效，延长生存期；术前新辅助化疗的目的在于减小肿瘤负荷，提高手术质量。卵巢上皮癌的一线化疗方案有 TP（紫杉醇＋顺铂）静脉化疗、TC（紫杉醇＋卡铂）静脉化疗、剂量密集型 TC（紫杉醇＋卡铂）静脉化疗、DC（多西他赛＋卡铂）静脉化疗等。对于卵巢恶性生殖细胞肿瘤，主要选择 BEP（博来霉素＋依托泊苷＋顺铂）静脉化疗、PVB（顺铂＋长春新碱＋博来霉素）静脉化疗和 VAC（长春新碱＋放线菌素 D＋环磷酰胺）静脉化疗方案为一线方案，其中 BEP 方案较为常用，不良反应较后两者轻。对于卵巢性索间质肿瘤，也可选用铂类为基础的化疗方案。

（2）腹腔灌注化疗：腹腔灌注化疗的优势在于化疗药物可以和肿瘤病灶直接接触，达到直接杀死肿瘤细胞的目的。因其作用部位局限，全身不良反应远小于静脉化疗。目前用于腹腔灌注化疗的药物有紫杉醇、多西紫杉醇、卡铂、顺铂等，这些药物一般单独使用，有时也根据化疗方案的组成原则联合使用。临床上可对残存肿瘤≤1cm 达到满意减瘤的Ⅱ、Ⅲ期患者行腹腔灌注化疗。

（3）常用化疗方案的用法和剂量

①TP 方案

紫杉醇（T）　175mg/m^2，静脉滴注＞3 小时，第 1 天。

顺铂（P）　75~100mg/m^2，腹腔灌注 ，第 2 天。

紫杉醇（T）　60mg/m^2，腹腔灌注，第 8 天。

每 3 周重复 1 次，6 个周期。

②TC 方案

紫杉醇(T)　175mg/m²,静脉滴注＞3小时,第1天。

卡铂(C)　AUC 5～6,静脉滴注＞1小时,第1天。

每3周重复1次,6个周期。

③剂量密集型TC方案

紫杉醇(T)　80mg/m²,静脉滴注＞1小时,第1天、第8天、第15各1次。

卡铂(C)　AUC 5～6,静脉滴注＞1小时,第1天。

每3周重复1次,6个周期。

④DC方案

多西他赛(D)　60～75mg/m²,静脉滴注＞1小时,第1天。

卡铂(C)　AUC 5～6,静脉滴注＞1小时,第1天。

每3周重复1次,6个周期。

⑤BEP方案

博来霉素(B)　15mg/m²,深部肌内注射,第2天,每周1次。

依托泊苷(E)　100mg/(m²·d),第1～3天,静脉滴注。

顺铂(P)　30～35mg/(m²·d),第1～3天,静脉滴注。

每3周重复1次。

⑥PVB方案

顺铂(P)　20mg/(m²·d),第1～5天,静脉滴注。

长春新碱(V)　1～1.5mg/m²,第1～2天,静脉注射。

博来霉素(B)　15mg/m²,深部肌内注射,第2天,每周1次。

⑦每3周重复1次。

VAC方案

长春新碱(V)　1.5mg/m²,静脉注射。

放线菌素D(A)　200μg/(m²·d),第1～5天,静脉滴注。

环磷酰胺(C)　200mg/(m²·d),第1～5天,静脉注射。

每4周重复1次。

4. 放射治疗

放射治疗可作为手术和化疗的辅助治疗方式,对于卵巢癌术后残存的小的肿瘤,效果值得肯定。

卵巢无性细胞瘤对放疗最为敏感,但此类患者较为年轻,多要求保留生育功能;卵巢癌临床多行全腹放疗,容易引起胃肠道不良反应,出现急慢性肠道炎症、肠梗阻,有时也会造成肝肾功能的损害。基于上述原因,放疗在卵巢癌临床上相对少用。

5. 靶向治疗

靶向治疗是近年出现的一种新的治疗方式,它是在细胞分子水平上,针对已经明确的致癌位点特异性地结合发生作用,使肿瘤细胞特异性死亡,而不会影响肿瘤周围的正常组织和细胞。靶向治疗不良反应小,耐受性好,可长期应用,与化疗结合疗效更佳。抗血管内皮生长因子受体(VEGFR)抗体贝伐珠单抗和表皮生长因子受体(EGFR)抑制药是近年研究较多的两类药物。美国的 GOC-218 研究得出,紫杉醇/卡铂联合贝伐珠单抗＋贝伐珠单抗维持治疗的疗效好于紫杉醇/卡铂联合的标准治疗。临床研究表明,吉非替尼、厄洛替尼可用于治疗 EGFR 阳性、既往接受过多种治疗的复发型卵巢癌。其中,贝伐珠单抗常见的不良反应有头痛、高血压、蛋白尿、胃肠道穿孔、出血和血栓栓塞,吉非替尼和厄洛替尼常见的不良反应为痤疮样皮疹及腹泻。

紫杉醇/卡铂联合贝伐珠单抗＋贝伐珠单抗方案如下。

紫杉醇(T)　175mg/m²,静脉滴注＞3h,第 1 天。

卡铂(C)　AUC 5~6,静脉注射,＞1h,第 1 天。

贝伐珠单抗　7.5mg/kg,静脉滴注＞30~90min,第 1 天。

每 3 周重复 1 次,连续 5~6 周,贝伐珠单抗继续使用 12 个疗程。

6. 激素治疗

卵巢癌是一类激素依赖型的恶性肿瘤,临床上激素治疗多辅助化疗应用于 Ⅱ 期至 Ⅳ 期的卵巢癌患者,或应用于对化疗抗拒、不适合化疗的卵巢癌患者。2017 年 NCCN 指南仍推荐,内分泌治疗可作为复发卵巢癌的一种治疗手段。常用药物有芳香化酶抑制药、醋酸亮丙瑞林、醋酸甲地孕酮和他莫昔芬。

七、预后与调护

1. 预后

卵巢癌的预后受年龄、手术分期、病理类型、术后残存肿瘤大小、化疗方案等因素的影响。卵巢上皮癌早期症状不明显,一旦发现症状已多属晚期,通过有效的手术和化疗,其 5 年生存率可达 50%,其中浆液性癌、透明细胞癌较黏液性癌和子宫内膜样癌预后不佳,年龄≥65 岁者预后相对较差。卵巢恶性生殖细胞肿瘤恶性程度较高,过去被认为预后最差,现已被认为是继子宫绒癌之后第二种可用手术、化疗治愈的肿瘤。近年来,随着 VAC、PVB、BEP 等化疗方案的应用,卵巢癌的存活率逐年升高。早期可达 90%,晚期亦可达到 50%~60%。卵巢性索间质肿瘤,由于其症状明显,生长缓慢,临床发现时多为早期患者,一般预后较好。其中颗粒细胞肿瘤的 10 年存活率为 90%,20 年存活率为 75%。

2. 随访

卵巢癌易于复发,应长期随访监测。定期的复查随访,有利于对并发症及复发转移的早期发现。随访内容包括:动态观察患者的临床症状、体征,定期检查妇科盆腔、肿瘤标志物(CA125)、影像学检查(B 超、CT、MRI)。随访频率:术后 1~2 年每2～4个月1次,术后3～5年每3～6个月1次,5年后每年1次。如有不适症状或异常指标出现,应及早就诊,及时进行康复护理,以免贻误病情,错过最佳的治疗和康复时机。

3. 预防

(1)卵巢癌的治疗重点在于早期发现肿瘤,然而早期患者常无明显症状,故定期普查尤为重要,对于30岁以上及具有卵巢癌高发因素的人群,应每年进行一次妇科检查、B超及CT检查等。对于存在卵巢癌三联征(年龄＞40岁,有胃肠道症状,卵巢功能障碍)者应密切随访。体检如有问题,及早治疗。

(2)所有卵巢实性肿块,尤其是表面高低不平者,或＞6cm的囊肿,应立即行手术切除。

(3)盆腔炎性肿块,尤其是怀疑盆腔结核或子宫内膜异位性肿块,经治疗无效,不能排除肿瘤可能性时,应及时行手术探查。绝经后发现子宫内膜腺瘤样增生或内膜腺瘤,应注意卵巢有无肿物,并及早行手术切除。

4. 个人调护

(1)适量的运动有助于患者恢复健康,鼓励能够下床的患者术后及治疗后进行适量的运动,如缓慢行走、练习八段锦、太极拳等;不能下床的患者,可在床上锻炼四肢肌肉力量。

(2)鼓励患者保持积极乐观的精神,树立战胜疾病的信心,家属和亲友应对患者理解、安慰、照顾和支持,协助患者接受各种诊断检查及治疗,使其消除低沉情绪和绝望心理。

(3)饮食营养应注意高蛋白、高热能饮食,补充适当的维生素和矿物质。定期对患者进行营养状态的评价,及时制订和随时纠正、补充患者的饮食方案。根据患者的具体病情变化选择普食、半流质饮食、流质饮食、静脉营养支持等。

(4)注意勿使腹部受挤压,进行妇科检查时动作要轻柔,节制性生活,保持大小便通畅及外阴清洁。

(5)尽量避免外源性化学制品对身体的刺激,特别是滑石粉、石棉类等。

八、中医防治进展

中医疗法能够调理人体的脏腑阴阳平衡,提高免疫力,是卵巢癌的一大治疗手段。在临床中,不但可以单独应用于卵巢癌,用于治疗不能耐受或者抗拒西医治疗的患者,还可以配合手术、化疗、放疗、靶向治疗等,减轻西医治疗过程中的并发症,减小不良反应,改善患者的生活质量,延长生存时间。

中医治疗卵巢癌讲究辨证论治,现代医家对卵巢癌的辨证治疗有自己独到的见解。孙桂芝教授将本病辨证分为肝气郁结型、痰湿凝结型、气滞血瘀型和气血两虚型。其中肝气郁结型治以疏肝理气、解郁化结,方用柴胡疏肝散加减;痰湿凝结型治以健脾燥湿、化痰散结,方用开郁二陈汤加减;气滞血瘀型治以活血化瘀、消癥散结,方用血府逐瘀汤加减;气血两虚型治以补气养血、解毒抗癌,方用十全大补汤加减。林丽珠教授将卵巢癌分为瘀毒互结、痰湿蕴结和脾肾两虚三型。其中瘀毒互结证治以活血化瘀、解毒散结,方用桂枝茯苓丸合下瘀血汤加减;痰湿蕴结证治以祛湿健脾、化痰散结,方用二陈汤合四君子汤加减;脾肾两虚证治以健脾补肾、益气养血,方用四君子汤合左归丸加减。施志明教授认为卵巢癌是本虚标实之症,将之分为痰湿凝聚型、气滞血瘀型、水湿停滞型和气血两虚型。痰湿凝聚型予以化痰散结、行气除湿,方用海藻玉壶汤加减;气滞血瘀型予以行气活血、软坚散结,方用通瘀煎加减;水湿停滞型予以利水导湿,方用疏凿饮子加减;气血两虚型予以益气养血,方用人参养荣汤加减。有关辨证论治,上述临床医家各有自己的见解,临证施治时可加以借鉴。

对于卵巢癌术后的患者,配合应用中药可扶正固本,提高机体免疫力。理冲生髓饮是以张锡纯《医学衷中参西录》治疗妇科癥瘕方"理冲丸"为基础,在临床实践基础上总结出的中药复方制剂,不但可以提高 NK 细胞活性,提高人体的免疫功能,还可以改善卵巢癌术后化疗患者腹痛腹胀、食欲缺乏、恶心等症状。临床亦常用益气养血健脾类中药汤剂配合化疗,提高化疗疗效,常用药物有炙黄芪、茯苓、猪苓、炒白术、太子参、党参、姜半夏、陈皮、木香、砂仁、鸡内金、麦芽等。不但能够健脾和胃、益气养血,改善化疗后患者腹胀纳呆、恶心呕吐、倦怠乏力等症状,还能够提高骨髓造血功能,防止化疗后白细胞、红细胞、血小板等的下降、影响化疗进程。除中药外,针刺、艾灸、耳针配合化疗同样能增强骨髓造血功能,升高白细胞,提高人体的免疫力,起到配合化疗,减轻化疗不良反应。常用足太阴脾经、足少阴肾经及任督二脉上的穴位,如足三里、三阴交、关元、气海、血海、大椎等穴,可配合艾灸。耳针多取肝、脾、胃、大肠、小肠、三焦等穴或耳部压痛点。

卵巢癌晚期多伴有恶性的腹腔积液,西医多采用腹腔穿刺放水,必要时配合腹腔注射化疗药物,减少腹水的产生,这样的治疗方法不是效果不佳,就是有效后容易反复,且容易并发电解质紊乱,加重低蛋白血症等。配合中医中药治疗,不但能加速腹水消退,还能减少不良反应的发生。临床上经常应用真武汤、五苓散等利水方剂治疗恶性腹水,如骆嘉华等认为,癌性腹水为肝、脾、肾三脏受损,气、血、水瘀积所致,当选真武汤加减;戴超颖等认为,癌性腹水由于肿瘤阻滞三焦,引起水液积于腹腔,五苓散主要针对三焦气化不利,水湿内停之证。临床应用五苓散联合腹腔热化疗治疗晚期癌性腹水,不但优于单独应用腹腔热化疗,还能够减轻不良反应,改善患者生活质量。除应用中药内服外,尚可应用康莱特注射液、榄香烯注射液、华蟾素注射液、复方苦参注射液等配合或不配合化疗单独进行腹腔灌注,治疗恶性腹水疗效颇佳。

（时美玲）

参 考 文 献

[1] 周际昌.实用肿瘤内科治疗[M].2版.北京:科学技术出版社,2016:436-453.

[2] Slomski A. Screening women for ovarian cancer still does more harm than good[J]. JAMA, 2012,307(23):2474-2475.

[3] 赵文华,宋静慧.卵巢癌危险因素研究进展[J].国际妇产科学杂志,2013,40(1):50-53.

[4] 王佳.基于数据挖掘的孙桂芝教授辨治卵巢癌临床经验研究[D].中国中医科学院,2015.

[5] 李佳殷.林丽珠治疗卵巢癌经验[J].中医杂志,2012,53(21):1866-1867.

[6] 李明花,金佳鹤.施志明治疗卵巢癌的经验[J].河北中医,2008,30(9):902-903.

[7] 王熙月.理冲生髓饮药物血清对人卵巢癌细胞株SKOV3细胞凋亡基因表达的影响[D]. 黑龙江中医药大学,2011.

[8] 邱丽楠.理冲生髓饮干预卵巢癌的临床与实验研究[D].黑龙江中医药大学,2010.

[9] 费燕华,王南瑶.健脾益气方防治恶性肿瘤化疗毒副反应观察[J].中国现代医药杂志, 2010,12(9):95-96.

[10] 邓梅先.中西医结合法治疗晚期卵巢癌67例近期效果观察[J].齐齐哈尔医学院学报, 2011,32(15):2425-2426.

[11] 宣柏云,葛丹枫.益气健脾养血汤联合化疗治疗晚期卵巢癌21例[J].浙江中医杂志,2011, 46(1):35-35.

[12] 骆嘉华,刘振海,李增辉.真武汤联合腹腔化疗治疗脾肾阳虚型癌性腹水的临床效果[J]. 中国当代医药,2018,25(11):145-147.

[13] 戴超颖.五苓散联合腹腔热化疗治疗晚期癌性腹水疗效观察[J].浙江中西医结合杂志, 2014,24(12):1089-1090.

[14] 詹雅珍,王二龙.康莱特联合腹腔内用药治疗恶性腹水[J].海峡药学,2012,24(2): 147-148.

[15] 吴建春,李明花,殷晓聆,等.腹腔灌注榄香烯注射液联合微波热疗治疗癌性腹水的临床研究[J].中华中医药学刊,2014(10):2388-2390.

[16] 金军,王敏,张力苹.华蟾素注射液腹腔热灌注治疗恶性腹水临床观察[J].新中医,2013 (8):123-125.

[17] 张虹,徐悦涛,邹巧玲,等.华蟾素注射液联合顺铂腔内灌注治疗癌性胸腹水临床研究[J]. 中医学报,2016,31(8):1096-1098.

[18] 庄克川,周琴,李泉旺,等.华蟾素注射液腔内灌注治疗恶性浆膜腔积液134例的临床观察 [J].现代中医临床,2015,22(6):20-24.

[19] 张同兴,赵家彬,刘荣花,等.复方苦参注射液及顺铂联合微波热疗治疗卵巢癌腹水的临床观察[J].现代肿瘤医学,2016,24(9):1443-1445.

[20] 贾刚,张洪志,蒋会娟.复方苦参注射液联合顺铂腹腔灌注治疗恶性腹水的疗效观察[J]. 现代肿瘤医学,2015,23(10):1438-1440.

第13章

宫 颈 癌

一、概　述

宫颈癌是指发生于子宫颈的恶性肿瘤,是发展中国家妇女最常见的恶性肿瘤之一。宫颈癌的高发年龄段为 35－54 岁,中位年龄为 48 岁。2012 年全球癌症统计指出,全世界估计约有 52.76 万例宫颈癌新发病例和 26 万例死亡病例,其中发展中国家女性宫颈癌负担远高于发达国家。宫颈癌的发病率在发达国家中排入前10 名,在发展中国家排名第 2 位,死亡率在发达国家中排名第 9 位,在发展中国家排名第 3 位。我国属宫颈癌的高发地区,发病率逐年上升。就地域而言,东部地区发病率和死亡率最低,中部地区虽然发病率高于西部地区,但死亡率不及西部地区。农村的发病率又远远高于城市。

宫颈癌的病因是多方面的。HPV 感染是发病的重要因素,HPV 的亚型有100 多种,高危的有 HPV16、18、31、33、35、39、45、51、52、56、58、59、68 型,尤其是HPV16 和 HPV18 与宫颈癌发生的关系最为密切。此外,单纯疱疹病毒 2 型(HSV-2)、人巨细胞病毒(HCMV)、EB 病毒等感染也可导致。其他因素包括首次性生活年龄过早、性伴侣多、性卫生条件差、早产多产、宫颈外翻、宫颈糜烂等均可导致宫颈癌的发生。

宫颈癌属于中医学“带下”“崩漏”“癥瘕”等病症范畴。《内经》曰:“任脉为病,女子带下积聚。”孙思邈《千金要方》云:“妇人崩中漏下,赤白青黑,腐臭不可近,令人面黑无颜色,皮骨相连,月经失度,往来无常……阴中如有疮之状。”明·王肯堂《证治准绳》曰:“妇人癥瘕,并属血病……宿血停凝,结为癥块。”《千金方》亦云:“所下之物一曰状如膏,二曰如黑血,三曰如紫汁,四曰如赤肉,五曰如脓痂”,这与晚期宫颈癌的排出液极为相似。朱丹溪:“糟粕出前窍,溲尿出后窍”,则形象地描述了晚期肿瘤浸润,形成阴道直肠瘘管后的表现。明·张景岳《妇人规》提出“交接出血而痛”,与现代医学描述的宫颈癌“接触性出血”相同。

二、病因病机

1. 病因

(1)脏腑虚弱:先天禀赋不足,或劳累、久病致后天失养,或女子早婚早育,早产多产,均可导致机体阴阳失调,脏腑功能减弱,冲任失约、带脉不固而发病。正如李东垣所说:"妇人崩中者,有脏腑损伤冲任二脉,气血俱虚故也。二脉为经脉之海,血气之行,外循经络,内荣脏腑。若劳动过极,脏腑俱伤,冲任之气虚不能制约其经血,故忽然而下,谓之崩中暴下。"

(2)饮食失节:脾胃为后天之本,气血生化之源。平素饮食不节,嗜食烟酒及肥甘厚味,致脾胃损伤,不能运化,湿浊内生,下注胞宫,日久发为本病。

(3)情志不调:肝经之脉"循股阴,入毛中,过阴器,抵少腹,挟胃抵肝络胆"。若郁怒伤肝,疏泄失常,气血运行不畅,随经脉运行,瘀滞于下焦,日久发为本病。

(4)邪毒外侵:房事不洁、产后气血虚弱,或正值月事期间,邪毒外侵留滞,气血运行不畅,气血瘀滞,日久发为本病。正如《医宗金鉴·妇科心法要诀》言:"妇人产后经行之时,脏气虚,或被风冷相干,或饮食生冷,以致内与血相搏结,遂成血瘀。"

2. 病机

(1)正气虚弱,邪毒外侵:先天脾肾不足,多产、早产、房事不节,损伤肾气,正气内虚,邪毒易侵,留滞而致气血运行不畅,气血瘀滞,日久发为癥瘕。

(2)痰浊瘀血,留滞胞宫:平素脾胃虚弱,或恣食肥甘厚味,损伤脾胃,脾失健运,痰浊内生,痰浊之邪阻滞经络,留滞气血,痰浊瘀血,凝聚胞宫,而成癥瘕。

(3)肝郁不舒,气血瘀滞:平素情志不舒,急躁易怒,七情亏损,五脏气血乖逆,怒伤肝,忧思伤脾,疏泄失常,气血瘀滞,日久而成癥瘕。

3. 病机转化

宫颈癌的发生,主要由于房事不洁、产后气血虚弱,或正值月事期间,邪毒内侵,或情志内伤、饮食失节,致肝郁气滞,脾虚湿盛、肾虚不固,气血津液运行失常,冲任受损,带脉失约,痰饮、瘀血、湿毒等邪留滞下焦,发为本病。本病总属本虚标实,与肝、脾、肾三脏密切相关。

三、临床表现

1. 症状

早期宫颈癌可无明显症状,出现症状时多属中、晚期。主要有以下表现。

(1)阴道出血:早期为接触性出血,常见于性生活或妇科检查后,出血量少。中晚期多表现为不规则出血,出血量增加。若出现绝经后阴道出血时尤须警惕。若菜花型肿瘤或晚期肿瘤侵犯大血管,可发生大出血。

(2)阴道分泌物增多:早期白带可呈水样或黏液性,随着病情发展,白带渐成米沚水样,甚至脓血混杂,或伴有恶臭。

(3)疼痛:晚期肿瘤扩散、压迫、感染所致。多表现为下腹部、臀部、骶尾部疼痛。

(4)其他症状:肿瘤侵犯膀胱可引起尿频、尿急、尿痛、尿血等,甚者形成尿瘘;肿瘤压迫直肠可引起排便困难,侵犯直肠可产生血便、黏液便,甚者形成阴道直肠瘘。患者可出现消瘦、乏力、水肿、发热等全身症状。

2. 体征

妇科检查可发现宫颈肿瘤,早期可仅见糜烂、小溃疡或乳头状瘤,中晚期可见外生的菜花、乳头、息肉状肿瘤或内生的结节状肿瘤。肿瘤侵犯阴道可造成狭窄,侵犯直肠、膀胱形成阴道直肠瘘和膀胱阴道瘘。出现远处浅表淋巴结转移时可触摸到肿大的淋巴结。

四、辅助检查

1. 妇科检查

主要是进行妇科双合诊或三合诊检查。双合诊主要用于了解子宫颈的病变,子宫的大小、质地、活动度及两侧附件和子宫旁有无肿块及压痛。三合诊还可检查直肠前壁、阴道后壁、宫颈旁韧带、盆腔壁有无病变,有无肿大的淋巴结。是确定肿瘤分期不可缺少的步骤。

2. 细胞学检查

用宫颈刮板于宫颈管和宫颈阴道段的表面刮一周,刮取分泌物,进行涂片。可反复多次进行,用于临床体征不明显的早期病变诊断。

3. 腔镜检查

(1)阴道镜检查:阴道镜一般能够放大 6~40 倍,能够细致观察宫颈表面上皮和血管,在异常部位可进行定位活检,提高活检的准确性。

(2)膀胱镜、直肠镜检查:中晚期宫颈癌,伴有泌尿系和下消化道症状者,可进行相应检查,准确查看膀胱、结直肠有无受累。

4. 病理学检查

(1)宫颈活检:宫颈活组织病理学检查是宫颈癌诊断的金标准。一般选择宫颈外口鳞柱状上皮交界处的 3、6、9、12 点处取活检,或在碘试验、阴道镜检查下观察到的可疑部位取活组织进行病理学检查。

(2)宫颈锥切术:当阴道细胞学检查多次为阳性,而宫颈活检为阴性或活检为原位癌,但又不能排除浸润癌者,可行宫颈锥切术,以明确诊断。

5. 影像学检查

CT、PET-CT、MRI 等检查分辨率高,有助于确定宫颈癌的侵犯范围及远处转移情况。

6. 免疫学检查

鳞状上皮肿瘤相关抗原（SCC）是宫颈鳞状上皮癌的重要标志物,超过

1.5ng/ml 视为异常。由于敏感性和特异性较高,可用于疾病的诊断及治疗效果的评估。CA199、CEA、CA125 对宫颈腺癌的诊断有一定的参考价值。

五、诊断和鉴别诊断

(一)诊断

1. 诊断要点

出现不规则阴道出血,尤其是绝经后阴道出血,或伴有阴道分泌物增多,检查发现宫颈新生物,可能伴有阴道及宫旁侵犯;宫颈脱落细胞学检查阳性;宫颈活检病理组织学检查阳性。

2. 组织分型

宫颈癌主要包括宫颈鳞状细胞癌、腺癌、腺鳞癌和其他少见类型。其中鳞状细胞癌最为常见,约占 95%。

3. 病理分期

临床多采用国际妇产科联盟 FIGO 分期系统(2009 年),分期的评估程序仅限于阴道镜检查、活检、宫颈锥切术、膀胱镜和结直肠镜检查(表 13-1)。影像学和手术分期不纳入评估,但可用于指导治疗。

表 13-1　FIGO 分期

Ⅰ期	肿瘤局限于宫颈
ⅠA	镜下浸润癌,间质浸润深度≤5mm,水平浸润范围≤7mm
ⅠA1	间质浸润深度≤3mm,水平浸润范围≤7mm
ⅠA2	间质浸润深度>3mm,但≤5mm,水平浸润范围≤7mm
ⅠB	临床肉眼可见病灶局限于宫颈,或是显微镜下病灶>ⅠA期*
ⅠB1	临床肉眼可见病灶,最大直径≤4cm
ⅠB2	临床肉眼可见病灶,最大直径>4cm
Ⅱ期	肿瘤超越宫颈,但未侵犯阴道下 1/3,宫旁浸润未达盆壁
ⅡA	无宫旁组织浸润
ⅡA1	临床肉眼可见病灶,最大直径≤4cm
ⅡA2	临床肉眼可见病灶,最大直径>4cm
ⅡB	有明显宫旁组织浸润
Ⅲ期	肿瘤侵及盆壁和(或)阴道下 1/3 和(或)肿瘤所致的肾积水或肾无功能**
ⅢA	肿瘤侵及阴道下 1/3,未侵及盆壁
ⅢB	肿瘤侵及盆壁和(或)肿瘤所致的肾积水或肾无功能
Ⅳ期	肿瘤超出真骨盆或侵及膀胱或直肠黏膜(活检证实);泡状水肿不能分为Ⅳ期
ⅣA	肿瘤侵及邻近器官
ⅣB	肿瘤侵及远处器官

注:＊所有肉眼可见病灶即便是浅表浸润都可定义为ⅠB期。

＊＊直肠检查时,肿瘤与盆壁间没有无肿瘤浸润的间隙。任何不能找到其他原因的肾盂积水及无功能肾都应该包括在内。

(二)鉴别诊断

1. 宫颈糜烂

即宫颈柱状上皮异位,属正常的生理现象。子宫颈外口周围有颗粒状糜烂,有些人接触会出血。若出现白带增多、有异味、接触性出血等现象,应提高警惕,详细检查。

2. 宫颈息肉

多为宫颈口或宫颈管内炎症性增生所致,常为圆形肿物、色红、质软、多有蒂,可单发也可多发,有癌变的可能性。发现后应尽早切除并做活检。

3. 宫颈黏膜下肌瘤

肿物呈圆形,质硬不脆,无癌瘤的侵蚀感。来自宫颈口内或颈管,脱入阴道时,指诊可触到瘤蒂。必要时可做切片检查。

4. 子宫颈乳头状瘤

较少见,常发生于妊娠期,产后自行消退,多为炎症刺激增生所致。肿瘤呈乳头状,可见阴道分泌物增多、阴道出血等症状,应做活检鉴别。

六、治　疗

(一)治疗原则

手术和放疗是宫颈癌的主要治疗方式,两者可结合运用。化疗可用于辅助手术及放疗,或晚期的姑息治疗。根据肿瘤的 FIGO 分期,Ⅰ 至 ⅡA 期为早期宫颈癌,ⅡB 至 ⅣA 期为中晚期宫颈癌,ⅣB 期为晚期宫颈癌。早期可行根治性手术切除,不能耐受手术或有手术禁忌证者可行放疗;中晚期可行同步放化疗;晚期多行姑息治疗。临床可根据患者的病理分期选择最佳的治疗方案。中医治疗宫颈癌,需结合患者的局部和全身表现,综合分析脏腑虚实、邪正盛衰后,辨证施治。对于早中期的宫颈癌,应以手术、放疗为主,配合中药减毒增效;而晚期宫颈癌则以扶正补虚为主,佐以祛邪。

(二)中医辨证论治

1. 肝郁气滞证

主症:心烦易怒,情志抑郁,善叹息,胸胁胀满,少腹胀痛,口苦咽干,小便短黄,大便干结,白带微黄或夹血,阴道流血夹有瘀块,舌质暗红或有瘀点,苔薄白或微黄,脉弦。

证机概要:肝气不舒,气机郁结。

治疗法则:疏肝理气,解毒散结。

方药运用:逍遥散加减。当归、柴胡、白芍、白术、茯苓、郁金、川楝子、白花蛇舌草、半枝莲、败酱草、甘草。

加减:若阴道出血血色鲜红,热象明显者,可加黄芩、黄柏、大小蓟、生地黄。

临证指要:本证为宫颈癌的常见证型之一,以肝郁气滞为病机关键,以疏肝健脾之逍遥散为主方。肝郁易化热,若热象明显,可酌加清热凉血之品;肝郁血虚者,可酌加养血柔肝之品。

2. 湿热瘀毒证

主症:带下量多,色或黄或赤,或如米泔,腥臭带血,阴道流血色暗,有瘀块,下腹坠胀疼痛,口苦咽干,小便短赤,大便秘结,舌质暗红,苔黄或黄腻,脉弦数或弦滑。

证机概要:湿热蕴毒,阻滞下焦。

治疗法则:清热利湿,化瘀解毒。

方药运用:龙胆泻肝汤加减。龙胆草、黄芩、炒栀子、泽泻、木通、车前子、当归、生地黄、柴胡、白花蛇舌草、半枝莲、甘草。

加减:肝胆实火热盛者,可去木通、车前子,加黄连泻火;湿盛热轻者,可去黄芩、生地黄,加滑石、薏苡仁、萆薢以增强利湿之功;火毒较盛者,可加青黛、黄柏、大黄以泻火解毒;有瘀者可加牡丹皮、丹参、桃仁等活血祛瘀。

临证指要:本证临床多表现为带下黄、赤、腥臭等下焦湿热之象,故以清利湿热为治疗关键。临床中湿、热、瘀、毒可相互胶结,需辨别四者之轻重酌情加减。

3. 肝肾阴虚证

主症:头晕耳鸣,腰背酸痛,五心烦热,口苦咽干,夜寐不安,形瘦易怒,便秘尿赤,时有阴道流血,色暗或者鲜红,舌红,苔少或者花剥,脉弦细。

证机概要:肝肾阴虚,虚热内炎。

治疗法则:滋补肝肾,解毒散结。

方药运用:六味地黄丸加减。熟地黄、山茱萸、山药、泽泻、牡丹皮、茯苓、女贞子、墨旱莲、小蓟、半枝莲、白花蛇舌草。

加减:阴虚火旺者,可加知母、黄柏;虚热较盛者,可加青蒿、地骨皮、胡黄连清透虚热;便秘者,可加玄参、麦冬、芦荟、火麻仁润肠通便。

临证指要:宫颈癌患者本已肝肾虚衰,加之放疗和某些化疗药物的“火热毒邪”影响,易损伤阴液。治疗当以养阴、清热、生津为主。

4. 脾肾阳虚证

主症:精神疲乏,腰膝酸冷,小腹坠胀,四肢困倦,畏冷,纳少便溏,白带清稀量多,阴道流血量多色淡,舌质胖、淡,苔白润,脉沉细或细弱。

证机概要:脾肾阳虚,命门火衰。

治疗法则:健脾温肾,补中益气。

方药运用:附子理中汤加减。附子、党参、白术、茯苓、干姜、淫羊藿、仙茅、白花蛇舌草、草河车、半枝莲。

加减:脾虚甚者,重用炙黄芪、党参以补气健脾;带下多者,可加肉桂、补骨脂、芡实、五倍子等温肾固涩止带。

临证指要：宫颈癌患者发展到晚期，加之放化疗的损伤，多表现为正气不足，脾肾阳虚。此类患者在治疗时，应以温阳补虚为主，酌加清热解毒、软坚散结之品。

(三)西医治疗

1. 手术治疗

是早期宫颈癌的主要治疗方式。ⅠA1 期没有生育要求者可行全子宫切除术；有生育要求者可行宫颈锥切术，术后随访追踪宫颈细胞学检查。ⅠA2 期有潜在的淋巴结转移风险，ⅠA2 期没有生育要求者可行根治性子宫切除术加盆腔淋巴结切除术；要求保留生育功能者可行根治性宫颈切除术加盆腔淋巴结切除术，术后随访追踪宫颈细胞学检查。对于肿瘤最大径＜2cm，且要求保留生育功能的ⅠB1 期患者，可在行根治性宫颈切除术的同时行盆腔淋巴结清扫术或腹主动脉旁淋巴结取样术。其余早期宫颈癌患者均应行根治性子宫切除术＋盆腔淋巴结清扫术±腹主动脉旁淋巴结取样术。术后具有不良的预后因素者，需辅助化疗。对于绝经前的早期患者，如果卵巢正常，可保留双侧卵巢。

2. 放射治疗

原则上所有期别的宫颈癌患者均可采用放射治疗，对于ⅠA 期不能耐受手术的患者可行放疗，ⅠB 期至ⅡA 期可行根治性手术或根治性放疗，ⅡB 期至ⅣA 期则以放疗为主，可配合化疗增效，ⅣB 期则以姑息治疗为主。但是考虑到放疗对于中青年女性患者卵巢功能的损伤，临床上放疗多用于中晚期和复发的宫颈癌。常用的放疗手段有腔内放疗和体外放疗。

(1)腔内放疗：治疗距离短，在放射源周围剂量下降的梯度很大，在给予肿瘤局部高剂量时能够减少周围组织的受量。

(2)体外照射：主要是针对盆腔淋巴区，可与腔内放疗相互配合，相互补充。根据放疗与手术的前后关系，将放疗分为术前放疗、术中放疗和术后放疗。①术前放疗多采用腔内放疗，目的在于使肿瘤缩小，为手术提供便利，临床上对于ⅠB2 期伴有较大外生型肿瘤者、ⅡA 期累及阴道较多者、病理检查为细胞分化差者，可给予术前放疗；②术中放疗是指在开腹手术时，对存在有残留风险的瘤床或无法切除的孤立性残留病灶进行放疗；③术后放疗则是针对术后病理检查发现高危因素的患者。高危因素包括盆腔或腹主动脉旁淋巴结有癌转移，病理检查血管和淋巴管有癌栓、深部浸润、局部肿瘤大等，手术不彻底，切缘有癌。总之，临床应根据宫颈病变的不同类型、阴道及宫旁浸润、盆腔解剖情况、肿瘤敏感度及盆腔内其他病变等，综合考虑治疗方案。

3. 化学治疗

化疗作为一种辅助治疗手段，可分为新辅助化疗、辅助化疗、同步放化疗、姑息性化疗。①新辅助化疗可缩小肿瘤体积，为后续手术或放疗创造条件；②辅助化疗多用于手术后,可消灭残留的微小肿瘤、延缓复发、提高生存;③同步放化疗的机制在于化疗可以促使肿瘤细胞进入放射敏感的 M 期,提高放疗的杀伤力,同时也抑制了放疗中肿瘤细胞损伤的修复,降低了肿瘤细胞的再增殖;④姑息性化疗能够为复发、转移的肿瘤患者赢得更长的生存时间。2018 年 NCCN 指南推荐,顺铂(DDP)被认为是最有效的化疗单药,可一线单药治疗复发或转移性宫颈癌患者。顺铂还能够联合紫杉醇(PTX)、氟尿嘧啶(5-FU)、拓扑替康(TPT)、博来霉素(BLM)、吉西他滨(GEM)等治疗中晚期宫颈癌患者,其中顺铂或顺铂＋氟尿嘧啶可用于放疗期间的化疗增敏。常用的化疗方案如下。

(1)TP 方案

紫杉醇 $150\sim175mg/m^2$,第 1 天,静脉滴注。

顺铂 $50\sim70mg/m^2$,第 1 天,静脉滴注。

间隔 3～4 周重复。

(2)TC 方案

紫杉醇 $150\sim175mg/m^2$,第 1 天,静脉滴注。

卡铂 AUC 4～5,第 1 天,静脉滴注。

间隔 3～4 周重复。

(3)FP 方案

氟尿嘧啶 $1000mg/m^2$,第 1～5 天,静脉滴注。

顺铂 $50\sim70mg/m^2$,第 1 天,静脉滴注。

间隔 3～4 周重复。

(4)BEP 方案

顺铂 $20mg/m^2$,第 1～5 天,静脉滴注。

依托泊苷 $70\sim100mg/m^2$,第 1～5 天,静脉滴注。

博来霉素 $15mg/m^2$,第 1～3 天,静脉注射或入壶。

间隔 3～4 周重复。

(5)GP 方案

吉西他滨 $1000mg/m^2$,第 1 天,第 8 天。

顺铂 $50\sim70mg/m^2$,第 1 天,静脉滴注。

间隔 3～4 周重复。

七、预后与调护

1. 预后和随访

宫颈癌的预后与临床分期、组织病理类型、肿瘤细胞分化程度等相关。临床期别越晚,预后越差。小细胞型、神经内分泌型和透明细胞型等少见的病理类型预后较差。一项来自哈尔滨医科大学附属肿瘤医院 2013－2015 年收治的 2306 例宫颈癌患者的临床研究显示,宫颈癌 G1、G2、G3 的 3 年生存率分别为 91%、85% 和 78%。且临床分期、宫旁侵犯程度、脉管癌栓、淋巴结转移、体重减轻和糖尿病是影响预后的危险因素。临床分期越晚,宫旁侵犯程度越大,有脉管癌栓和淋巴结转移、患者体重减轻、糖尿病均可增加患者的死亡风险;免疫扶正、治疗方案、职业收入则是保护因素,进行免疫扶正治疗、采取综合性治疗方案可以降低患者的死亡风险。这对我们的临床治疗有一定的指导意义。

2018 年 NCCN 指南建议,治疗后 2 年内每 3～6 个月随访 1 次,第 3～5 年每 6～12 个月 1 次,5 年后每年 1 次。高危患者应缩短随访间隔(如第 1～2 年每 3 个月 1 次),低危患者可以延长(如 6 个月 1 次)。至少每年进行 1 次宫颈(保留生育功能者)或阴道细胞学检查。随访时需进行仔细的临床评估,教育患者了解复发的早期症状,如阴道排液,体重减轻,厌食,盆腔、骶髂关节、背部或腿部疼痛等。随访过程中无须常规进行影像学检查,有症状或怀疑复发时可应用。复发病例在治疗前需经病理证实。

2. 预防与调护

应积极推行适当的晚婚晚育,加强性卫生和月经期卫生教育。对于有性生活的女性,每年进行 1 次宫颈细胞涂片检查,发现存在早期癌前病变者要及早进行诊治。鼓励患者戒烟或减少吸烟。

八、中医防治进展

中医治疗不但通过辨证施治单独应用于宫颈癌,还可以配合手术、放疗、化疗等以对抗西医治疗过程中的并发症,减小不良反应。在辨证分型上,宫颈癌目前尚无统一的辨证分型标准,陈锐深、何裕民、周岱翰等均将宫颈癌辨证分为肝郁气滞型、湿热瘀毒型、肝肾阴虚型、脾肾阳虚型;陈熠分为肝郁气滞型、湿热瘀毒型、肝肾阴虚型、脾肾阳虚型、心脾两虚型、中气下陷型;王居祥、徐力将之分为肝郁气滞型、湿热壅盛型、肝肾阴虚型、肾虚火旺型;林洪生分为湿热下注型、脾胃虚弱型、肝郁脾虚型、肾阳虚型、肾阴虚型。临证之时可加以借鉴。手术是宫颈癌的主要治疗方式,放化疗是重要的辅助治疗手段。手术及放化疗后患者虽获良好疗效,但是大多数患者会出现不同程度的并发症,如术后常见尿潴留、胃肠功能抑制、下肢淋巴水肿,放疗后出现放射性肠炎、膀胱炎,化疗后出现恶心呕吐、骨髓抑制、癌因性疲乏等。针对宫颈癌术后的尿潴留问题,胡先锋认为治疗应遵守"以通为用"的原则,治以健脾补肾、助阳化气、通利小便为法。同时配合针灸腹部的气海、天枢、中极、关元、水道等穴及远端的足三里、三阴交、阴陵泉、太冲等穴,配合穴位按摩,可有效促进膀胱功能恢复。杨格娟等认为治疗宫颈癌术后尿潴留,可用多途径配合的综合治疗,治疗方法有:①情志护理,与患者交流;②辨证内服汤剂;③艾灸关元、曲骨、气海、神阙等穴;④针刺肾俞、三阴交、足三里、天枢等穴;⑤耳穴贴压三焦、神门、膀胱、肾、肺等穴,疗效确切。针对术后胃肠功能抑制,出现腹胀、腹痛、恶心等症状的患者,李欣在与患者进行良好沟通的基础上,配合电针刺激双侧足三里、上巨虚四穴和吴茱萸经神阙穴给药等方式,促进宫颈癌患者术后胃肠功能提早康复。对于术后出现下肢淋巴水肿的患者,蔡芳芳等在护理实践的基础上指出,通过手法按摩及应用空气压力波治疗仪,可促进患肢淋巴回流;同时配合拔罐、穴位敷贴、中药熏洗,可有效缓解症状。此外,西黄丸可显著改善放射性肠炎的局部症状和全身症状;十一味参芪片、地榆升白片可明显减轻外周血细胞下降和恶心呕吐等不良反应;复方阿胶浆联合护理干预能明显减轻宫颈癌化疗所致骨髓抑制和癌性疲乏症状,显著改善患者的免疫功能,提高健康状况。简小兰等自拟的扶正消癥方(黄芪30g,党参15g,白术 15g,女贞子 15g,枸杞子 10g,菟丝子 10g,莪术 15g,薏苡仁30g,土茯苓 15g,壁虎 10g,重楼 10g,半枝莲 30g,川牛膝 15g,甘草 5g)同样能够改善中医证候、提高患者生活质量,减少化疗所致胃肠道反应与骨髓抑制。中医与西医治疗方式配合,可有效增强患者治疗后的舒适感,提高生存质量,延长生存时间,改善远期预后。

(时美玲)

参 考 文 献

[1] 王涛,李沛琳,刘钧.5645 例女性生殖系统及乳腺恶性肿瘤统计分析[J].重庆理工大学学报,2017,31(2):80-84.

[2] Torre LA,Bray F,Siegel RL,et al. Global cancer statistics,2012[J]. Ca A Cancer Journal for Clinicians,2015,65(2):87-108.

[3] 陈万青,孙可欣,郑荣寿,等.2014 年中国分地区恶性肿瘤发病和死亡分析[J].中国肿瘤,2018,27(1):1-14.

[4] 王居祥,徐力.中医肿瘤治疗学[M].北京:中国中医药出版社,2014:396-403.

[5] 徐春艳,李奇,夏国杰,等.基于随访的宫颈癌预后多因素生存分析[J].哈尔滨医科大学学报,2017,51(1):83-86.

[6] 陈锐深.现代中医肿瘤学[M].北京:人民卫生出版社,2003:524-540.

[7] 何裕民.现代中医肿瘤学[M].北京:中国协和医科大学出版社,2005:426-435.

[8] 周岱翰.临床中医肿瘤学[M].北京:人民卫生出版社,2003:258-264.

[9] 陈熠.肿瘤中医证治精要[M].上海:上海科学技术出版社,2007:214-221.

[10] 林洪生.恶性肿瘤中医诊疗指南[M].北京:人民卫生出版社,2014:471-498.

[11] 胡先锋.电针结合中医康复护理技术对宫颈癌根治术后生活质量及膀胱功能恢复影响研究[J].中医药导报,2015(20):108-110.

[12] 杨格娟,王冬梅,庞瑞,等.中医多途径综合疗法治疗宫颈癌术后尿潴留的临床效果评价[J].现代生物医学进展,2017(30):5900-5903.

[13] 李欣.中医干预对宫颈癌患者术后胃肠功能及自我护理能力的影响研究[J].四川中医,

2017(7):218-221.

[14] 蔡芳芳,倪维.早期中医特色护理在宫颈癌术后下肢淋巴水肿患者中的应用[J].护理实践与研究,2017,14(13):150-151.

[15] 陈清梅,李燕,焦丽敏,等.西黄丸防治宫颈癌放疗引起的急性放射性肠炎临床观察[J].中国中医急症,2016,25(2):199-200.

[16] 高雪.中医药干预对妇科恶性肿瘤放化疗患者生存质量的影响研究[D].成都中医药大学,2012.

[17] 李华碧,周琪敏.复方阿胶浆联合个性化综合护理对宫颈癌化疗致骨髓抑制及癌疲乏的影响[J].中国肿瘤临床与康复,2017(7):884-887.

[18] 简小兰,蒋益兰,曾普华.扶正消癥方加减联合化疗治疗晚期宫颈癌21例临床观察[J].湖南中医杂志 2015,31(6):1-3.

第 14 章

子宫内膜癌

一、概　述

　　子宫内膜癌是起源于子宫内膜的恶性肿瘤，因其原发于子宫体部，亦称子宫体癌。是妇科常见的恶性肿瘤之一。《FIGO 2015 妇癌报告》指出，在世界范围内，子宫内膜癌是第六大常见的恶性肿瘤，每年约有 290 000 例新发病例。高收入国家的发病率高于低收入国家，但是后者的疾病病死率却高于前者。在北美和欧洲，子宫内膜癌是最常见的女性生殖道恶性肿瘤，是位列乳腺癌、肺癌和结直肠癌之后的第 4 个最常见的女性恶性肿瘤。我国每年子宫内膜癌新发病例数约为 50 000，死亡病例数约为 18 000。子宫内膜癌高发于围绝经期和绝经妇女，发病高峰年龄为50－59 岁，中国女性发病平均年龄为 55 岁。近年来，其发病率和死亡率均呈上升趋势。北京市肿瘤登记办公室数据显示，2001 年以来，子宫内膜癌发病率明显高于宫颈癌，2008 年后子宫内膜癌已成为发病率最高的女性生殖道恶性肿瘤，2012年为女性恶性肿瘤的第 5 位，发病率为 16.22/10 万。

　　子宫内膜癌的病因有待进一步明确，但根据流行病学调查结果，其常见危险因素有：①长期持续的雌激素刺激，包括内源性的雌激素失衡（如患有多囊卵巢综合征、卵巢粒层-卵泡膜瘤等疾病）和外源性雌激素应用（如绝经后雌激素替代疗法或使用他莫昔芬等药物）。②月经初潮早、绝经迟、未孕、未产是子宫内膜癌的高危因素。③肥胖、高血压、糖尿病为子宫内膜癌的高危因素，临床将这三种疾病称为子宫内膜癌的三联征。④本病城市人口的发病率高于农村人口，多发于中、上社会阶层的妇女。⑤多发癌或重复癌患者、Lynch Ⅱ综合征患者、遗传性非息肉样结直肠癌（HNPCC）患者和遗传家族史的患者，子宫内膜癌发病风险高于一般人群。

　　子宫内膜癌属中医学"崩漏""五色带下""癥瘕""石瘕"等病症的范畴。在中医古籍中并无子宫内膜癌的病名，但有类似本病症状的记载。《灵枢·水胀》曰："石瘕何如？岐伯曰：石瘕生于胞中，寒气客于子门，子门闭塞，气不得通，恶血当泻不泻，衃以留止，日以益大，状如怀子，月事不以时下，皆生于女子，可导而下。"《诸病源候论·卷三十八》谓之曰："五脏皆禀血气，五脏之色，随脏不同，伤损之人五脏皆虚者，故五色随崩俱下。"《肘后备急方》谓："凡癥坚之起，多以渐生，如有卒觉，使牢大,自难治也。腹中癥有结积,便害饮食,转羸瘦"。又说"治卒暴症,腹中有物如石,痛如刺,昼夜啼呼,不治之百日死。"《血证论》曰:"崩漏者,非经期下血之谓也。"这些描述都与子宫内膜癌的临床表现有部分相似。

二、病因病机

1. 病因

(1)正气亏虚:《医宗必读》有云:"按积之成也,正气不足,而后邪气踞之。"说明了正气亏虚是人体发病的重要因素。患者因先天禀赋不足或久病,脾胃虚弱,肝肾亏虚,气血运行失常,冲任二脉失调而发病。

(2)饮食失节:《妇人大全良方》曰:"妇人痞,由饮食失节,脾胃亏损,邪正相搏,积于腹中,牢固不动,故名曰痞。"《兰室秘藏·妇人门》谓:"妇人脾胃久虚,或形羸气血俱衰,而至经水断绝不行……"均阐述了患者素体脾胃虚弱,或嗜食烟酒及肥甘厚味损伤脾胃而发病的情形。患者因脾气亏虚,运化失常,湿浊内生,蕴久化热,湿热下注胞宫而发病。

(3)情志失调:女子以肝为先天,肝藏血,主疏泄。患者因七情内伤,肝郁气滞,冲任失畅,血海蓄溢失常,久而成瘕。

2. 病机

(1)正气亏虚,邪毒内侵:先天禀赋不足或后天久病,或早婚多产,不节房事,精血不足,正气亏虚,邪毒趁虚内侵,阻滞气血,日久发为本病。

(2)脾失健运,湿热内阻:平素脾胃虚弱后恣食肥厚,损伤脾胃,脾失健运,湿浊内生,湿邪郁而化热,湿热邪毒留滞经络,日久不化而成癥瘕。

(3)气滞血瘀,阻滞下焦:平素情志不舒,急躁易怒,七情亏损,五脏气血乖逆,怒伤肝,忧思伤脾,疏泄失常,气血瘀滞,日久而成癥瘕。

3. 病机转化

宫颈癌的发生,与肝、脾、肾三脏尤为密切。肾藏精,主生殖;肝藏血,主疏泄;脾主运化,主统血。肝、脾、肾三脏失常,均可导致气血津液运化失常,气滞、血瘀、痰浊、湿热内生,留滞胞宫。加之冲任二脉失养,邪留而不能去,而致崩中漏下、久成癥瘕。

三、临床表现

1. 症状

(1)阴道流血:不正常的阴道流血是子宫内膜癌最常见的症状。子宫内膜的癌组织血管丰富、质地脆软、易于破溃出血,患者常因阴道不规则出血而就诊。子宫内膜癌多发生于绝经后的妇女,故绝经后出现阴道不规则出血应即刻就医。年轻患者可表现为月经周期紊乱、经期延长、经量增多或经间期出血,出血量多者可致贫血。

(2)阴道排液:在阴道流血前,有些患者首先出现阴道排液,可为浆液性或血性分泌物,是瘤体渗出所致。合并感染或坏死时,分泌物伴恶臭。

(3)疼痛:多见于晚期患者。当肿瘤浸润周围组织或压迫神经可引起下腹、腰骶部疼痛,若癌灶侵犯宫颈,堵塞宫颈管致宫腔积脓时,可出现下腹胀痛及痉挛样疼痛。

(4)其他:晚期患者可出现贫血、消瘦、发热、恶病质等。

2. 体征

体检可发现许多患者体型肥胖。早期妇科检查可无明显异常,子宫大小、活动度正常,双侧附件质软,无肿物;随着病灶进展,子宫逐渐增大,质稍软;若合并宫腔积液,子宫明显增大,质极软;晚期子宫固定,可在盆腔内触及不规则肿块。偶见癌组织自宫颈口内脱出,质脆,触之易出血;若癌灶向周围组织浸润,还可出现子宫旁受累的体征。晚期患者可以在腹股沟处触及肿大变硬或融合成块的淋巴结。

四、辅助检查

1. 影像学检查

(1)阴道B超:可了解子宫大小、宫腔内有无赘生物、子宫内膜厚度、肌层有无浸润、附件有无肿物及肿物的大小和性质等。为首选的无创性辅助检查。

(2)CT和MRI:可以显示肿瘤的部位、形态、大小、质地及肿物对邻近组织的侵犯,如静脉内加造影剂,则更有助于了解肿瘤的血供情况和与周围大血管的关系,同时能够了解周围淋巴结转移情况,为手术提供便利。MRI检查可做冠状面、矢状面和横断面扫描,且对软组织密度分辨率高,弥补了CT检查的不足。对怀疑有宫外病变的患者亦可选用PET-CT检查,明确全部病变范围。

(3)PET-CT:在术前识别LNM和判断术后复发方面具有很高的价值。使用PET-CT检出子宫内膜癌相关的肿瘤转移总的准确度为88%,检出术后复发的总准确度为93%。

2. 细胞学和组织学检查

(1)细胞学检查:可从子宫颈管取标本做细胞涂片,亦可采用Lsacs细胞收集器以负压抽吸宫腔标本涂片检查或以宫腔洗液法抽取冲洗液进行涂片检查。

(2)子宫内膜活检:子宫内膜的组织学检查,可行诊断性刮宫或子宫内镜下取材做病理学检查,这是确诊子宫内膜癌最有效、最可靠的方法。

3. 宫腔镜检查

宫腔镜可以直接观察子宫内膜的变化,较早地发现子宫内膜的病变,更准确地确定病灶。对可疑部位取活检可提高诊断的准确率,避免常规诊刮的漏诊,是确诊子宫内膜癌最主要的检查方法。多用于经阴道B超检查子宫内膜无明显增厚和病变，或经诊刮活检后阴性，但仍有反复阴道出血的患者。

4. 肿瘤标志物

子宫内膜癌可能有血 CA125、CEA 水平的升高，对子宫内膜癌的诊断及病情监测有一定帮助。

五、诊断和鉴别诊断

(一)诊断要点

出现阴道异常排液，不规则阴道流血，尤其是绝经后不规则出血，结合上述症状、体征和辅助检查，应考虑有患子宫内膜癌的可能。明确诊断需要组织活检。

1. 组织分型

参考《常见妇科恶性肿瘤诊治指南(第 4 版)》，将子宫内膜癌分为雌激素依赖型(Ⅰ型)和非雌激素依赖型(Ⅱ型)。具体病理分型如表 14-1。

表 14-1　子宫内膜癌病理类型

Ⅰ型:子宫内膜样癌(endometrioid carcinoma)
1. 腺癌
　绒毛腺型(villoglandular type)
　分泌型(secretory type)
　纤毛细胞亚型(ciliated type)
2. 伴鳞状分化亚型
　腺棘癌(adenoacanthous carcinoma)
　腺鳞癌(adenosquamous carcinoma)
　黏液型腺癌(mucinous adenocarcinoma)
Ⅱ型:浆液性(乳头状)腺癌(serous adenocarcinoma)
　透明细胞癌(clear-cell carcinoma)
　癌肉瘤(carcinosarcoma)
其他:混合细胞腺癌(mixed adenocarcinoma)
　鳞状细胞癌(squamous cell carcinoma)
　移行细胞癌(transition carcinoma)
　小细胞癌及未分化癌(small cell,undifferentiated carcinoma)

腺癌是子宫内膜癌最主要的病理类型，其中以子宫内膜样腺癌最为常见(60%～65%)，2003 年 WHO 分类将子宫恶性中胚叶混合瘤中的癌肉瘤归为子宫内膜癌肉瘤，NCCN 2010 年分类中将子宫癌肉瘤归于Ⅱ型子宫内膜癌。

组织分化程度:G1(高分化)，非鳞状或非桑葚实体状生长形态≤5%;G2(中分化)，非鳞状或非桑葚实体状生长形态 6%～50%;G3(低分化)，非鳞状或非桑葚实体状生长形态>50%。

2. 病理分期

子宫内膜癌采用 FIGO 手术病理分期,目前使用的是 FIGO 2009 年子宫内膜癌的手术病理分期。对于未行手术治疗的患者或是先行放疗的患者,采用 1971 年制定的临床分期。

(1)子宫内膜癌的手术病理分期:见表 14-2。

表 14-2　子宫内膜癌的手术病理分期(FIGO,2009 年)

期别	肿瘤范围
Ⅰ期	肿瘤局限于子宫体
ⅠA	无或浸润肌层<1/2
ⅠB	侵犯肌层≥1/2
Ⅱ期	累及宫颈间质,但未超过子宫体
Ⅲ期	肿瘤局部和(或)区域扩散
ⅢA	累及子宫浆膜层和(或)附件
ⅢB	阴道和(或)宫旁受累
ⅢC	癌瘤转移盆腔和(或)腹主动脉旁淋巴结转移
ⅢC1	癌瘤转移至盆腔淋巴结
ⅢC2	癌瘤转移至腹主动脉旁淋巴结
Ⅳ期	癌瘤累及膀胱和(或)肠黏膜和(或)远处转移
ⅣA	癌瘤累及膀胱和(或)肠黏膜
ⅣB	远处转移保留腹腔内和(或)腹股沟淋巴结转移

注:①宫颈腺体受累为Ⅰ期,不再按照以前的分期作为Ⅱ期。
　　②腹水细胞学阳性应当单独报告,不改变分期。

(2)子宫内膜癌的临床分期:见表 14-3。

表 14-3　子宫内膜癌的临床分期(FIGO,1971 年)

期别	肿瘤范围
Ⅰ期	肿瘤局限于宫体
ⅠA	子宫腔深度≤8cm
ⅠB	子宫腔深度>8cm
Ⅱ期	肿瘤累及宫颈
Ⅲ期	肿瘤播散于子宫体外,局限于盆腔内(阴道、宫旁组织可能受累,但未累及膀胱、直肠)
Ⅳ期	肿瘤播散于盆腔内累及膀胱或直肠(黏膜明显受累),或有盆腔以外的播散

(二)鉴别诊断

1. 宫颈癌

宫颈癌侵犯宫腔易与子宫内膜癌侵犯宫颈相混淆。要详细了解发病过程,进行分段诊断性刮宫。一般组织病理学为鳞状细胞癌者多考虑来自宫颈,如为腺癌者鉴别来源较困难,找到黏膜腺体者多考虑原发于宫体可能性大。

2. 更年期功能性子宫失调性出血

主要表现为月经紊乱,如经期延长,经量增多,经间期出血或不规则出血等。妇科检查无异常发现。与子宫内膜癌鉴别需做诊断性刮宫、组织病理学检查。

3. 子宫肌瘤

主要表现为阴道异常出血,如经量增多、经期延长。妇科检查可见子宫增大,可触及结节。二者鉴别可通过 B 超,必要时可行诊断性刮宫检查。

4. 老年性阴道炎

表现为血性白带,可见阴道壁充血或黏膜下散在出血点。而子宫内膜癌排液来自于颈管内,阴道壁正常。需注意两者并存的可能性。

5. 子宫内膜增生

主要表现为月经过多或经期延长,子宫不大或稍大,多见于生育期妇女且治疗后反应较好。鉴别有赖于病理检查。

六、治 疗

(一)治疗原则

子宫内膜癌的治疗是以手术治疗为主,辅以放疗、化疗和激素治疗等的综合治疗。除不能耐受手术或不接受手术的患者外,均应进行全面的手术-病理分期,同时切除子宫及肿瘤有可能转移或已经转移的病灶,存在高危因素患者术后行放、化疗。中西医结合治疗是目前治疗恶性肿瘤的一大趋势,中医治疗可有效减轻西医治疗后的不良反应,减少并发症,提高生存质量并延长生存时间。

(二)中医辨证论治

1. 肝郁血热证

主症:阴道异常出血,量多或淋漓,伴胸胁胀满,心烦易怒,口干口苦,失眠等,舌质红,苔薄黄,脉弦数。

证机概要:肝气不舒,郁而化热。

治疗法则:疏肝清热,凉血止血。

方药运用:丹栀逍遥散加减。柴胡、当归、茯苓、白芍、白术、甘草、生姜、薄荷、牡丹皮、栀子、仙鹤草、茜草炭、三七。

加减:肝郁化火较重者,可加益母草、龙胆草、黄芩等凉血疏肝;阴道出血量大者,可加白茅根、大蓟、小蓟、藕节、白及等凉血止血,并加大三七用量。

临证指要:女性患者情志不舒者较为多见,不舒日久,郁而化热,迫血妄行,即可发为本病。此证型临床较为常见,中药治疗的同时要注意情绪疏导。

2. 湿热蕴毒证

主症:阴道不规则出血,阴内肿痛,带下黄赤、臭秽,胸闷纳呆,腰膝酸软,口黏口苦,溲黄短赤,大便干燥,舌质红,苔黄腻,脉弦滑或细数。

证机概要:湿热蕴毒,阻滞胞宫。

治疗法则:清热利湿,解毒散结。

方药运用:四妙丸加减。生薏苡仁、车前草、土茯苓、牛膝、苦参、黄柏、苍术。

加减:下腹包块者,可加半枝莲、白花蛇舌草、白英、草河车等解毒散结;大便干结难解者,可加生大黄、芦荟等泄热通便。

临证指要:湿性趋下,易袭阴位,湿邪易化热,湿热毒邪阻滞下焦,日久而成癥瘕。临证时当根据症状、舌脉以辨别湿热、毒邪之轻重,对毒邪偏胜者,当加强清热解毒散结之力,兼以化瘀、凉血。

3. 气滞血瘀证

主症:阴道不规则出血,时崩时止淋漓不净,或突然量多,月经挟有瘀块,小腹疼痛拒按,痛如针刺、部位固定,舌质紫暗,有瘀斑,苔薄,脉弦或涩。

证机概要:气滞不行,瘀血内结。

治疗法则:行气活血,祛瘀散结。

方药运用:少腹逐瘀汤加减。赤芍、川芎、当归、小茴香、元胡索、香附、五灵脂、蒲黄、干姜、没药、肉桂。

加减:刺痛明显者,可加三棱、莪术、桃仁等加强逐瘀之力,腹部包块者,可加土贝母、浙贝母、石见穿、猫爪草、山慈姑、白花蛇舌草等软坚散结。

临证指要:临床当中气与血的关系密切,气为血之帅,血为气之母,气行则血行,气滞则血凝,临证当中要强调疏理气机的重要性。

4. 脾肾阳虚证

主症:阴道不规则出血,淋漓不断,色淡质稀,小腹疼痛,得温痛减,神疲乏力,四肢不温,腰膝酸软,小便清长,大便溏薄,舌质淡,苔白,脉沉细。

证机概要:脾肾阳虚,命门火衰。

治疗法则:温肾健脾,固冲止血。

方药运用:右归丸加减。黄芪、山药、熟地黄、山茱萸、杜仲、菟丝子、枸杞子、鹿角胶、白术、阿胶、艾叶、肉桂、炮附子。

加减:脾虚甚者,加人参以补气健脾;出血淋漓不断者,可加三七、杜仲炭、炮姜炭、艾叶炭等收涩止血;带下多者,可加煅龙骨、煅牡蛎、补骨脂、芡实等温肾固涩止带。

临证指要:肿瘤患者发展到晚期,加之放化疗的损伤,可表现为脾肾阳虚。此类患者在治疗时,应以温阳补虚为主,酌加养阴解毒、软坚散结之品。

5. 肝肾阴虚证

主症:阴道不规则出血,量可多可少,色鲜红,形体消瘦,头晕目眩,耳鸣心悸,两颧红赤,五心烦热,潮热盗汗,腰膝酸软,舌质红,苔少,脉细数。

证机概要:肝肾阴虚,虚热迫血妄行。

治疗法则:滋补肝肾,固冲止血。

方药运用:左归丸加减。山药、熟地黄、山茱萸、枸杞子、菟丝子、牛膝、阿胶、艾叶、鹿角胶、龟甲胶。

加减:阴虚火旺者,可加知母、黄柏、制鳖甲;虚热较盛者,可加青蒿、地骨皮清透虚热;阴道下血,淋漓不止者,可加黄芩炭、贯仲炭、蒲黄炭、茜草炭等固涩止血。

临证指要:肿瘤患者肝肾阴亏,虚热内扰,易迫血妄行,治疗当以滋阴清热,固冲止血为法。考虑到阴阳互根的关系,在滋养阴液的同时也要适当加用温阳之品以助阴生。

(三)西医治疗

1. 初始治疗原则

(1)Ⅰ期:肿瘤局限于子宫体。不能手术者,可行放疗。能手术者,行腹腔细胞学检查＋筋膜外子宫切除术＋双侧附件切除术＋盆腔及腹主动脉旁淋巴结切除术。术后根据有无高危因素进行处理。高危因素包括:年龄＞60岁、淋巴脉管间隙受侵、大肿瘤(病灶体积＞2cm)、子宫下段或宫颈腺体受累。对于无高危因素的ⅠA期、G1级的患者,术后无须治疗。其他伴或不伴有高危因素的Ⅰ期患者建议术后观察或行盆腔或腔内放疗。

(2)Ⅱ期:肿瘤累及宫颈。行广泛性全子宫切除＋双侧附件切除＋盆腔及腹主动脉旁淋巴结切除术,术中行腹腔细胞学检查。若手术切除困难可行术前放疗后再行筋膜外子宫切除术＋双侧附件切除术＋盆腔及腹主动脉旁淋巴结切除术。建议任何病理组织分级的Ⅱ期患者均应进行术后放疗。

(3)Ⅲ期至Ⅳ期:肿瘤扩散到子宫外。如病变局限于腹腔(包括腹水细胞学阳性、大网膜、淋巴结、卵巢、腹膜转移),可行筋膜外子宫切除术＋双侧附件切除术＋腹腔细胞学检查＋肿物切除＋盆腔及腹主动脉旁淋巴结切除术;若病变局限于盆腔(子宫、阴道、膀胱、肠/直肠/宫旁),可行盆腔放疗±手术切除＋阴道近距离放疗±化疗;若病变超出腹腔或转移至肝,可考虑姑息性子宫切除术＋双附件切除术±放疗±激素治疗±化疗。

(4)复发型子宫内膜癌:对于局部复发,且复发部位无放疗史的复发患者,可行体外放疗＋腔内放疗和(或)手术切除±术中放疗。对于局部复发,但复发部位有放疗史的复发患者,若既往仅行腔内放疗者,按无放疗史处理;若既往行体外放疗者,如有可能,可行手术,并按复发部位无放疗史处理。无法手术者可行化疗或激素治疗。对于非局限但均孤立复发的患者,可行手术切除±放疗。对于播散性复发患者,G1 或无临床症状者可行激素治疗,仍进展者予化疗,仍进展可行支持治疗或进入临床试验;G2~G3 或有临床症状者,可行化疗和(或)姑息性治疗,仍进展可行支持治疗或进入临床试验。

2. 放疗

放疗可分为单纯放疗、术前放疗、术后放疗 3 种,采用腔内照射和体外照射两种方式。单纯放疗主要用于不能耐受手术或无法手术的晚期患者,多采用腔内治疗与体外照射相结合的方式。术前放疗的目的在于灭活及缩瘤,提高手术的切除率及安全性,多采用腔内照射的方式。术后放疗的目的在于提高局部肿瘤的控制率及患者的生存率,是子宫内膜癌术后最主要的辅助治疗方法。

3. 化疗

子宫内膜癌的化疗主要应用于特殊的病理类型、激素受体阴性、晚期的子宫内膜癌及复发癌患者。常用的化疗药物有阿霉素(ADM 60mg/m^2)、脂质体阿霉素(40 mg/m^2)、顺铂(DDP 70mg/m^2)、卡铂(CBP 360mg/m^2)和紫杉醇(TAX 175mg/m^2)等,其他试验中曾用的单药有环磷酰胺(CTX)、异环磷酰胺(IFO)、拓扑替康(TPT)等。

常用的化疗方案如下。

(1)AP 方案

阿霉素 60mg/m^2,第 1 天,静脉滴注。

顺铂 50mg/m^2,第 1 天,静脉滴注。

间隔 3~4 周。

(2)TC 方案

紫杉醇 175 mg/m^2,第 1 天,静脉滴注。

卡铂 AUC 4~6,第 1 天,静脉滴注。

间隔 3~4 周。

(3)TAP 方案

阿霉素 45mg/m^2,第 1 天,静脉滴注。

紫杉醇 160mg/m^2,第 1 天,静脉滴注。

顺铂 50mg/m^2,第 2 天,静脉滴注。

间隔 3~4 周。

(4)CAP 方案

环磷酰胺 500mg/m^2,第 1 天,静脉滴注。

阿霉素 50mg/m^2,第 1 天,静脉滴注。

顺铂 50mg/m^2,第 2 天,静脉滴注。

间隔 3~4 周。

(5)DC 方案

多西他赛 75mg/m²，第 1 天，静脉滴注。

卡铂 AUC 4～6，第 1 天，静脉滴注。

间隔 3～4 周。

化疗给药途径有全身静脉给药、腹腔灌注给药、盆腔动脉给药等方式。FIGO 2015 明确提出紫杉醇＋卡铂方案已成为Ⅲ/Ⅳ期子宫内膜癌的标准辅助化疗方案。

4. 激素治疗

主要用于雌激素依赖型子宫内膜癌。临床上应用内分泌治疗主要有以下几种情形：①雌激素、孕激素受体阳性；②早期、高分化的子宫内膜癌，要求保留生育功能；③不能耐受手术；④晚期病例；⑤复发病例。常用的药物有孕激素、抗雌激素药物、芳香化酶抑制药。其中孕激素作为首选，以大剂量、长期应用为宜，4～6 周可显效。

(1)孕激素治疗：醋酸甲羟孕酮(MPA)每日 200～500mg，口服；醋酸甲地孕酮(MA)每日 160～320mg，口服；己酸孕酮每周 1～3g，肌内注射。

(2)他莫昔芬：为雌激素受体拮抗药，有抗雌激素作用，可使孕激素受体水平升高，有利于孕激素治疗。一般用法为每日 20mg，口服，数周后可增加剂量，或先用 2～3 周后再用孕激素，可提高孕激素治疗效果。

(3)芳香化酶抑制药：阿那曲唑 1mg，每日 1 次，口服；来曲唑 2.5mg，每日 1 次，口服。

七、预后与调护

1. 预后和随访

影响子宫内膜癌预后的主要因素包括临床分期、病理类型及手术-病理分期等。子宫内膜腺癌组织分化较好，预后可；而浆液性乳头状腺癌、透明细胞癌则预后较差。一项来自对吉林大学第二医院妇科收治的 500 例子宫内膜癌患者的临床研究显示，早期子宫内膜癌患者 G1、G2、G3 的 5 年生存率分别为 90.91％、75.78％和 42.86％，晚期子宫内膜癌患者 G1、G2、G3 的 5 年生存率分别为 57.14％、20.45％和 13.89％，提示组织分化程度越高，预后越好；早期子宫内膜癌患者中ⅠA 期、ⅠB 期、Ⅱ期 5 年生存率分别为 93.49％、82.52％和 49.41％，晚期子宫内膜癌患者中ⅢA 期、ⅢB 期、ⅢC 期、ⅣA 期、ⅣB 期 5 年生存率分别为 56.6％、32.35％、25％、17.65％和 5.26％，提示分期越早，预后越好。

治疗后必须严密随访。FIGO 2015 指出，约 75％的患者为有症状复发，约 25％的患者为无症状复发。大多数(65％～85％)的复发在初始治疗后 3 年内被诊断，其中 40％为局部复发。定期、规律随访十分必要。2018 年 NCCN 指南建议，对于非保留生育功能的患者,根据临床症状,治疗后 3 年内每 6 个月随访 1 次,第 4～5 年每 12 个月 1 次,进行胸/腹/盆 CT 检查,发现有转移者行 MRI 检查。对于保留生育功能的患者,应严密随访,每 3～6 个月行诊刮或子宫内膜活检;若癌症持续存在 6～12 个月,考虑行盆腔 MRI,行全子宫＋双附件切除＋手术分期;病变完全缓解 6 个月鼓励患者受孕,孕前持续每 3～6 个月进行子宫内膜活检,生育后若发现疾病进展,行全子宫＋双附件切除＋手术分期。

2. 预防与调护

子宫癌高危人群应注意健康饮食,适当锻炼,谨防肥胖、高血压、糖尿病的发生。注意阴部卫生,定期进行防癌检查。患病后宜适当活动休息,保持积极乐观的精神状态,做到定期复查。

八、中医防治进展

近年来,许多学者对子宫内膜癌的中医辨证分型进行了临床探索。李军等系统性回顾了 2005 年 1 月至 2010 年 1 月在北京中医药大学东直门医院病理学确诊为子宫内膜增生或子宫内膜癌患者共 113 例,参照《中西医结合妇产科学》《中医妇科学》进行辨证分型,结果以阴虚火旺、湿热蕴结和肝郁化火 3 种具有火热之邪的证型为多,说明热、虚、瘀是导致子宫内膜病变的主要病因病机,火热之邪在子宫内膜癌的发生发展中起到重要作用。王崇洋等调查研究了 2013 年 6 月至 2014 年 12 月在黑龙江省肿瘤医院妇科病理确诊为子宫内膜癌的患者 178 名,进行统计分析后得出,发病最高的是湿热下注型,发病人数为 81 人(占调查人数的 45.5%),其次为湿毒瘀结型有 48 人(占调查人数的 26.9%),其他有肝郁血热型 24 人(占调查人数的 13.4%),肾阴虚型 17 人(占调查人数的 9.6%),脾虚型 8 人(占调查人数的 4.5%)。突出了湿热、湿毒致病之多。尚洪宇调查了 2015 年 3 月至 9 月于黑龙江省肿瘤医院病理确诊为子宫内膜癌的 79 例患者,辨证分型得出湿热蕴毒证最多达 34 例,肝郁血热证 17 例,气滞血瘀证 17 例,肝肾阴虚证 7 例,脾肾阳虚证 4 例。突出湿、热、毒为主要的致病因素。杜妍妍选择 2008 年 1 月至 2012 年 7 月在南京大学附属鼓楼医院妇科病理确诊为子宫内膜癌的患者 102 例,统计中医辨证分型后得出子宫内膜癌中血热证占 20.19%,气虚证占 25%,血瘀证占 38.46%,湿热瘀结证占 14.42%,其中血瘀最多。

总之,子宫内膜癌的辨证分型目前还没有统一的标准,不同医家对子宫内膜癌的辨证结果不尽相同。但本病的主要致病因素不外乎湿、热、瘀、毒,临床可在辨证用药的基础上,加用清热利湿,解毒消癥之品,值得临床医师在治疗过程中参考、借鉴。

(时美玲)

参 考 文 献

［1］ 林仲秋.《FIGO 2015 妇癌报告》解读连载二——子宫内膜癌诊治指南解读［J］.中国实用妇科与产科杂志,2015,31(11):986-991.

［2］ 廖秦平,杨曦.子宫内膜癌筛查及早期诊断的现状及展望［J］.实用妇产科杂志,2015,31(7):481-484.

［3］ 杨曦,马珂,吴成.子宫内膜癌的流行病学及高危因素［J］.实用妇产科杂志,2015,31(7):485-488.

［4］ 黄建华.不同分期子宫内膜癌的预后影响因素分析［D］.吉林大学,2015.

［5］ 李军,薛晓鸥,刘小丽,等.子宫内膜病变的中医证型研究［J］.中国中医基础医学杂志,2011(3):300-301.

［6］ 王崇洋.178 例子宫内膜癌中医证型分布特点及高危因素分析［D］.黑龙江中医药大学,2015.

［7］ 尚洪宇.子宫内膜癌患者中医体质类型及其相关因素的临床观察［D］.黑龙江中医药大学,2016.

［8］ 杜妍妍.不同中医证型子宫内膜癌与血管生成素 2 相关性研究［D］.南京中医药大学,2014.

第 15 章

肾细胞癌

一、概 述

肾细胞癌(renal cell carcinoma,RCC)是泌尿系统中最常见的恶性肿瘤之一,是起源于肾实质泌尿小管上皮系统的恶性肿瘤,又称肾腺癌,简称肾癌。肾癌占成人恶性肿瘤的 2%～3%,占肾恶性肿瘤的 80%～90%,其在泌尿系统恶性肿瘤的发病率仅次于膀胱癌。根据 2015 年中国肿瘤登记年报统计,近年我国肾癌的发病率和死亡率均呈现上升趋势。各年龄段均可发病,75－80 岁人群达到高峰(14.7/10 万),男女发病率比例约为 2∶1。肾癌的病因尚不明确,流行病学调查发现除遗传因素外,与发病相关的因素还包括吸烟、肥胖、高热能摄入、高血压及抗高血压治疗及与终末期肾病长期透析相关的获得性囊性肾病等。

中医文献中"肾岩"一词出现较早,但中医所说的肾与现代医学所指的肾在功能上不尽相同,中医古籍中"肾岩"指的是现代医学中的阴茎癌,而非肾肿瘤,勿误之。中医文献当中有不少类似肾癌的记载,如《素问》"少阴涩则病积溲血""腰者肾之府,转摇不能,肾将惫矣"。《丹溪心法》描述:"大抵小便出血,则小肠气秘,气秘则小便难,痛者为淋,不痛者为尿血"。肾癌大抵属于中医学"溺血""腰痛""肾积""虚劳""癥积"等病证范畴。

二、病因病机

1. 病因

(1)感受外邪:外感湿热邪毒,或环境因素等邪毒侵入人体,若正气不能抗邪,则致客邪久留,湿热下注,入里蓄毒,下注肾与膀胱,气滞血瘀阻结水道所致。

(2)饮食失调:嗜烟酒、辛辣、腌炸、烧烤,损伤脾胃,脾失健运,正气亏虚,气不足以行血,则血必有瘀。或正气亏虚,易感外邪,致客邪久留。此外,脾失健运,不能有效敷布运化水湿,致痰湿内生。

(3)七情怫郁:情志不遂,气机郁结,久则气滞血瘀,或肝郁化火,阴虚火旺,炼液为痰,痰瘀互结,渐而成块。《类证治裁·郁证》曰:"七情内起之郁,始而伤气,继必及血。"

（4）久病伤正，年老体衰：先天因素，或生活失于调摄，劳累过度，气阴耗伤，或年老久病，肾气不足，水湿不化，湿毒内生结于腰府。内虚是本病的主要病理基础。正如明代张景岳认为："腰痛之虚证十居八九"，强调了肾虚在腰痛中的发病作用。《证治准绳》同样指出"大抵腰痛者，皆起肾虚"。

2. 病机

（1）心火亢盛，热伤血络：烦劳太过，阳气乃张，耗伤心阴，致使心火亢盛，心与小肠相表里，心火移热于小肠，影响下焦，热伤血络而出现尿血，血瘀成块。

（2）湿热蕴结，下注膀胱：湿热之邪，或从外入或从内生，湿热阻滞经脉，络脉受损，湿热蕴结成块，久结成疳成瘤，瘤侵腰部而发病。

（3）血瘀气滞，结积成瘤：外伤、跌仆损伤经脉筋骨，伤及肾脏，血络受损，血瘀气滞，或久住寒冷湿地，或劳累汗出之后，感受寒邪，侵入经脉，致使经脉阻滞，气血不畅，滞而成瘤。

（4）肾阴虚亏，相火妄动：素禀肾虚，或年老肾精亏损，肾阴虚弱，阴虚火炎，相火妄动，肾与膀胱为热熏灼，损伤脉络，血从外溢，发生尿血，血不循道，而成死血坏血。

（5）脾肾阳虚，痰浊内生：肾者水火之脏，主司阴阳，脾肾虚寒，阴阳不相为守，营血虚散，血无所统，不循经道，故尿血；脾肾阳虚则气化不利，水湿不行，日久化毒，痰湿瘀毒缠绵不化，痰湿毒遏，蕴蓄水道，久而成块。

3. 病机转化

本病病位在肾，与膀胱、脾、肝关系密切。病之初期因瘤毒侵害、溺血不止而致肾阴虚损，久而阴损及阳则可见面色㿠白，四肢不温等肾阳虚衰之证。而后日渐食少消瘦，阴阳俱损，终成败证。

三、临床表现

肾癌早期临床症状不典型。早期病变超过50％的患者是因其他疾病就诊时通过影像学检查偶然发现的，约15％的患者因血尿、腰痛和腰部肿块三联征而发现，三联征齐全提示肿瘤大多已致晚期，约30％的患者因转移灶活检而诊断肾癌。

1. 血尿

血尿为最常见的症状，可为肉眼血尿或镜下血尿。血尿的特点为间歇性、无痛性、肉眼全程血尿，此为肾癌特有的症状。

2. 腰痛

表现为持续性钝痛，部位可局限在背部肾区或上腹部。当肿瘤已侵入神经或腰椎，可造成严重疼痛。当大血块沿输尿管移行排出，则产生剧烈绞痛。

3. 肿块

腰部或上腹部肿块是肾癌的另一重要症状。在消瘦患者或肿瘤位于肾下极时,比较容易扪及肿物。肿块软硬不一,为实体性,可随呼吸活动,若肿块固定,表示已侵犯邻近器官及腰大肌,显示预后不佳。

4. 副瘤综合征

10%～40%的患者可出现副肿瘤综合征,表现为发热、高血压、贫血、肝功能异常、体重减轻、恶病质、红细胞增多症、高钙血症、高血糖、血沉增快、神经肌肉病变、淀粉样变性、溢乳症、凝血机制异常等其中的某些改变。

5. 转移病位的症状

肺、骨骼、肝、皮肤、脑和肾上腺是常见的转移部位。如脑转移时引起头痛,骨转移引起疼痛或病理性骨折,肺转移者有咳嗽、咯血,有时皮下可出现转移性癌结节,肿瘤侵犯肾静脉或下腔静脉时可出现精索静脉曲张、腹壁和下肢静脉曲张等。

四、辅助检查

1. 实验室检查

血常规、尿常规、生化、血沉、乳酸脱氢酶、碱性磷酸酶、尿 β-葡萄糖醛酸苷酶等均属于实验室常规检查,主要作为对患者一般状况、肝肾功能及预后判定的评价指标。

2. 影像学检查

(1)X 线平片:能发现肾阴影增大或局部增大,较大的肿瘤可出现腰大肌影模糊,7%～10%的肿瘤内可见到钙化。

(2)排泄性尿路造影:肿瘤较大时可见肾盂肾盏因受到肿瘤挤压有不规则变形、狭窄、拉长、扭转和充盈缺损。该检查也可以反映双肾功能尤其是健侧肾功能情况。

(3)超声检查:是诊断肾肿瘤最常用且无创、经济的检查方法。超声检查可以发现肾内 0.5cm 以上的实质性肿块,对肾实质性肿块和囊性病变鉴别的准确性可达 90%～95%。除此之外,还能显示肾癌的范围、邻近器官是否受侵、下腔静脉有无栓塞、腹膜后淋巴结是否肿大等。根据肿瘤大小,超声图像具有较大差异。瘤体直径<1.5cm 的肿瘤回声较低,属低回声波形;瘤体较大未引起坏死的肿瘤回声较正常肾组织明显增高,内部有强烈不均的高回声波形。

(4)CT 扫描:是目前诊断肾占位病变最重要的方法,具有密度和空间分辨率高的特点,可发现肾内 0.5cm 甚至更小病变,可有效区别肾囊肿和肾实质性肿块,并能精确估计病变范围,了解周围有无浸润,淋巴结及远处有无转移,从而对肾癌的分期提供重要依据。

(5)MRI 检查:MRI 对于肾癌诊断的准确性高,可清楚显示肾实质肿瘤,并与肾囊肿做鉴别。其对肾癌诊断的最大优点是发现血管内癌栓准确率可以和下腔静脉造影相似,并且安全有效,但其发现肿瘤不如 CT。MRI 可显示肾癌肿块边界不规则、密度高低不等，信号强弱不均。

（6）血管造影：能显示肿瘤异常血管，包括肾动脉主干增宽、肾内血管移位、肿瘤新生血管、动静脉瘘等。多在行肾动脉栓塞术时同时进行。

（7）核素骨显像检查：其发现骨转移可比 X 线早 3～6 个月，敏感性高。对于有骨痛和血碱性磷酸酶升高的患者要做核素骨显像检查。需要注意在有退行性骨关节病、陈旧性骨折等病变时，核素骨显像可出现假阳性，必要时须行 X 线平片、CT 或 MRI 检查证实确认是否有骨质破坏，以明确是否骨转移。

（8）肾显像：是肾小球滤过率测定、肾静态显像和肾断层显像的总称。它既能显示肾的血供、形态和在腹部的位置，又能提供多项肾功能指标，可对肾功能做定量分析。

（9）PET-CT：用于肾癌的诊断、分期和鉴别诊断。该检查较为敏感，能很好地鉴别肿瘤的良恶性，对肾癌的淋巴结转移和远处转移的诊断要优于其他传统影像学检查。但费用较高，故不作为临床检查的首选。

3. 病理学及基因检查

该检查为活检，可于肾肿瘤病灶穿刺，或于转移灶如浅表肿大淋巴结或肺部转移灶穿刺取得一定量的组织，行组织病理学诊断，明确肿瘤良恶性、肿瘤细胞分级和病理分型，为最直接最明确的检查方法。对于晚期肾癌患者，建议行 KIT、$VEGFR$、$PDGFR$、$Flt3$、$CSF-1R$ 及 RET 基因突变检测，以指导靶向药物的使用。

五、诊断与鉴别诊断

(一)诊断要点

肾癌诊断多依据临床表现、影像学检查、病理学及细胞学检查进行综合判断，其中病理学及细胞学检查结果是确诊肾癌最有力的证据，是诊断肾癌的金标准。

1. 病理学分类

WHO 共推出 4 版肾癌病理分类标准，2016 年 WHO 肾癌病理分类标准为最新版，将肾实质上皮肿瘤分为肾透明细胞癌（60%～85%）、肾乳头状腺癌（7%～14%）、嫌色细胞癌（4%～10%）、Bellini 集合管癌、肾髓质癌、Xp11.2 易位性癌、神经母细胞肿瘤相关性肾细胞癌、黏液性小管状及梭形肾细胞癌和未分类肾细胞癌，并纳入了 6 种肾细胞癌亚型，分别为遗传性平滑肌瘤病肾细胞癌综合征相关性肾细胞癌、Mit 家族易位性肾细胞癌、琥珀酸脱氢酶缺陷相关的肾细胞癌、管状囊性肾细胞癌、获得性囊性肾疾病相关性肾细胞癌、透明细胞乳头状肾细胞癌。2016年，WHO 推荐使用核仁明显程度这一参数将肾细胞癌分为 1～3 级，4 级为瘤细胞显示明显多形性的核、瘤巨细胞、肉瘤样或横纹肌样分化。

2. 分期

目前肾癌的 TNM 分期及临床分期采用 2016 年 AJCC 第 8 版分期标准（表 15-1）。

表 15-1　肾癌 TNM 分期

T 原发肿瘤	
T$_X$	原发肿瘤不能评估
T0	没有原发肿瘤证据
T1	肿瘤最大径≤7cm;且局限在肾内
T1a	肿瘤最大径≤4cm;且局限在肾内
T1b	肿瘤最大径>4cm,≤7cm;且局限在肾内
T2	肿瘤最大径>7cm;且局限在肾内
T2a	肿瘤最大径>7cm,≤10cm;且局限在肾内
T2b	肿瘤最大径>10cm;且局限在肾内
T3	肿瘤浸润主要血管和肾周组织;但未浸润同侧肾上腺,超过肾筋膜
T3a	肿瘤明显浸润至肾静脉或其分支,或浸润至腹膜或肾窦内脂肪但未超过肾筋膜
T3b	肿瘤明显浸润至膈下的静脉腔
T3c	肿瘤明显浸润至膈上的静脉腔或累及腔静脉壁
T4	肿瘤浸润超过肾筋膜(包括连续浸润至同侧肾上腺)
N	区域淋巴结
N$_X$	区域淋巴结不能评估
N0	无区域淋巴结转移
N1	区域淋巴结有转移
M	远处转移
M0	无远处转移
M1	有远处转移

肾癌组织学分期/预后分组见表 15-2。

表 15-2　肾癌组织学分期/预后分组

分期	T	N	M
Ⅰ期	T1	N0	M0
Ⅱ期	T2	N0	M0
Ⅲ期	T1 或 T2	N1	M0
	T3	N0 或 N1	M0
Ⅳ期	T4	任何 N	M0
	任何 T	任何 N	M1

(二)鉴别诊断

1. 肾囊肿

肾囊肿内容物是清亮浆液性液体,B 超检查呈均匀低回声或无回声,而肾癌多为不均匀回声。典型的肾囊肿从影像学检查上不难诊断,但当囊肿内有出血或感染时,往往容易被误诊为肿瘤,此时单独超声鉴别困难,应结合增强 CT 或 MRI

检查。

2. 肾脓肿

又称"肾痈"，常见于上尿路梗阻的患者，通常有发热、食欲减退、尿路刺激症状及全身不适等败血症症状，可出现脓尿、血尿，尿中白细胞升高，CT 提示病变囊壁较厚，X 线检查可见肾影增大，肾盂造影患处显影往往不明显。

3. 肾结核

肾结核病变过程缓慢，可能有膀胱刺激症状。X 线检查是其主要诊断方法。可见肾外形增大或成分叶状，内有片状、云絮状或斑块状钙化灶，其分布不规则、不定型，约 90% 常限于一侧肾。病史及全身检查可提示其他部位结核。

4. 肾结石

又称"肾石病"，多发于成年男子，典型症状为疼痛及血尿，90%～95% 的肾结石可在 X 线平片上见到阴影，B 超检查可发现肾积水和结石强回声，CT 扫描可将二者区别开来。

5. 血管平滑肌脂肪瘤

又称"错构瘤"，是由血管、平滑肌和脂肪组织混合构成的良性肿瘤，可位于肾皮质或髓质，是遗传性疾病。其与肾癌鉴别要点在于是否含有脂肪组织，其 CT 扫描通常表现为极低密度，有别于肾癌的高密度表现。

6. 肾盂肿瘤

位于肾中部的肿瘤，多为单侧，分为移行上皮癌和乳头状肿瘤。肾整体影像轮廓一般变化不明显，以血尿为主要表现。静脉尿路造影或逆行的肾盂造影有助鉴别。

7. 肾淋巴瘤

肾淋巴瘤较少见，其影像学缺乏特点，呈多发结节状或弥散性浸润肾，使肾外形增大，腹膜后淋巴结多受累，确诊需要病理学检查。

六、治　疗

(一)治疗原则

现代医学根据肾癌的不同分期采取不同的治疗原则。Ⅰ期首选手术治疗，术后定期随访观察。Ⅱ、Ⅲ期尽可能选择根治性肾切除术，尤其对肿瘤侵犯下腔静脉的患者。术后辅助治疗并不能降低复发率，因此 2018 年 NCCN 指南建议术后首选进入临床试验或积极监测。Ⅳ期推荐根治性肾切除术＋孤立性转移灶切除术或姑息性肾切除术＋内科治疗，或放疗＋内科治疗。近年来，多个临床试验证实靶向治疗疗效优于免疫治疗，故有条件者首选靶向治疗。对于老年、有严重并发症不能耐受手术、预计生存期短的患者，应首选密切监测，病情进展时才予以内科治疗。化疗、放疗及内分泌治疗对肾癌虽然不敏感但也可酌情选择。

中医治疗肾癌以虚实为主线，以肾为核心，辨病与辨证相结合，从脏腑相关的角度明确具体涉及的脏腑证候，从而确定治则治法、选方用药，根据兼证酌情加减。正如《证治汇补》指出："治惟补肾为先，而后随邪之所见者以施治，标急则治标，本急则治本，初痛宜疏邪滞，理经隧。久痛宜补真元，养血气。"提示肾虚为发病之根本，治积之要，在知攻补之宜。明代张景岳也指出，凡积聚之治，不过四法，曰攻，曰消，曰散，曰补。故而不论哪一时期皆应遵循固肾化痰祛瘀之总纲，根据肾癌临床表现及病势发展，不同时期侧重不同。此外，晚期患者应重视个体化治疗，临证不必拘泥于证型，做到"观其脉证，知犯何逆，随证治之"。淋巴转移为痰湿流注，应加强化痰利湿；肝转移者阴血亏虚当补肝血，肺转移者肺气阴不足、痰湿不化治疗应加强补肺敛阴、化痰散结药物；骨转移多为成骨性破坏者属肾阳虚应温补肾阳；多脏器转移者元气大虚当大补元气。

(二)中医治疗

1. 辨证论治

辨证要点：本病病位在肾，与脾相关。辨证当辨明病邪性质，分清痰结、湿聚、气滞、血瘀、热毒的不同，以及有否兼夹；辨标本虚实，分清虚实标本主次，以及气血阴阳失调的不同；辨病程阶段，明确患者处于早、中、晚期的不同，以选择适当治法估计预后。病变早期，多属标实以湿热蕴结、气血瘀阻为主证，邪气实正气尚不虚，治疗以攻邪气为主。病变中期，正气渐趋虚弱，攻邪的同时应兼顾扶正。晚期多属本虚标实，以气血双亏，肾虚毒蕴为主证，此时应以扶正及缓解症状为主。

(1)心火亢盛证：小便热赤、带血鲜红、排尿时或有热灼之感，心烦口渴，口舌生疮，夜寐不宁，腰部胀痛，舌尖红，脉洪大数而有力。

证机概要：心火下移，热甚灼络，迫血妄行。

治疗法则：清心泻火，凉血止血。

方药运用：小蓟饮子合导赤散加减。小蓟、生地黄、滑石、淡竹叶、蒲黄、山栀子、甘草、木通、藕节、生大黄。

加减：反复发作者，去滑石、木通等通利之品，加服二至丸；若肝失疏泄，胆火炽盛而尿血者，用加味逍遥散；如气滞血瘀，尿血有血块者，加用桃仁、丹参、川楝子行气活血。

临证指要：本证以小便赤色、灼痛与心火炽盛并见为辨证要点。正确掌握急则治其标，缓则治其本的治疗原则，出血量多时以治血为先，清心火次之。

(2)湿热蕴肾证

主症：腰痛，坠胀不适，尿血，低热，身沉困，饮食不佳，腰腹部肿块，苔白腻中黄，舌体胖，脉滑数。

证机概要：湿热蕴结下焦，膀胱气化不利。

治疗法则：清热利湿，解毒化瘀。

方药运用：八正散加减。木通、大黄、山栀子、白术、滑石、萹蓄、瞿麦、白花蛇舌草、草河车、生薏苡仁、车前子、赤芍、灯心草。

加减：热甚者，加黄柏、龙胆草。

临证指要：湿热蕴毒结于腰府，治疗时多使用清热解毒等苦寒之品，反复发作、反复治疗则脾气易损，临证应注重调理脾胃，攻伐之品不可过用。

（3）瘀血内阻证

主症：面色晦暗，血尿频发，腰部钝痛，腰腹部肿块日渐增大，肾区憋胀不适，口干舌燥以夜间明显，舌质紫暗或有瘀斑瘀点，苔薄黄，脉弦或涩或结代。

证机概要：瘀血蓄结，壅阻气机。

治疗法则：活血化瘀，理气散结。

方药运用：桃红四物汤加减。桃仁、红花、延胡索、香附、枳壳、丹参、马鞭草、白花蛇舌草、瞿麦、草河车、生薏苡仁、赤芍、川贝母、夏枯草。

加减：腰痛血尿者，加三七粉（冲服）、大蓟、小蓟、蒲黄炭、白及。

临证指要：本证多见于肾癌中期，以起病缓慢、缠绵难愈、持续性疼痛为辨证要点。本虚标实突出，临证时当根据症状、舌脉以辨别虚实之主次，根据病情把握好攻补关系及主次轻重，以求"屡攻屡补，以平为期"。

（4）肾阴虚证

主症：小便短赤带血，潮热盗汗，口干咽燥，腰膝酸软，眩晕耳鸣，腰痛腹部肿块，舌质红，脉细数。

证机概要：肝肾阴亏，虚火内生。

治疗法则：养阴清热凉血。

方药运用：知柏地黄汤加味。知母、山药、牡丹皮、白茅根、墨旱莲、生地黄、大蓟、小蓟、生侧柏叶、黄柏、山茱萸、血余炭、藕节。

加减：痛如火烘者，宜用大补阴丸及补阴丸化裁。

临证指要：本证常出现在放疗后。现代中医学认为，放疗为火热毒邪，易耗伤阴液，虚火内生，治疗上以滋阴、清热、化瘀、解毒为主。在减轻放射性炎症等不良反应的同时辅以抗癌解毒之品。

（5）癌毒走窜，气血两虚证

主症：病至晚期，远处转移，疲乏无力，自汗盗汗，面色无华，血尿时作，腰痛腹胀，贫血消瘦，行动气促，有时咳嗽伴有低热，口干而不喜饮，舌质红或深红，暗紫有瘀斑，脉细弱或大而数。

证机概要：癥积日久，中虚失运，气血衰少。

治疗法则：气血双补，扶正抑癌。

方药运用：八珍汤加减。生黄芪、太子参、女贞子、天冬、麦冬、黄精、茯苓、甘草、生地黄、熟地黄、枸杞子、绞股蓝、白芍、山慈姑、白花蛇舌草。

加减:肺转移者,加知母、升麻、白英、百合、海浮石;肝转移者,加当归、虎杖;骨转移者,加麻黄、白芥子、干姜、附片、补骨脂。

临证指要:本证多见于中晚期患者,积证日久,正气亏虚,暂缓攻邪,以扶正气为主,采用"养正以除积"的治疗策略。

(6)癌邪治后,余毒未清证

主症:手术、化疗后,腰膝酸软体弱无力,精神萎靡,偶有低热或血尿,面色苍白,纳差,舌质淡红,苔薄白或白腻,脉软无力或细数。

证机概要:元气亏虚,气血不足。

治疗法则:益肾健脾,扶正祛邪。

方药运用:四君子汤加减。党参、熟地黄、太子参、白术、麦冬、茯苓、甘草、枸杞子、海金沙、黄芪、半枝莲、草河车、菝葜。

加减:不寐者,加远志、合欢花。

临证指要:癌症患者术后,可出现一些全身症状,如乏力、发热、盗汗、纳差等,中药予补气、生血、解毒之品,既能调节免疫功能,又有直接抗癌作用。癌症化疗后患者常出现骨髓抑制、消化障碍、机体衰弱等不良反应,临证以健脾和胃、滋补肝肾、养血生髓为主。

2. 中成药制剂

(1)消癌平片:每次6~8片,每日3次,饭后半小时服。清热解毒、活血化瘀、消肿止痛。适用于肾癌热毒瘀结者。

(2)补肾养血丸:每次1丸,每日3次,空腹温开水送服。服药期间忌食辛辣厚味之品。补肝益肾、填精养血。适用于肾癌术后、化疗后邪毒去而肝肾虚者。

(3)六味地黄丸:每次6g,每日3次。养阴补肾。适用于肾癌肾阴亏虚者。

(4)金匮肾气丸:每次6g,每日2次。六味地黄丸加肉桂、附片组成。温阳益肾。适用于肾癌肾气虚者。

3. 针灸疗法

(1)针刺:主穴取足三里、三阴交、肾俞。配穴取内关、昆仑。耳穴取肾、输尿管、膀胱、肾上腺、内分泌等穴。补泻兼施,每日1次,每次留针20~30分钟。适用于各期肾癌患者。

(2)穴位注射:取穴三阴交、昆仑、足三里,并以复方丹参注射液2ml稀释在5ml生理盐水之中,每次分别注入1ml,每日或隔日1次,连续10日为1个疗程。休息5天再开始下一个疗程。适用于肾癌疼痛、排尿困难及血尿者。

(3)电针治疗仪:使用电针治疗仪,将仪器上输出的两个电极分别接在两根毫针上,负极接主穴,正极接配穴,穴位多选择阿是穴,以中低频刺激,适用于肿瘤的各处疼痛。

4. 中药外治

祛痛散:乳香、没药、山柰、姜黄、栀子、白芷、黄芩各20g,小茴香、公丁香、赤芍、木香、黄柏各 15g,蓖麻仁 20 粒。上药共为细末,用鸡蛋清调匀,外敷肾周穴位及痛点,6～8 小时更换 1 次。适用于肾癌疼痛者。

(三)西医治疗

1. 外科治疗

根治性肾切除术包括肾、肾周脂肪、肾周筋膜和同侧肾上腺的切除。由于该术式切除范围广,创伤大,可用保留肾单位手术替代。保留肾单位手术可以最大限度地保留肾功能,推荐临床用于:①单侧Ⅰ期至Ⅲ期肾癌;②孤立肾、肾功能不全、双侧肾癌、遗传性肾癌(NCCN 指南 2018. V1 版)。对于肿瘤已有远处转移但原发灶有手术切除可能者,且一般情况良好(ECOG 评分＜2 分)、无脑转移,可进行减瘤性肾切除术。年老体弱者如果肿瘤较小可以选择射频消融、微波消融、高能聚焦超声、组织内照射、乙醇注射疗法、冷冻治疗等微创手术。这些方法的远处转移发生率与保留肾单位手术相比无显著性差异,但局部复发的风险增加。

2. 化学治疗

肾癌对化学治疗药物不敏感,客观有效率不足 10%,其原因与肾癌细胞高表达多药耐药基因相关。临床可以选用的化疗药物有吉西他滨、多柔比星、氟尿嘧啶类等药物,联合化疗较单药疗效好。吉西他滨联合氟尿嘧啶或卡培他滨主要用于以透明细胞为主型的复发转移性肾癌。吉西他滨联合卡铂主要用于以非透明细胞为主型的复发转移性肾癌,该方案尚可避免顺铂药物的潜在肾毒性,更适合于肾癌患者。吉西他滨联合多柔比星治疗伴有肉瘤样分化的肾癌可获得一定的疗效。

3. 放射治疗

在肾癌中的价值有限,仅适用于:①肾床有残留肿瘤;②肿瘤穿透包膜达肾周脂肪组织或肾静脉受侵;③切缘阳性;④有淋巴结转移;⑤不能手术及远处转移灶的姑息治疗,从而达到缓解疼痛,改善患者生存质量的目的。放疗时要注意保护肾,最常见的不良反应是放射性肾炎,其临床表现包括高血压、贫血、氮质血症、蛋白尿等。从照射开始到出现肾炎表现的平均时间为 8 个月,致死的主要原因为恶性高血压和肾衰竭。

4. 内分泌治疗

部分肾癌的发生或与体内激素水平紊乱有关,正常肾和肾肿瘤组织中含有雄激素和孕激素受体,对晚期肾癌患者应用孕激素治疗可减轻症状,延长生存期。常用的药物为甲地孕酮(160mg,口服,每日 1 次,连续用 3～6 个月),或甲羟孕酮(500mg,口服,每日 1 次)。

5. 免疫治疗

肾癌对该治疗的敏感性明显优于放、化疗,目前临床上已广泛应用。免疫治疗主要包括干扰素(IFN-α)、白细胞介素-2(IL-2)及纳武单抗＋伊匹单抗药物组合。

(1)IFN-α 有效率为 15%,中位无进展生存期为 5 个月左右,中位无进展生存时间为 8.5~13 个月。高剂量的 IFN-α 为肾癌的基本用药,推荐阶梯式递增方案,第 1 周每次 3MIU,第 2 周每次 6MIU,第 3 周以后每次 9MIU。无论每次剂量多少,每周的用药次数不变,直到肿瘤进展方才停止使用。

(2)IL-2 疗效与 IFN-α 相近,但疗效持续较久,IFN-α 联合 IL-2 并不能提高疗效而不良反应较大。临床上常使用大剂量 IL-2 和小剂量 IL-2 两种给药方式。大剂量 IL-2 的客观有效率为 15%~20%,中位生存时间为 16.3 个月,其中 2%~3% 的患者可获得长期生存,中位缓解时间为 54 个月,大剂量 IL-2 是既往唯一被美国 FDA 批准用于治疗转移性肾癌的药物,其给药方案为:0.6 MIU/kg 或 0.72MIU/kg,静脉注射 15 分钟,每 8 小时 1 次,第 1~5 天,最多不超过 14 次,14 天为 1 个疗程。该方案有较重的不良反应,需要积极地对症处理,尤其是血管渗漏综合征,须在重症监护下进行,若患者可以承受,14 天后可再给相同方案。如果肿瘤缩小或稳定,可每 6、12 周重复。小剂量 IL-2 的有效率为 10% 左右,毒性较低,总生存与大剂量 IL-2 无差别,但很少有患者获得 CR 和长期生存。小剂量 IL-2 推荐给药方案为治疗第 1 周 0.25MIU/(kg·d),皮下注射,第 1~5 天。其后连续 5 周,0.125MIU/kg,皮下注射,第 1~5 天。每 6 周为 1 个疗程。如有效,休息 2~3 周,再进行下一个疗程,共 2~3 个疗程。

(3)基于 CheckMate-214 临床试验的数据,2018 年 4 月美国 FDA 批准纳武单抗＋伊匹单抗药物组合作为一线疗法用于治疗晚期肾细胞癌患者。试验中纳武单抗＋伊匹单抗联合用药与目前的标准治疗药物舒尼替尼相比,使晚期肾细胞癌患者的总生存期得到显著改善,且该组合疗法的总生存期获益与 PD-L1 表达水平无关。

6. 靶向治疗

靶向药物的应用目前适用于复发转移性肾癌,或肿瘤不可切除,或因健康原因不能耐受手术的患者。是目前肾癌主要的一、二线治疗。研究表明,约 70% 的肾透明细胞癌有 VHL 基因的突变、杂合性缺失或甲基化,这一基因的失活最终导致包括 VEGF/PDGF 在内的缺氧诱导基因的过表达。这一特点使得针对 VEGF/VEGFR、PDGF/PDGFR 的抑制血管生成成为肾透明细胞癌靶向治疗最重要的策略。此外,肾透明细胞癌往往有 PI3K-AKT-mTOR 信号传导通路的过度激活,mTOR 是这一通路中一个非常重要的激酶,也是肾癌靶向治疗的又一重要靶点。NCCN 指南 2018 版推荐用于晚期或不可手术的肾透明细胞癌一线治疗的分子靶向药物包括舒尼替尼(1 类、首选)、帕唑帕尼(1 类、首选)、贝伐珠单抗＋IFN(1类)、替西罗莫司、阿西替尼和卡博替尼。

(1)舒尼替尼:是小分子多靶点受体酪氨酸激酶抑制药,作用靶点有 VEGFR、PDGFR、Flt3、KIT、CSF-1R 和 RET,具有抑制血管生成和抗增殖的双重抗肿瘤作用,其治疗转移性肾癌的中位生存时间超过 2 年。近来扩大临床试验的亚组分析显示,舒尼替尼治疗非透明细胞为主型 RCC、脑转移、预后差的肾癌安全有效。用法:50mg,口服,每日 1 次,连续 4 周,休息 2 周,6 周为 1 个周期,直到病情进展或出现不能耐受的不良反应。主要不良反应包括中性粒细胞减少(12%),红细胞减少(8%),高淀粉酶血症(5%),腹泻(5%),手足综合征(5%)和高血压(8%)。

(2)帕唑帕尼:是一种口服的多靶点抗血管生成抑制药,主要靶点为 VEGFR、PDGFR、KIT。一项用于晚期肾癌一线治疗 3 期临床试验(COMPARZ 试验)证实了帕唑帕尼的抗肿瘤作用,对比舒尼替尼总生存期分别为 28.4 个月 vs. 29.3 个月。用法:800mg,口服,每日 1 次,空腹服用,直到病情进展或出现不能耐受的不良反应。主要不良反应包括腹泻(52%)、高血压(40%)、恶心(26%)、疲乏(19%)、头痛(10%)。常出现 3 级以上肝毒性,故用药前及用药期间需要密切监测肝功能。

(3)贝伐珠单抗(BEV)联合 IFN:BEV 是抗 VEGFR 的重组型单抗,其单药对转移性肾癌的疗效有限,但与 IFN-α 联合应用疗效显著提高,2009 年 FDA 批准其与 IFN-α 联合用于Ⅳ期透明细胞为主型肾癌。用法是:贝伐珠单抗 10mg/kg,静脉滴注,每 2 周重复;IFN-α 9MIU,皮下注射,每周 3 次。

(4)替西罗莫司:即 CCI-779,是 mTOR 抑制药。2007 年被 FDA 批准用于治疗肾癌一线用药,对于较差预后患者 1 类推荐。用法:25mg,静脉滴注 30 分钟,每周 1 次,直到病情进展或出现不能耐受的不良反应。常见不良反应包括皮疹、口炎、疼痛、感染、肢端水肿、血小板减少、中性粒细胞减少及代谢紊乱,包括高脂血症、高胆固醇血症和高血糖等。

七、预防与调护

1. 预防

肾癌的确切病因尚不明确,首先应针对其危险因素进行积极预防,戒除不良的饮食及生活习惯,如烟酒、食用高脂肪及高胆固醇食物等。增强体质,积极预防和治疗感染,积极对肾疾病进行规范治疗,尤其是慢性肾疾病。减少与化学工业药品等致癌物质的接触。饮食宜清淡,忌食辛辣生冷饮食。如发现无痛性血尿或不明原因的腰痛一定要及时就诊,排查泌尿系肿瘤尤其是肾肿瘤。

2. 预后

影响肾癌预后的最主要因素是病理分期和分级,其次为组织学类型。5 年生存率Ⅰ期 95%,Ⅱ期 88%,Ⅲ期 59%,Ⅳ期 20%。乳头状 RCC 和嫌色细胞癌的预后好于透明细胞癌,Ⅰ型乳头状 RCC 的预后好于Ⅱ型,集合管癌预后明显差于透明细胞癌。巨大肾细胞癌、肾细胞癌合并瘤栓、与周围重要血管及脏器关系密切、肾门淋巴结增大、高龄均为不良预后因素。

3. 调护

加强营养,少食多餐,戒烟酒及刺激性食物。每周测量体重。在心理调护上要注意观察患者情绪,讲解必要的疾病知识,鼓励患者积极配合治疗,增加治疗信心。重症患者要正确调整起居体位,卧位时使病侧在上,避免硬物挤压病灶,同时也要预防压疮。

4. 随访

推荐Ⅰ期至Ⅲ期患者术后 2 年内每 6 个月复查随访 1 次,之后每年复查随访 1 次,直至术后 5 年,其后在有临床提示时进行。复发或Ⅳ期和手术不可切除患者,每 6～16 周复查随访 1 次。复查内容包括体格检查、生化检查、胸部 CT/X 线、腹部 CT/MRI/B 超、核医学全身骨显像。

八、中医防治进展

中药治疗肾癌的实验研究多集中于单体成分作用效果的研究,并获得一定成果。一些中药单体具有明显的抗肿瘤活性。研究表明,丹参酮可显著抑制肾癌细胞生长活力,隐丹参酮能通过抑制肾癌干细胞 Ki-67 和 Bcl-2 的表达、促进 p-Caspase-3 的表达发挥抑增殖促凋亡效应。在肾癌的发生过程中,蛋白 EphB4 和 Bcl-x1 具有重要作用,人参皂苷 Rg3 可以显著抑制该蛋白在肿瘤中的表达,从而抑制肾癌的发生。肾癌 786-0 细胞取自肾透明细胞癌,去甲斑蝥素能明显抑制 786-0 细胞生长。此外,吴茱萸碱、白藜芦醇、β-榄香烯、千金子、甘草素、小檗碱等也具有不同程度抑制肾癌细胞的作用。

中医药治疗贯穿运用于肾癌的不同时期,尽早使用中药干预肾癌的治疗过程具有重要意义。汪益民等联合中药对早期肾癌患者保肾术后进行干预,1 年后随访发现联合中药治疗的患者较单纯西医治疗病情稳定,恶化率及并发症发生率低。中药配合靶向治疗及免疫治疗在改善不良反应,提高患者生活质量方面,具有一定优势。倪钊等对肾癌根治术后在西医治疗的基础上联合中药治疗 2 个月,发现患者心血管及消化系统不良反应发生率明显降低。骆彩云对 75 例晚期肾癌患者进行了回顾性分析,结果表明中医药可以减轻靶向药物或生物免疫治疗的血液毒性。张辰岑等应用中药复方联合白细胞介素 2 及干扰素治疗中晚期肿瘤,明确中药复方可提高患者细胞免疫功能,减轻免疫治疗的毒副作用。

现代中医学家认为,肾癌的主要病机为肾元亏虚,主张以扶正培本为主要大法。根据肾癌独特的病因病机特点,在辨病与辨证相结合的基础上,创制出了许多独具特色的专病专方和经验方。李辅仁教授根据长期临床经验,自拟化浊消瘤汤以治疗泌尿系肿瘤。方药如下:龙葵 20～30g,小通草 5g,泽泻 20g,石韦 20g,生黄芪 15～20g,茯苓 15g,荔枝核 15g,半枝莲 30g,炒薏苡仁 15g,萆薢 20g,山茱萸 10g,枸杞子 10g。王晞星教授认为,"二仙汤"是治疗肾癌的基本方,取其平补肾中阴阳,补而不热,强肾无偏燥,益精无凝滞之特点。朴炳奎教授提出"养正邪自去,邪去正亦安",尤重补肾健脾,兼顾抗瘤。朴老在治疗肾肿瘤时,喜用金匮肾气丸、六味地黄丸、左归丸、右归丸及五苓散加减。熟地黄、山茱萸、山药、茯苓、泽泻、白术、肉桂为朴老治疗肾肿瘤使用频率较高的药物,常配伍砂仁、白豆蔻、陈皮、枳壳等理气药物,以防滋腻。

（王　佳）

参 考 文 献

[1]　Chen W,Zheng R,Baade PD,et al. Cancer statistics in China,2016[J]. CA:a cancer journal for clinicians,2017,66(2):115-32.

[2]　Michisch G,Carballido J,Hellsten S,et al. Guidelines on renal cell cancer[J]. Eur Urol,2011,40(3):252-255.

[3]　National Comprehensive Cancer Network. NCCN clinical practice guidelines for kidney cancer. Versionc Ⅱ. 2014. Available at:http://www. nccn. org/professionals/physician-gls/pdf/kidney. pdf.

[4]　Best SL,Park SK,Yaacoub RF,et al. Long-term outcomes of renal tumor radio frequency ablation stratified by tumor diameter:size matters[J]. J Urol,2012,187(4):1183-1189.

[5]　殷蔚伯,徐子豪,徐国镇,等.肿瘤放射治疗学[M].4 版.北京:中国协和医科大学出版社,2008:905-906.

[6]　Miwa S,Kadono Y,Sugata T,et al. Successful treatment for metastases from renal cell carcinoma with alternation of interferon-alpha subtypes[J]. Int J Clin Oncol. 2010,15(1):97-100.

[7]　McDermott DF,Regan MM,Clark JL,et al. Randomized phase Ⅲ trial of high-dose interleukin-2 versus subcutaneous interleukin-2 and interferon in patients with metastatic renal cell carcinoma[J]. J Clin Oncol,2015,23(1):133-141.

[8]　Gore ME,Szczylik C,Porta C,et al. Safety and efficacy of sunitinib for metastatic renal-cell carcinoma:an expanded-access trial[J]. Lancet Oncol,2009,10(8):757-763.

[9]　Rini Bl,Halabi S,Rosenberg J E,et al. Phase Ⅲ trial of bevacizumab plus interferon alfa versus interferon alfa monotherapy in patients with metastatic renal cell carcinoma:final results of CALGB 90206[J]. Clin Oncol, 2010,28(13):2137-2143.

[10]　Hudes G,Carducci M,Tomczaket P,et al. Global ARCC Trial,Temsirolimus,interferon alfa,or both for advanced renal-cell carcinoma[J]. N Engl J Med,2007,356(2):2271-2281.

[11]　Rogers CG,Metwalli A,Blatt AM,et al. Robotic partial nephrectomy for renal hilar tumors:a multiinstitutional analysis[J]. J Urol,2008,180(6):2353.

[12]　冯敏,贾明华.隐丹参酮对肾癌干细胞增殖和凋亡的影响[J].中国组织工程研究,2016,20(1):49-54.

[13]　程城.人参皂苷 Rg3 对肾癌 786-0 细胞中 EphB4 及 Bcl-X1 蛋白的作用研究[D].南昌:南昌大学,2013.

[14]　刘季芳,李文,潘东晓.去甲斑蝥素诱导人肾癌 786-0 细胞凋亡的体外研究[J].中国现代医

药杂志,2009,11(6):15-7.

[15] 何佩仪,江燕妮,谭宇蕙,等.吴茱萸碱诱导肾癌786-0细胞G2/M期阻滞及其分子机制[J].广州中医药大学学报,2015(5):853-856.

[16] 郭亮,张新恒,张楠,等.白藜芦醇对人肾癌细胞增殖和细胞周期的影响[J].山东医药,2011,51(39):20-1.

[17] 詹运洪,王科峰,刘静,等.榄香烯对肾细胞癌的抗肿瘤作用及机制研究[J].现代肿瘤医学,2012,20(1):1-3.

[18] 吴瑞环,张振凌,王瑞生,等.千金子炮制前后对人肾癌786-0细胞增殖及特异抗原G250基因表达的影响[J].中华中医药杂志,2016(1):306-9.

[19] 吴斌,袁军,黄青,等.甘草素对肾癌786-0细胞增殖、凋亡和侵袭的影响[J].江苏医药,2013,39(23):2804-6.

[20] 相芳,相红,朱月蓉,等.黄连素抑制肾腺癌细胞增殖及其分子机制[J].皖南医学院学报,2013,32(2):104-6.

[21] 汪益民,屈维龙,尤志新,等.中西医结合疗法对早期肾癌保肾术后远期疗效的影响[J].中华中医药学刊,2013,31(12):2810-2811.

[22] 倪钊,丁国富,王勤章,等.肾癌根治性切除术后联合中药治疗的疗效观察[J].中国中医基础医学杂志,2012,18(9):997,1000.

[23] 骆彩云.中医药参与治疗晚期肾癌回顾性临床研究[D].北京:北京中医药大学,2014.

[24] 张辰岑.中药微调五号方联合白介素-2和α2b干扰素治疗Ⅲ、Ⅳ期肾癌的临床研究[D].南京:南京中医药大学,2011.

[25] 史学军.李辅仁教授治疗泌尿系肿瘤经验浅谈[J].中国临床医生杂志,2004,32(12):38-9.

[26] 汪欣文,李宜放,刘丽坤.王晞星教授应用二仙汤治疗肾癌的经验[J].中国民间疗法,2008,16(8):6-7.

[27] 张黎颖.朴炳奎教授治疗肾脏肿瘤经验拾萃[J].中医学报,2014(6):704-5.

第16章

前列腺癌

一、概　述

前列腺癌(prostate cancer)，是指发生在前列腺的上皮性恶性肿瘤，是男性泌尿生殖系统较为普遍的恶性肿瘤之一。在美国，前列腺癌是威胁老年男性健康的主要因素，其发病率位居男性恶性肿瘤的首位。我国前列腺癌粗发病率为(2.98～17.69)/10万，虽低于欧美国家，但随着人口老龄化的日渐严重，饮食结构逐渐西式化，前列腺癌发病率也呈明显上升趋势。前列腺癌的发生发展与多种因素相关，不可改变因素有年龄、种族、家族遗传背景。可改变因素中动物脂肪饮食、红色肉类、肥胖、吸烟、大量饮用白酒、感染等是前列腺癌的促进因素；大豆及豆制品、绿茶、茄红素、红葡萄酒、维生素E、维生素D、胡萝卜素等及5α还原酶抑制药，他汀类药物，二甲双胍的使用可降低前列腺癌的发病风险。前列腺癌在中医经典著作中并无相应病名，但根据其主要的临床表现及体征，可将其归入"淋证""尿血""癃闭""腰痛""积聚""癥瘕"等疾病的范畴。

二、病因病机

本病的发生，多为年老体弱、饮食不节、情志不遂和房劳过度等，导致湿热与瘀血交阻，凝滞成积块，肾气亏虚而成。本病病位在膀胱，与三焦之气化、肺之宣发肃降、脾之运化水湿、肾之开阖功能都密切相关。本病病性为本虚标实、虚实夹杂、以虚为主，其中本虚以阴阳失调、肾气亏虚为主，邪实以兼夹湿、痰、瘀、毒等为多见。早期前列腺癌病机主要为湿热蕴结或瘀血内阻，病久而引起肾气亏虚或虚实夹杂。湿热瘀血一方面加重病情进展，如淋巴转移或血行转移，另一方面又影响了脏腑功能失调。气血亏损，体质衰弱，无力抵抗病邪，致病情日渐加重。因此，湿热瘀血是本病致病之原，脏腑功能失调是本病发展恶化之本，而肾亏虚是发病的内在条件。

1. 病因

(1)年老体弱：古云"年过半百而阴气自半"。老年人年事已高，下元亏虚，阴气衰退,肾气不足,天癸渐衰,阴阳失衡,正气虚损,使病邪有可乘之机。肾为先天之本,因劳倦过度、久病体虚、肾气失养加年老体衰,致年老之人肾气亏虚,元气衰败,脏腑阴阳气血失和,是形成前列腺癌的基础。

(2)饮食不节:脾为生痰之源,嗜食肥甘,损伤脾胃,脾失运化,水湿不化,津液不布,郁久化热,热灼津液,久酿成痰,痰湿内生,湿为阴邪,易袭下位,痰湿久蕴,阻滞气血,结于下焦,郁积日久而成肿瘤。

(3)情志不遂:情志不畅,影响肝的疏泄功能,肝失疏泄,肝郁气滞,导致血液运行不畅,而成血瘀;气滞影响水液运行,聚而成痰湿,痰湿与瘀血互结,日久而发本病。

(4)房劳过度:房事不节,耗损肝肾之阴,阴虚火旺,酿生热毒,炼液为痰,痰凝毒聚,发为本病。

2. 病机

(1)湿热蕴结:若因下阴不洁,污秽之邪侵入下焦,或因多食辛热肥甘之品,或嗜酒过度,致酿成湿热,湿热互结,阻滞膀胱,致使膀胱气化不利而发本病。或湿热互结,酿成浊痰,或热炼津液,瘀血内阻,经脉不通,而致疼痛。

(2)瘀血内阻:七情内伤致肺气郁结,疏泄失常,血为之凝涩或因久病失治误治,瘀血内停,或因年高体弱,血脉运行不畅而致瘀血内生,或因热炼津液,血为之凝积,皆可成瘀血之候。《素问·调经论》云:"五脏之道,皆出于经遂,以行血气,血气不和,百病乃变化而生"。瘀血内结,膀胱气化不利而成癃闭、淋浊之候。

(3)肾阳亏虚:若因房劳过度,久淋不愈,湿热耗伤正气,或年高体弱,或手术、化疗皆可导致肾阳亏损,命门火衰,致使膀胱气化无权,尿不得出。

(4)肾阴不足:病程日久,房劳过度或接受放疗,或下焦积热等,耗损肾阴,阴虚毒热。"无阴则阳无以化",也可形成癃闭。

3. 病机转化

年老体弱、情志不遂、饮食不节、房劳过度等综合因素的长期作用最终导致本病,初期以湿热蕴结和瘀血内阻为主,邪实占比较大,治疗以攻邪为主容易向愈;若失治、误治或治后耐药,病情没有有效控制,邪气渐重,则正气受损,损及肾阴肾阳,出现肾阳亏虚、肾阴不足或肾阴肾阳俱虚的局面,正虚邪实交织,临床不易处理。

三、临床表现

早期的前列腺癌症状和体征多不明显。当肿瘤组织侵及周围组织时才会导致多种明显的临床表现,包括疼痛、排尿障碍、血尿、全身性改变及其他。

1. 疼痛

疼痛是前列腺癌的主要症状之一,前列腺癌极易发生骨转移,出现疼痛、病理性骨折等；晚期神经周围淋巴结转移或受累时疼痛明显；当癌症并发肾盂积水或肾感染时，也会引起腰背疼痛。

2. 排尿障碍

由于前列腺增大引起尿道受压及膀胱出口变窄而出现排尿困难、尿流变细、尿程延长、尿频、时有尿痛。随着肿瘤的增大，症状日益突出，并常伴有急性尿潴留。

3. 血尿

一部分前列腺癌患者出现血尿，有肉眼血尿或显微镜下血尿两种。严重出血症状常常提示转移可能。

4. 全身性改变

由于疼痛、排尿障碍影响患者的食欲和睡眠，长期如此可引起消瘦、乏力、贫血等，尿道梗阻、尿潴留可引发感染，肾功能损害等。

5. 其他

勃起功能障碍，当癌肿侵犯至直肠时会导致排便困难或结肠梗阻。

四、辅助检查

1. 直肠指检(DRE)

DRE 对前列腺癌的早期诊断和分期都有重要价值。考虑到 DRE 可能影响 PSA 值，应在 PSA 抽血后进行 DRE。

2. 实验室检查

(1)前列腺特异性抗原(PSA)：PSA 作为单一检测指标，具有较高的前列腺癌阳性诊断预测率，同时可以提高局限性前列腺癌的诊断率，增加前列腺癌根治性治疗的机会。

(2)前列腺特异性膜抗原(PSMA)：PSMA 是一种 Ⅱ 型膜糖蛋白，特异地表达于前列腺上皮，前列腺外组织只有少量表达。

(3)前列腺特异性磷酸酶(PAP)：PAP 与前列腺癌转移有关，若 PAP 持续升高，则提示患者有骨转移。PAP 升高者在手术后下降，是预后较好的象征。

3. 影像学检查

(1)经直肠超声检查(TRUS)：借助插入直肠的超声探头，可扫描出前列腺的切面以反映病变范围。

(2)放射性核素扫描检查：常用来诊断前列腺癌骨转移。

(3)CT 或 MRI 检查：可显示前列腺形态、肿瘤生长范围及转移情况。前列腺癌的主要 CT 表现为增强扫描时癌灶呈现增强不明显的低密度区，被膜显示不规则，腺体周围脂肪消失，精囊受侵犯后可表现出精囊境界模糊、膀胱精囊角消失或精囊增大；当肿瘤侵犯膀胱或前列腺周围器官时，盆腔 CT 均可出现相应的改变，当盆腔淋巴结有肿瘤转移后,CT 可以根据盆腔淋巴结群体大小的改变,判断有无转移发生。前列腺癌的 MRI 检查主要选用 T2 加权序列,在 T2 加权像上,如高信号的前列腺外周带内出现低信号的缺损区,前列腺带状结构破坏,外周带与中央带界限消失时应考虑前列腺癌。

(4)PET-CT:当怀疑有治疗失败后的生化复发或存在转移性病变时可选择进行 PET-CT 检查。

4. 前列腺穿刺活检

前列腺活体组织检查能提供细胞学诊断依据,对前列腺癌的诊断具有重要意义。若穿刺组织中未找到癌细胞时,也不能否定癌症诊断。

五、诊断及鉴别诊断

(一)诊断要点

临床诊断前列腺癌主要依靠直肠指诊、血清 PSA、经直肠前列腺超声和盆腔 MRI 检查,CT 对诊断早期前列腺癌的敏感性低于 MRI。因前列腺癌骨转移率较高,在决定治疗方案前通常还要进行核素骨扫描检查。确诊前列腺癌需要通过前列腺穿刺活检进行病理检查。

1. 前列腺癌的 TNM 分类(AJCC 第八版,2017)

(1)TNM 分期

①原发肿瘤(T)

临床 T 分期

Tx:原发肿瘤无法评估。

T0:无原发肿瘤证据。

T1:临床肿瘤不明显。

    T1a:在偶然的组织学检查时发现,瘤组织≤被切除组织的 5%。

    T1b:在偶然的组织学检查时发现,瘤组织>被切除组织的 5%。

    T1c:经针刺活检证实有前列腺癌,但临床不明显。

T2:肿瘤明显且局限在前列腺。

    T2a:肿瘤侵及范围小于等于一叶的 1/2。

    T2b:肿瘤侵及范围大于一叶的 1/2,但肿瘤局限在一侧叶内。

    T2c:肿瘤侵及二侧叶。

T3:前列腺外肿瘤不固定,或未侵及邻近组织。

    T3a:肿瘤蔓延超过前列腺(单侧或双侧)。

    T3b:肿瘤侵及精囊腺。

T4:肿瘤固定或侵及除精囊外的邻近结构:膀胱、外括约肌、直肠、肛提肌和(或)骨盆侧壁。

病理 T 分期

pT2：局限于前列腺内。

pT3：肿瘤侵犯至前列腺外。

    pT3a：肿瘤侵犯至前列腺外（单侧或双侧）或镜下侵犯膀胱颈。

    pT3b：肿瘤侵及精囊腺。

pT4：肿瘤固定或侵及除精囊外的邻近结构：膀胱、外括约肌、直肠、肛提肌和（或）骨盆侧壁。

②区域性淋巴结（N）

Nx：区域性淋巴结无法评估。

N0：无区域性淋巴结转移。

N1：有区域性淋巴结转移。

③远处转移（M）

M0：无远处转移。

M1：有远处转移。

    M1a：远处淋巴结转移。

    M1b：骨转移。

    M1c：其他部位转移。

（2）病理类型：黏液性癌、印戒细胞癌、导管癌、神经内分泌癌（包括小细胞癌）。该分类标准适用于腺癌和鳞癌，而不适用于肉瘤或尿路上皮癌。

（3）组织学分级（grading）：见表 16-1。

表 16-1　前列腺癌组织学分级

组织学分级	Gleason 评分	Gleason 类型
1	≤6	≤3＋3
2	7	3＋4
3	7	4＋3
4	8	4＋4,3＋5,5＋3
5	9 或 10	4＋5,5＋4,5＋5

2. 前列腺癌临床分期（AJCC 第八版，2017）

见表 16-2。

表 16-2　前列腺癌临床分期

分期	T	N	M	PSA (ng/ml)	Gleason 分级
Ⅰ期	cT1a-c	N0	M0	＜10	1
	cT2a	N0	M0	＜10	1
	pT2	N0	M0	＜10	1
ⅡA期	cT1a-c	N0	M0	≥10＜20	1
	cT2a	N0	M0	≥10＜20	1
	pT2	N0	M0	≥10＜20	1
	cT2b	N0	M0	＜20	1
	cT2c	N0	M0	＜20	1
ⅡB期	T1～2	N0	M0	＜20	2
ⅡC期	T1～2	N0	M0	＜20	3
	T1～2	N0	M0	＜20	4
ⅢA期	T1～2	N0	M0	≥20	1～4
ⅢB期	T3～4	N0	M0	任何	1～4
ⅢC期	任何	N0	M0	任何	5
ⅣA期	任何	N1	M0	任何	任何
ⅣB期	任何	任何	M1	任何	任何

(二)鉴别诊断

前列腺癌是一种恶性疾病,应早期发现以早期治疗,因此必须与一些疾病相鉴别,以明确诊断。

1. 前列腺增生症

二者一般容易鉴别。但在增生的前列腺腺体中,有的区域上皮细胞形态不典型,可被误认为癌。区别要点是增生腺体中腺泡较大,周围的胶原纤维层完整,上皮为双层高柱状,细胞核较前列腺癌患者的小,并居于细胞基底部,腺体排列规则,形成明显的结节。

2. 前列腺萎缩

前列腺癌常起始于腺体的萎缩部,应注意鉴别。萎缩腺泡有时紧密聚集,萎缩变小,上皮细胞为立方形,核大,很像癌变。但这类萎缩改变多累及整个小叶,胶原结缔组织层仍完整,基质不受侵犯,其本身却呈硬化性萎缩。

3. 前列腺鳞状上皮或移行上皮化生

常发生于腺体内梗死区的愈合部,鳞状上皮或移行上皮分化良好,无退行性变或分裂象。化生的最突出特征是缺血性坏死或缺乏平滑肌的纤维结缔组织基质。

4. 肉芽肿性前列腺炎

细胞大,可聚集成片状。具有透明或淡红染色胞质,小的泡状细胞核,很像前列腺癌，但实为巨噬细胞。另一类细胞则呈多形性，细胞核固缩，呈空泡状，体积小，成排或成簇排列，有时可见一些腺泡。鉴别时应注意肉芽肿性前列腺炎的腺泡形成很少，病变与正常腺管的关系无改变，常可见退行性变的淀粉样体和多核巨细胞。而前列腺癌的细胞呈低柱状或立方形，有明确的细胞壁，致密嗜酸性的胞质，细胞核较正常大，染色及形态可有变异，分裂不活跃。其腺泡较小，缺乏曲管状，正常排列形态完全丧失，不规则地向基质浸润，胶原结缔组织层已不存在。腺泡内含有少量分泌物，但很少有淀粉样体。前列腺癌如发生明显的退行性变，则组织结构完全消失，毫无腺泡形成的倾向。

六、治　疗

(一)治疗原则

前列腺癌治疗方案的选择需根据临床分期、患者年龄、全身状况、预期寿命等综合考虑。前列腺癌的基本治疗原则如下。

(1)对前列腺癌临床分期为 T1a～T2bN0M0 的患者，可选择前列腺切除术或根治性放疗。随着放射治疗技术的不断发展，特别是适形放疗的应用，早期前列腺癌患者接受放疗可达到根治性前列腺切除术的效果。对偶然发现、无症状、预期寿命<10 年的低危患者可选择观察等待或延期治疗。

(2)对局部进展的 T3 及 T4 前列腺癌，因单纯使用前列腺切除术疗效差，故通常选用三维适形放射治疗联合长疗程内分泌治疗(2～3 年)或单纯内分泌治疗。

(3)对转移性前列腺癌以内分泌治疗为主，无效或内分泌治疗失败者则可选择化疗，对骨转移所致疼痛可选择局部放射治疗、全身核素治疗等手段。

(4)对于前列腺小细胞癌这一特殊类型，应以化疗方式为主。

中医疗法在以上各期中的应用既可减轻多种不良反应，也能增强抗癌疗效。治疗上应注意中西医结合，不宜单纯使用中医或西医。大部分晚期前列腺癌患者在接受内分泌治疗 2 年左右后会进展为去势抵抗性前列腺癌(CRPC)，此时中医疗法为主要的治疗方法，治疗原则以抗癌为主，患者也可选择二线内分泌治疗、化疗和最佳支持治疗，并与中医治疗相结合。

(二)中医治疗

前列腺位于膀胱颈部，肝经经络循行包绕阴器；前列腺为生殖系统的一部分，肾主生殖；肾与膀胱相表里。故前列腺的功能与中医学中的膀胱、肝、肾密切相关。依据中医理论，膀胱为州都之官，气化出焉，若湿热毒邪客于膀胱，水道不利，则小便短涩难出；若肝气郁结，下焦脉络瘀阻则致膀胱气化不利，小便淋漓涩痛；肾气亏损，膀胱气化无权，小便不得出，遂成癃闭。辨证要点应着重于辨邪正盛衰，正虚应以补益肾气为主，邪盛应以清热利湿、化瘀散结解毒为主。

1. 辨证论治

(1)湿热蕴结证

主症:小便淋漓灼热,或成癃闭,偶有血尿,腰痛不适,小腹胀满,口苦口黏,渴而不欲饮,时有发热,多为低热,舌质红,苔黄腻,脉滑数。

证机概要:外邪侵犯下焦,或多食辛热肥甘,酿成湿热。

治疗原则:清热利湿,通淋散结。

方药运用:八正散加减。木通、滑石、车前子、瞿麦、泽泻、萹蓄、栀子、大黄、竹叶、甘草。

加减:若尿血明显者,则加大蓟、小蓟、地榆、白茅根凉血止血;大便秘结者,可加大黄、芒硝泻下通便;毒热壅盛,尿痛明显,发热较高者,加山慈姑、白花蛇舌草、龙胆草、龙葵以清热解毒。

临证指要:"二便为五脏六腑之信使"。前列腺癌应注意通大便、利小便,即取"围兵必缺"之意,给邪以出路,使体内壅滞之湿浊、邪热、瘀毒由前后二阴分消走泻。

(2)瘀血内阻证

主症:小便淋漓,尿如细线,或尿中夹杂紫暗血块,或癃闭不通,腰部、小腹作痛,时痛剧难忍,烦躁不安,舌质紫暗或有瘀斑、瘀点,脉涩或沉弦。

证机概要:情志不畅,气滞血瘀,或年老体衰,无力推动血液。

治疗原则:活血散结,通利小便。

方药运用:血府逐瘀汤加减。桃仁、红花、当归、生地黄、牛膝、川芎、桔梗、赤芍、枳壳、甘草、柴胡。

加减:若伴胸胁疼痛者,加郁金、川楝子、香附、青皮等以行气止痛;腰部痛甚者,加延胡索、制马钱子以通络止痛;尿血明显者,加生藕节、蒲黄炭以止血。

临证指要:纵欲过度或思欲不遂,导致相火妄动,使前列腺经常处于充血状态,日久也会引起瘀血内停病症。

(3)肾阳亏虚证

主症:排尿余漓不尽,尿线变细,尿频,排尿无力,畏寒肢冷,便溏,阳痿,面色苍白,下肢水肿,舌淡红,苔白脉沉细,尺部脉弱。

证机概要:病程日久或年老体弱导致肾阳虚衰。

治疗原则:温补肾阳,淡渗利湿。

方药运用:真武汤加减。附子、茯苓、生姜、白术、白芍。

加减:若水肿明显者,重用茯苓,加泽泻、猪苓以化湿利水;便溏明显者,加肉豆蔻、补骨脂、五味子、吴茱萸以温肾止泻;乏力明显者,加党参、白术以健脾益气。

临证指要:此证型多见于高龄或晚期出现骨转移患者,治疗以温补肾阳,淡渗利湿为主。

(4)肾阴不足证

主症:排尿淋漓,尿线变细,腰痛乏力,头昏目眩,身体消瘦,口干,心烦失眠,潮热盗汗,舌红,苔少,脉沉细数。

证机概要:房劳过度,或下焦积热,耗伤肾阴。

治疗原则:滋阴补肾,清热泻火。

方药运用:知柏地黄丸。知母、黄柏、熟地黄、山茱萸、山药、泽泻、茯苓、牡丹皮。

加减:若眩晕耳鸣者,加女贞子、菊花、天麻以息风止眩;失眠严重者,加酸枣仁、夜交藤以养心安神;骨蒸潮热者,加鳖甲、地骨皮以清热除蒸。

临证指要:前列腺癌进展的中期阶段多表现为肾阴虚证,具体表现为前列腺癌病情呈进行性加重。

2. 中成药制剂

(1)参芪扶正注射液:静脉滴注,每日 1 次,每次 250ml,3 周为 1 个疗程。可用于减少间歇性内分泌药物去势治疗引起的血管收缩症状、控制骨质疏松、体力下降、贫血、肝功能损害的发生率,而且能够提高患者的生活质量。

(2)复方苦参注射液:静脉滴注,每日 1 次,每次 15～20ml,用 250ml 0.9％氯化钠注射液稀释应用。用于减少和减轻化疗后不良反应。

(3)槐耳颗粒:口服。每日 3 次,每次 20g,3 个月为 1 个疗程。能够改善化疗后出现的骨髓抑制。

3. 针灸疗法

(1)针刺中极、关元、曲池、合谷、内关、足三里、阳陵泉、三阴交、百会,温针灸八髎穴联合盆底肌训练能显著提高尿失禁的控制率。

(2)灸关元、中极、神阙可减少根治性前列腺切除术后膀胱痉挛的发生。

(三)西医治疗

1. 观察等待(watchful waiting,WW)和主动监测(active surveillance,AS)

(1)观察等待:主要是指对于已经明确前列腺癌诊断的患者,暂时不接受治疗,通过密切观察、随访,直到出现局部或全身症状时,才采取一些姑息性治疗,如下尿路梗阻的微创手术或内分泌治疗、放疗等用以缓解症状。

观察等待的适应证:①晚期(M1)前列腺癌患者,仅限于个人强烈要求避免治疗伴随的不良反应,对于治疗伴随的危险和并发症的顾虑大于延长生存和改善生活质量的预期;②预期寿命<5 年,并拒绝接受积极治疗的前列腺癌患者;③临床分期为 T1b-T2b,分化良好(Gleason 评分 2～4),预期寿命>10 年,经充分告知但拒绝接受积极治疗的前列腺癌患者。

(2)主动监测:是指对已明确前列腺癌诊断,有治愈性治疗的患者,因担心生活质量、手术风险等因素,不立即进行主动治疗而选择严密随访,积极监测疾病发展进程,在出现肿瘤进展达到预先设定的疾病进展阈值时再给予治疗。主要是针对临床低度风险有根治性治疗机会的前列腺癌患者,选择主动监测的患者必须充分知情,了解并接受肿瘤局部进展和转移的危险性。

主动监测的适应证:①极低危患者,PSA<10ng/ml,Gleason 评分≤6,阳性活检数≤3,每条穿刺标本的肿瘤≤50%的临床 T1c-2a 前列腺癌患者;②临床 T1a,分化良好或中等的前列腺癌,预期寿命>10 年的较年轻患者,此类患者要密切随访 PSA,TRUS 和前列腺活检;③临床 T1b-T2b,分化良好或中等,预期寿命<10 年的无症状患者。

2. 根治性前列腺切除术

该法为治疗局限性前列腺癌最有效的方法,共有 3 种主要术式,即传统的经会阴、经耻骨后及近年发展的腹腔镜前列腺癌根治术。

(1)适应证

①临床分期:主要适应于局限前列腺癌,临床分期 T1~T2c 的患者。对于临床 cT3 的前列腺癌尚有争议,有主张新辅助治疗后行根治术,可降低切缘阳性率。

②预期寿命:局限性前列腺癌患者以根除肿瘤为目标,预期寿命≥10 年者可选择根治术。

③健康状况:前列腺癌患者多为高龄男性,手术并发症的发生率与身体状况不佳密切相关。因此,只有身体状况良好,没有严重的心肺疾病,才适合进行根治性前列腺切除术。

④PSA 或 Gleason 评分高危患者:对于 PSA>20 或 Gleason 评分>8 的局限前列腺癌患者符合上述分期和预期寿命条件的,根治术后可给予辅助治疗。

(2)手术禁忌证

①患有显著增加手术危险性的疾病,如严重的心血管疾病、肺功能不良等。

②患有严重出血倾向或血液凝固性疾病。

③已有淋巴结转移或骨转移。

④预期寿命不足 10 年。

(3)手术时机:经直肠穿刺活检者应等待 6~8 周、经尿道前列腺切除术者应等待 12 周再行手术,以免因炎症反应造成直肠及周围组织损伤,同时保留神经手术亦较容易。

3. 放射治疗(EBRT)

前列腺癌患者的放射治疗具有疗效好、适应证广、并发症少等优点,适用于各期患者。早期患者(T1~2N0M0)行根治性放射治疗,其局部控制率和 10 年无病生存率与前列腺癌根治术相似。局部晚期前列腺癌(T3~4N0M0)治疗原则以辅助性放疗和内分泌治疗为主。转移性癌可行姑息性放疗,以减轻症状、改善生活质量。近年三维适形放疗(3D-CRT)和调强放疗(IMRT)等技术逐渐应用于前列腺癌治疗并成为放疗的主流技术。不同分期前列腺癌外放射治疗的疗效如下。

(1)局限性前列腺癌的放射治疗:对于低危(T1a-T2a、Gleason 评分≤6 和

PSA<10ng/ml)前列腺癌的疗效与根治性前列腺切除术相似；中危(T2b 或 Gleason 评分＝7 或 PSA 10～20ng/ml)患者提高照射剂量可提高无生化复发生存率。高危(T2c 或 Gleason 评分＞7 分或 PSA＞20ng/ml)患者提高照射剂量的同时应用辅助性内分泌治疗可提高疗效。

(2)局部晚期前列腺癌的放疗(T3-4N0M0,T1-4N1M0,pT3N0M0)：局部晚期前列腺癌放疗常与内分泌治疗联合应用，多采用新辅助内分泌治疗或辅助内分泌治疗。外放疗联合内分泌治疗能明显提高肿瘤控制率和生存率。根治性术后切缘阳性者辅助体外放疗，局部肿瘤控制率可达到 90％～100％。

(3)转移性前列腺癌的放疗：前列腺癌盆腔扩散或淋巴结转移可导致盆腔疼痛、便秘、下肢肿胀、输尿管堵塞或肾积水等。进行姑息性放疗，能显著改善症状。对前列腺癌骨转移的姑息性放疗可明显缓解疼痛症状和脊髓压迫。

4. 内分泌治疗

前列腺癌的内分泌治疗是前列腺癌治疗的重要手段之一，被推荐为晚期前列腺癌的一线治疗方法，适用于进展期前列腺癌。内分泌治疗能明显延长肿瘤患者的无进展期，存活期及总生存期，有效缓解肿瘤所致症状。前列腺癌患者是否接受内分泌治疗，对其 3 年生存期有明显影响。内分泌治疗适用于局部进展和转移性前列腺癌，即 C 期和 D 期(相当于 TNM 分期的 T3、N0～3 和 M1 期)，还用于根治性手术和放疗前后的辅助治疗。内分泌治疗分为一线和二线。一线内分泌治疗方式主要有去势、单独抗雄激素药物治疗和联合雄激素阻断治疗。

(1)去势治疗(Castration)

①手术去势：即双侧睾丸切除，为治疗晚期前列腺癌的标准方法，手术后患者血浆睾酮水平 3～12h 可达最低水平且持续保持至极低水平(去势水平)。80％的前列腺癌患者的前列腺体积及肿瘤可缩小，症状可缓解。主要的不良反应是对患者的心理影响。

②促性腺释放激素类似物(GnRH-A)：天然促性腺释放激素作用于腺垂体，使之分泌促黄体生成素(LH)和促卵泡素(FSH)。LH 作用于睾丸间质，使之分泌睾酮；FSH 作用于睾丸支持细胞，产生雄激素结合蛋白。GnRH-A 与垂体亲和力强，首次应用后，LH 的释放量可暂时比正常情况增加 15～20 倍，睾丸分泌睾酮也随之暂时增加，但很快 LH 耗竭，血中 LH 降至极低水平，导致睾丸分泌睾酮降至去势水平。目前 GnRH-A 已成为晚期前列腺癌药物去势(雄激素去除)的标准治疗方法之一。临床上常用的药物有：醋酸亮丙瑞林、醋酸戈舍瑞林和醋酸曲普瑞林。

应用醋酸亮丙瑞林后血清睾酮暂时上升，使少数患者病况在短期内恶化，4 周后又恢复至原有水平，然后睾酮水平逐渐下降至去势水平。用法为皮下注射，3.75mg，每 4 周 1 次；醋酸戈舍瑞林是一种长效制剂，每支含 3.6mg 药量，每 4 周在腹部皮下注射一次；醋酸曲普瑞林每支含 3.75mg 药量，为肌内注射，每 4 周 1

次。这类药物在国外应用很广泛。主要不良反应有性欲减退、面部潮红及荨麻疹等,少数人局部注射后皮下有硬结。

③雌激素:可通过在下丘脑水平的反馈调节,抑制垂体促性腺激素的分泌,使LH-RH和LH产生降低,从而使睾丸分泌睾酮下降。每日口服3mg,1～2周血睾酮可达到去势水平。虽然早期的研究表明雌激素去势治疗可达到手术去势的疗效,但由于心血管等方面的不良反应发生率高,目前已很少用于前列腺的一线治疗,常用于二线内分泌治疗。雌激素的不良反应包括水肿、充血性心力衰竭、静脉炎、肺栓塞、男性乳房发育等。

(2)抗雄激素类药物:可与内源性雄激素在靶器官上竞争结合受体,在胞质内通过与双氢睾酮受体结合,抑制双氢睾酮进入细胞核,从而阻断雄激素对前列腺癌细胞的作用,达到治疗目的。抗雄激素药物分为类固醇与非类固醇两类,属于前者的甲地孕酮和甲羟孕酮,后者有氟硝基丁酰胺、比卡鲁胺等。

①甲地孕酮和甲羟孕酮:为类固醇类抗雄激素药物,其作用机制与天然孕激素相同,主要作用是抑制促黄体激素的释放及封闭雄激素受体,并阻断5a-还原酶而降低前列腺双氢睾酮浓度,常用剂量为甲地孕酮40mg,口服,每日2～4次,或160mg,每日1次,3个月后改为维持量40mg,每日2次;甲羟孕酮0.5g,口服,每日1～2次,3个月后改为维持量0.5g,每日1次。这类药物有一个共同的问题,服药6～12个月后,血清睾酮水平又逐渐回升,但通过给予小剂量的己烯雌酚(每日0.1mg),可以防止这种现象的发生。

②氟硝基丁酰胺:为一种非类固醇类抗雄激素药物,通过封闭睾酮和二氢睾酮与其细胞内受体结合而起作用,还可以封闭睾酮对促性腺激素分泌的抑制作用。因此,用药后血清促黄体生成激素和睾酮浓度增加,使许多患者仍保持性欲及生殖能力。用法为250mg,每日3次。本品的不良反应较小,包括腹泻、面部发热及男子乳房发育。

③比卡鲁胺:为一种非类固醇类抗雄激素药物,可与前列腺及腺垂体的雌激素受体结合,同时可竞争结合突变型及野生型受体。其半衰期长(5.8天),适合每日给药1次,在第一次给药后就可达到有效血药浓度。单独应用时50mg,每日1次,可出现男性乳腺增生、潮红,无其他内分泌作用。

(3)联合雄激素阻断(CAB):去势治疗和抗雄激素药物的联合应用称为CAB。去势治疗可降低睾酮分泌,但患者血中仍有肾上腺来源的雄激素,通过抗雄激素药物可进一步降低前列腺癌细胞内的雄激素刺激。

(4)肾上腺酶合成抑制药:氨鲁米特可抑制肾上腺皮质生成雄激素、糖皮质激素和醛固酮,类似于肾上腺切除作用,适用于治疗睾丸切除及雌激素治疗无效或复发的患者。用法为250mg,口服,每日3～4次。由于神经垂体分泌的ACTH能对抗氨鲁米特抑制肾上腺皮质激素合成的作用,故每天需同时服用氢化可的松20～

40mg，以阻滞 ACTH 的这种作用。与雌激素合用可提高疗效。本品的常见不良反应有嗜睡、困倦、头晕、皮疹，恶心及低血压。

（5）二线内分泌治疗：几乎对一线内分泌治疗有疗效的晚期前列腺癌都将逐渐发展为激素非依赖性前列腺癌。在激素非依赖发生的早期，部分患者对二线内分泌治疗仍有疗效反应，可降低 PSA，但尚无生存期延长的报道。二线内分泌治疗的方法包括以下几种。

①对于采用单一去势治疗的患者，加用抗雄激素药物。

②对于采用联合雄激素阻断治疗的患者，推荐停用抗雄激素药物，停用 4～6 周后，约 1/3 的患者出现"抗雄激素撤除综合征"，PSA 下降＞50％，平均有效时间 4 个月。

③抗雄激素药物互换：氟他胺与比卡鲁胺相互替换，对少数患者仍有效。

④肾上腺雄激素抑制药，如酮康唑、皮质激素；低剂量的雌二醇、甲地孕酮等。

5. 前列腺癌的化疗

转移性前列腺癌内分泌治疗中位缓解时间为 18～30 个月，之后进展为 CRPC，化疗是转移性 CRPC 的重要治疗手段。CRPC 的全身治疗原则包括继续应用内分泌治疗确保血睾酮维持于去势水平，采用化疗改善症状、提高生活质量和延长生存时间，对骨转移患者应用双膦酸盐预防骨相关事件。

转移性前列腺癌常用的化疗药物包括紫杉类、米托蒽醌、阿霉素、表柔比星、雌二醇氮芥、环磷酰胺、去长春地辛、顺铂和氟尿嘧啶等。近年来，紫杉类药物已成为转移性前列腺癌内分泌治疗失败后的标准一线化疗，较传统的含米托蒽醌方案进一步增加了骨痛的控制率，且延长了总生存时间。

（1）多西他赛：是目前为止，mCRPC 阶段的一线化疗药物。TAX-327 是 FDA 批准多西他赛作为 mCRPC 治疗的关键研究。研究结果显示，多西他赛 3 周方案组在中位总生存率（overall survival，OS）、PSA 和疼痛缓解比例方面显著优于米托蒽醌组，其中位 OS 分别为 18.9 个月和 16.5 个月。尽管多西他赛 1 周治疗组（17.4 个月）较米托蒽醌组有生存优势，但两者之间差异无统计学意义。值得注意的是，多西他赛 3 周组与米托蒽醌组相比，在疼痛缓解程度（35％ vs. 22％，$P = 0.01$）、PSA 下降≥50％（45％ vs. 32％，$P < 0.001$）及 QoL 改善方面（22％ vs. 13％，$P = 0.009$）具有显著优势，而这恰恰是米托蒽醌被批准治疗 mCRPC 的基础。3/4 级化疗毒性反应较轻，虽然中性粒细胞减少症占 32％，但仅有≤3％的患者会在整个治疗过程中出现粒细胞减少性发热。

（2）米托蒽醌：对有症状的激素抵抗的前列腺癌，米托蒽醌可显著缓解骨痛，但对总生存期无明显延长。早年加拿大开展的一项研究中，161 例激素抵抗的有症状的前列腺癌患者被随机分成接受米托蒽醌联合泼尼松或泼尼松单药治疗两组。结果显示，两组疼痛的缓解率分别为 29％和 12％，疼痛缓解时间分别为 43 和 18

周,但两组中位生存期无差别。

(3)雌二醇氮芥:该药可通过下丘脑抑制促黄体生成素,降低睾酮的分泌,又有直接的细胞毒作用。用法为 $600mg/m^2$,分 2 次口服,如连服 3~4 周无效,则应停药;如有效,原剂量继续服用,共 3~4 个月。不良反应为恶心、呕吐、血栓形成、轻微女性化,少见骨髓抑制,少数人有转氨酶和胆红素升高。

(4)前列腺癌常用的联合化疗方案

①DP 方案

多西他赛 $60～75mg/m^2$,静脉注射,第 1 天。

泼尼松 5mg,口服,每日 2 次,第 1~21 天。

21 天为 1 个周期。

②MP 方案

米托蒽醌 $10～12mg/m^2$,静脉注射,第 1 天。

泼尼松 5mg,口服,每日 2 次,第 1~21 天。

21 天为 1 个周期。

③EMP 方案

雌二醇氮芥 $600mg/(m^2 \cdot d)$,分 2 次口服。

共 3~4 个月。

④EEM 方案

依托泊苷 $50mg/(m^2 \cdot d)$,口服,第 1~14 天。

EM $15mg/(kg \cdot d)$,口服,第 1~21 天。

4 周为 1 个周期,可连续进行直到疾病进展。

⑤NE 方案

去甲长春碱 $25mg/m^2$,静脉注射,第 1 天,第 8 天。

雌二醇氮芥 280mg,口服,每日 3 次,第 1~14 天。

21 天为 1 个周期。

⑥CFP 方案

顺铂 $50mg/m^2$,静脉滴注,第 1 天。

环磷酰胺 $500mg/m^2$,静脉注射,第 1 天。

氟尿嘧啶 $500mg/m^2$,静脉滴注,第 1 天。

21 天为 1 个周期。

(5)mCRPC 治疗的新药:在多西他赛之后,累计有 5 个新药被 FDA 批准对 mCRPC 治疗有生存获益,即新一代内分泌治疗药物阿比特龙(abiraterone:COU-AA-301 研究和 COU-AA-302 研究)、恩杂鲁胺(enzalutamide:AFFIRM 研究和 PREVAIL 研究)、免疫治疗 sipuleucel-T(IMPACT 研究)、稳定微管的化疗药物卡巴他赛(cabazitaxel:TROPIC 研究),以及针对骨转移灶的放射性药物镭-223(radium-223：ALSYMPCA 研究）。其中，卡巴他赛是继多西他赛之后第二代作用于微管的半合成紫杉烷类化疗药物。与多西他赛不同，卡巴他赛可以通过血脑脊液屏障，并且半衰期达 95 小时（多西他赛仅 12 小时）。2010 年，FDA 依据 TROPIC 研究结果批准其为多西他赛化疗失败后的二线治疗方案。

6. 前列腺癌的靶向治疗

随着分子肿瘤学、生物学、药理学的飞速发展，前列腺癌分子靶向治疗的研究取得了重大突破，许多靶向治疗药物都处于临床试验阶段，分子靶向治疗已然成为目前肿瘤治疗的研究热点，为前列腺癌的治疗也提供了新的方向。

(四)中西医结合治疗

1. 中医联合内分泌加化疗

接受化疗的患者以右归丸为主方加减配合治疗，菟丝子、熟地黄、桂枝、补骨脂、姜黄、黄精、河白草、蚤休、苍术、陈皮、龙葵、莪术、甘草。接受内分泌治疗的患者以二仙汤为主方加减，仙茅、淫羊藿（仙灵脾）、巴戟天、当归、知母、黄柏、牡丹皮、地骨皮、浮小麦、茵陈、五味子、黄芩。伴骨痛较甚者，加延胡索；血尿甚者，加大蓟、小蓟；畏寒肢冷、小便清长者，加附子。夜寐不安者，加茯神、酸枣仁；纳谷不香，加白术、陈皮；便秘者，加麻仁、柏子仁。

2. 中医联合双膦酸盐治疗

唑来膦酸属第三代双膦酸盐类，与标准抗前列腺癌药物合用，可治疗前列腺癌出现骨转移患者。推荐剂量为 4mg，用 100ml 0.9％氯化钠溶液或 5％葡萄糖溶液稀释，进行不少于 15 分钟静脉输注。以温肾壮阳活血汤加减配合：淫羊藿、肉苁蓉、桂枝、熟地黄、补骨脂、当归、鸡血藤、黄芪、甘草。

七、预 防

1. 普查

目前普遍接受的有效方法是用直肠指检加血清 PSA 浓度测定。用血清 PSA 水平检测 40－45 岁以上男性公民，并每年随访测定 1 次。这一普查方法经济有效，如 PSA 超过 4.0ng/ml 再做直肠指检或超声波检查，如果阳性或可疑再做针刺活检。这一方法能十分有效地查出早期局限性前列腺癌。一般情况下，游离 PSA 增加多见于前列腺良性增生，而在前列腺癌患者中则减少。因此，如果游离 PSA＞25％的患者很可能没有前列腺癌，如果＜10％，患者则很有可能患有前列腺癌，这个时候做前列腺活检就很有意义。

2. 避免危险因素

年龄、种族、家族遗传背景这些危险因素无法避免。但是在日常生活中，坚持低脂肪饮食、保持健康的体重、戒烟限酒、多食富含植物蛋白的大豆类及含茄红素的食物、饮用绿茶、适当提高饮食中微量元素硒和维生素 E 的含量等措施可在一定程度上降低前列腺癌发生的风险。

八、中医防治进展

1. 中医中药在前列腺癌手术期的应用

（1）尿失禁：前列腺癌根治术是局限性前列腺癌最为有效的治疗方法，尿失禁为术后常见的并发症之一，严重影响患者日常生活和心理健康。

①中药汤剂：前列腺癌根治术后出现尿失禁时，可口服桑螵蛸散加味并配合盆底肌训练、膀胱训练；或者可借鉴前列腺增生 TURP 术后尿失禁的治疗经验，予温通缩尿汤或补中益气汤加减联合盆底肌功能训练、膀胱训练或温肾益气止遗方联合盆底肌训练。

②针灸疗法：针灸联合肌肉训练能显著提高尿失禁的控制率。可选用温针灸气海、中极、水道、归来、三阴交、阴陵泉穴联合盆底肌训练和膀胱训练；单纯术前及术后进行盆底肌训练和膀胱训练对尿失禁也有一定疗效；也可以电针刺激双侧骶尾关节旁 1cm 处（约为次髎穴附近）和双侧尾骨尖旁开 0.5 寸（约为会阳穴附近）；或针刺中极、关元、曲池、合谷、内关、足三里、阳陵泉、三阴交、百会穴加减联合隔盐、隔姜灸神阙穴。

（2）膀胱痉挛：为前列腺癌根治术后的一种常见并发症。目前相关文献资料较少，临床上可参考前列腺增生 TURP 术后出现的膀胱痉挛的治疗经验。

①中药汤剂：前列腺增生患者在接受 TURP 后出现膀胱痉挛时，可予独一味胶囊或改良芍药甘草汤。

②针灸治疗：TURP 术后盒灸关元、中极、神阙或予芍药甘草汤联合按摩涌泉、三阴交、水泉、足三里、膀胱俞、阴陵泉、秩边穴可减少膀胱痉挛的发生率；贴压膀胱、交感、肾、尿道、神门等耳穴，或者贴压神门、交感、皮质下、心、肾、膀胱等耳穴能够降低膀胱痉挛发生率及严重程度；以川芎、川楝子、郁金、乌药、延胡索热敷于肾俞、膀胱俞、中极、三阴交穴或按摩足底肾、输尿管、膀胱、涌泉区，对于治疗膀胱痉挛也有良好的效果。

③外治法：在 TURP 术前及术后以少腹逐瘀汤保留灌肠或术后口服康复新液联合，以生理盐水与康复新液组成的混合液冲洗膀胱也可缓解膀胱痉挛。

2. 中医中药在放疗期的应用

局部放疗是治疗前列腺癌的重要方法，但放疗也会引起放射性直肠炎、放射性皮炎、放射性骨髓抑制等不良反应。

（1）放射性直肠炎等

①中药汤剂：口服柴胡桂枝汤能够减少前列腺癌粒子植入术后所致的血尿、水肿、急性尿潴留、轻度尿失禁、勃起功能障碍等并发症。

②外治法：前列腺癌放疗后予西医对症治疗联合白萝卜汁保留灌肠，能够提高

患者生活质量并能显著缓解放射性肠炎；对于¹²⁵I粒子植入术后引起的直肠炎,可以具有益气养阴、活血化瘀功效的中药贴敷神阙穴。

(2)放射性皮炎:放射治疗可导致局部皮肤干燥、红斑、皮屑等放射性皮肤反应。临床上多使用外治法治疗。放疗期间及放疗后在放射区域涂抹三黄液联合芦荟汁,或三黄膏调和蜂蜜,或黑绛丹油膏,对放射性皮肤损伤有防治作用。

(3)放射性骨髓抑制:口服生血宝合剂联合地榆升白片对放射治疗后出现的骨髓抑制具有明显的预防作用。

3. 中医中药在内分泌治疗期的应用

中医对内分泌治疗所致的血管收缩症状、去势综合征、贫血等有明显的缓解作用。

(1)中药汤剂:柴胡桂枝汤能够改善去势手术后出现的潮热、汗出、失眠、多梦、眩晕、耳鸣、心悸、烦躁、易怒、精神抑郁等症状;服用扶正抑瘤功效的中药也能够减少接受全雄激素阻断治疗后出现的潮热和乏力的发生率;益气解毒祛瘀方既可以减少内分泌药物治疗所致的潮热,也能缓解自汗、盗汗、贫血、乳房肿胀或触痛、肝毒性反应、腹泻等不良反应;患者接受内分泌治疗后,其出现的不良反应符合肝肾阴虚证者,予知柏地黄丸可缓解乳房胀痛、潮热、口干咽燥、便秘;此外,服用滋补肝肾,疏肝解郁中药可降低内分泌药物治疗后男性更年期症状评分问卷(PADAM)的评分。

(2)中成药:应用参芪扶正注射液可减少间歇性内分泌药物去势治疗引起的血管收缩症状、骨质疏松、体力下降、贫血、肝功能损害的发生率,而且能够提高生活质量。由去势手术联合雄激素拮抗药治疗导致的潮热、自汗、盗汗及乏力等并发症时,经辨证分型辨为气虚血瘀证的患者服用芪蓝胶囊也可明显改善不良反应。

4. 中医中药在化疗期的应用

中医中药对化疗引起的骨髓抑制和消化道反应有明显的缓解作用,也能显著提高患者的生存质量。

(1)中药汤剂:补中益气汤可减少多西他赛引起的转氨酶升高、恶心呕吐、肌肉关节酸痛、血小板降低、白细胞减少。

(2)中成药:复方苦参注射液、参麦注射液能够减少骨髓抑制发生率;消癌平注射液、华蟾素注射液、康莱特注射液、榄香烯注射液均可减少骨髓抑制和消化道反应发生率;其中,应用消癌平注射液还能够改善化疗后导致的肝功能损伤;槐耳颗粒可降低多西他赛治疗后出现的骨髓抑制和肝损害的发生率;参芪扶正注射液能减少多西他赛化疗引起的肝肾功能损伤、骨髓抑制和消化道反应的发生率。

(燕晓茹)

参 考 文 献

[1] 唐志柳,白洁,顾丽娜,等.2000-2010年我国前列腺癌和乳腺癌流行状况的系统性综述

[J].中国肿瘤,2013,22(4):260-265.

[2] Dickerman BA,Ahearn TU,Giovannucci E,et al. Weight change,obesity,and risk of prostate cancer progression among men with clinically localized prostate cancer[J]. International Journal of Cancer,2017,141(5):933.

[3] Soares N da CP,Machado CL,Trindade BB,et al. Lycopene Extracts from Different Tomato-Based Food Products Induce Apoptosis in Cultured Human Primary Prostate Cancer Cells and Regulate TP53,Bax and Bcl-2 Transcript Expression. Asian Pacific Journal of Cancer Prevention:APJCP,2017,18(2):339-345.

[4] Murtola T J,Virkku A,Talala K,et al. Outcomes of prostate cancer screening by 5-alpha reductase inhibitor usage[J]. Journal of Urology,2017.

[5] Yu O,Eberg M,Benayoun S,et al. Use of statins and the risk of death in patients with prostate cancer[J]. Yearbook of Urology,2014,2014(1):168-169.

[6] He XK,Su TT,Si JM,et al. Metformin Is Associated With Slightly Reduced Risk of Colorectal Cancer and Moderate Survival Benefits in Diabetes Mellitus:A Meta-Analysis[J]. Medicine,2016,95(7):e2749.

[7] De Bono JS,Logothetis CJ,Molina A,et al. Abiraterone and increased survival in metastatic prostate cancer[J]. N Engl J Med,2011, 364(21):1995-2005.

[8] Ryan CJ,Smith MR,Fizazi K,et al. Abiraterone acetate plus prednisone versus placebo plus prednisone in chemotherapy-naive men with metastatic castration-resistant prostate cancer (COU-AA-302):final overall survival analysis of a randomised,double-blind,placebo-controlled phase 3 study[J]. Lancet Oncol,2015, 16(2):152-160.

[9] Scher HI,Fizazi K,Saad F,et al. Increased survival with enzalutamide in prostate cancer after chemotherapy[J]. N Engl J Med,2012, 367(13):1187-1197.

[10] Beer TM,Armstrong AJ,Rathkopf DE,et al. Enzalutamide in metastatic prostate cancer before chemotherapy[J]. N Engl J Med,2014, 371(5):424-433.

[11] Kantoff PW,Higano CS,Shore ND,et al. Sipuleucel-T immunotherapy for castration-resistant prostate cancer[J]. N Engl J Med,2010, 363(5):411-422.

[12] De Bono JS,Oudard S,Ozguroglu M,et al. Prednisone plus cabazitaxel or mitoxantrone for metastatic castration-resistant prostate cancer progressing after docetaxel treatment:a randomised open-label trial[J]. Lancet,2010, 376(9747):1147-1154.

[13] Parker C,Nilsson S,Heinrich D,et al. Alpha emitter radium-223 and survival in metastatic prostate cancer[J]. N Engl J Med,2013, 369(3):213-223.

[14] 张扬,雷博涵,邹青,等.中西医结合治疗去势抵抗性前列腺癌的疗效观察[J].中华男科学杂志,2017,23(10):922-927.

[15] 易舒婧,吴玉华,唐建清.中西医结合治疗前列腺癌骨转移疼痛 24 例总结[J].湖南中医杂志,2015,31(5):56-57.

[16] 苏兰.桑螵蛸散加味治疗前列腺癌根治术后尿失禁的临床研究[D].成都中医药大学,2015.

[17] 谢建明.温通缩尿汤治疗前列腺电切术后尿失禁 20 例[J].江西中医药大学学报,2015(6):

38-39,51.

[18] 陈小贞,蔡敏,邱丽琴,等.补中益气汤加减配合综合护理干预对 TURP 术后近期尿失禁的影响[J].新中医,2014(7):214-216.

[19] 刘冬.中西医结合改善前列腺增生术后尿失禁的探讨[J].中国实用医药,2015,24:180-181.

[20] 李晓玲,林红云,栗霞.前列腺癌根治术后尿失禁病人行盆底肌综合康复锻炼效果观察[J].护理研究,2008,35:3238-3239.

[21] 李晓丽,彭丽仁,骆寄红.围手术期康复训练预防腹腔镜前列腺癌根治术后尿失禁[J].现代泌尿生殖肿瘤杂志,2016(4):235-236.

[22] 李震东,吕婷婷,吕坚伟,等.电针神经刺激治疗前列腺癌术后尿失禁疗效分析[J].上海医药,2016,14:7-9+14.

[23] 程丽.改良式隔物灸治疗前列腺癌术后尿失禁的临床观察[J].护理研究,2010(8):705-706.

[24] 叶兴龙.独一味胶囊治疗膀胱痉挛的疗效[J].中国老年学杂志,2011,20:4037-4038.

[25] 张星,孙玉炎,李晟玮,等.中西医结合治疗经尿道前列腺等离子电切术后膀胱痉挛 55 例临床观察[J].江苏中医药,2010(1):35-36.

[26] 邓岚,周英,陈文英,等.盒灸护理对前列腺电切术后膀胱痉挛影响的临床研究[J].四川中医,2013(10):142-145.

[27] 吕共生.芍药甘草汤配合按摩治疗前列腺电切术后膀胱痉挛 64 例[J].陕西中医,2014(6):719-720.

[28] 金星.耳穴贴压法对 TURP 术后防治膀胱痉挛的临床研究[D].成都中医药大学,2012.

[29] 于德兰.耳穴贴压预防经尿道前列腺电切术后患者膀胱痉挛的效果观察[J].护理学报,2015(15):66-68.

[30] 孙成国,官静.中西医结合治疗前列腺摘除术后膀胱痉挛疗效观察[J].黑龙江医药,2011,24(6):994-995.

[31] 段玉,刘聪,陈顺英.足底按摩治疗前列腺术后膀胱痉挛 82 例的效果观察[J].解放军护理杂志,2009,26(6):53-53.

[32] 陈寅,郑珉,汤群晖,等.中药灌肠治疗前列腺电切术后膀胱痉挛痛的疗效分析[J].中华中医药学刊,2010(8):1691-1692.

[33] 贾民,张晓宇,李伟华,等.康复新液治疗经尿道前列腺电切术后膀胱痉挛的临床观察[J].中国中医急症,2015,24(5):925-926.

[34] 杨莹,肖永刚,吴楠.柴胡桂枝汤联合[125]I介入治疗对前列腺癌患者生活质量和总生存率的影响[J].现代中西医结合杂志,2015(21):2324-2326.

[35] 李友芳,高彩霞,张培.萝卜汁保留灌肠治疗前列腺癌放射性肠炎的临床疗效观察[J].西部医学,2016(05):731-734.

[36] 吴楠.中药贴脐辅助治疗前列腺癌[125]I粒子植入术后直肠并发症疗效分析[J].新中医,2013(08):143-144.

[37] 王姝理,肖茂良.三黄液联合芦荟汁预防放射性皮炎 50 例临床观察[J].中医药导报,2013(1):120-121.

[38] 徐彦,赵致臻,杨巍娜,等.三黄膏调和蜂蜜对放疗患者放射性皮肤损伤的防治效果观察 [J].中国药房,2013(31):2957-2958.

[39] 富琦,王笑民,杨杨,等.黑绛丹治疗放射性皮炎 30 例[J].中医杂志,2007(12):1101-1102.

[40] 黄文植,刘叶果,张建中.生血宝合剂联合地榆升白片预防放射治疗后骨髓抑制的临床观 察[J].中国医药指南,2014(36):252.

[41] 许树才,黄超.柴胡桂枝汤治疗前列腺癌去势术后综合征 36 例[J].贵阳中医学院学报, 2008(4):40-41.

[42] 汤桂兴.扶正抑瘤法对前列腺癌内分泌治疗的影响[D].广州中医药大学,2011.

[43] 贾英杰,李小江,李超,等.益气解毒祛瘀方联合内分泌治疗晚期前列腺癌临床疗效分析 [J].中国中西医结合杂志,2013(4):448-451.

[44] 苏森毅.知柏地黄丸治疗前列腺癌内分泌治疗所致副作用的临床观察[D].福建中医药大 学,2013.

[45] 朱旋,张忠民,高文喜,等.中药治疗前列腺癌去势(雄激素阻断)后雄激素缺乏综合征的临 床研究[J].湖北中医杂志,2016(7):14-15.

[46] 尹绢,寇光,邱元芝,等.参芪扶正注射液联合内分泌药物治疗老年前列腺癌的疗效观察 [J].实用癌症杂志,2014(1):109-110.

[47] 陈承.芪蓝胶囊对去势后前列腺癌(气虚血瘀型)患者多中心、大样本的临床增效作用研究 [D].成都中医药大学,2015.

[48] 陈永良,叶利洪,徐建兴,等.补肾益气汤联合化疗在激素抵抗性前列腺癌治疗中的应用研 究[J].中华中医药学刊,2014(9):2276-2278.

[49] 王锐.复方苦参注射液治疗晚期前列腺癌的临床研究[D].山西医科大学,2015.

[50] 庄权权,林志航.参麦注射液对多西他赛化疗方案所致骨髓毒性的疗效[J].江苏医药, 2014,40(24):3040-3041.

[51] 凌大军,石建,许利军,等.多西紫杉醇联合消癌平注射液二线治疗晚期 NSCLC 的效果分 析[J].湖南师范大学学报医学版,2014(4):56-58.

[52] 张伟,黄传江,黄海波,等.华蟾素联合多西他赛单药化疗治疗高龄晚期非小细胞肺癌的临 床观察[J].实用临床医药杂志,2011,15(17):95-97.

[53] 王红梅,廖国清,刘鹏辉,等.康莱特注射液联合多西他赛治疗老年晚期非小细胞肺癌[J]. 现代肿瘤医学,2010,18(9):1744-1745.

[54] 王洪源.榄香烯与单用多西他赛周剂量在高龄晚期非小细胞肺癌患者中疗效比较[J].河 北医科大学学报,2011,32(5):604-605.

[55] 文淑珍,谭成乔.消癌平联合多西紫杉醇治疗晚期非小细胞肺癌的疗效研究[J].中国医药 指南,2014(35):277-278.

[56] 王红梅,刘士欣,廖国清,等.槐耳颗粒联合多西他赛治疗老年非小细胞肺癌的临床研究 [J].中国医院用药评价与分析,2011,11(4):356-358.

[57] 杨宏,秦扬,胡礼炳.参芪扶正注射液联合化疗治疗前列腺癌疗效观察[J].陕西中医,2014 (11):1525-1526.

第17章

膀 胱 癌

一、概 述

膀胱癌是指发生在膀胱黏膜上的恶性肿瘤,是泌尿系统最常见的恶性肿瘤,具有发生率高、术后复发率高和病死率高的特点。世界范围内,每年有 350 000~380 000 例新发病例。我国膀胱癌总体发病率为 8.05/10 万,病死率为 3.29/10 万。男性患者中,膀胱癌发病率居泌尿系恶性肿瘤第 1 位。膀胱癌的发生、发展是一个多因素相关、多步骤的复杂过程。其与性别、居住地、吸烟、职业暴露、饮食、长期使用某些药物、感染及基因多态性等具有一定的相关性。研究发现,男性膀胱癌发病率(8.40/10 万)远高于女性(2.38/10 万),城市人口膀胱癌发病率(6.47/10 万)高于农村(4.30/10 万)。吸烟者膀胱癌患病风险是非吸烟者的 4.1 倍。职业暴露也是一项明确的危险因素,约 10% 的膀胱癌患者是由于职业的原因长期暴露于油漆、染料、金属和石油产品所致,主要致癌物为芳香胺、多环芳烃、氯代烃等化学物质。膀胱癌当归属于中医学"尿血""癃闭""淋病"的范畴。

二、病因病机

1. 病因

本病多因外感湿热邪毒,饮食不节,情志失调,脾肾两虚等导致湿热瘀毒聚于膀胱,脾肾两虚,而发本病。

(1)外感邪毒:邪毒由表入里,或秽浊之邪侵及机体,阻遏气机,久则郁而化热,聚于膀胱,致膀胱气化不利,邪毒灼伤血络;或因小肠邪热毒瘀,心经火热邪毒,下传膀胱,发为本病。

(2)饮食损伤:饮食不节,恣食肥甘厚味,损伤脾胃,或因先天禀赋不足,脾失健运,水湿不运,湿浊不得排出,日久化热,湿毒瘀热互结,下注于膀胱,或蕴结于膀胱而发病。

(3)情志不调:七情内伤,气机不畅,以致气滞血瘀,日久成为瘀毒,或因气郁化火,火郁毒结于膀胱,气化功能失调,而成瘤块。

(4)脾肾两虚:先天禀赋不足,或因久病,肾元亏虚,或后天脾胃失于濡养,导致脾肾亏虚,气化无权,水湿运化失常,湿毒不排,瘀积成毒,蕴结于膀胱发为本病。

2. 病机

膀胱癌有实证和虚证之分。实证为湿热瘀毒聚于膀胱;虚证为脾不统血,肾气不固,或气血两虚,血失统摄,或肾虚火旺,迫血妄行。脾肾亏虚,湿热瘀毒积聚于膀胱是本病的主要病机。本病病位在膀胱,与脾肾相关,病性属本虚标实,早期常呈实证,晚期则以虚证为主。

(1)湿热下注:感受湿热之邪,聚于膀胱,或饮食不调,嗜食肥甘烟酒,损伤脾胃,致水湿运化失常,郁久化热,下移膀胱。

(2)脾肾两虚:先天禀赋不足,或因病程日久,脾肾功能受损,水液运化无力,聚而成湿,湿邪蕴结于膀胱,而发本病。

(3)瘀毒蕴结:外邪湿热和内生水湿,郁久化热,湿热郁结,气机不畅,气滞血瘀,积聚成毒,而成膀胱癌。

(4)肾虚火旺:先天肾精不足,或病程日久,肾阴亏虚,阴不制阳,虚火妄动,扰动膀胱血络而发本病。

3. 病机转化

中医学认为,正虚邪实是本病发生的主要病因。本病多为本虚标实之证,脾肾亏虚为本,湿热瘀毒为标。脾肾亏虚,湿热瘀毒积聚于膀胱是本病的主要病因病机,先天禀赋不足,或后天受六淫之邪侵袭,或为饮食、劳倦、情志所伤,导致脾肾亏虚;脾虚则脾失健运,气血津液的正常输布功能受影响,停聚成湿,肾虚气化不利,水湿不化,则湿浊不排;湿邪郁久化热,湿热郁结,阻碍气机与血流,则有气滞与血瘀;湿热瘀毒蕴结于膀胱,积年日久而成膀胱癌。膀胱癌的病位在膀胱,与脾肾相关,证属本虚标实,早期常呈实证,以湿热、瘀毒为主;晚期随着疾病进展,加之化疗、放疗等的使用,正气逐渐耗损,出现脾胃虚弱、气血亏虚之相。

三、临床表现

1. 症状

(1)血尿:间歇性无痛性肉眼血尿为膀胱癌的典型表现,大多数膀胱癌患者以无痛性肉眼血尿或镜下血尿为最常见的起始症状。血尿量及持续时间的长短与肿瘤的恶性程度、肿瘤大小、范围和数目有一定关系,但并不一定成正比。

(2)膀胱刺激征:癌肿本身的浸润,癌组织溃疡、坏死及感染和血块等均可作为刺激因素使膀胱肌肉收缩而产生尿意,出现尿频、尿急、尿痛,持续腰胀痛,癌灶侵及括约肌时可出现尿失禁,如出现尿频、尿急等膀胱刺激症状,提示膀胱原位癌的可能性较大。因此,凡是缺乏感染依据的膀胱刺激症状患者,应采取积极全面的检查措施,以早期诊断。

(3)排尿困难:少数患者因肿瘤较大,或肿瘤发生在膀胱颈部,或血块形成,或癌组织脱落阻塞膀胱内口处,可造成尿路阻塞、排尿困难,甚至出现尿潴留。

(4)上尿路阻塞症状:癌灶浸润输尿管口时,引起肾盂及输尿管口扩张积水,甚至感染,而引起不同程度的腰酸、腰痛、发热等症状。如双侧输尿管口受侵,可发生急性肾衰竭。

(5)全身症状:恶心、食欲缺乏、发热、消瘦、贫血、衰弱、恶病质、类白血病反应等。

(6)转移灶症状:晚期膀胱癌可发生盆底周围浸润或远处转移,常见的远处转移部位为肝、肺、骨等器官。当肿瘤侵犯至膀胱周围组织或转移至盆腔淋巴结时,可见下腹部耻骨上区疼痛,下腰痛或疼痛放射至外阴部或大腿;多处骨骼转移时,则出现相应部位疼痛;当肿瘤浸润到后尿道、前列腺及直肠时,会出现相应症状;当肿瘤在输尿管口附近浸润深肌层时,可引起梗阻、两侧输尿管下端梗阻,可致无尿而出现尿毒症。

2. 体征

(1)下腹部肿块:若为起始症状患者,多数是膀胱颈部腺癌,或其他部位恶性程度高而侵犯至膀胱周围的实体性癌。

(2)直肠指检:有时可触及肛门直肠内表面不平的硬块。建议在麻醉下经直肠或阴道的下腹壁双合诊,这对肿瘤的分期估计有一定价值。

(3)转移灶体征:当肿瘤位于一侧输尿管口,引起输尿管口浸润,造成一侧输尿管扩张,肾积水,腰部可扪及肿块;当盆腔淋巴结大部受侵时,同侧下肢回流受阻可出现水肿。

四、辅助检查

1. 尿液检查

(1)尿常规:尿液标本离心后,在高倍显微镜视野下找红细胞,对于非肉眼血尿尤为重要。

(2)尿-β葡萄糖醛酸苷酶(β-GRS):一般认为,尿内β-GRS的升高,标志有发生膀胱癌的趋势。

(3)尿 N-乙酰-β-D-氨基葡萄糖苷酶(NAG):NAG活性与膀胱肿瘤的病理分级有一定关系。膀胱肿瘤的分级越高、生长越快者,尿 NAG活性也相应增高。但尿 NAG升高并非是膀胱癌所特有的。

(4)尿乳酸脱氢酶同工酶(LDH同工酶):正常膀胱上皮仅有 LDH1 和 LDH2,而在肿瘤浸润深的晚期膀胱癌患者尿中,LDH5/LDH1 比值呈进行性增高。

(5)尿纤维蛋白降解产物(FDP):膀胱肿瘤细胞释放的凝血因子将纤维蛋白原转化为纤维蛋白沉积物,然后再由纤溶酶将其分解成 FDP。因此,通过 FDP 的检测可帮助诊断膀胱癌。研究表明,膀胱癌患者组中肿瘤的临床分期越高,尿 FDP

的浓度会越高,而正常对照组中 FDP 含量很低,提示尿 FDP 水平可能与膀胱癌的预后相关。

(6)核基质蛋白 22(NMP-22):NMP-22 在正常人尿液中可少量存在,当其含量超过阈值后,则被认为存在膀胱癌的可能。NMP-22 可以通过酶联免疫吸附试验定量检测,与尿脱落细胞学检查相比,敏感性及特异性均较高,尤其是对于低分级膀胱癌的敏感性远高于尿脱落细胞学检查。但目前对于 NMP-22 的敏感性及特异性的数值仍存在较大争议。

(7)膀胱肿瘤抗原(BTA):膀胱癌细胞与膀胱细胞外基质接触时,癌细胞分泌相关抗原与细胞外基质受体相结合,从而促使水解酶分解细胞外基质。细胞外基质碎片连同癌细胞分泌的抗原进入膀胱内,形成高分子复合物(即 BTA)。正常人的膀胱上皮组织不会产生 BTA,故可以利用 BTA 作为诊断膀胱癌的标准。NMP-22 及 BTA 检测无创、方便、快捷,但当出现血尿、尿路感染、泌尿系结石、前列腺增生等泌尿系疾病,特别是行膀胱灌注化疗后,NMP-22 及 BTA 检测的假阳性率较高。

2. 膀胱癌基因标志物

(1)*H-ras*:H-ras 是第一个在膀胱癌细胞系中发现的致癌基因。文献报道,*H-ras* 基因仅在 1%~13% 的非肌层浸润性膀胱癌中有过表达,在肌层浸润性膀胱癌中几乎无 H-ras 表达。

(2)*p53*:*p53* 基因突变与膀胱癌分期、分级呈正相关,50% 以上的肌层浸润膀胱癌存在 p53 基因突变。

(3)血管内皮生长因子(VEGF):VEGF 也是一种肿瘤相关基因,VEGF 基因表达与膀胱癌分期、分级呈正相关。高水平的 VEGF 可能提示膀胱癌已经发生远处转移或很有可能出现远处转移。

(4)表皮生长因子受体(EGFR):EGFR 在膀胱癌的发生、发展中起重要作用。在膀胱癌中经常可以检测到 EGFR 基因的过表达,且其表达程度越高,膀胱癌进展越快、预后也越差。

(5)*PRb*:*PRb* 基因与 *p53* 基因相似,同样是一种抑癌基因,是最早发现的抑癌基因。*PRb* 基因的缺失或突变常与高分级、高分期的膀胱癌密切相关,且预示着膀胱癌预后较差。

3. 影像学检查

(1)膀胱镜检查:是诊断膀胱肿瘤最主要的方法,能直接窥视肿瘤生长部位、大小、数目、形态、基底情况、与输尿管口及膀胱颈关系,并可同时行肿瘤活检及膀胱黏膜随机活检,确定肿瘤分化情况及有无原位癌。

(2)B 超:膀胱癌的 B 超检查有 3 种途径,分别为经腹、经直肠和经尿道。经腹部 B 超可了解肿块的大小、数目、位置等基本图像;经直肠 B 超能显示肿瘤基底部周围膀胱壁受累的情况，可以确定肿瘤浸润的范围，但对顶、颈部病变显示不理想；经尿道 B 超可清晰地显示膀胱肿瘤的大小、位置，准确判定肿瘤浸润膀胱壁的深度，对分期和选择手术方式有实际意义。

（3）X 线检查：膀胱区 X 线片主要表现为细小斑点状高密度影。静脉肾盂造影则可显示膀胱肿块的大小、位置，同时还可以通过静脉肾盂造影明确肾功能和上尿路的情况。膀胱造影不必作为常规检查，可用于补充膀胱镜的不足。

（4）CT 及 MRI：CT 检查是较为准确的无创性膀胱肿瘤的分期方法。可灵敏地检查出直径是 0.5cm 的肿块，并可清晰地显示肿瘤浸润膀胱壁的深度、周围组织的情况及盆腔肿大的淋巴结。对憩室和膀胱壁内癌有特殊的诊断价值。盆腔 MRI 可显示膀胱肿瘤浸润的深度及盆腔转移淋巴结，对膀胱癌的诊断准确率为 $64\%\sim95\%$。

（5）PET-CT：行 PET-CT 可为部分 T2 和 T3 期以上患者带来获益，当怀疑转移风险时应做此检查。PET/CT 也可用于指导活检的进行。

4. 病理学检查

（1）尿液细胞学检查

①尿液脱落细胞学检查：是筛选膀胱癌分期诊断的方法之一，尤其对膀胱原位癌和膀胱上皮广泛病变的诊断极为重要，但本检查检出率不高。

②尿液脱落细胞吖啶橙染色法检查：此法使细胞形态学与细胞化学结合，显示细胞图像迅速而简明，易于做出诊断。

③尿液流式细胞术（FCM）：FCM 的应用可以在极短时间内迅速测定尿液中每个细胞的 RNA 和 DNA 含量，从而了解肿瘤细胞内 RNA 和 DNA 含量分布情况，准确估计肿瘤的恶性程度。

（2）诊断性经尿道电切术（TUR）：TUR 作为诊断膀胱癌的首选方法，已逐渐被采纳。如果影像学检查发现膀胱内有肿瘤病变，并且没有明显的膀胱肌层浸润征象，可以酌情省略膀胱镜检查，在麻醉下直接进行诊断性 TUR。为了获得准确的病理结果，建议 TUR 时尽量避免对组织烧灼，以减少对标本组织结构的破坏，也可以使用活检钳对肿瘤基底部及周围黏膜进行活检，这样能够有效地保护标本组织不受损伤。

五、诊断及鉴别诊断

(一)诊断

1. 诊断要点

对于 40 岁以上出现无痛性肉眼血尿，应考虑到泌尿系肿瘤的可能性，特别是膀胱癌。综合患者既往史、家族史，结合症状和查体做出初步判断，并进一步进行相关检查。检查方法包括尿常规检查、尿脱落细胞学、尿肿瘤标志物、腹部和盆腔

B 超等检查。根据上述检查结果决定是否行膀胱镜、静脉尿路造影、盆腔 CT 和（或）盆腔 MRI 等检查明确诊断。其中,膀胱镜检查是诊断膀胱癌的最主要方法。

2. **TNM 分期**(AJCC 2017,第八版)

原发肿瘤(T)

Tx:原发肿瘤不能评估。

T0:无原发肿瘤存在。

Ta:非浸润性乳头状癌。

Tis:原位癌:"扁平癌"。

T1:肿瘤侵犯上皮下的结缔组织。

T2:肿瘤侵犯固有肌层。

   pT2a:肿瘤侵犯固有肌层浅部(未达肌层一半)。

   pT2b:肿瘤侵犯固有肌层深部(超过肌层一半)。

T3:肿瘤侵犯膀胱周围组织。

   pT3a:少量侵犯(显微镜下可见)。

   pT3b:大量侵犯(膀胱外肿块)。

T4:肿瘤直接侵犯以下组织器官:前列腺基质、精囊、子宫、阴道、盆腔壁、腹壁。

   T4a:肿瘤直接侵犯前列腺基质、精囊、子宫、阴道。

   T4b:肿瘤直接侵犯盆腔壁和腹壁。

区域淋巴结(N)

区域淋巴结包括全部一级和二级引流区域。腹主动脉分叉部以上的所有其他淋巴结被视为远处淋巴结。

Nx:区域淋巴结无法评估。

N0:无淋巴结转移。

N1:盆腔中单个淋巴结转移(下腹、闭孔、髂外、骶前淋巴结)。

N2:盆腔中多个淋巴结转移(下腹、闭孔、髂外、骶前淋巴结)。

N3:髂总淋巴结转移。

远处转移(M)

M0:无远处转移。

M1:淋巴结转移。

   M1a:超过髂总淋巴结的远处淋巴结转移。

   M1b:远处非淋巴结转移。

3. **解剖学分期/预后分组**

见表 17-1。

表 17-1　解剖学分期/预后分组

分期	T	N	M
0a 期	Ta	N0	M0
0is 期	Tis	N0	M0
Ⅰ期	T1	N0	M0
Ⅱ期	T2a	N0	M0
	T2b	N0	M0
ⅢA 期	T3a	N0	M0
	T3b	N0	M0
	T4a	N0	M0
	T1～4a	N1	M0
ⅢB 期	T1～4a	N2,3	M0
ⅣA 期	T4b	任何 N	M0
	任何 T	任何 N	M1a
ⅣB 期	任何 T	任何 N	M1b

4. 组织学分级(G)

(1)对于尿路上皮组织学类型,所使用的低级和高级名称与目前 WHO/ISUP 推荐的分级系统一致。

LG:低级。

HG:高级。

(2)鳞状细胞癌和腺癌通常应用的是下列系统。

Gx:分级不可被评估。

G1:分化良好。

G2:分化中等。

G3:分化差。

5. 组织学类型

(1)尿路上皮(移行细胞)原位癌:乳头状,扁平,伴鳞状分化,伴腺样分化,伴鳞状和腺样分化。

(2)鳞状细胞癌。

(3)腺癌。

(4)未分化癌。

(5)绝大部分肿瘤为尿路上皮(移行细胞)癌。

(6)组织学变异包括微乳头和巢状亚型。

(二)鉴别诊断

1. 非特异性膀胱炎

以已婚女性多见,血尿为突然发生,但血尿发生在尿频、尿急、尿痛等尿路刺激症状之后。

2. 膀胱结石

常由动作引起耻骨上区疼痛或排尿终末时疼痛,并放射至阴茎,呈发作性绞痛,尿流中断,血尿,阴茎勃起,合并感染时尿浑浊,腹部 X 线片或膀胱造影,膀胱镜检可确定诊断。

3. 膀胱结核

有低热、盗汗、消瘦等结核病史,尿频、尿急、脓尿和终末血尿等典型膀胱炎症状,尿涂片抗酸染色或尿培养可发现结核杆菌,对于抗结核治疗有效。

4. 放射性膀胱炎

患者均有放疗史。盆腔脏器肿瘤经放射治疗后可能出现放射性膀胱炎。膀胱炎多在放疗后 2 年出现,但也有少部分在多年后出现,以严重的无痛性肉眼血尿为主,膀胱镜检查可见膀胱黏膜毛细血管放射状扩张,局部有溃疡和肉眼增生,一般行活组织病理检查。

六、治 疗

(一)治疗原则

膀胱尿路上皮癌分为非肌层浸润性尿路上皮癌和肌层浸润性尿路上皮癌。非肌层浸润性尿路上皮癌患者多采用经尿道膀胱肿瘤电切术,术后用膀胱灌注治疗预防复发。肌层浸润性尿路上皮癌和膀胱鳞癌、腺癌患者多采用全膀胱切除术治疗,有些患者可以采用膀胱部分切除术治疗。肌层浸润性尿路上皮癌患者也可先进行新辅助化疗+手术治疗的方法。转移性膀胱癌以化疗为主,常用的化疗方案有 M-VAP(甲氨蝶呤+长春碱+阿霉素+顺铂)和 GC(吉西他滨+顺铂)及 MVP(甲氨蝶呤+长春碱+顺铂)方案,化疗的有效率为 40%~65%。患者接受手术、化放疗时配合中医药治疗可起到减毒增效,以帮助治疗顺利完成。若患者不愿接受或因身体条件限制无法接受西医治疗时,中医治疗应以抗癌为主。

(二)中医治疗

本病为本虚标实。本乃肾虚,脾气不足,病久则气血两虚;标为湿热蕴结,气滞血瘀,毒聚,一般为虚实夹杂。初病以实为主,久病以虚为主的虚实夹杂证。尿血由火热熏灼,热迫血行引起者为多。但火热之中,有实火和虚火的区别。一般初病多实,久病多虚;由实火所致者属实,由阴虚火旺、气虚不摄甚至阳气虚衰所致者属虚。证候的寒热虚实不同,则治法各异,应注意辨明。

1. 辨证论治

(1)湿热下注证

主症:血尿鲜红,频频出现,或小便时有灼热疼痛,少腹拘急疼痛,伴有发热,口干口苦,乏力,纳呆,恶心呕吐,舌质红,苔黄腻,脉滑数。

证机概要:湿热之邪侵袭,水湿不运,郁久化热,下移膀胱。

治疗法则:清热利湿,凉血散结。

方药运用:八证散加减。栀子、生大黄、薏苡仁、萹蓄、车前子、木通、滑石、瞿麦、小蓟、土茯苓、侧柏叶、甘草。

加减:若尿血重或伴有血块者,加三七、白茅根、仙鹤草以凉血活血止血;腹满纳呆重者,可加枳壳、鸡内金以调气除满。

临证指要:此证型临床较为多见,主要见于电切术后早期。病机为湿热下注,治疗以清热利湿,凉血散结为主。此期膀胱刺激征比较明显,可嘱患者多饮水,积极排尿。

(2)脾肾两虚证

主症:尿血,血色淡红,呈间歇性、无痛性,伴头晕耳鸣,腰膝酸软,乏力口淡,恶心呕吐,舌质淡,苔白,脉沉细。

证机概要:病程日久,饮食失调导致脾肾受损。

治疗法则:健脾益肾,软坚散结。

方药运用:右归丸加减。党参、白术、熟地黄、山茱萸、山药、菟丝子、杜仲、附子、鳖甲、僵蚕、甘草。

加减:若尿血者,加血余炭、仙鹤草以收敛止血;乏力、嗜睡者,加黄芪以健脾益气;恶心呕吐者,加柿蒂、砂仁以降逆止呕。

临证指要:此期多为接受了手术、放化疗等西医治疗,导致正气虚损,治疗上应以扶正为主。

(3)瘀毒蕴结证

主症:血尿,尿中可见血块,或尿恶臭带腐肉,小便点滴而下或尿细如线,甚则小便阻塞,完全不通,少腹坠胀疼痛,舌质暗,瘀点瘀斑,脉沉细。

证机概要:湿热蕴结,气机不畅,气滞血瘀。

治疗法则:化瘀散结,活血止血。

方药运用:桃核承气汤加减。桃仁、大黄、桂枝、芒硝、牛膝、甘草、石韦、瞿麦、王不留行、三七。

加减:若血尿频频者,加大蓟、小蓟、侧柏叶、棕榈炭以凉血止血;疼痛甚者,加延胡索、白芍以缓急止痛。

临证指要:本期瘀血表现比较明显,但膀胱宜通不宜滞。治疗上不应盲目止血,以免加重疼痛,但若出血较急或血量较大,应及时止血。

(4)肾虚火旺证

主症:尿血鲜红,小便短赤不畅,腰膝酸软,头晕耳鸣,五心烦热,潮热颧红,舌红少苔,脉细数。

证机概要:先天不足或病程日久,肾阴亏虚,阴不制阳。

治疗法则:滋阴降火,凉血止血。

方药运用:知柏地黄丸加减。熟地黄、山茱萸、山药、泽泻、牡丹皮、茯苓、黄柏、知母、白英、玄参、赤芍。

加减:若血尿量多者,加阿胶、三七、杜仲炭补血止血;腰痛甚者,加延胡索活血止痛;短气乏力甚者,加党参、黄芪;腹胀、纳呆者,加木香、神曲、鸡内金。

临证指要:此期肾阴亏虚明显,阴不制阳,虚火妄行,下灼血络。治疗以滋阴降火、凉血止血为主。在滋补肾阴的同时,因尿血明显,故也应注意补气养血。

2. 中成药制剂

(1)复方斑蝥胶囊:口服。每日2次,每次3粒,1个月为1个疗程。用于改善术后或化疗后免疫功能低下。

(2)复方苦参注射液:静脉滴注。每日1次,每次15～20ml,用250ml 0.9%氯化钠注射液稀释应用。用于减少和减轻化疗后不良反应。

(三)西医治疗

1. 不同分期的治疗方法

(1)Ta(低级别):选择观察或膀胱内化疗。

(2)Ta(高级别):若经尿道膀胱肿瘤电切术(TURBT)肿瘤未完全切除或标本中无肌层组织时,再次行TURBT,之后首选卡介苗(BCG)或者选膀胱内化疗或观察。

(3)T1:再次行TURBT或针对高级别病变行膀胱切除术。若有残留病变,首选BCG或选膀胱切除术;若无残留病变,首选BCG或选膀胱内化疗或观察。

(4)TIS:选择BCG。

(5)T2若淋巴结为阴性,选择以顺铂为基础的联合新辅助化疗+根治性膀胱切除术;或以顺铂为基础的联合新辅助化疗+膀胱部分切除术;或保留膀胱,行最大程度的TURBT联合同步放化疗;也可选择同步放化疗或放疗或单纯TURBT等非膀胱切除法。

(6)T3、T4a:若淋巴结为阴性,选择以顺铂为基础的联合新辅助化疗+根治性膀胱切除术;或保留膀胱行最大程度的TURBT联合同步放化疗;也可选择同步放化疗,或放疗,或单纯TURBT等非膀胱切除法。

(7)T4b:选择化疗、放疗、同步放化疗或膀胱切除术。

2. 手术治疗

(1)经尿道膀胱肿瘤电切术(TURBT):是膀胱表浅非浸润性肿瘤的治疗方法,具有损伤小、恢复快、可以反复进行、手术死亡率极低,并能保留膀胱排尿功能等优点。此法又通常是诊断和治疗相结合的方法,可避免或减少膀胱开放性手术,多数表浅性膀胱癌可以经过TURBT而被切除干净。

(2)膀胱部分切除术:适应证是原发性、肌层浸润性、高分级局限性的膀胱肿瘤,且其位置有利于做一定范围的切除,术前排除原位癌可能。有些大小和位置不适合做TURBT的表浅性肿瘤、膀胱憩室内肿瘤、位于输尿管开口周围的肿瘤也可行膀胱部分切除术。多发性肿瘤、原位癌、膀胱三角区和后尿道受累、短期内复发者、估计术后难以保留足够膀胱容量及膀胱外已有侵犯者都是膀胱部分切除术的禁忌证。

（3）膀胱根治性切除术：对于肿瘤范围较大，分散的多发性肿瘤，不宜做局部切除者；肿瘤位于膀胱三角区附近；或者位于膀胱颈部的浸润性肿瘤，均应采用全膀胱切除术。目前根治性膀胱全切术的方式可分为开放手术和腹腔镜手术两种。

3. 化学治疗

（1）膀胱癌的膀胱内治疗

①术后即刻膀胱内化疗：TURBT 后 24 小时内开始治疗，最常用的药物是丝裂霉素，若行广泛性 TURBT 或疑似膀胱穿孔，不应给予此治疗。

②辅助膀胱内化疗或 BCG 治疗：主要针对的是非基层浸润性膀胱癌（NMIBC）患者，最常用的药物是 BCG、丝裂霉素和吉西他滨。通常在 TURBT 后 3～4 周进行，辅助化疗期间给予每周滴注，持续大约 6 周，无完全缓解时，最多 2 个连续辅助化疗周期。若有创伤性插管、菌尿、持续性肉眼血尿、持续性严重局部症状或全身症状，则不能给予此治疗。

③维持性膀胱内 BCG 治疗：目前尚无标准方案，一些专家临床上使用 6 周诱导 BCG，而后在 3 个月、6 个月、12 个月、18 个月、24 个月、30 个月和 36 个月时均行 3 周滴注维持性治疗。中等风险 NMIBC 最好给予 1 年维持治疗，高风险 NMIBC 最好给予 3 年维持治疗。若有创伤性插管、菌尿、持续性肉眼血尿、持续性严重局部症状或全身症状，则不能给予此治疗。若维持治疗期间出现重要的局部症状，应减低剂量。

（2）全身化疗

①围术期化疗（新辅助或辅助）：DDMVAC 方案（剂量密集的甲氨蝶呤、长春碱、多柔比星和顺铂），辅以生长因子支持治疗，持续 3 或 4 周期；GP 方案（吉西他滨＋顺铂），持续 4 周期；CMV 方案（顺铂＋甲氨蝶呤＋长春碱），持续 3 周期（表 17-2）。

表 17-2　围术期化疗

	标准方案	针对部分患者的替代方案
适合顺铂治疗	吉西他滨＋顺铂 DDMVAC 并生长因子支持治疗	
不适合顺铂治疗	吉西他滨＋卡铂	吉西他滨
	Atezolizumab	吉西他滨＋紫杉醇
	帕母单抗	异环磷酰胺＋阿霉素＋吉西他滨（肾功能和功能状态良好的患者）

②局部晚期或转移性疾病的后续全身治疗（铂类后）：见表 17-3。

表 17-3 局部晚期或转移性疾病的后续全身治疗(铂类后)

标准方案	其他推荐的方案
帕母单抗	白蛋白结合型紫杉醇
	紫杉醇或多西他赛
	吉西他滨
	培美曲塞
其他标准方案	**部分患者的替代方案**
Atezolizumab	异环磷酰胺
纳武单抗	甲氨蝶呤
Durvalumab	异环磷酰胺＋阿霉素＋吉西他滨
Avelumab	吉西他滨＋紫杉醇
	吉西他滨＋顺铂
	DDMVAC＋生长因子支持治疗

③局部晚期或转移性疾病的后续全身治疗(检查点抑制药后):见表 17-4。

表 17-4 局部晚期或转移性疾病的后续全身治疗(检查点抑制药后)

不适合顺铂的初治患者的标准方案	其他推荐方案
吉西他滨＋卡铂	白蛋白结合型紫杉醇
	紫杉醇或多西他赛
	吉西他滨
	培美曲塞
适合顺铂的初治患者的标准方案	**部分患者的替代方案**
吉西他滨＋顺铂	异环磷酰胺
DDMVAC＋生长因子支持治疗	甲氨蝶呤
	异环磷酰胺＋阿霉素＋吉西他滨
	吉西他滨＋紫杉醇

④保留膀胱的放射增敏化疗方案:见表 17-5。

表 17-5 保留膀胱的放射增敏化疗方案

标准方案(双药化疗为首选)	替代方案
顺铂＋氟尿嘧啶	低剂量吉西他滨
顺铂＋紫杉醇	
氟尿嘧啶＋丝裂霉素	
单药顺铂	

⑤针对转移或复发的常规分割放疗联合放疗增敏化疗：见表 17-6。

表 17-6　针对转移或复发的常规分割放疗联合放疗增敏化疗

标准方案	其他推荐方案
顺铂	紫杉类（紫杉醇或多西他赛）
	氟尿嘧啶
	氟尿嘧啶＋丝裂霉素
	卡培他滨
	低剂量吉西他滨

4. 卡介苗(BCG)

BCG 是治疗膀胱癌的经典药物，在临床上广泛用于术后灌注。研究表明，BCG 治疗膀胱癌效果优于丝裂霉素（MMC），同时 BCG 灌注且持续治疗组复发危险性较 MMC 组降低 32%（$P=0.000$）。尽管 BCG 治疗膀胱癌有良好的疗效，但是伴随较严重的不良反应，包括急性毒性（排尿困难、血尿、发热、膀胱刺激征等）和迟发性毒性（流感样症状、肺炎、肝炎、肉芽肿性前列腺炎等）。

5. 靶向治疗

靶向治疗已在多种肿瘤治疗中取得突出成效。近年来，随着对膀胱肿瘤研究的逐渐深入，发现了越来越多重要的肿瘤治疗分子靶点。目前主要有三大类作用于不同分子靶点的药物进入临床研究，包括抗血管生成药物、成纤维细胞生长因子受体（FGFR）抑制药、人类表皮生长因子受体（HER）抑制药等。抗肿瘤血管生成是大多数实体肿瘤的重要治疗方式，目前主要有针对血管内皮生长因子（VEGF）受体的酪氨酸激酶抑制药类和能结合血液中 VEGF 的贝伐珠单抗应用于膀胱癌的治疗研究。一项 Ⅱ 期临床研究表明，贝伐珠单抗联合顺铂、吉西他滨（GC）治疗转移性膀胱癌的总生存期和无进展生存期均要优于单独化疗的效果。FGFR 突变与尿路上皮癌有非常紧密的联系，大约 70% 的尿路上皮癌会有 FGFR 突变，一项使用了 FGFR 泛抑制药 BGJ398 的 Ⅰ 期临床试验初步结果显示，5 例携带 FGFR3 突变的尿路上皮癌患者有 4 例发生了肿瘤消退，显示出了极佳的疗效。目前研究 HER 抑制药主要的靶点是 HER-1（EGFR）和 HER-2（ERBB2），两者在过半的膀胱癌患者中均处于过表达状态，且与不良预后相关，因此作为药物治疗的靶点具有非常重要的意义。但最新的一项临床 Ⅲ 期研究认为拉帕替尼（可同时抑制 HER-1 和 HER-2）对于接受了一线化疗后的 HER-1/2 阳性膀胱癌患者并不能明显提高其 PFS 和 OS，但也有学者对此提出了异议，认为仅知道 HER-2 的表达状态是不充分的，还需要确定其分子表现形态才能对疗效做出准确的判断并行进一步分析。

七、预防与调护

在临床首诊中,25％～30％的膀胱癌患者已经被确诊为肌肉浸润性膀胱癌,大约25％的患者已经出现淋巴结转移,大约5％的肿瘤已经转移到远处形成转移性膀胱癌。浸润性膀胱癌患者行全膀胱切除术后5年生存率为60％～70％。因此,预防和常规体检显得尤为重要。每年至少进行一次常规体检。在日常生活中应戒烟、不饮烈性酒,减少环境和职业暴露可以在一定程度上减少膀胱癌发生的风险。

八、中医防治进展

1. 病因病机

郁仁存教授认为,膀胱癌发病主要由于脾肾亏虚、湿热瘀毒蕴结膀胱所致,常按脾肾两虚、湿热下注、痰毒蕴结、阴虚内热四型论治,分别以健脾补肾、益气养血,清热利湿、凉血解毒,活血化瘀、解毒通淋,滋阴降火、凉血解毒为主要法则。临床上强调健脾补肾,注重清热利湿、抗癌解毒。常德贵教授认为,脾肾亏虚,气血凝滞,湿热毒邪内蕴,毒瘀胶结,水道阻塞是膀胱癌的主要病机且贯穿病程的始终。应以益气扶正、温肾固下法治本,清热利湿、解毒祛瘀、通利水道法治标。齐元富认为,膀胱癌主要病因为痰结、湿聚、气滞、血瘀、热毒等,分别从湿热下注证、瘀血内阻证、脾肾两虚证、阴虚内热证等方面辨证论治,治则为扶正祛邪、攻补兼施。李克刚等指出,膀胱癌的发生发展过程就是正邪交争的过程,肿瘤发展浸润特性的不同就在于人体正气的虚损程度和病邪深伏状态的不同。而毒邪、瘀血、痰湿始终是膀胱癌的三大病邪。通过扶正以恢复肾、脾、肺三大水液代谢体系的正常功能,是治疗膀胱癌的主要治则。另外,瘤邪留滞,需运用活血祛瘀、化痰散结、利尿排毒等祛邪治法,以抑制肿瘤发生、发展,缩小瘤体及减少肿瘤的形成。何若苹采用中医辨证与西医辨病相结合的方法,提出阶段性治疗原则,分为术后灌注、随访及姑息转移三个不同阶段,根据不同阶段的证型特点遣方用药:术后灌注阶段的灌注期以清热通淋为主;间歇期在不伤正的前提下,适当加大清热解毒抗癌药物的剂量。随访阶段分瘀毒蕴结型、湿热下注型、脾肾两虚型三型辨治。姑息转移阶段以扶正为主、祛邪为辅的原则治疗。

2. 中医治疗

中医联合西医治疗可提高疗效、减轻不良反应、提高生活质量及降低复发率。蒋远斌等的研究发现,膀胱癌患者化疗期间服用丹参饮,可有效降低胃肠道抑制,并更好地调节患者免疫功能。周杰彬等发现,复方扶芳藤合剂能减少吡柔比星膀胱灌注引起的膀胱刺激征、肉眼血尿、恶心呕吐。战晓芳发现,复方苦参注射液联合化疗治疗晚期膀胱癌患者的临床效果显著,苦参注射液能有效降低化疗不良反应。采用吴茱萸炒粗盐外敷腹部能够有效调节膀胱癌术后患者的胃肠功能障碍症状,能显著改善患者术后免疫功能状况。消痔灵联合羟喜树碱膀胱灌注可降低膀胱癌术后复发率。王银辉等发现,益气解毒散结中药联合膀胱灌注羟喜树碱可有效降低浅表性膀胱癌患者术后复发风险,提高生活质量,改善免疫系统功能,调节VEGF 水平,并有助于预防不良反应的发生。曾文等的研究发现,归脾汤联合膀胱灌注化疗可有效提高膀胱癌术后患者 2 年、3 年、5 年生存率并降低复发率,自拟参斛汤辅助膀胱灌注化疗也可降低复发率。

（燕晓茹）

参 考 文 献

[1] Ferlay J,Shin HR,Bray F,et al. Estimates of worldwide burden of cancer in 2008:GLOBO-CAN 2008[J]. Int J Cancer,2010,127(12):2893-2917.

[2] Chen WQ,Zheng RS,Zhang SW,et al. Cancer Statistics in China 2015[J]. CA Cancer J Clin,2016,66(2):115-132.

[3] 陈晓芳,陈万青,周薇薇,等.2013 年中国膀胱癌发病和死亡流行状况分析[J].中国肿瘤,2018,27(2):81-85.

[4] Freedman ND,Silverman DT,Hollenbeck AR,et al. Association between smoking and risk of bladder cancer among men and women[J]. JAMA,2011,306(7):737-745.

[5] Burger M,Catto J W,Dalbagni G,et al. Epidemiology and risk factors of urothelial bladder cancer[J]. European Urology,2013,63(2):234-241.

[6] 赖建平,万旭辉,陈善勤,等. 尿纤维蛋白降解产物(FDP)半定量测定在诊断膀胱癌中意义的临床研究[J]. 华西医学,2005,20(3):458-459.

[7] Miakhil I,Parker SG,Kommu SS,et al. A review of molecular biomarkers for bladder cancer[J]. International Journal of Medicine & Biomedical Research,2013,2(3):186-194.

[8] Makito M,Steve G,Wasia R,et al. Urinary BTA:indicator of bladder cancer or of hematuria [J]. World J Urol 2012,30(6):869-873.

[9] Bernd J,Michael D,Vinata B,et al. Molecular Markers for Bladder Cancer Screening,Early Diagnosis,and Surveillance:The WHO/ICUD Consensus[J]. Urol Int,2014,94(1):1-24.

[10] Tomaszewski JJ,Smaldone MC. Emerging intravesical therapies for management of non-muscle invasive bladder cancer[J]. J Res Reports Urol,2010,2(1):67-84.

[11] van Rhijn BW,van der Kwast TH,Liu L,et al. The FGFR3 mutation is related to favorable pT1 bladder cancer[J]. J Urol,2012,187(1):310-314.

[12] Aldemir M,Canda AE,David E,et al. An individual patient data meta-analysis of the long-term outcome of randomised studies comparing intravesical mitomycin C versus bacillus Calmette-Guérin for non-muscle-invasive bladder cancer[J]. Eur Urol,2009,56(2):247-256.

[13] 曲知专.沙培林、吡柔比星、丝裂霉素单独膀胱灌注预防表浅膀胱癌术后复发的疗效及副作用比较[D].暨南大学学报,2014.

[14] Hahn NM,Stadler WM,Zon RT,et al. Phase Ⅱ Trial of Cisplatin,Gemcitabine,and Bevacizumab As First-Line Therapy for Metastatic Urothelial Carcinoma:Hoosier Oncology Group GU 04-75[J]. Journal of Clinical Oncology,2011,29(12):1525-1530.

[15] Morales-Barrera R,Suárez C,de Castro AM,et al. Targeting fibroblast growth factor receptors and immune checkpoint inhibitors for the treatment of advanced bladder cancer:New direction and New Hope[J]. Cancer Treatment Reviews,2016(50):208-216.

[16] Di ME,Tomlinson DC,Knowles MA. A Decade of FGF Receptor Research in Bladder Cancer:Past,Present,and Future Challenges[J]. Adv Urol,2012,2012(6):429213.

[17] Chow NH,Chan SH,Tzai TS,et al. Expression profiles of ErbB family receptors and prognosis in primary transitional cell carcinoma of the urinary bladder[J]. Clinical Cancer Research,2001,7(7):1957-62.

[18] Powles T,Huddart RA,Elliott T,et al. Phase Ⅲ,Double-Blind,Randomized Trial That Compared Maintenance Lapatinib Versus Placebo After First-Line Chemotherapy in Patients With Human Epidermal Growth Factor Receptor 1/2-Positive Metastatic Bladder Cancer[J]. Journal of Clinical Oncology,2017,35(1):48-55.

[19] Cheetham PJ,Petrylak DP. New Agents for the Treatment of Advanced Bladder Cancer[J]. Oncology(Williston Park),2016,30(6):571-579,588.

[20] 马云飞,孙旭,于明薇,等.郁仁存治疗膀胱癌经验[J].中医杂志,2018,59(1):15-17+25.

[21] 李结实,金星,彭成华,等.常德贵教授运用中医药治疗膀胱癌经验[J].中医学报,2012,27(2):172-173.

[22] 张晓妮,李慧杰,任秀东,等.齐元富治疗膀胱癌经验[J].山东中医杂志,2014,33(11):937-938.

[23] 李克刚,尹学来,刘冬,等.扶正补虚、祛邪消癥法防治膀胱癌[J].中医杂志,2017,58(20):1790-1792.

[24] 金晨宇,傅丹旦,何若苹.何若苹对膀胱癌分阶段治疗经验[J].浙江中医药大学学报,2015,39(5):335-337.

[25] 蒋远斌,王铀,郭宇,等.丹参饮对化疗后气阴两虚型膀胱癌患者胃肠道抑制及免疫功能的影响[J].中国实验方剂学杂志,2017,23(15):191-195.

[26] 周杰彬,高宏君,梁泰生,等.复方扶芳藤合剂辅助 THP 膀胱灌注在膀胱癌术后的临床研究[J].世界最新医学信息文摘,2017,17(13):27-29.

[27] 战晓芳.复方苦参注射液联合化疗治疗晚期膀胱癌的临床效果探究[J].中医临床研究,2017,9(6):116-117.

[28] 洪英楷.复方苦参注射液配合化疗治疗晚期膀胱癌疗效观察[J].山西中医,2017,33(7):30+32.

[29] 朱剑勇,童炎岳,万里军,等.中医药辅助治疗对膀胱癌术后患者生存质量的影响[J].辽宁中医杂志,2013,40(9):1832-1833.

[30] 刘石勇,罗晓君,王树声,等.吴茱萸炒粗盐外敷腹部促进膀胱癌根治术后胃肠功能恢复的研究[J].中医药导报,2017,23(13):64-67.

[31] 代静,曲砚青,李思源.消痔灵联合羟基喜树碱膀胱灌注预防膀胱癌术后复发效果及对生

活质量的影响[J].现代中西医结合杂志,2017,26(33):3713-3715.

[32] 王银辉,张芳,张晶,等.益气解毒散结中药联合膀胱灌注羟喜树碱对浅表性膀胱癌术后免疫功能、血管内皮生长因子水平的影响[J].现代中西医结合杂志,2017,26(33):3737-3739.

[33] 曾文,董自强.中药归脾汤加减治疗对膀胱肿瘤局部切除术患者的影响[J].湖北中医药大学学报,2017,19(4):81-83.

[34] 夏振和.自拟参斛汤联合灌注化疗对膀胱癌术后患者免疫功能、生活质量的影响[J].环球中医药,2018,11(2):309-311.

第18章

睾丸肿瘤

一、概　述

睾丸肿瘤是一种少见的肿瘤，是15—34岁男性最常见的泌尿生殖系统恶性肿瘤，占男性肿瘤的1%～1.5%，占泌尿系统肿瘤的5%。西方国家每百万男性每年新增病例3～4人，工业化国家明显高于其他国家。我国发病率约为1/10万。睾丸肿瘤分为原发性和继发性两类。绝大多数为原发性，可分为生殖细胞肿瘤和非生殖细胞肿瘤两大类。生殖细胞肿瘤发生于曲细精管的生殖上皮，占睾丸肿瘤的98%，其中精原细胞瘤最为常见，生长速度较缓慢，预后一般较好；非精原细胞瘤如胚胎癌、畸胎癌、绒毛膜上皮癌等比较少见，但恶性程度高，较早出现淋巴和血行转移，预后较差。非生殖细胞肿瘤发生于睾丸间质细胞，占5%～10%，来源于纤维组织、平滑肌、血管和淋巴组织等睾丸间质细胞。继发性睾丸肿瘤较为罕见。

睾丸肿瘤的发病原因目前尚不十分清楚，根据流行病学分析有多种危险因素。其中先天因素有隐睾或睾丸未降、家族遗传因素、Klinefelter综合征、睾丸女性化综合征、多乳症及雌激素分泌过量等。后天因素一般认为与损伤、感染、职业和环境因素、营养因素及母亲在妊娠期应用外源性雌激素过多有关。基因学研究表明，睾丸肿瘤与12号染色体短臂异位有关，P53基因的改变也与睾丸肿瘤的发生具有相关性。睾丸肿瘤的治疗已经成为实体肿瘤综合治疗的成功典范。睾丸肿瘤治愈率的提高依赖于正确的临床和病理分期、影像学的进展、血清肿瘤标志物检测的改善、手术方法的进步、化疗方案的正确选择及放射治疗的进展。术后2年睾丸癌患者预期寿命几乎与一般人群相同，但需要注意的是，这些患者也存在潜在的长期风险，对侧睾丸继发睾丸癌的概率为2%～5%。睾丸肿瘤部分归属于中医学"子痈""囊痈""肾囊痈""子痰""疝子""颓疝"的范畴。

二、病因病机

睾丸肿瘤的发生既可因先天禀赋不足，亦可因后天失调，如纵欲过度、情志失调、外邪入侵或外伤留瘀，致肝肾虚损、阴虚毒聚或气滞血瘀而成。本病病位在睾丸，与肝、脾、肾关系密切。病性属本虚标实。以先天肾气不足或后天阴阳失调为本,阴虚毒聚、经脉壅滞、瘀毒结聚、痰瘀互结或痰凝毒聚为标。

1. 病因

(1)先天不足:先天禀赋异常,导致脏腑功能及形态异常而发本病。

(2)纵欲过度:房事不节,耗损肝肾之阴,阴虚火旺,酿生热毒,炼液为痰,痰凝毒聚,发为本病。

(3)情志失调:长期忿郁恼怒或忧思郁虑,致肝气郁结,肝失疏泄,气机升降失常,则形成气滞,气郁日久,积聚成形,或内生致病。

(4)邪毒侵袭:由于邪毒侵袭日久,留滞于机体,导致脏腑失和,气血运行不畅,痰浊内生,气滞血瘀痰凝,日久形成此病。

(5)外伤留瘀:外伤导致睾丸局部血瘀,影响气机运行,气滞则水湿停聚为痰,痰瘀互结,则发本病。

2. 病机

(1)肝经郁热:情志不遂,郁怒忧思,引起肝气郁滞。肝之气机郁而不得伸展、发泄,于是结聚而滞于体内;肝气郁结,气郁日久,气滞不通,郁久化火,呈现肝经气郁化火之证,形成肝经郁热。热毒郁结甚者,再加正气虚弱,不能透毒外出,以致热毒结滞难化,积聚不去,久而久之,发为癌肿,生成本病。

(2)瘀毒结聚:跌仆碰撞,损伤肾囊,造成局部气血流通受阻,而气滞血瘀,瘀阻经脉,形成瘀血积聚。日久不散,酿生热毒,或机体感受的癌毒之邪与瘀血互结,发为肿块而成本病。

(3)阴虚毒聚:阳毒之邪侵入机体,易耗阴液,出现热毒炽盛;或素体阴虚,或久病、重病伤阴或纵欲过度或情志内伤,郁久化火,阴液耗损,虚火炽盛而生热毒。热与毒互结,内蕴机体导致癌肿发生。

(4)气血两虚:先天禀赋不足,脏腑功能虚弱,气血生化无源;或因病程日久和接受化放疗、手术等西医治疗手段,损耗气血,气血不足。

3. 病机转化

患者初期病情轻浅时,以肝经郁热、瘀毒结聚为主,对因治疗、辨证论治有效,患者肝疏热去、瘀毒消散,病情向愈。若治疗无效、病情进展和治疗过程带给患者机体损伤的叠加效应,出现阴虚毒聚、气血二虚之证,病变往往虚实夹杂,乱证丛生,治疗棘手。

三、临床表现

1. 症状

(1)局部症状:无痛性睾丸肿物是睾丸癌的典型病症。睾丸肿瘤在早期症状多不明显,约半数患者有睾丸下坠感,有时觉阴囊或下腹部、腹股沟有牵拉感,在跳跃、跑步时或劳累后明显。少数患者可有不同程度的睾丸疼痛。若发生瘤内出血、坏死或血管栓塞,可表现为剧痛,类似急性睾丸炎症或附睾炎等表现。

(2)转移引起的症状:睾丸肿瘤在临床上较易发生转移,有 5%～10% 的睾丸肿瘤以转移症状为初始症状。淋巴结转移常首先发生于腹主动脉旁淋巴结。血行转移则常先出现在肺部,亦可见肝转移。如腹腔内淋巴结转移灶压迫下腔静脉及乳糜池可引起下肢水肿或腹水;腹膜后淋巴结转移会引起该处淋巴结肿大和疼痛;纵隔淋巴结转移可引起上腔静脉压迫综合征;转移至肺部可出现咳嗽、咯血等;转移至肝可引起肝区疼痛或肝大;转移到骨骼则出现骨痛;转移到眼眶内会引起视觉障碍;颅脑转移以绒毛膜上皮癌最为常见,可出现头痛、呕吐等颅内压升高或精神神经症状。

(3)其他症状:睾丸肿瘤偶可引起诸如男性乳房发育、性早熟或女性化等内分泌失调症状,此多见于滋养叶细胞癌、间质细胞癌及胚胎性癌患者;个别可伴不育,以自幼有双侧隐睾的睾丸肿瘤患者多见。

2. 体征

(1)睾丸增大、弹性消失:典型的临床表现为阴囊内逐渐增大的无痛性肿块,多在无意中或体检时偶然发现。隐睾患者则多表现为逐渐增大的腹内或腹股沟区肿块,而同侧睾丸缺如。患病睾丸虽可光滑,但触摸时弹性消失,且由于肿瘤侵蚀睾丸组织致质地硬实、体积增大,检查时往往比健侧睾丸更有沉重感。患睾一般无明显压痛;肿瘤表面大多无结节,但晚期瘤灶向睾丸外发展时可呈结节状,与阴囊粘连,甚至破溃。

(2)透光试验阴性、无波动感:少数晚期患者可并发积液或血肿而有阴囊波动感。

(3)其他部位体征:除检查阴囊局部外,尚需注意检查身体其他部位,如腹股沟及腹部有无包块,下肢有无水肿,肝是否大,锁骨上窝淋巴结是否增大等,均有助于诊断和判别肿瘤有无他处转移。

四、辅助检查

1. 肿瘤标志物

(1)绒毛膜促性腺激素(hCG):绒毛膜上皮癌和 40%～60% 的胚胎癌患者 hCG 增高,5%～10% 的纯精原细胞瘤患者也会增高。

(2)甲胎蛋白(AFP):正常血清中 AFP 含量<25mg/L,绒毛膜上皮癌和精原细胞瘤患者血清 AFP 不升高,75%～90% 的卵黄囊肿瘤和胚胎癌患者则升高。患者血清 AFP 升高要比临床症状及体征早几个月出现。AFP 的生物半衰期是 5 天,如手术后 AFP 下降缓慢或持续升高则表示手术不彻底或已转移。

(3)乳酸脱氢酶(LDH):LDH 有 5 种同工酶,其中任何一种升高均有意义。Ⅰ期患者血清 LDH 水平升高者 8%,Ⅱ 期 32%,Ⅲ 期 81%,可作为睾丸肿瘤临床分期参考。治疗前 LDH 水平升高可提示患者预后不良。Ⅰ、Ⅱ期患者治疗前 LDH 升高者,其治疗后复发率可达 77%,而治疗前 LDH 正常者治疗后的复发率仅 40%。但因 LDH 普遍存在于不同组织的细胞中,故特异性差,易造成假阳性。

(4)癌胚抗原(CEA):睾丸畸胎瘤患者血清或尿液 CEA 增高者约占 80%,故 CEA 测定对睾丸畸胎瘤的诊断有一定参考价值。

2. 影像学检查

(1)B超:B超检查能直接而准确地测定睾丸大小、形态、有无肿块。B超还可探测腹膜后肿块、肾蒂转移性淋巴结、腹腔脏器转移灶,有助于肿瘤分期和疗效观察。是探查性腺外生殖细胞瘤和睾丸肿瘤筛选诊断的重要手段。

(2)X线片:胸部正、侧位片可以观察是否有肺及胸廓、纵隔的肿瘤转移。

(3)CT 及 MRI:腹部 CT 可显示肿瘤三维大小及与邻近组织的关系。MRI 软组织的对比度较好,可显示血管结构。如果腹盆腔 CT 显示腹膜后病变或胸部 X 线片显示异常结果应行胸部 CT 检查。

(4)PET-CT:若怀疑或评估转移情况时,可选择行 PET-CT 检查。

五、诊断及鉴别诊断

(一)诊断

1. 诊断要点

阴囊肿块不断增大是睾丸肿瘤的常见症状,有时伴有疼痛,迅速增大的肿瘤内部出血会产生触痛和剧痛。体格检查和超声检查如果证实为睾丸内肿块,进一步检查应包括血中 AFP、LDH 和 hCG 水平的测定及胸部 X 线片检查。对已确诊的睾丸恶性肿瘤患者,应常规进行腹盆腔 CT 扫描。如果腹盆腔 CT 扫描提示有腹膜后淋巴结增大或胸部 X 线检查异常,应再行胸部 CT 检查。

2. 病理分类

按照 WHO(2004)睾丸生殖细胞恶性肿瘤的病理分类,在所有睾丸恶性生殖细胞肿瘤中,少于一半的患者为单一组织学类型,其中 50% 为精原细胞瘤;其他均为混合型,病理类型在评价转移风险和预测治疗疗效中具有重要作用。多胚瘤虽然被认为是混合型,但由于其具有独特的生长特性,因此常常被单独列为一种病理类型。

(1)精曲小管内生殖细胞瘤(IGCNU):未分类。

(2)单一组织学类型:精原细胞瘤,胚胎瘤,畸胎瘤,卵黄囊肿瘤,绒毛膜上皮癌。

(3)混合型:胚胎癌伴畸胎瘤伴或不伴精原细胞瘤,胚胎癌伴卵黄囊肿瘤伴或不伴精原细胞瘤,胚胎癌伴精原细胞瘤,卵黄囊肿瘤伴畸胎瘤伴或不伴精原细胞瘤,绒毛膜上皮癌伴其他成分。

(4)多胚瘤:大体上,睾丸生殖细胞瘤的病理分类可分为两类,即精原细胞瘤和非精原细胞瘤。组织中 100% 为精原细胞瘤细胞的肿瘤为纯精原细胞瘤。其他类型,包括混合有精原细胞瘤和非精原细胞瘤成分的都应按非精原细胞瘤治疗。多数非精原细胞瘤含有多个生殖细胞亚型。组织学为精原细胞瘤但血清 AFP 升高的患者,应按非精原细胞瘤治疗(因为精原细胞瘤不产生 AFP)。

3. 睾丸肿瘤的 TNM 分期(AJCC 第八版,2016)

原发肿瘤(T)

临床 T 分期

cTx:原发肿瘤无法评估。

cT0:无原发肿瘤依据。

cTis:生殖细胞原位肿瘤。

cT4:肿瘤侵犯阴囊、尚未或已有血管/淋巴的侵犯。

注:除了活检证实的 Tis 和 T4 外,其余原发肿瘤的范围主要根据睾丸切除术的病理进行分级。Tx 可用于临床分期的其他分期。

病理 T 分期

pTx:原发肿瘤无法评估。

pT0:无原发肿瘤依据。

pTis:生殖细胞原位肿瘤。

pT1:肿瘤局限于睾丸(包括睾丸网),无血管/淋巴的侵犯。

　　pT1a:肿瘤最大径<3cm。

　　pT1a:肿瘤最大径≥3cm。

pT2:肿瘤局限于睾丸(包括睾丸网),或侵及睾丸门软组织或附睾或穿透白膜,伴或不伴血管/淋巴的侵犯。

pT3:肿瘤直接侵犯精索软组织,伴或不伴血管/淋巴的侵犯。

pT4:肿瘤侵犯阴囊,伴或不伴血管/淋巴的侵犯。

注:pT1 的分期仅适用于纯精原细胞瘤。

区域淋巴结(N)

临床 N 分期

cNx:区域淋巴结无法评估。

cN0:无区域淋巴结转移。

cN1:孤立淋巴结转移,最大径≤2cm;或多个淋巴结转移,最大径均未超过 2cm。

cN2:孤立淋巴结转移,2cm<最大径≤5cm;或多个淋巴结转移,其中最大可超过 2cm,但均≤5cm。

cN3:淋巴结转移,最大径>5cm。

病理 N 分期

pNx:区域淋巴结无法评估。

pN0:无区域淋巴结转移。

pN1:孤立淋巴结转移,最大径≤2cm,且≤5 个淋巴结转移,最大径均未超过 2cm。

pN2:孤立淋巴结转移,2cm＜最大径≤5cm;或 5 个以上淋巴结转移,但均＜5cm;或有肿瘤侵犯到淋巴结外的证据。

pN3:淋巴结转移,最大径＞5cm。

M 远处转移

M0:无远处转移。

M1:远处转移。

  M1a:非腹膜后淋巴结转移,或肺转移。

  M1b:肺外转移。

血清肿瘤标志物(S)

Sx:标记物分析未进行或结果无法评估。

S0:标记物测定在正常限度以内。

S1:LDH＜1.5×N 且 hCG＜5000U/L 且 AFP＜1000ng/ml。

S2:LDH 1.5～10×N 或 hCG 5000～50 000U/L 或 AFP 1000～10 000ng/ml。

S3:LDH＞10×N 或 hCG＞50 000U/L 或 AFP＞10 000ng/ml。

注:N 表示正常 LDH 的上限

临床分期:见表 18-1。

表 18-1　临床分期

分期	pT	N	M	S
0 期	pTis	N0	M0	S0
Ⅰ 期	pT1～4	N0	M0	Sx
Ⅰ A 期	pT1	N0	M0	S0
Ⅰ B 期	pT2	N0	M0	S0
	pT3	N0	M0	S0
	pT4	N0	M0	S0
Ⅰ S 期	任何 pT/Tx	N0	M0	S1-3
Ⅱ 期	任何 pT/Tx	N1～3	M0	Sx
Ⅱ A 期	任何 pT/Tx	N1	M0	S0
	任何 pT/Tx	N1	M0	S1
Ⅱ B 期	任何 pT/Tx	N2	M0	S0
	任何 pT/Tx	N2	M0	S1
Ⅱ C 期	任何 pT/Tx	N3	M0	S0
	任何 pT/Tx	N3	M0	S1

（续　表）

分期	pT	N	M	S
Ⅲ期	任何 pT/Tx	任何 N	M1	Sx
Ⅲ A 期	任何 pT/Tx	任何 N	M1a	S0
	任何 pT/Tx	任何 N	M1a	S1
Ⅲ B 期	任何 pT/Tx	N1～3	M0	S2
	任何 pT/Tx	任何 N	M1a	S2
Ⅲ C 期	任何 pT/Tx	N1～3	M0	S3
	任何 pT/Tx	任何 N	M1a	S3
	任何 pT/Tx	任何 N	M1b	任何 S

（二）鉴别诊断

1. 睾丸鞘膜积液

体格检查肿块有囊性感、质韧、有弹性，透光试验阳性，但鞘膜壁厚或部分钙化时不易鉴别。睾丸肿瘤有时可发生少量鞘膜积液，但有沉重感，透光试验阴性。B超、CT 检查有助于鉴别。

2. 急性附睾、睾丸炎

附睾、睾丸增大可与睾丸肿瘤相混淆，但患者有畏寒、高热，局部疼痛较重，且睾丸触痛明显，并常累及输精管。血白细胞增高。

3. 睾丸血肿

有外伤史，体格检查阴囊有淤血斑。B超检查示睾丸回声内出现低回声区。

4. 附睾结核

可累及睾丸，产生结节，与睾丸肿瘤相混淆。但附睾结核常常累及输精管，形成串珠样结节。附睾尾部的病灶可与阴囊皮肤粘连形成窦道。

5. 睾丸扭转

临床表现以突发性睾丸剧痛、肿胀、压痛为特征。体格检查睾丸位置常在阴囊上部，彩色多普勒超声和动态放射性核素扫描显示睾丸血流量明显减少或消失。

6. 精液囊肿

精液囊肿是精子集聚所形成的位于睾丸附睾部的囊肿，多发生于青壮年，病史长，进展慢。肿块界限较清。透光试验阳性。B超、CT 检查示肿块为液性。

六、治　疗

（一）治疗原则

睾丸肿瘤无论是哪一种类型都要先做高位睾丸切除及精索结扎术，再根据疾病类型、分期决定下一步治疗。对标本应进行多处连续切片，因为可能存在多种成分。治疗的选择应以组织类型决定。如为混合性肿瘤则按恶性程度最高的一种治疗。90％的生殖细胞肿瘤可以治愈,即使进展期病变亦有 70％～80％的患者通过全身化疗达到痊愈。目前针对各期病变均有相应的标准治疗方案,在临床治疗中应严格按照这些原则处理,尽可能达到根治。在接受西医治疗的同时配合中医治疗可起到减毒和适当的增效作用,此时的中医治疗以扶正为主,若患者不愿接受或因身体条件限制无法接受西医治疗时,中医治疗应以抗癌为主。

(二)中医治疗

针对睾丸癌的病因病机,睾丸癌治法应着重于清肝泄热、活血化瘀、滋阴清热、益气养血、解毒散结之辨证论治。

1. 肝经郁热证

主症:平素性情抑郁或急躁易怒,睾丸肿硬胀痛,伴胁肋或少腹串痛,遇情志不畅或恼怒时病情加重,心烦失眠,口干口苦,舌边尖红,苔薄黄或黄腻,脉弦滑。

证机概要:情志不遂,肝郁气滞,气郁化火。

治疗法则:清肝泄热,解毒散结。

方药运用:龙胆泻肝汤加减。龙胆草、黄芩、栀子、柴胡、泽泻、木通、车前子、当归、生地黄、夏枯草、海藻、昆布。

加减:若疼痛较甚者,加延胡索、香附、青皮以行气止痛;心烦者,加莲子心以清热除烦;腹胀便秘者,加大黄、芒硝以清热通腹。

临证指要:肝经郁热证是因七情内伤,肝气郁结,郁久化火,气火升腾,邪热熏蒸而出现的证候。治疗上应以清肝泄热,解毒散结为法。此证型患者一般情志不畅,在日常生活中应注意自我调节或寻求心理咨询师的帮助。

2. 瘀毒结聚证

主症:睾丸肿块,疼痛明显,少腹疼痛,阴囊皮色青紫,甚或腹股沟或腹部结块。舌质紫暗或有瘀点瘀斑,苔薄白,脉涩或沉弦。

证机概要:气滞血瘀,酿生热毒。

治疗法则:活血化瘀,散结止痛。

方药运用:少腹逐瘀汤加减。桃仁、红花、当归、生地黄、川芎、赤芍、甘草、生蒲黄、五灵脂、制没药、肉桂、小茴香。

加减:若疼痛较甚者,可加制乌药、延胡索以行气止痛;腹股沟或腹部结块者,加三棱、莪术以破癥消积。

临证指要:此证型瘀血表现明显,临床治疗当以活血化瘀为法。又因肿块明显,故而也应消积散结。但破血之药不可过量,以免伤及正气,无力抗邪。

3. 阴虚毒聚证

主症:有外感温毒史或隐睾史,睾丸逐渐增大,质地变硬,有下坠感或疼痛感,可伴午后低热,腰背酸软,失眠多梦,口干咽燥等症,小便黄,大便干,舌质红,苔薄黄或少苔,脉细数或弦细。

证机概要:热邪侵袭,或病程日久,或素体阴虚,导致阴液耗损。

治疗法则:滋阴清热,解毒散结。

方药运用:六味地黄丸加减。熟地黄、山药、山茱萸、牡丹皮、茯苓、泽泻、山慈姑、白花蛇舌草、土贝母。

加减:若睾丸疼痛明显者,加青皮、延胡索行气止痛;虚火较甚者,加知母、黄柏清凉泻火;腰膝酸软者,加牛膝、续断滋补肝肾;口干便秘者,加麦冬、生地黄、玄参养阴生津。

临证指要:临床上,此种证型占一定比例,患者多有隐睾病史,先天不足,肾精亏虚的表现明显,治疗上应注意滋补肾阴,同时兼加解毒散结以抗癌。

4. 气血两虚证

主症:因病程日久或多程放化疗后,睾丸增大,质地坚硬,表面凹凸不平,面色苍白或萎黄,神疲乏力、气短懒言,心悸怔忡,食欲缺乏,舌质淡黯,苔薄白,脉细弱。

证机概要:病程日久,或接受治疗,损耗气血。

治疗法则:益气养血,解毒散结。

方药运用:八珍汤加减。炙黄芪、党参、熟地黄、白术、茯苓、炙甘草、当归、白芍、川芎、山慈姑、白花蛇舌草、土贝母。

加减:若气短乏力明显者,加生黄芪,以生晒参易党参增加益气之力;心悸较甚者,加酸枣仁、柏子仁补血养心;食欲缺乏者,加山楂、鸡内金健脾消食。

临证指要:本证型在临床上也较为多见,放化疗虽能治病,但作为外来毒邪,也严重损伤机体正气,耗及气血。治疗应以益气养血为主,酌情辅以解毒散结以抗癌。

(三)西医治疗

1. 分期治疗

(1)精原细胞瘤:推荐 pT1 或 pT2 的 ⅠA/ⅠB 期患者术后单纯观察,或给予卡铂单药按 AUC 7 化疗 1 个或 2 个周期。对于 pT3 或肿瘤>4cm 的 ⅠA/ⅠB 患者推荐放疗。放射野区应包括腹主动脉旁淋巴结区,放疗剂量为 20~25Gy,此类患者并不推荐预防性纵隔照射,因为极少出现此部位的转移。ⅠS 期患者推荐腹主动脉旁±髂淋巴结区放疗,放疗剂量为 25Gy。

ⅡA 及 ⅡB 期患者术后应给予膈下区域腹、主动脉旁及髂淋巴结区放疗,放疗剂量为 30~35Gy,同Ⅰ期一样,此类患者也不推荐行预防性纵隔照射。对于一些不适合放疗的患者,可考虑行 4 周期 EP 或 3 周期 PEB 方案的化疗。

ⅡC 及 Ⅲ 期为进展期病变,术后应给予顺铂为基础的全身化疗,按照国际生殖细胞肿瘤协作组(IGCCG)预后分类,ⅡC 及 ⅢA、ⅢB 期病变属于低危组,标准治疗是手术后给予 3 周期 PEB 方案或 4 周期 EP 方案化疗,ⅢC 期病变属于中危组,标准治疗是手术后给予 4 周期 PEB 方案化疗。

ⅡA/ⅡB期和Ⅲ期患者化疗后残留病变＜3cm且血清标志物正常的患者，化疗后可密切观察，无须进一步治疗。如果残留病变≥3cm，且血清标志物正常的患者，化疗结束6周之后行PET-CT检查，阴性患者密切观察随访，阳性患者可考虑改良的腹膜后淋巴结清扫术，或更换方案进行二线化疗，也可考虑局部放疗。而对于化疗后肿瘤继续增大或血清标记物持续升高的患者，应考虑二线化疗。

(2)非精原细胞瘤：ⅠA期依从性好的患者术后可以密切观察，亦可行改良腹膜后淋巴结清扫术。术后随访的安排为：术后第一年应每1～2个月检测肿瘤标志物和胸片，每2～3个月行腹盆腔CT扫描检查；术后第二年应每2个月检测肿瘤标志物和胸片，每3～4个月行腹盆腔CT扫描检查。对于不能严格依从上述随访计划的患者，可以行改良腹膜后淋巴结清扫术，如手术证实无腹膜后淋巴结转移，无须再给予化疗；如手术证实存在腹膜后淋巴结转移，应考虑给予辅助化疗。ⅠB期患者术后应首先行改良腹膜后淋巴结清扫术，对于不愿手术的患者，可以给予2周期PEB方案全身化疗；ⅠS期患者几乎都存在病变播散的可能，因此术后应给予3周期PEB方案或4周期EP方案化疗。

Ⅱ期患者术后应根据肿瘤标志物的情况决定治疗方案，如果患者的肿瘤标志物正常，可以行腹膜后淋巴结清扫术，手术后pN1患者定期随访，pN2患者给予2周期EP方案或PEB方案化疗；如果患者的肿瘤标志物升高，应给予3周期PEB方案或4周期EP方案化疗，如果化疗后肿瘤标志物恢复正常，CT提示腹膜后有残留病变，可以考虑行腹膜后淋巴结清扫术。进展期患者（ⅡC及Ⅲ期）应以全身化疗为主，对于IGCCG预后分类为低危的患者，标准治疗为3周期PEB方案或4周期EP方案化疗，中危和高危的患者应给予4周期PEB方案化疗；如果ⅡC期患者化疗后肿瘤标志物恢复正常，CT提示腹膜后有残留病变，此时可以考虑行腹膜后淋巴结清扫术；ⅢA期患者如果有脑转移存在，可以根据临床情况选择放射治疗或手术治疗。

2. 化疗

(1)单一用药：化疗是治疗晚期非精原细胞瘤的主要手段。对该病有效的药物有顺铂(DDP)、放线菌素D(ACTD)、长春碱(VLB)、博来霉素(BLM)、普卡霉素(MTH)、阿霉素(ADM)及依托泊苷(VP-16)等，其中最有效的为DDP。

(2)联合化疗：采用以顺铂(DDP)为主的化疗方案是非常有效的治疗。对只获部分缓解的病例，如血中AFP、hCG在正常范围内，可外科切除残存肿瘤。化疗以PVB(DDP、VLB、BLM)、VAB-6(DDP、VLB、ACD、CTX、BLM)、PEB(DDP、VP-16、BLM)为主要方案。PVB方案自1974年使用以来，为了减轻药物毒性反应，几经修改，至今仍为一线治疗方案。该方案对晚期睾丸肿瘤完全缓解率可达50％～70％，复发率约为10％。辅助外科手术可使70％～80％的患者无病生存。用VCR取代VLB同样可获83％的无病生存率且骨髓毒性降低。VAB-6方案治疗周期短,疗效增加,可使患者早日恢复社会活动,完全缓解率为59%。3周期后如有残留肿瘤可手术切除,术后完全缓解率达90%,无病生存率为81%。VAB-6的疗效优于PVB,可能与高剂量的DDP应用有关。

近年来,VP-16被引入联合化疗方案中,取得了较好的疗效。PEB与PVB进行随机对照的研究显示,二者客观缓解率分别为78%和73%,两组间无显著差异,而且PEB方案的神经毒性低于PVB,但骨髓抑制略重。所以,很多人已用PEB作为治疗晚期睾丸肿瘤的一线治疗方案。卡铂对睾丸肿瘤的疗效也受到广泛重视。但美国Memorial Sloan Kettering肿瘤中心和西南肿瘤协作组(SWOG)的临床随机对照研究表明,在无病生存方面卡铂的疗效不如顺铂好。另一种有效药物是异环磷酰胺(IFO),在PVB或PEB治疗失败的患者中,单用IFO治疗的客观缓解率为22%;VIP(VLB、IFO、DDP)联合化疗的完全缓解率为30%,18%的患者无病生存期>18个月,因此被认为是良好的解救方案。

①睾丸肿瘤常用的联合化疗方案

△EP方案

顺铂20mg/m²,静脉滴注,第1~5天。

依托泊苷120mg/m²,静脉滴注,第1天,第3天,第5天。

21天1个周期,3~4个周期。

△PEB方案

顺铂20mg/m²,静脉滴注,第1~5天。

依托泊苷120mg/m²,静脉滴注,第1天,第3天,第5天。

博来霉素每次15mg,静脉滴注入壶,第2天,第9天,第16天。

21天1个周期,3~4个周期。

△PEB方案

顺铂20 mg/m²,静脉滴注,第1~5天。

依托泊苷120mg/m²,静脉滴注,第1天,第3天,第5天。

博来霉素15mg/次,静脉滴注入壶,第2天,第9天,第16天。

21天1个周期,3~4个周期。

△CEB方案

卡铂300mg/m²,静脉滴注,第1天。

依托泊苷60mg/m²,静脉滴注,第3~7天。

平阳霉素8mg,肌内注射,第3天,第5天,第8天,第10天。

28天1个周期,3~4周期。

②解救方案

△VIP方案

异环磷酰胺1.2g/m²,静脉滴注,第1~5天;美司钠400mg,静脉注射0h,4h,

8h,第 1～5 天。

顺铂 20mg/m²,静脉滴注,第 1～5 天。

长春碱 0.11mg/(kg·d),静脉注射,第 1～2 天或用依托泊苷 75mg/m²,静脉滴注,第 1～5 天。

21 天 1 个周期,3～4 周期。

△TIP 方案

紫杉醇 150mg/m²,静脉滴注,第 1 天。

异环磷酰胺 1.5g/m²,静脉滴注,第 2～5 天;美司钠 400mg,静脉注射 0h,4h,8h,第 2～5 天。

顺铂 25mg/m²,静脉滴注,第 2～5 天。

21 天 1 个周期,3～4 个周期。

注:美司钠分 3 次与异环磷酰胺同时、其 4h 后、其 8h 后静脉注射。

关于生殖细胞恶性肿瘤的预后评价因素,各个肿瘤中心的规定不尽相同,近年由多个国际研究中心组成的国际生殖细胞肿瘤协作组达成共识,按照肿瘤原发部位、内脏转移情况、肿瘤标志物水平,将生殖细胞肿瘤分为低危、中危、高危。具体见表 18-2。

表 18-2　国际生殖细胞肿瘤预后分类

	非精原细胞瘤	精原细胞瘤
低危	原发于睾丸或腹膜后 且无肺外转移 睾丸切除术后肿瘤标志物表现如下 AFP<1000ng/ml, hCG<5000U/L, LDH<正常值上限的 1.5 倍	原发于任何部位 且无肺外转移 且 AFP 正常 任何 hCG 任何 LDH
中危	原发于睾丸或腹膜后 且无肺外转移 睾丸切除术后肿瘤标志物表现如下 AFP1000～10 000ng/ml, hCG5000～50 000U/L, LDH 正常值上限的 1.5～10 倍	原发于任何部位 且有肺外转移 且 AFP 正常 任何 hCG 任何 LDH
高危	原发于纵隔 或肺外脏器转移 或睾丸切除术后肿瘤标志物表现如下 AFP>10 000ng/ml, hCG>50 000U/L, LDH>正常值上限的 10 倍	无

对于低危生殖细胞肿瘤的治疗,应该在保证最好疗效的同时降低治疗的不良反应,有随机临床试验显示可以通过应用 VP-16 替代 VLB,或者去掉方案中的 BLM 或是降低 BLM 的剂量来达到此目的。目前此类患者的标准治疗是手术后给予 3 周期 BEP 方案或 4 周期 EP 方案化疗,90% 的患者可以被治愈。对于此类患者来说,4 周期的 BEP 方案就存在治疗过度的问题,而 3 个周期 EP 方案或用卡铂代替顺铂的疗效均不如传统的 BEP 方案。

对于中危的患者,标准的 4 周期 PEB 方案大约有 70% 的治愈率,而在高危患者,其治愈率 < 50%,为了进一步提高疗效,多个中心进行了一系列的临床研究。SECSG/SWOG 比较了 BEP 方案中增大顺铂的剂量($40mg/m^2 \times 5$)与标准 BEP 方案的效果,结果显示两者客观缓解率相同,高剂量顺铂只增加毒性,并不能提高疗效。由印第安纳大学 Einhorn 教授主持的一项研究比较了 VIP 方案与标准 BEP 方案治疗高危睾丸肿瘤的效果,随访 2 年,结果显示两者客观缓解率相同。

对于一线治疗没有达到 CR 或达到 CR 后复发的患者,给予 IFO+DDP+VLB 解救治疗,大约 50% 的患者仍可获得完全缓解,其中,25% 的患者可达到持续性缓解状态,预后良好的因素有肿瘤原发于睾丸、初次治疗达到完全缓解、肿瘤标志物正常、肿瘤体积较小。这些患者的标准治疗是 4 周期的 IFO+DDP+VLB 方案或紫杉醇+IFO+DDP。

对于常规剂量治疗反应较差,如初次治疗未达 CR、需要三线治疗的患者,可以考虑高剂量化疗+外周血干细胞支持。在三线治疗中,给予 2 周期高剂量的 CBP+VP-16,加或不加 CTX(或 IFO),可以使 15%~20% 的患者达到持续缓解。

高剂量化疗不能取得完全缓解的患者基本上失去了治愈的可能,只有极少数肿瘤标志物升高、存在孤立转移病灶的患者可以通过外科手术获得治愈的机会,其他患者只能给予对症支持等姑息治疗。

(四)中西医结合治疗

1. 中医配合手术治疗

手术前服用中药可提高患者对手术的耐受性,为手术创造条件。手术后配合中药以促进机体功能尽快恢复。以益气养血、健脾和胃为主要治则,常用方为四君子汤、参苓白术散、八珍汤、十全大补汤等。

2. 中医配合化疗

化疗期间配合中药治疗,可以明显减轻化疗的不良反应。针对胃肠道反应,多采用健脾益气,和胃止呕的方法,可选用橘皮竹茹汤、陈夏六君子汤等;针对骨髓抑制,可采用益气养血,滋补肝肾的方法,可选用八珍汤、左归丸、右归丸等。

3. 中医配合放疗

放疗期间多采用清热解毒、养阴益气或滋阴润燥的治法,可选用沙参麦冬汤、玉女煎、生脉散等。

七、预　后

尽管睾丸位于体表,但睾丸肿瘤患者就诊时 30％以上已有转移发生,严重影响预后。精原细胞瘤预后一般好于 NSGCT,5 年生存率＞80％。非精原细胞瘤发展迅速,倍增时间仅 10～30 天,治疗无效者 85％二年内死亡,其余在 3 年以内。精原细胞瘤可以在有效治疗后 2～10 年复发。

八、中医治疗进展

目前,有关睾丸癌中医治疗的文献资料非常有限,需要做更多的临床研究。

（燕晓茹）

参 考 文 献

[1]　Albers P,Albrecht W,Algaba F,et al. EAU guidelines on testicular cancer:2011 update[J]. Eur Urol,2011,60(2):304-319.

[2]　Capocaccia R,Gatta G,Dal ML. Life expectancy of colon,breast and testicular cancer patients. An analysis of US-SEER population-based data[J]. Annals of Oncology,2016,26(6):1263-1268.

第19章

甲状腺癌

一、概 述

甲状腺癌是指发生在甲状腺腺体的恶性肿瘤。初期多无明显症状,仅在颈前组织内出现一个质地较硬且高低不平的肿块,生长缓慢,一般无不适,是头颈部较常见的恶性肿瘤,发病率占全身恶性肿瘤的1.3%。其患病年龄在25—65岁,女性多于男性,男女性之比为1:(2~4)。不同病理类型的甲状腺癌年龄分布亦不同,乳头状腺癌分布最广,可发生于10岁以下儿童至百岁老人,滤泡状癌多见于20—100岁,髓样癌多见于40—80岁,未分化癌多见于40—90岁。值得注意的是,儿童期甲状腺癌的发病率占甲状腺结节的50%~71%,因此应警惕儿童甲状腺癌。

吸烟、体重指数(BMI)高、具有恶性肿瘤病史或家族史、从事有机溶剂或接触放射线行业等为甲状腺癌发生的危险因素。其中,5%~10%的甲状腺髓样癌有明显的家族史,而且往往合并嗜铬细胞瘤等疾病;临床上有甲状腺腺瘤、慢性甲状腺炎、结节性甲状腺肿或某些毒性甲状腺肿发生癌变的报道;放射线一方面可引起甲状腺细胞的异常分裂,导致癌变;另一方面使甲状腺破坏而不能产生内分泌素,由此引起促甲状腺激素(TSH)大量分泌也能促发甲状腺细胞癌变。此外,摄碘过量或缺碘均可使甲状腺的结构和功能发生改变,这可能与 TSH 刺激甲状腺增生有关。实验证明,长期 TSH 的刺激能促使甲状腺增生,形成结节和癌变。

甲状腺癌属于中医学"瘿瘤"病的范畴。《说文解字》曰:"瘿,颈瘤也"。《三因方》提出:"此等皆年数深远,渐大渐长,坚硬不移者,名曰石瘿。"

二、病因病机

本病病位在颈,其发生不外乎情志内伤,肝失条达,气滞血瘀及饮食水土失宜。脾失健运,水湿内停,聚而成痰,痰浊内阻,导致气滞、血瘀、痰凝于颈部而成本病。本病初起多实,病久则由实转虚,为虚实夹杂之证,其病机与肝、脾、心、肾关系密切。

1. 病因

(1)地理环境:《吕氏春秋》指出:"轻水所,多秃与瘿人。"说明"瘿瘤"的发病与地理环境相关。《诸病源候论》有云："瘿者,亦有饮沙水,常食令人作瘿病。"在瘿病的分类名称中列有泥瘿、土瘿之名,可见古人对水土因素早有认识。

(2)情志因素:气郁是瘿病的又一主要因素。在《圣济总录》已明确记载"(瘿病)妇女多有之,缘忧患有甚于男子也"。情志致病是女性高发的原因,这些触发因素可引起甲状腺组织病变,进而发展成肿瘤。

(3)饮食失调:脾失健运,水液运化不力,聚而为湿为痰,气血正常运行受阻,痰气瘀血结于颈部而成瘤。

(4)体质因素:"女子以血为主,以肝为养"。妇女的经、孕、产、乳等生理特点与肝所藏的血密切相关,血常不足而气有余。故女性更易出现肝气郁结。气郁致水液失常而成痰,气滞使血液运行不畅而成瘀,痰瘀互结,则易成癌变。

2. 病机

甲状腺癌主要由情志内伤,饮食失调等原因损伤肝脾所致。体内阴阳不协,痰结血瘀化毒是本病的病理基础。《诸病源候论》中说:"瘿者忧患气结所生。"《外科正宗》说:"夫人生瘿瘤之症,非阴阳正气结肿,乃五脏瘀血、浊气、痰滞而成。"

(1)气机郁滞:长期忿郁恼怒或忧思郁虑,致肝气郁结,肝失疏泄,气机升降失常,则形成气滞,气郁日久,积聚成形,或内生致病。

(2)痰瘀互结:气滞日久则血液运行不畅发为瘀,肝气郁滞,横逆犯脾,脾失健运,痰湿内生,血瘀成癥,痰凝成核,痰瘀互结发为瘿结肿块。

(3)毒热蕴结:机体感受的癌毒之邪合并气机郁滞及其日久所致的痰凝、血瘀,四者交织日久而化火,故而癌肿发展迅速。

(4)脏腑失调:气血亏虚,脏腑功能失调,正衰邪盛,气阴两伤,气血紊乱,堵塞经络,久则凝结成块。

三、临床表现

早期多无明显症状和体征,通常在体检时通过甲状腺触诊和颈部超声检查而发现甲状腺小肿块。

典型的临床表现为甲状腺内发现肿块,质地硬而固定、表面不平是各型癌的共同表现。肿块在吞咽时上下移动性小。未分化癌可在短期内出现上述症状,除肿块增长明显外,还伴有侵犯周围组织的特性。

晚期可产生声音嘶哑,呼吸、吞咽困难,交感神经受压引起的 Horner 综合征,侵犯颈丛出现耳、枕、肩等处疼痛和局部淋巴结及远处器官转移等表现。颈淋巴结转移在未分化癌发生较早。

髓样癌由于肿瘤本身可产生降钙素和 5-羟色胺,易引起腹泻、心悸、面色潮红等症状。

四、辅助检查

1. 影像学检查

（1）B超：颈部超声检查是诊断甲状腺肿物性质的首选检查，且可以发现触诊难以发现的较小肿物。

（2）核素扫描：实体性甲状腺结节应常规行核素扫描检查，甲状腺癌显像多表现为凉、冷结节。国内报道，凉结节中有 8%～21.9% 是癌，而冷结节的癌发生率高达 12%～54.5%。

（3）CT 和磁共振成像：主要用于了解甲状腺癌侵犯范围和转移情况。

（4）PET-CT：当甲状腺癌治疗后复发或怀疑有转移时可选择 PET-CT。

2. 病理学检查

在超声引导下行针吸细胞学检查或穿刺组织学检查，用以判断肿物的良恶性。但为提高早期诊断率，遇以下情况应考虑早期手术活检：①虽怀疑为"良性肿瘤"，但患者是中年妇女，单个结节、质硬、活动度差，放射性核素扫描为冷结节者；②甲状腺迅速增大，疼痛伴声音嘶哑、吞咽困难、呼吸不畅等；③有颈部结节，非甲状腺疾病已排除者。

3. 实验室检查

甲状腺肿瘤治疗前后常需进行促甲状腺激素、甲状腺激素、甲状腺球蛋白、降钙素、甲状腺素结合力等项目的检查。检测血清降钙素水平有助于髓样癌的辅助诊断。

五、诊断及鉴别诊断

（一）诊断要点

对所有甲状腺的肿块，无论年龄大小、单发还是多发，包括质地如何，均应提高警惕。主要根据临床表现，若甲状腺肿块质硬、固定，颈淋巴结增大，或有压迫症状者，或存在多年的甲状腺肿块，在短期内迅速增大者，均应怀疑为甲状腺癌。结合B超、核素扫描、针吸细胞学检查等，确定肿物性质。有的患者甲状腺肿块不明显，因发现转移灶而就医时，应想到甲状腺癌的可能。髓样癌患者应排除Ⅱ型多发性内分泌腺瘤综合征的可能。对合并家族史且出现腹泻、颜面潮红、低血钙时应考虑髓样癌的可能。

肿瘤分期（AJCC 2017，第八版）

（1）分化型甲状腺癌和未分化癌的 TNM 分期

原发肿瘤（T）

Tx：原发肿瘤不能评估。

T0：无原发肿瘤依据。

T1:最大径≤2cm,局限于甲状腺。

  T1a:最大径≤1cm,局限于甲状腺。

  T1b:最大径>1cm 且≤2cm,局限于甲状腺。

T2:2cm<最大径≤4cm 局限于甲状腺。

T3:最大径>4cm 且局限于甲状腺或有明显的腺外侵袭但仅浸润带状肌。

  T3a:最大径>4cm 且局限于甲状腺。

  T3b:任何大小的肿瘤明显侵袭腺外但仅浸润带状肌(胸骨舌骨肌、胸骨甲状肌、甲状舌骨肌、肩胛舌骨肌)。

T4:包括明显的腺外侵袭。

  T4a:腺外浸润至皮下软组织、喉、气管、食管及喉返神经。

  T4b:侵犯椎前筋膜或包绕颈动脉或纵隔血管。

区域淋巴结(N)

Nx:区域淋巴结不能评估。

N0:无区域淋巴结转移依据。

N0a:1 个或多个经细胞学或组织学证实为良性的淋巴结。

N0b:无影像学或临床证据显示淋巴结转移。

N1:有区域淋巴结转移。

  N1a:Ⅵ区或Ⅶ区淋巴结转移(气管前、气管旁或喉前/Delphian 上或纵隔淋巴结)包括单侧或双侧转移。

  N1b:转移到单侧、双侧或对侧颈部淋巴结(Ⅰ、Ⅱ、Ⅲ、Ⅳ 或 Ⅴ 区)或咽后淋巴结。

远处转移(M)

M0:无远处转移依据。

M1:有远处转移。

①分化型甲状腺癌临床分期

△55 岁以下分期(表 19-1)

表 19-1　55 岁以下分期

分期	T	N	M
Ⅰ 期	任何 T	任何 N	M0
Ⅱ 期	任何 T	任何 N	M1

△55 岁以上分期(表 19-2)

表 19-2 55 岁以上分期

分期	T	N	M
Ⅰ期	T1	N0/Nx	M0
	T2	N0	M0
Ⅱ期	T1	N1	M0
	T2	N1	M0
	T3a/T3b	任何 N	M0
Ⅲ期	T4a	任何 N	M0
ⅣA 期	T4b	任何 N	M0
ⅣB 期	任何 T	任何 N	M1

②未分化癌的临床分期(表 19-3)

表 19-3 未分化癌的临床分期

分期	T	N	M
ⅣA 期	T1-T3a	N0/Nx	M0
ⅣB 期	T1-T3a	N1	M0
	T3b	N0	M0
	T4	N0	M0
ⅣC 期	任何 T	任何 N	M1

③组织病理学分型

△乳头状癌。

△微小乳头状癌。

△滤泡样癌。

△实体样癌。

△Hurthle 细胞样癌。

△滤泡细胞癌。

△包膜内非入侵性癌。

△微小浸润性癌。

△广泛浸润性癌。

△嗜酸细胞癌。

△低分化癌。

△未分化癌。

（2）甲状腺髓样癌的 TNM 分期

△TNM 分期

原发肿瘤（T）

Tx：原发肿瘤不能评估。

T0：无原发肿瘤依据。

T1：最大径≤2cm。

　　T1a：最大径≤1cm，局限于甲状腺。

　　T1b：最大径＞1cm 且≤2cm，局限于甲状腺。

T2：2cm＜最大径≤4cm 局限于甲状腺。

T3：最大径＞4cm 或侵袭腺外。

　　T3a：最大径＞4cm 且局限于甲状腺。

　　T3b：任何大小的肿瘤明显侵袭腺外但仅浸润带状肌（胸骨舌骨肌、胸骨甲
　　　　状肌、甲状舌骨肌、肩胛舌骨肌）。

T4：疾病晚期。

　　T4a：中晚期肿瘤侵及腺外邻近颈部的组织，包括皮下软组织、喉、气管、食
　　　　管及喉返神经。

　　T4b：终末期侵犯脊柱或邻近大血管，侵犯椎前筋膜或包绕颈动脉或纵隔
　　　　血管。

区域淋巴结（N）

Nx：区域淋巴结不能评估。

N0：无区域淋巴结转移依据。

　　N0a：1 个或多个经细胞学或组织学证实为良性的淋巴结。

　　N0b：无影像学或临床证据显示淋巴结转移。

N1：有区域淋巴结转移。

　　N1a：Ⅵ区或Ⅶ区淋巴结转移（气管前、气管旁或喉前/腹侧或纵隔上淋巴
　　　　结）包括单侧或双侧转移。

　　N1b：转移到单侧、双侧或对侧颈部淋巴结（Ⅰ、Ⅱ、Ⅲ、Ⅳ或Ⅴ区）或咽后淋
　　　　巴结。

远处转移（M）

M0：无远处转移依据。

M1：有远处转移。

△临床分期（表 19-4）

表 19-4　临床分期

分期	T	N	M
Ⅰ期	T1	任何 N	M0
Ⅱ期	T2	N0	M0
	T3	N0	M0
Ⅲ期	T1～3	N1a	M0
ⅣA 期	T4a	任何 N	M0
	T1～3	N1b	M0
ⅣB 期	T4	N0	M0
ⅣC 期	任何 T	任何 N	M1

(二)鉴别诊断

1. 甲状腺腺瘤

多见于 20—30 岁的年轻人,女性较多。多数为生长缓慢的颈前肿块,肿物较小时,无任何症状;肿块较大时,可有呼吸困难或吞咽困难;有时肿块突然增大和疼痛,常为囊内出血所致。检查多为单结节,边界清,表面光滑,无颈淋巴结转移和远处转移灶,一般无神经损害症状。

2. 结节性甲状腺肿

多见于中年以上妇女,病程可长达十几年至数十年。病变累及双侧甲状腺,为多结节,大小不一,表面光滑,可随吞咽上下移动,病程长者,可有囊性病变,没有其他自觉症状。

3. 亚急性甲状腺炎

常见于中壮年妇女,常认为是由于病毒感染所引起,病期数周或数月,发病前常有呼吸道感染病史,伴有轻度发热和其他全身症状,约经数周的病程,可自愈。服少量碘、泼尼松类药物或小剂量 X 射线(800～1000Gy)治疗,效果良好。

4. 慢性淋巴细胞性甲状腺炎(桥本甲状腺炎)

多见于 40 岁以上的妇女,35 岁以下少见。为慢性进行性双侧甲状腺肿大,橡皮样硬实,表面有结节,临床上与癌难以鉴别,但不粘连,可固定于甲状腺周围的组织。本病对肾上腺激素反应较敏感,一般口服泼尼松 5mg,每日 3 次,1 周左右可见明显缩小。用小剂量 X 射线(800～1000Gy)治疗,效果好。

5. 纤维性甲状腺炎

多见于 50 岁左右的妇女,病史较长,平均病期 2～3 年。甲状腺呈普遍性中等度增大,质硬如木样,但常保持甲状腺原来的外形。有进行性发展的倾向,常与周围组织固定并出现压迫症状。放射治疗无效,可行手术探查,并切除峡部,以缓解或预防压迫症状。

六、治 疗

(一)治疗原则

甲状腺癌的治疗当前仍以手术为主,多采用根治性手术,如颈部淋巴结阳性做一侧或双侧颈淋巴结清扫术,术后辅以化疗、激素治疗和放疗。对失去手术机会的病例,未分化癌应做放疗和化疗,然后根据病情争取手术,如仍不可手术者则应继续化疗或激素治疗。对术后残余癌、复发癌和转移癌,只能做姑息性化疗或放疗,有条件者采用[131]I治疗。中西医结合治疗,既可以增强体质,提高患者对西医治疗不良反应的耐受能力,也能减轻不良反应,促进身体恢复。

(二)中医治疗

甲状腺癌在中医学中属"瘿病"范畴。环境水土因素、情志内伤是导致本病发生的重要病因,病机主要涉及气滞、痰凝、血瘀等。疏肝理气,调畅情志在本病的治疗中至关重要;在治疗的同时,须时时顾护胃气,加强饮食调摄。

1. 辨证论治

(1)肝郁气滞证

主症:颈前瘿瘤隆起,逐渐增大,质韧,疼痛不明显,随吞咽稍可上下运动,咽部作憋,颈部郁胀,伴胸胁胀闷不舒,善太息,平素情志抑郁,烦躁易怒,口苦口干,可有大便秘结,妇女可见乳房作胀疼痛,月经不调,舌质淡红,舌苔薄白,脉弦。

证机概要:气机郁滞,聚而成形。

治疗法则:疏肝理气,消瘿散结。

方药运用:四逆散加减。柴胡、枳实、芍药、香附、青皮、郁金、山慈姑、海蛤壳、生牡蛎、八月札。

加减:若胸胁胀满,或疼痛,加延胡索、川楝子以行气止痛;若咽部梗阻肿痛,加桔梗、牛蒡子、木蝴蝶、射干以清热解毒,利咽止痛;若年老体弱或服药后出现身倦乏力,面色少华等虚弱症状者,加黄芪、党参、当归等以补气养血。

临证指要:该证型多见于甲状腺癌初期,主要表现为气机郁滞,治疗上应以疏肝理气为主。该型患者平素情志不畅,故而在治疗过程中应嘱患者积极调整心情,必要时可求助于心理咨询师。

(2)痰瘀互阻证

主症:颈部瘿瘤,质地坚硬,可有颈前刺痛,随吞咽上下移动受限或推之不动,可伴有胸闷痰多,肢体倦怠,胃纳不佳,或有颈前、两侧痰核丛生,苔多白腻,舌质多紫或有斑点,脉弦或涩。

证机概要:气郁痰阻,气滞血瘀,痰瘀胶着而成肿块。

治疗法则:化痰软坚,活血散结。

方药运用:海藻玉壶汤加减。海藻、昆布、陈皮、半夏、浙贝母、连翘、当归、川芎、莪术、赤芍、丹参、牡蛎、柴胡、生地黄、半枝莲、半边莲、甘草。

加减:若郁久化火,烦热,舌红者,加牡丹皮、栀子、夏枯草以清肝泻火;神疲乏力,便溏者,加白术、山药健脾益气。

临证指要:该证型多见于甲状腺癌中晚期,由于气滞日久影响津液、血的运行,导致痰凝、血瘀。治疗上以化痰散瘀为主。由于气滞贯穿于整个病程,故还须酌情添加行气之品。

(3)毒热蕴结证

主症:颈部肿块凹凸不平,发展迅速,灼热作痛,连及头颈,声音嘶哑,呼吸、吞咽不适,咳吐黄痰,大便干结,小便短赤,舌质红绛,苔黄燥,脉弦数。

证机概要:痰毒互结,郁久化热。

治疗法则:清热解毒,散结消瘿。

方药运用:清肝芦荟丸加减。黛蛤散、青皮、草河车、山豆根、鱼腥草、山慈姑、白花蛇舌草、瓜蒌、天花粉、野菊花。

加减:若毒热炽盛,大便干结不通者,加大黄、玄参以清热泻火,存阴通腹;若火毒伤阴,症见口干多饮,小便短赤,加墨旱莲、石斛、沙参、麦冬以滋阴清热。

临证指要:该证型主要见于甲状腺癌快速发展期。癌毒、气滞、痰凝、血瘀四种因素互相掺杂,互相促进,日久化热促进肿瘤生长。治疗上应先控制火热,以清热泻火,解毒抗癌为法。但清热泻火之药不宜过久使用,恐伤正气。

(4)气血两虚证

主症:颈部肿块,伴局部疼痛,心悸气短,全身乏力,自汗盗汗,精神萎靡,头晕目眩,口干舌燥,五心烦热,舌质红,苔少,脉细数。

证机概要:病程日久,气血亏耗,正气虚弱。

治疗法则:益气养血,清热消瘿。

方药运用:生脉散合扶正解毒汤加减。党参、黄芪、生地黄、熟地黄、麦冬、五味子、沙参、当归、黄精、夏枯草、海浮石、野菊花、鱼腥草、赤芍。

加减:若气虚甚者,改党参为人参以增加益气之力;心悸汗多者,加煅龙骨、煅牡蛎、桂枝、炙甘草以和营敛汗;形寒肢冷,面目虚浮者,加鹿角胶、菟丝子以温补肾阳;阴虚火旺,口舌生疮者,加淡竹叶、莲子心、生地黄、黄连以清热降火;呃逆不止者,加陈皮、竹茹、旋覆花、柿蒂以降逆止呕;腰膝酸软者,加墨旱莲草、杜仲、牛膝以滋补肝肾、强腰健骨。

临证指要:该证型多见于甲状腺癌晚期或放化疗、手术后。由于病程日久消耗正气,或治疗方式导致气血亏虚,临床表现为一派虚相,此时应以扶正为主或稍加抗癌之力。

2. 中成药制剂

(1)鸦胆子油乳剂:静脉滴注,每日1次,每次50ml,加入生理盐水500ml静脉滴注,10 天为 1 个疗程,3 周后重复治疗。能够有效提高患者生活质量。

(2)康艾注射液:静脉滴注,每日 1～2 次,每日 40～60ml,用 5％葡萄糖或 0.9％生理盐水 250～500ml 稀释后使用,2～4 周为 1 个疗程。能有效改善接受[131]I 治疗后出现的骨髓抑制。

(3)槐耳颗粒:口服,每日 3 次,每次 20g,3 个月为 1 个疗程。能够有效提高机体免疫力。

(三)西医治疗

1. 手术治疗

手术治疗是甲状腺癌治疗的主要手段,根据病灶的大小、周围组织受浸润的程度、有无转移和转移范围来决定手术的形式。肿瘤局限于一侧腺叶者,可做一侧腺叶加峡部切除术;若肿瘤已侵犯对侧腺叶者,应做甲状腺次全切除术或全切除术;若已出现同侧颈淋巴结转移,应做颈淋巴结清扫加甲状腺单叶、峡部切除术;若双侧颈淋巴结均已转移者,可先做化疗,若转移灶消失,可考虑做原发灶切除。

2. 放疗

(1)分化型甲状腺癌:对放射线不敏感,甲状腺邻近的器官对放射线耐受性低,一般情况下不宜单纯放疗。但以下情况之一者,可做放射治疗:①手术无法将肿瘤侵犯部位全部切除者,术后行辅助放疗;②未分化型甲状腺癌无论是否已做手术切除,放疗有一定效果;③无法承受手术者(如体弱或严重心肺疾患者),可做姑息放疗;④[131]I 治疗属放射治疗,对滤泡状癌的疗效高于分化差的甲状腺癌。

(2)未分化甲状腺癌:对放射治疗有一定敏感性,但髓样癌表现抗拒。

(3)甲状腺滤泡癌:吸碘能力较强,因此在全甲状腺切除后用[131]I 治疗转移灶有一定疗效。

(4)照射技术:①未分化癌根治量为 55～60Gy/5～6 周,预防量 40～45Gy/4～5 周;②对分化程度较好的或术后残余者剂量为 45～50Gy/4～5 周;③分化差或残存灶广泛,程度重的病例可适当扩大照射野。

3. 激素治疗

即甲状腺素治疗,甲状腺素可减少甲状腺癌术后的复发和转移,对分化型癌的疗效高于未分化癌或髓样癌。常用甲状腺素制剂有左甲状腺素钠片,每日 100～150μg。

4. 化疗

未分化癌化疗的敏感性高于分化型甲状腺癌,常用化疗药物有博来霉素(BLM)、阿霉素/多柔比星(ADM)、顺铂(DDP)、长春新碱(VCR)等,常用化疗方案如下。

(1)AP 方案:DDP 40mg/m^2,静脉注射,第 1 日;ADM 60 mg/m^2,静脉注射,第 1 日。3 周为 1 个周期。

（2）AVP 方案：ADM 60mg/m²，静脉注射，第 1 日；VCR 2mg/m²，静脉注射，第 1 日；BLM 10mg，肌内注射，第 1 日。3 周为 1 个周期。

七、预后及调护

甲状腺癌的预后主要与其病理类型、年龄、肿瘤大小等有关。乳头状癌和滤泡状癌预后较好，未分化癌预后最差。年龄是影响乳头状癌和滤泡状癌预后的关键因素，复发率和病死率随年龄的增大而增高。

由于甲状腺癌的发生发展与情绪关系密切，因此患者要有一个良好的心态，注意保持精神愉快，积极锻炼身体，防止情志内伤，这对提高抗病能力非常重要。甲状腺癌患者应注意日常饮食，吃富有营养的食物及新鲜蔬菜，避免肥腻、香燥、辛辣食物。由于雌激素会促进甲状腺癌的发展及复发，女性患者应注意限制外来雌激素的摄入。

八、中医研究进展

甲状腺癌的中医辨证分型并不统一，刘宇等通过分析 1994—2014 年 CNKI 和万方数据库中收录的中医诊治甲状腺癌的 39 篇文献，总结出 23 个中医证型。常见证型以阴虚、气滞血瘀、肝郁气滞为主。王芷乔等临床调查 183 例甲状腺癌术后患者并进行中医辨证分型，其中气阴两虚证 63 例（34.43%），肝郁气滞证 48 例（26.23%），痰瘀互结证 45 例（24.59%），脾肾阳虚证 27 例（14.75%）。何丽美等对 110 例甲状腺癌术后患者进行症状的频数分析与聚类分析，得出实证以肝郁痰阻多见，虚证以气虚、阴虚多见的结论。也有专家以临床经验划分，朴炳奎认为本病属痰气交阻而成，临床应分清实火、虚火及正气虚实。甲状腺癌初期可分为痰气凝结、热毒内盛、痰瘀互结三型；中晚期可分为气血双亏、痰瘀阻滞，气阴两虚、余毒未清，心肾阴虚三型；术后则以气血不足为主。周宜强将甲状腺癌分为肝郁痰湿证、气滞血瘀证、毒热蕴结证、心肾阴虚证。贾英杰认为，石瘿早期属痰湿气滞，晚期属气血不足、正气亏虚，临床可分为肝郁痰结、痰瘀交阻、毒热蕴结、气血两虚证进行辨治。郭志雄将甲状腺癌分为痰瘀交阻、肝郁痰凝、血瘀寒凝、阴虚火郁四型。虽然辨证分型结果不一，但总体来说实证以气滞为主，夹杂血瘀、痰浊、热毒等，虚证则以气虚、阴虚为主。

中医作为辅助治疗手段对甲状腺癌有明确疗效。刘晟等对 386 例分化型甲状腺癌术后患者行中西医结合治疗，治疗组患者在对照组左甲状腺素钠片治疗基础上给予消痰散结方，用药 9 个疗程以上后发现，治疗组术后 1 年内自觉症状及卡氏评分改善明显优于对照组（$P < 0.05$）。王明军等用清燥救肺汤加减治疗放疗性咽喉炎 60 例，治疗组（清燥救肺汤加减）总有效率 91.67%，对照组（雾化吸入生理盐水 1.5ml 加地塞米松针剂 5mg、α-糜蛋白酶 4000U）总有效率 81.67%，两组差异有

统计学意义（$P<0.05$）。甲状腺癌患者定期复查血清 TG 和 TSH 是必要的，研究证实软坚散结类中药具有降低血清 TG 和 TSH 的功效。目前中医药治疗甲状腺癌取得不少成果，但尚缺乏大数据的支持；没有标准化的治疗方法和评估手段仍是临床急需解决的问题。

（陈　恂）

参 考 文 献

[1] 欧阳鑫,谢婉莹,秦春宏.甲状腺癌的流行病学特征及其危险因素[J].实用医药杂志,2015,(4):312-315.

[2] 刘宇,赵晓珍.甲状腺癌的中医证型和用药规律分析[J].山西中医学院学报,2015,16(5):8-10.

[3] 王芷乔,吕萌,夏仲元,等.183 例甲状腺癌术后患者中医证候临床调查[J].北京中医药大学学报,2015,38(9):645-648.

[4] 何丽美,朱惠蓉,程悦蕾,等.110 例甲状腺癌术后患者中医证型特征及用药特点[J].辽宁中医杂志,2014,41(3):394-399.

[5] 花宝金,侯炜.朴炳奎治疗恶性肿瘤经验撷萃[M].北京:中国中医药出版社,2014:224-226.

[6] 周宜强.实用中医肿瘤学[M].北京:中医古籍出版社,2006:364.

[7] 贾英杰.中西医结合肿瘤学[M].武汉:华中科技大学出版社,2009:232-233.

[8] 张彬,张立.郭志雄运用对方对药化裁治疗甲状腺癌的体会[J].中国社区医师,2012,14(1):206.

[9] 刘晟,矫健鹏,郭军,等.消痰散结方对甲状腺乳头状癌术后远期疗效的影响[J].中国中医药信息杂志,2014,21(10):92-93.

[10] 王明军,葛红.养阴清肺汤加减治疗放射性咽喉炎 60 例[J].陕西中医,2009,30(4):399-400.

[11] 张诠,杨传盛,郭朱明,等.甲状腺髓样癌预后影响因素分析[J].中华耳鼻喉头颈外科,2008,43(12):939-943.

[12] 李建周,金勇君,刘欣,等.血清促甲状腺素水平与甲状腺癌发病的相关性[J].中华肿瘤杂志,2011,33(12):921-924.

[13] 刘尚全.中医药对甲状腺癌术后患者症状改善的作用[J].现代肿瘤医学,2003,11(2):112-113.

[14] 李树锋,王玉文,任意.中西医结合治疗甲状腺乳头状癌 17 例[J].中医学报,2014,29(1):17-18.

第 20 章

肾上腺皮质癌

一、概　述

肾上腺皮质癌(adrenocortical carcinoma，ACC)是一种发生于肾上腺皮质的罕见恶性肿瘤，在人群中的年发病率为(0.7～2.0)/100 万，分为功能性和非功能性两类。常为单侧肾上腺受累，左侧稍多，约占 55%。功能性者分泌皮质醇、醛固酮、雄激素等，多为分化型，女性：男性约1.5∶1，中位生存期 40 个月；非功能性肾上腺皮质癌男性多于女性，多为未分化型，表皮转移常见，中位生存期 5 个月。功能性肾上腺皮质癌预后相对较好，二者中位生存期相比较，$P=0.005$。该病发病年龄的高峰有二个，一是 6 岁以内，另一是 40—50 岁。正常肾上腺每侧重 3～6g，而肾上腺皮质癌则每侧重达 100～5000g，切面有出血坏死，常见癌组织浸润和转移。

该病发病机制不明，但与 TP53 突变后活性降低及 MEN1、APC、错配修复基因(MSH2、MSH6、MLH1、PMS2)等突变有关。染色体的缺失、重复和易位也是造成肿瘤发生的另一重要原因，ACC 患者染色体中存在多种染色体畸变。中医并无与肾上腺皮质癌相对应的病名，根据其症状可分属中医"癥瘕""虚劳""头痛""眩晕""肥胖"等范畴。

二、病因病机

中医学认为，该病主要与禀赋异常、饮食失调、邪毒侵袭有关。脏腑气血阴阳失调、亏虚，可出现阴虚阳亢、脾肾阳虚、水湿痰饮内停等本虚标实的证候。

1. 病因

(1)禀赋异常：先天禀赋异常，导致脏腑功能及形态异常而发本病。

(2)饮食失调：嗜食肥甘厚味或过度饮酒，可致脾脏受损，水液运化失常，聚而成痰成湿，痰湿浸淫而发本病。

(3)邪毒侵袭：由于邪毒侵袭日久，留滞于机体，导致受病脏腑失和，气血运行不畅，痰浊内生，气滞血瘀痰凝，日久形成此病。

2. 病机

(1)脾肾阳虚：饮食失调损及脾阳，先天异常肾阳不足。脾肾阳虚，水液运化失常,则出现畏寒肢冷,面色㿠白,腰痛水肿,大便溏薄,舌淡胖等症状。

(2)肝肾阴虚:病程日久耗伤肝肾之阴,加之脾脏受损,气血生化乏源,则出现头晕目涩,腰酸腿软,五心烦热,咽干口燥等肝肾阴虚征象。

3. 痰湿凝聚

脾肾亏虚,或湿邪侵袭,阻滞气机,致水液运化功能受阻,水饮不化,最终潴湿留邪,滞于三焦,出现咳吐黏痰或呕吐痰涎,肢体困重,头重如裹,小便不利之症状。

4. 肝阳上亢

肝肾阴虚,阴不涵阳,以致肝阳升动太过,出现头痛而胀,眩晕耳鸣,面红目赤,急躁易怒症状。

三、临床表现

功能性肾上腺恶性肿瘤可有库欣综合征,表现为体重增加、虚弱(主要在近端肌肉)、高血压、精神障碍、多毛症、向心性肥胖、紫色条纹、水牛驼峰、锁骨上脂肪垫增大、高血糖和低钾血症。分泌醛固酮的肿瘤可能表现为高血压、虚弱和低钾血症。女性体内分泌雄激素的肿瘤可引起多毛症、声音增粗和少尿/闭经。在男性中,分泌雌激素的肿瘤可能会引起女性化和睾丸萎缩。非功能性的 ACC 通常产生与肿瘤负担相关的症状,包括腹痛、背痛、早期饱腹感和体重减轻。

四、辅助检查

1. 影像学检查

(1)CT 平扫＋增强检查:腹部 CT 检查的典型表现包括:体积大(常＞5cm)、中央低密度、边缘不规则但清晰、伴轻度强化、有侵入肾静脉及下腔静脉趋势。

(2)MRI 检查:对造影剂过敏或妊娠者,可以 MRI 检查代替 CT。体积大的肿瘤,在术前常用 MRI 评估肿瘤与血管的关系。

(3)PET/CT 检查:当治疗失败、复发或怀疑有转移灶时,可选择行 PET/CT 检查。

(4)骨扫描:当怀疑存在骨转移时,选择进行骨扫描。

(5)其他:腹部超声、胸部 X 线片也是经济、有价值的用于评估有无转移的方法。

2. 肾上腺功能实验

有皮质醇增多症临床表现及实验室检查证据(低钾性碱中毒)的患者应进行地塞米松抑制实验,检测尿 17-酮类固醇或血清 DHEA-硫酸盐(DHEA-S)水平。

(1)地塞米松抑制实验:午夜 1 次 1mg 地塞米松抑制实验可作为初次筛查实验。22:00 予以地塞米松 1mg 后,次日 9:00 前检测血清皮质醇水平。无库欣综合征的正常人,血清皮质醇水平常＜2μg/dl。应用 1mg 地塞米松后,血清皮质醇未正常受抑者应于次日晨 7:00－8:00 再进行血清皮质醇和血浆 ACTH 基线检查。血清皮质醇升高伴血浆 ACTH 抑制表明肾上腺源性库欣综合征的存在。

(2)24h 尿检查:在多数实验室中,24h 尿游离皮质醇正常高值＜50μg/dl,17-酮类固醇正常高值在 14～26mg(与患者年龄、性别相关)。库欣综合征患者的尿游离皮质醇升高。尿中 17-酮类固醇 24 小时超过 50mg 为可疑肾上腺癌,＞100mg 则可明确诊断。

3. 活组织检查

(1)有转移灶者,应尽量检查体表转移灶(如体表淋巴结),或进行肝转移灶活检。

(2)若仅有腹内病灶者,则须外科手术进行活检以明确诊断,在进行活检或手术之前,应注意排除嗜铬细胞瘤。

五、诊断及鉴别诊断

(一)诊断要点

该病诊断有困难,尤其对偏小的肿瘤难以区分良恶性,且因与肾相邻而易与肾癌混淆。有人认为,用 Vimentin 染色(肾上腺癌为阳性,肾癌为阴性)可作为鉴别方法。其他如 CT 扫描、磁共振(MRI)、PET-CT 等检查对了解肿瘤大小、良恶性性质及能否切除有帮助。

1. TNM 分期(AJCC 第八版,2017)

原发肿瘤(T)

Tx:原发肿瘤无法评估。

T0:原发肿瘤无依据。

T1:肿瘤最大径≤5cm 且无肾上腺外浸润。

T2:肿瘤最大径＞5cm 且无肾上腺外浸润。

T3:任何大小的肿瘤局部浸润但未累及邻近器官。

T4:任何大小的肿瘤累及邻近器官(肾、包膜、胰腺、脾或肝)或大血管(深静脉或腔静脉)。

区域淋巴结(N)

Nx:淋巴结转移无法评估。

N0:没有淋巴结转移。

N1:淋巴结有转移。

远处转移(M)

M0:无远处转移。

M1:有远处转移。

2. 组织学分级(G)

LG:低级别(核分裂指数≤20/50 HPF)。

HG：高级别（核分裂指数＞20/50 HPF）；TP53 或 CTNNB 突变。

3. 临床分期

见表 20-1。

表 20-1　临床分期

分期	T	N	M
Ⅰ期	T1	N0	M0
Ⅱ期	T2	N0	M0
Ⅲ期	T1	N1	M0
	T2	N1	M0
	T3	任何 N	M0
	T4	任何 N	M0
Ⅳ期	任何 T	任何 N	M1

(二)鉴别诊断

1. 库欣综合征相关疾病的鉴别诊断

见表 20-2。

表 20-2　库欣综合征相关疾病鉴别诊断

病因	垂体性库欣综合征	异位 ACTH 分泌	肾上腺癌	肾上腺腺瘤
血清钾	N 或 ↓	↓↓	N 或 ↓	N 或 ↓
尿 17-酮类固醇	↑	↑	↑ 或 ↑↑	↑ 或 ↑↑
血清 DHEA	N 或 ↑	↑↑	↓	↓
肾上腺增大(由 CT 评估)	双侧	双侧	单侧	单侧

注：ACTH. 促肾上腺皮质激素；N. 正常；↓. 减少；↓↓. 显著减少；↑. 升高；↑↑. 显著升高。

2. 良性肾上腺瘤

当肾上腺肿瘤最大径＞4cm 或者边缘不规则时,高度怀疑恶性可能。与 CT 平扫对比,恶性肾上腺肿瘤多见淋巴转移和肝转移,恶性肾上腺肿瘤的 HU 值 (Hounsfield unit)普遍高于良性,HU≥10 即可高度怀疑恶性。若之后的增强 CT 显示 15 分钟内静脉期的廓清＞60％,则不大可能为恶性。

六、治　疗

(一)中医辨证论治

1. 脾肾阳虚证

主症:畏寒肢冷,面色㿠白,腰痛水肿,大便溏薄,小便清长,纳呆腹胀,心悸气短,舌淡胖,苔白滑,脉沉细。

证机概要:脾肾阳虚,运化失常。

治疗法则:温补脾肾,益气养血。

方药运用:金匮肾气丸合参苓白术散加减。肉桂、制附子、熟地黄、山茱萸、山药、泽泻、白术、党参、茯苓、薏苡仁、白扁豆、陈皮。

加减:若气虚明显者,伴见自汗者,加人参、黄芪以益气固表;水湿内停明显,症见尿少水肿者,加车前子、猪苓、龙葵、半枝莲以祛湿利水;若见畏寒肢冷者,加补骨脂、仙茅、淫羊藿,并重用肉桂、附子以温肾祛寒。

临证指要:由于先天禀赋不足和饮食失调导致脾肾阳气受损,故而水谷运化失常,治疗上以温补脾肾,益气养血为法。

2. 肝肾阴虚证

主症:头晕目涩,腰酸腿软,手足麻木,五心烦热,咽干口燥,潮热盗汗,心烦易怒,或梦遗,或月经不调,舌红少苔,脉沉细数。

证机概要:病程日久,精血亏虚。

治疗法则:滋补肝肾,养阴清热。

方药运用:知柏地黄丸加减。熟地黄、山茱萸、山药、泽泻、牡丹皮、黄柏、知母、女贞子、墨旱莲、枸杞子、白芍、麦冬、夜交藤。

加减:若胁痛者,加川楝子、赤芍、郁金以行气止痛;腰膝酸软疼痛者,加杜仲、桑寄生、怀牛膝以补肾强腰;若午后潮热者,加炙鳖甲、炙龟甲、地骨皮以滋阴除热。

临证指要:"阳常有余,阴常不足",此病病程日久损及精血,常表现为肝肾阴虚。治疗上应以滋补肝肾,养阴清热为法。

3. 痰湿凝聚证

主症:咳吐黏痰或呕吐痰涎,胸胁痞满,腹胀纳差,形体胖大,畏寒喜暖,肢体困重,头重如裹,小便不利,面色灰暗,舌淡胖、苔白滑,脉沉尺弱。

证机概要:湿邪侵袭,滞留机体,或脾肾亏虚,致水液运行失常。

治疗法则:温化痰湿、软坚散结。

方药运用:苍朴二陈汤合胃苓汤加减。苍术、厚朴、土茯苓、陈皮、半夏、猪苓、桂枝、制南星、山慈姑、皂刺、木瓜、薏苡仁、昆布。

加减:若有痰湿之邪化热征象,口苦烦闷者,加黄连、龙胆草以清热利湿;心烦少寐,舌红便秘者,加莲子心、黄芩、黄连、瓜蒌仁以清热通下;若舌暗有瘀点、瘀斑合并血瘀者,加赤芍、桃仁、红花、丹参以活血化瘀。

临证指要:此证型比较常见。由于脏腑功能失和,以及湿邪侵袭,导致机体水液代谢失常,水液停聚为湿。治疗上应以温化痰湿、软坚散结为主。

4. 肝阳上亢证

主症:头痛而胀,眩晕耳鸣,面红目赤,急躁易怒,失眠多梦,心悸健忘,舌红苔薄黄或少苔,脉弦细数。

证机概要:肝肾阴虚,阴不涵阳,肝阳上亢。

治疗法则:平肝潜阳。

方药运用:镇肝熄风汤加减。川牛膝、生赭石、生龙骨、生牡蛎、生龟甲、白芍、玄参、川楝子、天冬、夏枯草、生麦芽、茵陈、白蒺藜。

加减:若阴虚较重,舌红少苔、脉弦细数较为明显者,可选加生地黄、熟地黄、麦冬、制何首乌等滋补肝肾之阴;若肝阳化火,肝火亢盛,表现为眩晕、头痛较甚,耳鸣耳聋暴作,目赤、口苦,舌红苔黄燥、脉弦数,可选用龙胆草、黄连、黄芩、牡丹皮、野菊花、夏枯草等清肝泻火;便秘者,可选加大黄、芒硝或当归龙荟丸通腑泄热;眩晕剧烈、呕恶者,应及时治疗,可加珍珠母、灵磁石、生铁落等息风降阳。

临证指要:该型主要见于因本病引起的高血压。治疗上应以滋补肝肾、平肝潜阳为主法,必要时可配合安宫牛黄丸或牛黄清心丸使用。

(二)西医治疗

1. 手术治疗

(1)手术指征:①临床分期为Ⅰ至Ⅲ期的肿瘤;②Ⅳ期肿瘤:原发灶和转移灶能完全切除者应姑息减瘤,目的在于缓解皮质醇高分泌,并有利于其他治疗发挥作用,但预后差,生存期多<12个月;③肿瘤完全切除术后仍有超过50%的患者出现复发、转移,再次手术切除,可延长生存。

(2)手术范围:完全切除是获得长期生存的基础,应完整切除肿瘤(包括其周围脂肪组织、可疑肿瘤受侵区域及淋巴结);邻近脏器受累者应连同原发灶整块切除,如肾切除、脾切除、肝部分切除等;肾静脉或下腔静脉瘤栓不是根治切除的禁忌,应一并切除。局部淋巴结清扫术可显著延长患者无病生存时间和中位生存时间。

(3)手术方式:由于腹腔镜手术可能增加局部复发和腹膜扩散的风险,应首选开放式肾上腺切除术。

2. 放射治疗

放射治疗不敏感,但可使约2/3局部复发的患者达到姑息性缓解,亦可使骨转移疼痛减轻。

3. 射频消融

可被用于局部控制,或处理无法切除的转移病灶。

4. 化疗

不能手术切除,或复发转移的患者可使用化疗。化疗对减小肿瘤体积及控制内分泌症状可能有效。控制复发转移的化疗方案可选择顺铂/卡铂＋依托泊苷±阿霉素±米托坦(终身接受皮质激素替代治疗);或链佐星±米托坦(终身接受皮质激素替代治疗);或单药米托坦治疗(终身接受皮质激素替代治疗)。局限期也可考虑米托坦辅助治疗。一项意大利和德国的回顾性研究显示,服用米托坦的中位生存期为 29 个月,米托坦能延长患者的无病生存期和总生存期。

七、预后及调护

肾上腺皮质癌的恶性程度高、侵袭性强、易发生转移,患者预后较差。大部分患者生存时间为 4～30 个月,5 年总生存率为 16%～47%,进展期患者 5 年生存率仅为 5%～10%。

对于因性激素分泌失常导致第二性征表现改变的患者,一般更容易出现紧张、焦虑及抑郁等负面情绪,家人尤其是配偶对患者的关心和理解非常重要,必要时应向心理医师寻求专业帮助;对于术后患者,应注意防止外伤、感染等的刺激引发肾上腺危象,从而危及患者生命。要尽量避免诱发高血压的一切因素,如突然的体位改变、提取重物、剧烈咳嗽、情绪波动等;某些术后须补充糖皮质激素的患者,应坚持服药,在肾上腺功能恢复的基础上,逐渐减量,切勿自行加减剂量。

八、中医研究进展

由于该病发病率很低,未有就该病开展中医药方面研究的报道。

(陈 恂)

参 考 文 献

[1] Erickson LA, Rivera M, Zhang J. Adrenocortical carcinoma: review and update[J]. Adv Anat Pathol, 2014, 21(3): 151-159.

[2] Else T, Kim A C, Sabolch A, et al. Adrenocortical Carcinoma[J]. Endocrine Reviews, 2014, 35(2): 282-326.

[3] Bourdeau I, Mackenziefeder J, Lacroix A. Recent advances in adrenocortical carcinoma in adults[J]. Current Opinion in Endocrinology Diabetes & Obesity, 2013, 20(3): 192-197.

[4] Herrmann L J M, Heinze B, Fassnacht M, et al. TP53 Germline Mutations in Adult Patients with Adrenocortical Carcinoma[J]. Journal of Clinical Endocrinology & Metabolism, 2012, 97(3): 476-85.

[5] Else T. Association of Adrenocortical Carcinoma with Familial Cancer Susceptibility Syndromes[J]. Molecular & Cellular Endocrinology, 2012, 351(1): 66-70.

[6] Bläker H, Sutter C, Kadmon M, et al. Analysis of somatic APC mutations in rare extracolonic tumors of patients with familial adenomatous polyposis coli[J]. Genes Chromosomes & Cancer, 2010, 41(2): 93-98.

[7] Medina-Arana V, Delgado L, González L, et al. Adrenocortical carcinoma, an unusual extracolonic tumor associated with Lynch Ⅱ syndrome[J]. Familial Cancer, 2011, 10(2): 265-271.

［8］ 蒋文，祝宇.肾上腺皮质癌的诊断进展［J］.现代泌尿生殖肿瘤杂志，2018，10（3）：185-188.

［9］ Stigliano A，Cerquetti L，Lardo P，et al. New insights and future perspectives in the thera-peutic strategy of adrenocortical carcinoma（Review）［J］. Oncology Reports，2017，37（3）：1301-1311.

第 21 章

骨恶性肿瘤

一、概　述

骨肿瘤有原发性、转移性和继发性之分。原发性骨肿瘤指来自骨骼系统本身的肿瘤，骨骼系统包括骨质、软骨、骨膜及骨的附属组织，如血管、神经、脂肪和骨髓等。原发性骨肿瘤有良性和恶性之分，还有一类骨肿瘤的生物学特性介于良、恶性之间，称之为中间性骨肿瘤。转移性骨肿瘤指其他组织或器官的恶性肿瘤，通过血液循环或淋巴道转移至骨骼上，或直接侵犯骨组织，其发病率是骨原发肿瘤的30～40倍。继发性骨肿瘤是指在原发骨肿瘤基础上发生其他类型的肿瘤。

来源于骨与软骨的恶性肿瘤占全身恶性肿瘤的0.5％～1.0％。1989年，黄承达等将全国第一、第二届骨肿瘤学术会议的登记材料合并统计共38 959例，结果显示在21 691例良性骨肿瘤中，男女发病比率为1.62∶1。10 791例恶性骨肿瘤中，男女发病比率为2.3∶1；骨肉瘤发病率最高，占44.6％。恶性骨肿瘤的好发年龄在11－30岁，占56.5％。按照总的发病率排列，在我国最常见的骨肿瘤是骨肉瘤，其次为骨软骨瘤、骨巨细胞瘤、软骨瘤、骨瘤、软骨肉瘤。骨恶性肿瘤作为一个整体，其发生年龄分布呈明显的双峰。第一个高峰年龄段为10－19岁，第二个年龄段在60岁以上。如典型的Ewing肉瘤常见于10－20岁的青少年，而脊骨髓瘤、脊索瘤和转移性骨肿瘤多见于40岁以上的中老年人。恶性骨肿瘤最好发于股骨和胫骨，共占54.3％，而干骺端是大多数良、恶性骨肿瘤的好发部位。

骨恶性肿瘤的病因和发病机制尚未明了，病毒、电离辐射、遗传基因突变、机体免疫功能低下等均可诱发骨恶性肿瘤。①骨骼生长活跃。②放射线：凡能在骨骼内积存的放射性物质均可诱发骨肉瘤；骨巨细胞瘤、动脉瘤性骨囊肿或骨外肿瘤如视网膜母细胞瘤经过放射治疗，偶有继发骨肉瘤的报道。③遗传：1984年，Aurias首先发现Ewing肉瘤11、12号染色体有特异的易位。不久，又发现多种肉瘤如横纹肌肉瘤、滑膜肉瘤、软骨肉瘤也有特异性染色体改变。视网膜母细胞瘤基因R1位于染色体13q14，一旦突变或缺失，发生骨肉瘤的危险性远远高于一般人。近年发现一些骨肉瘤患者有Rb1、TP53、C-myc、MDM2基因的改变。④病毒：动物的骨肉瘤与病毒感染有关，但人类骨肉瘤的发生与病毒感染的关系尚无确切证据。

⑤良性骨疾患恶变：多发性骨软骨瘤、骨 Paget 病、骨纤维结构不良等可转变为骨肉瘤。⑥任何恶性肿瘤病史，均可能成为骨转移瘤的来源。

根据中医古籍记载的症状和体征，与骨肿瘤有关的病名包括"骨瘤""石痈""石疽""胫阴疽""石榴疽""肉瘤""肉疽""多骨疽"等。

二、病因病机

1. 病因

中医学将骨肿瘤发生的原因概括为内、外因两种。外因指大自然中的一切致病因素，如外感六淫和饮食不节等；内因主要指机体本身所产生的致病因素，如七情失调、脏腑功能紊乱等。根据"天人相应"学说，人与外界环境互相联系、相互作用，故内因与外因不能截然分开，骨肿瘤的形成，多为内因与外因交互作用的结果。

（1）外因：六淫是首要的致病原因，它与肿瘤发病息息相关。"六淫"不仅指"风、寒、暑、湿、燥、火"六者，还应指代如现代社会的噪声、空气污染、光污染、辐射等一切不利于健康的环境因素。外邪侵入，尤以寒邪、热毒内攻，伤筋蚀骨，或暴力损伤骨骼，导致经络受阻，气滞血凝，蕴结成毒，腐骨蚀骼，日久成瘤。明·薛己在《正体类要·序》中说"肢体损于外，则气血伤于内，营卫有所不贯，脏腑由之不和。"因此，外伤也是骨肿瘤发生的原因之一。

（2）内因：人的精神因素、饮食偏嗜、年龄、遗传、体质等因素对骨肉瘤的发生、发展和预后关系密切。《医学入门·卷五》曰："肾主骨，劳伤肾水，不能荣骨而为肿，曰骨瘤。"劳欲过度，损伤肾之精气；或先天禀赋不足，或后天失调，导致骨骼失养，加之寒湿侵袭，痰浊蕴阻，以致瘀血毒邪凝滞，积聚骨骼日久发为骨瘤。

2. 病机

（1）气滞血瘀，痰热互结：饮食不节，嗜好肥甘厚腻，易致脾胃受伤；或平素情志不调，肝郁乘脾，运化失常则痰浊内生。若遇阳盛之体，则痰热互结，内生浊毒，毒邪瘀阻于骨发为本病。肝气郁滞，则胁肋胀满；痰热滞于中焦，则脘腹胀满，大便秘结；痰瘀互结，则病变局部胀痛或刺痛。本证常见于疾病初期。

（2）脾肾阳虚，血瘀寒凝：先天禀赋不足，或后天劳倦失养，先后天之本不足可致脾肾阳虚而生内寒，见面色苍白，畏寒肢冷，腹满纳差，腰膝酸冷；寒入血脉，痹阻不通，血凝成瘀，血瘀寒凝于骨，见局部疼处固定，遇寒疼痛及肿胀加重。

（3）气虚血瘀，气血两虚：先后天之本不足，气虚无力行血，血行滞涩而成瘀，可见肿瘤局部瘀血青紫、刺痛，疼痛入夜加剧；气为血之帅，中气亏少化生精血不足，故见气血两虚、血行无力之面色少华、自汗、口干、脉细涩诸症。

（4）肾阴亏虚，骨髓失养：先天之精不足，或后天久病、劳欲伤精，肾阴亏耗则形体消瘦、腰膝酸软、气短、耳鸣、脉细；阴虚生内热，故时有低热；虚热扰心故五心烦热、失眠、盗汗、小便黄赤；骨髓空虚，邪毒乘虚而入，可见肿瘤局部灼痛、舌红苔黄、脉数结代等。

3. 病机转化

本病病位在骨,与肝、肾关系密切,相关于脾、胃。肾主骨生髓,肾气亏虚,先天之本受损,正气亏虚则卫外功能减退,虚邪乘虚而入,《灵枢·百病始生》言:"虚邪之中人也……传舍于伏冲之脉……留而不去……传舍于胃肠之外,募原之间。留著于脉,稽留而不去,息而成积",正虚邪盛,痰瘀互结而成毒。本病以肝肾亏虚、正气不足为本,火毒、痰瘀为标,病属本虚标实。病患初期以邪实为主,如若失治误治,或手术、化疗后失于调养伤正,则正气亏耗,邪气深入,后期多见正虚或虚实夹杂病症,最终病势危重不治。

三、临床表现

骨肿瘤患者的症状多样,大多是非特异性的。因此,骨肿瘤的诊断常常被延误或被误诊为关节炎、软组织损伤、风湿病、椎间盘突出、坐骨神经痛等非肿瘤性疾病。疼痛、肿胀、组织压迫和病理性骨折是骨肿瘤的主要临床表现,恶性者多伴有发热、乏力、消瘦等周身症状。

1. 疼痛

疼痛几乎是所有恶性骨肿瘤最早和最常见的症状,夜间痛、静息痛和不规则痛是骨恶性肿瘤的重要特征。初期疼痛间歇性发作,逐渐剧烈持续刺骨,令人难以忍受,甚至需阿片类药物才能镇痛。疼痛性质以钝痛、胀痛为主。肿瘤压迫神经干或神经丛时,疼痛呈放射性;发生病理性骨折时,疼痛呈剧痛或锐痛;位于脊柱的肿瘤则会引起神经根症状或伴有瘫痪的脊髓压迫症状。

2. 肿胀

是恶性骨肿瘤的第二大症状,一般在疼痛出现一段时间后发生,如皮肤绷紧发亮、静脉充盈、颜色青紫、皮温升高等。部分部位较深的转移瘤(如股骨上端、骨盆转移瘤早期)可以不出现局部肿胀。

3. 病理性骨折

是骨肿瘤的特征性临床表现,邻近关节活动受限。

4. 其他

发热、疲劳、食欲减退、体重下降,随着肿瘤的进展症状逐渐加重。

四、辅助检查

1. 影像学检查

尽管骨肿瘤发病率较低,但其影像学改变却复杂多样。影像学检查对骨肿瘤的部位、大小、生长方式、基质类型、邻近结构的改变及肿瘤的侵犯范围等均有很好的展现。同时,影像学检查的另一优势是根据基质类型判断肿瘤起源及确定骨肿瘤的良恶性质。

(1)X线片：常规X线片可以提示病变的侵袭性、生长速度和生长特点等信息。由于X线片的密度分辨力较低，还需要其他影像技术的补充。X线显示恶性骨肿瘤的骨破坏常为虫蚀状、穿透性，也可为地图样，边缘模糊移行带宽，骨膜反应多不连续，呈放射状、葱皮样，伴邻近软组织肿块。

(2)MRI：可同时评估骨组织肉瘤在骨内及软组织的范围，包括其与邻近组织的关系，因此是骨肉瘤的最佳成像方法，对肿瘤的良恶性的鉴别具有重要的参考价值。

(3)CT：对显示骨肿瘤和肿瘤样病变中小的骨质破坏、肿瘤内的瘤骨及瘤软骨钙化、组织重叠部位的病变、软组织肿块等更为敏感，能够很好地显示病变与邻近组织的三维空间关系。

(4)核素骨显像：放射性核素显像最常见的表现是异常放射性浓聚区，可见于良、恶性肿瘤及其他各种可以引起局部骨质破坏的疾病。PET检查可对全身进行断层，既可检测原发灶，又可较准确地检测出转移灶，可准确显示原发肿瘤浸润的实际范围，对骨肿瘤及肿瘤样病变的诊断及鉴别诊断、肿瘤的分期、治疗后的监测均有重要的价值。核素骨显像通常能比X线和CT对骨转移性肿瘤的检测早3～6个月发现异常，且假阳性和假阴性也很低。骨显像除了可以显示骨的形态以外，还可显示骨的代谢状态和血供情况。骨转移性肿瘤最常见的征象是多发病变，病灶呈随机化分布。多数脊柱骨转移瘤的骨显像特点是多节椎体累及，多伴其他部位骨骼病灶，常累及整个椎体，伴左右和或上下的对称性膨大。常见的恶性骨肿瘤中，成骨性肉瘤、Ewing肉瘤及软骨肉瘤等均表现为放射性高度浓聚，而多发性骨髓瘤则可为溶骨性病变而表现为"冷区"，也可表现为"冷""热"相同的"炸面圈"征或"热区"。

(5)血管造影(DSA)：是一种有创伤性的影像学检查方法，可显示肿瘤的血管分布情况，多用于肿瘤的介入治疗。

2. 实验室检查

(1)血常规检查：良性骨肿瘤不会引起外周血象的改变。恶性骨肿瘤可出现血沉增快，但无特异性价值，可作为恶性肿瘤治疗过程中的动态检测指标以确定肿瘤对放疗、化疗或手术治疗的反应。

(2)尿常规检查：尿中Bence-Jones蛋白升高提示可能有骨髓瘤的存在，但需进一步进行其他项目的检查。

(3)血生化检查：血清蛋白升高见于骨恶性淋巴瘤、浆细胞骨髓瘤，而其降低则见于其他恶性骨肿瘤晚期。溶骨性骨转移瘤可见血钙升高，提示恶性程度高，骨质破坏严重。

(4)血清酶学检查：在成骨性肉瘤和成骨性转移瘤中，碱性磷酸酶(AKP)升高，在手术切除一段时间后可降低至正常水平,若未降至正常水平,则可能病灶依然存在或已发生了转移。乳酸脱氢酶(LDH)的改变对于 Ewing 肉瘤、骨肉瘤的预后具有很重要的价值。

3. 病理学检查

病理检查的标本包括活体穿刺组织标本和手术切除标本。手术切除标本活检是最准确的方法,因为它可以提供较多的标本来进行免疫组化或细胞遗传学检查。活体穿刺组织标本由经治医师采集,为减少穿刺的盲目性,条件允许时在局麻下,由 X 线或 CT、B 超等引导操作,诊断准确率为 $88\% \sim 96\%$ 。随着影像学技术的发展,影像学定位下的穿刺活检越来越多地在诊断原发和继发骨肿瘤中得到应用 。

五、诊断及鉴别诊断

(一)诊断要点

骨恶性肿瘤的诊断与患者的全面评估必须坚持临床-影像-病理(以及其他相关学科)相结合的原则,综合判断各方面的信息,才能获得准确或较准确的结论。

1. 组织学分类(WHO 骨肿瘤组织学分类,2013 年版)

(1)软骨肿瘤

①良性

△软骨瘤(内生软骨瘤、骨膜软骨瘤)。

△骨软骨黏液瘤。

△甲下外生性骨疣。

△奇异性骨旁骨软骨瘤样增生。

△滑膜软骨瘤病。

②中间性(局部侵袭型)。

△软骨黏液样纤维瘤。

△非典型软骨性肿瘤/软骨肉瘤(Ⅰ级)。

③中间性(偶见转移型):

△软骨母细胞瘤。

④恶性

△软骨肉瘤(Ⅱ级,Ⅲ级)。

△去分化软骨肉瘤。

△间叶性软骨肉瘤。

△透明细胞软骨肉瘤。

(2)骨源性肿瘤

①良性

△骨瘤。

   △骨样骨瘤。

  ②中间性（局部侵袭型）：

   △骨母细胞瘤。

  ③恶性

   △低级别中心性骨肉瘤。

   △普通型骨肉瘤。

    成软骨型。

    成纤维型。

    成骨型。

   △毛细血管扩张型骨肉瘤。

   △小细胞型骨肉瘤。

   △继发性骨肉瘤。

   △骨旁骨肉瘤。

   △骨膜骨肉瘤。

   △高级别表面骨肉瘤。

（3）纤维源性肿瘤

  ①中间性（局部侵袭型）：（骨的）促结缔组织增生性纤维瘤。

  ②恶性：（骨的）纤维肉瘤。

（4）纤维组织细胞性肿瘤：良性纤维组织细胞瘤/非骨化性纤维瘤。

（5）造血系统肿瘤

  恶性

   △浆细胞骨髓瘤：（骨的）孤立性浆细胞瘤，（骨的）原发性非霍奇金淋巴瘤。

（6）巨细胞瘤：富于巨细胞的破骨细胞肿瘤。

  ①良性：小骨的巨细胞病变。

  ②中间性（局部侵袭型，偶见转移型）：（骨的）巨细胞肿瘤。

  ③恶性：骨巨细胞瘤内的恶性。

（7）脊索肿瘤

  ①良性：良性脊索样细胞瘤。

  ②恶性：脊索瘤。

（8）血管肿瘤

  ①良性：血管瘤。

  ②中间性（局部侵袭型，偶见转移型）：上皮样血管瘤。

  ③恶性：上皮样血管内皮瘤，血管肉瘤。

（9）平滑肌肿瘤

(10)肌源性肿瘤

　　①良性:(骨的)平滑肌瘤。

　　②恶性:(骨的)平滑肌肉瘤。

(11)成脂肪性肿瘤

　　①良性:(骨的)脂肪瘤。

　　②恶性:(骨的)脂肪肉瘤。

(12)其他肿瘤

　　①Ewing 肉瘤。

　　②釉质瘤:(骨的)未分化高级别多形性肉瘤。

(13)其他病变

　　未明确肿瘤性质的肿瘤

　　　①良性

　　　　△单纯性骨囊肿。

　　　　△纤维异常增殖症(纤维结构不良)。

　　　　△骨性纤维结构不良。

　　　　△软骨间叶性错构瘤。

　　　　△Rosai-Dorfman 病。

　　　②中间性(局部侵袭型)

　　　　△动脉瘤样骨囊肿。

　　　　△朗格汉斯细胞组织细胞增多症:单骨型,多骨型。

　　　　△Erdheim-Chester 病。

　　　　△先天性和遗传性综合征。

　　　③肿瘤综合征

　　　　△Bechwith-Wiedemann 综合征。

　　　　△家族性巨颌症。

　　　　△内生软骨瘤病:Ollier 病和 Maffucci 综合征。

　　　　△Li-Fraumeni 综合征。

　　　　△McCune-Albright 综合征。

　　　　△多发性骨软骨瘤。

　　　　△神经纤维瘤病 1 型。

　　　　△视网膜母细胞瘤综合征。

　　　　△Rothmund-Thomson 综合征。

　　　　△Werner 综合征。

2. 临床分期

(1)外科分期:骨肿瘤的外科分期是指在临床评估、活体病理检查的基础上,根据肿瘤的分化程度及局部范围、有无远隔转移等情况评估骨关节肿瘤治疗和预后的一个分类系统。目前使用最广泛的分期系统是美国癌症联合会（AJCC）根据Hajdu 设计的 Memorial Sloan-Kettering 分期发展起来的分期系统和肌肉骨骼肿瘤协会（MTS）采用的由 Enneking 等设计的分期系统。其中 Enneking 分期系统可用于良性和恶性骨肿瘤。骨肿瘤的外科分期系统由外科分级（G）、外科区域（T）和转移（M）三部分组成。肿瘤治疗方案的制定目前已常规地采用外科分期系统。具体如下。

良性肿瘤分级

1 级：静止性肿瘤，有完整的包囊。

2 级：生长活跃，仍位于囊内或者为自然屏障所阻挡。

3 级：具有侵袭性，可穿破皮质或者间隔。

恶性肿瘤分级（G）：根据肿瘤的生长速度及侵袭性。

G0：良性肿瘤。

G1：低度恶性。

G2：高度恶性。

外科部位（T）

T0：完整的纤维组织肿囊或者反映骨包绕。

T1：肿瘤位于囊外间隔内（肌间隔或者骨旁间隔及潜在的间隔内）。

T2 间隔外，肿瘤位于囊外，超过肿瘤的间隔或者起源于分界不清的间隔。

转移（M）：包括局部淋巴结转移和远处转移。

M0：无局部及远处转移。

M1 有局部及远处转移。

恶性肿瘤分期

ⅠA（G1，T1，M0）：低度恶性，间室内病变，无转移。

ⅠB（G1，T2，M0）：低度恶性，间室外病变，无转移。

ⅡA（G2，T1，M0）：高度恶性，间室内病变，无转移。

ⅡB（G2，T2，M0）：高度恶性，间室外病变，无转移。

ⅢA（G1，T1，M1）：间室内病变伴有转移的恶性肿瘤。

ⅢB（G1 或 G2，T1 或 T2，M1）：间室外病变伴有转移的恶性肿瘤。

（2）TNM 分期（AJCC，2010，第七版）

T—原发肿瘤

Tx：原发肿瘤无法评估。

T0：无原发肿瘤证据。

T1：最大径≤8cm。

T2：最大径＞8cm。

T3:原发部位的不连续肿瘤。

N—区域淋巴结转移

Nx:区域淋巴结无法评估。

N0:无区域淋巴结转移。

N1:区域淋巴结转移。

M—远处转移

M0:无远处转移。

M1:有远处转移。

M1a:肺。

M1b:其他远处部位。

G—病理学分级

Gx:未确定。

G1:高分化。

G2:中度分化。

G3:低分化。

G4:未分化。

临床病理分期

ⅠA 期:G1、G2	T1	N0	M0。	
ⅠB 期:G1、G2	T2、T3	N0	M0。	
ⅡA 期:G3、G4	T1	N0	M0。	
ⅡB 期:G3、G4	T2	N0	M0。	
Ⅲ期: G3、G4	T3	N0	M0。	
ⅣA 期:任何 G	任何 T	N0	M1a。	
ⅣB 期:任何 G	任何 T	N1	任何 M。	
任何 G	任何 T	任何 N	M1b。	

(二)鉴别诊断

1. 骨髓炎

有明显的全身症状,局部红、肿、热、痛,炎性反应突出。早期影像学受累骨改变不明显,随后髓腔松质骨中出现斑点状稀疏改变,在骨破坏的同时很快出现骨质增生,新生骨密度高,骨膜反应广泛且光滑完整,多有死骨出现,骨质破坏和反应性新骨同时存在,软组织肿胀为炎性包块,边界较为弥漫,可随炎症控制而消退。

2. 良性骨肿瘤

良性骨肿瘤生长缓慢,不侵及邻近组织,骨膜不受累,肿瘤分界清晰,密度均匀,可有硬化边,无明显强化,无远处转移。根据肿瘤的影像学表现,多数可得以确诊,并判断其良、恶性,甚至推断出细胞类型,但有时仅凭 CT、MRI 检查很难确诊,必须结合临床及病理。

3. 转移性肿瘤

多发于中老年人,既往有乳腺癌、肺癌、前列腺癌等原发肿瘤病史,病灶多见于骨盆、脊柱、长骨和扁骨,影像学上以溶骨性破坏为主,无骨膜反应。

六、治 疗

(一)治疗原则

我国恶性骨肿瘤的治疗已经从过去单纯的外科手术过渡到综合治疗的时期。近年来,化疗、保肢手术都有了较大的进展,新辅助化疗的使用使骨恶性肿瘤的 5 年生存率大大提高。中医治疗方面,历代中医文献对骨肿瘤的记述虽因历史及科学技术条件限制未见有独立和系统的专著,但已经揭示其对骨肿瘤认识的发展过程,已经在骨肿瘤发生、发展、性质、证候特征、治疗预后等方面积累了丰富、宝贵的临床经验。

(二)中医辨证论治

骨肿瘤的治疗,首先须当分辨虚实。属于实证者,多见于病情初期,可依据症状表现归类于气滞血瘀、痰热互结等,再依据气滞、血瘀、痰、热所占权重,有重点的进行辨证施治;属于虚证者,多发生在手术及放化疗后,有阴虚、阳虚、气虚、血虚的不同,临床常见虚实夹杂,虚中夹实证,需区别对待。骨肉瘤的发生主要责之肾、肝、脾,治疗时可酌情添加引经药物。

1. 气滞血瘀,痰热互结

主症:胁肋胀痛,脘腹胀满,恶心呕吐,大便秘结,肌肤甲错,口干,肿瘤局部瘀血,刺痛或胀痛,疼痛入夜加剧,舌苔腻,脉滑弦或濡数。

证机概要:气、血、痰、热集聚。

治疗法则:行气活血,化痰通络。

方药运用:血府逐瘀汤加减。桃仁、红花、当归、生地黄、牛膝、川芎、桔梗、赤芍、枳壳、甘草、柴胡。

加减:疼痛者,加入五灵脂、延胡索、细辛等增强止痛功效;痰多者,加入二陈汤、薏苡仁等健脾化痰;血瘀重者,加入三棱、莪术、土鳖虫、蜈蚣、水蛭等增强活血化瘀之功。

临证指要:本证以实为主,以气、血、痰、热集聚为其病机关键,临证时当根据舌脉、症状以辨别痰浊、瘀血之轻重,或以化痰为主,或以化瘀为主,或二者并重。用药不宜过于温补滋腻,以免有碍中焦运化。

2. 脾肾阳虚,血瘀寒凝

主症:面色苍白,畏寒肢冷,纳差便溏,肿瘤痛处固定、遇寒加重,腰膝酸冷,舌色淡白或青紫,苔白厚,舌体胖大,脉沉。

证机概要:阳虚寒凝血瘀。

治疗法则:温阳散寒,化瘀止痛。

方药运用:阳和汤加减。熟地黄、肉桂、白芥子、姜炭、生甘草、麻黄、鹿角胶。

加减:疼痛者,加五灵脂、延胡索、细辛等增强止痛功效;中气虚者,加入四君子、黄芪等健脾益气;肾精不足者,加入熟地黄、当归、枸杞子、炙龟甲、杜仲等阴中求阳,增强温阳补肾之功。

临证指要:本证以虚为主,以阳虚寒凝血瘀为其病机关键,临证时当注意把握好化瘀药与解毒药的使用分寸,不可过于寒凉,损伤胃气。

3. 气虚血瘀,气血两虚

主症:面色少华,自汗乏力,口干,肿瘤局部瘀血青紫、刺痛,疼痛入夜加剧,舌色淡黯、边有齿痕,脉细涩。

证机概要:气血两虚,正虚邪恋。

治疗法则:益气养血活血。

方药运用:八珍汤加减。熟地黄、白芍、当归、川芎、人参、茯苓、白术、甘草。

加减:血瘀重者,加乳香、没药、延胡索、三七、三棱、莪术等化瘀止痛;兼有气滞者,加香附、郁金、川楝子、柴胡、乌药等疏肝行气解郁。

临证指要:本证本虚标实,虚实夹杂,临证时当根据病机变化及患者的体质,选择合适的药物。

4. 肾阴亏虚,骨髓失养

主症:形体消瘦,腰膝酸软,气短耳鸣,时有低热,五心烦热,失眠盗汗,小便黄赤,肿瘤局部灼痛,舌红苔黄,脉细数结代。

证机概要:阴精亏耗。

治疗法则:补肾填精。

方药运用:左归丸加减。熟地黄、菟丝子、牛膝、龟甲胶、鹿角胶、山药、山茱萸、枸杞子。

加减:心烦者,加莲子心、淡竹叶、黄连、阿胶以增强沟通心肾、清虚热之功;筋痿下肢无力者,加续断、杜仲、桑寄生、补骨脂等强壮筋骨;血瘀明显者,加三七、当归、桃仁、红花、丹参等增强活血养血之功。

临证指要:本证以阴精亏耗为其病机关键,临证时当选用血肉有情之品,因有形之精血不能速生,可采用丸药、膏方等剂型以缓图之。

(三)西医治疗

1. 外科手术

恶性骨肿瘤手术方法应根据外科分期进行选择,治疗目前主要分为保肢和截肢两大类。常用手术方式具体可分为以下4类。

(1)广泛切除:经肿瘤外的正常组织切除肿瘤,适用于ⅠA、ⅠB期恶性骨肿瘤。

（2）瘤段灭活再植术：适用于 Enneking Ⅰ和ⅡA 期，但要求受累的骨质破坏较轻或能够提供支撑作用，而且无血管神经侵犯，能够提供良好的软组织覆盖。优点：属于自体骨移植，无免疫排斥反应，部分术后肢体功能较好。缺点：易出现灭活不全，肿瘤复发率较高；灭活后的骨为死骨，骨强度低，愈合需要较长时间。

（3）人工假体置换术：是目前保肢重建中应用最广泛、效果最好的方法。但目前还存在假体使用寿命短、感染和假体松动等置换后期的问题。

（4）异体骨关节移植术：如果掌握好适应证，是比较好的重建方法。其最大优点是可以提供关节表面、韧带和肌腱附丽。但缺点是并发症的发生率高，包括感染，骨折等在内的并发症发生率高达 40%～50%。

（5）人工假体-异体骨复合体（APC）：一般认为，可以结合人工假体和异体骨两者的特点，肢体功能恢复快，但同样也结合两种重建方式的缺点。

（6）截肢术：适用于局部已有广泛浸润，血管神经已被肿瘤侵犯，无法保留肢体的 EnnekinⅡA、ⅡB 期患者。ⅢA、ⅢB 期患者虽已发生远处转移，但因破溃感染或病理性骨折而发生严重疼痛，只有通过截肢控制感染，缓解疼痛，提高生存质量。直到现在，截肢仍然是治疗骨肉瘤的重要手段之一，包括经骨截肢和关节离断术。其优点在于能最大限度地切除原发病灶，手术无须特别技术及设备，而且费用低廉，术后并发症少，术后即可尽快施行化疗及其他辅助治疗控制和杀灭转移灶。但截肢术使患者肢体功能严重受损，心理上承受巨大压力。对于低度恶性骨肿瘤，目前已很少采取截肢术。

2. 化学治疗

恶性骨肿瘤的临床治疗因化学治疗的逐渐完善而取得了长足进步。1979 年，由 Rosen 等正式提出新辅助化疗的概念。新辅助化疗（neoadjuvant chemotherapy）是指术前行动、静脉或双途径化疗，然后对原发病灶进行手术（截肢或各种保肢手术）切除，术后继续进行化疗。迄今为止，骨肿瘤化疗方案不管是国际还是国内都没有统一的标准，目前常采用以大剂量甲氨蝶呤为主，多种化疗药物联合应用的化疗方案。随着新辅助化疗、保肢手术、肺转移瘤清扫术的开展，5 年存活率明显提高，以骨肉瘤、尤文肉瘤为代表的恶性骨肿瘤，国际上最好的治疗效果 5 年存活率达 80%。国内报道的 5 年存活率也达 50%～60%。新辅助化疗加外科手术的概念已得到广泛认可，目前已成为恶性骨肿瘤治疗的标准模式。此外，越来越多的研究认为，局部动脉化疗可以减少全身毒性，提高恶性骨肿瘤化疗有效率，提高生存率，降低复发率，增加保肢手术的成功率。

常用的化疗药物包括大剂量甲氨蝶呤（HD-Methotrexate，HD-MTX）、阿霉素（Doxorubincin，ADM）、顺铂（Cisplatin，DDP）、异环磷酰胺（Ifosfamide，IFO）、长春新碱（VCR）及博来霉素（Bleomycin）等。常用化疗方案如下。

（1）骨肉瘤

①HDMTX 方案

甲氨蝶呤 $8\sim12g/m^2$，静脉滴注 6 小时，第 1 天。用药后 24 小时、48 小时、72 小时测 MTX 浓度。

21 天为 1 个周期，共 $4\sim6$ 个周期。

②HDADM＋DDP 方案

阿霉素 $20mg/m^2$，每日 1 次，24 小时持续静脉滴注，第 $1\sim3$ 天。

顺铂 $80\sim100\ mg/m^2$，第 1 天。

21 天为 1 个周期，共 $4\sim6$ 个周期。

③多西他赛＋吉西他滨方案

吉西他滨 $1000mg/m^2$，第 1 天，第 8 天，静脉滴注（$30\sim60$ 分钟滴完）。

多西他赛 $60mg/m^2$，第 8 天，静脉滴注（90 分钟）。

21 天为 1 个周期，共 $4\sim6$ 个周期。

（2）尤文肉瘤

①CAV/D 方案

长春新碱 $1.5mg/m^2$，第 1 天，静脉注射。

环磷酰胺 $1200mg/m^2$，第 1 天，长春新碱输完后 6 小时，静脉滴注。

多柔比星 $75mg/m^2$，第 1 天。

或 放线菌素 D $1.25mg/m^2$，第 1 天，静脉注射。

21 天为 1 个周期，共 $4\sim6$ 个周期。

②ICE 方案

异环磷酰胺 $1.8mg/m^2$，第 $1\sim5$ 天，静脉滴注 3 小时。

依托泊苷 $100mg/m^2$，第 $1\sim5$ 天，静脉滴注 3 小时。

卡铂 $400mg/m^2$，第 1,2 天。

21 天为 1 个周期，共 $4\sim6$ 个周期。

（3）软组织肉瘤

异环磷酰胺＋多柔比星方案

异环磷酰胺 $1.5mg/m^2$，第 $1\sim4$ 天，静脉注射 3 小时。

多柔比星 $60mg/m^2$，第 $1\sim3$ 天。

21 天为 1 个周期，共 $4\sim6$ 个周期。

AI 方案

阿霉素 $30\sim40\ mg/m^2$，第 $1\sim4$ 天，静脉滴注 3 小时。

异环磷酰胺 $1.5mg/m^2$，第 $1\sim4$ 天，静脉注射 3 小时。

$21\sim28$ 天为 1 个周期，共 $4\sim6$ 个周期。

GN 方案

吉西他滨 $1000mg/m^2$，第 1 天，第 8 天，静脉滴注（$30\sim60$ 分钟滴完）。

长春瑞滨 $25mg/m^2$，第 1、8 天，静脉注射。

21 天为 1 个周期，共 4～6 个周期。

3. 放射治疗

放射治疗并不是恶性骨肿瘤的主要治疗措施，如骨肉瘤、纤维肉瘤、软骨肉瘤等都对放疗不敏感，放疗主要应用于以下情况：①恶性骨肿瘤行广泛性切除后，局部辅助放疗某些对放射敏感的骨肿瘤（如 Ewing 肉瘤）；②作为某些失去手术时机但对放射敏感的转移性肿瘤的姑息性治疗；③手术难以彻底切除的部位，如脊柱、骨盆肿瘤的术后辅助放疗；④减轻局部疼痛。

七、预后与调护

骨肿瘤的预后与其外科分期、病理分型、采用的治疗方式及基因突变类型有关。良性骨肿瘤一般预后良好；化疗使 Ewing 肉瘤的 5 年生存率从 10％左右提高到 60％～70％；而临床分期高、病变范围广，且 Ki-67 高表达的浆细胞骨髓瘤总体预后不佳，10 年生存率<10％，平均存活期 3 年。就发病相对较高的骨肉瘤而言，低级别中心性骨肉瘤广泛、彻底切除后预后良好；骨旁骨肉瘤及骨膜骨肉瘤的预后良好，若侵入髓腔则预后不佳，骨旁骨肉瘤 10 年生存率达 90％；毛细血管扩张型骨肉瘤的 5 年生存率与普通型类似；高级别骨表面骨肉瘤的肺转移率较高，5 年生存率不足 50％；小细胞骨肉瘤属于高度恶性，预后较差。总的来说，单发肿瘤、无远处转移的要比远处转移、有跳跃性或多发肿瘤的预后好；肿瘤体积较大的预后差；肢体远端的骨肉瘤预后优于肢体近端，躯干的肿瘤预后差；出现病理性骨折提示预后不良；术前化疗反应敏感的预后好于化疗不敏感者。事实上患者对术前化疗的反应是最敏感的预后指标，最终的生存率与术前化疗的疗效直接相关，通过术前化疗，肿瘤细胞坏死率>90％者预后良好，而<90％且术后改变化疗方案仍无明显疗效者则预后很差。

对于骨肿瘤术后的管理，应当把重点放在预防并发症和优化功能康复上。前者主要包括提供充分的疼痛控制、保持伤口清洁、防止深静脉血栓形成、预防神经麻痹等。后者依据不同的身体部位，康复工作的重点与目标也不尽相同。保留肩关节和三角肌的关节内肱骨近端肉瘤切除术后，肩部需制动 2～6 周，随后把重心放在剩余三角肌和肩袖的强化上。而对于大多数下肢肢体重建术后的康复，重点应当集中在步态的恢复。膝上截肢术后，术口肿胀减轻且切口无张力，即可安装假肢，术后早期的患者必须每天俯卧几次，防止屈曲挛缩。

对于术后及化疗期间的患者，应注意对于微量元素、维生素及蛋白质的补充，清淡饮食，减少对于辛辣、油腻、生冷食品的摄入。尤其是术后患者，需要摄入大量营养以尽快愈合，热能摄入应维持在静息能量消耗的 115％～130％，蛋白质的需求范围通常在 1.5～2.5g/(kg·d)。必要时可使用止吐药或食欲兴奋剂辅助。

八、中医防治进展

骨肉瘤的中医证候以血瘀证、痰瘀互结证、肾阳虚证、脾肾阳虚证、气血两虚证、肾阴虚证为主,其中血瘀为骨肉瘤最基本和最常见的证候类型。病性要素频数分析可见,实性病性要素占 59.65%,虚性病性要素占 40.35%,因而在治疗骨肉瘤时在虚实并重的同时更应注意血瘀、痰阻、气滞等实性病机的变化。脏腑病位频数分析表明,肾、肝和脾三脏出现频数最多,其中肾在骨肉瘤脏腑病位频数分析中居首位,占 50.00%,这与中医"肾主骨"的理论相一致。故在骨肉瘤的治疗过程中要注意补肾续骨法的运用;肝在骨肉瘤脏腑病位频数分析中居第二位,占 30.95%,故在骨肉瘤的诊治过程中补肾的同时应注重疏肝及心理疏导的运用。

中药方剂治疗方面,通过成方分析表明,补益剂、理血剂、温里剂是中医治疗骨肉瘤的常用方剂,三者合计占 80.00%,其中补益剂最多,占 38.46%。补虚药、活血化瘀药、清热药是治疗骨肉瘤的常用药物,其中补虚药最多,占 29.27%。补虚药包括补气、补血、补阳、补阴药,常用药如黄芪、当归、鳖甲、鹿角胶等。具体治疗中,黄金昶以补肾温阳、解毒除湿通络法组方,以熟地黄、菊花、补骨脂、骨碎补、鳖甲、露蜂房等药为主,根据肿瘤所处肢体位置加减用药,并加服骨瘤消胶囊,随访显示患者生存率提高,患肢功能显著恢复,且止痛效果良好。王雷鸣以补肾壮阳、生精补髓、和胃健脾之法,治疗骨肉瘤,结果显示加服中药后患者血清 TNF、IL-6、CRP 三项指标明显下降,其中 TNF、CRP 降至正常。程玮民等将 40 例多发性骨髓瘤患者随机分成 2 组,对照组 20 例予 M2 方案化疗,中药组 20 例在 M2 方案化疗的基础上予中药毒结清口服液,结果显示中药组生活质量总有效率为 70%,与对照组总有效率(45%)比较差异均有显著性意义(P<0.05),同时中药组患者血钙和 CRP 水平有效减低,骨痛症状显著缓解。唐婷婷等随机把 41 例复发/难治性多发性骨髓瘤患者分为观察组(21 例)和对照组(20 例),对照组给予 VP 方案化疗。观察组在同方案化疗基础上另给予桃红四物汤加减干预,结果显示观察组西医有效率、中医证候总有效率均为 90.47%,与对照组 65%、55% 比较显著提高(P<0.05)。

中药提取物的多靶点效应也越来越多的应用于骨肿瘤的治疗当中。兰海峰等发现,紫杉醇可以通过时间依赖性和剂量依赖性方式,抑制人骨肉瘤细胞株 MG-63 增殖,诱导其凋亡。樊强发现,蜂毒素可特异性的诱导人骨肉瘤 MG63 细胞凋亡,并阐释其作用机制。田鸿来发现,莪术醇可影响细胞凋亡相关基因 S1PR1、EGF、C3AR1 和 EGR 的 mRNA 和蛋白表达,从而影响肿瘤组织诱导骨髓瘤细胞凋亡。对中药提取物的抗癌作用研究是目前治疗的热点,具有良好的前景。

(彭筱娴)

参 考 文 献

［1］ 王强修. 骨肿瘤诊断与治疗［M］. 北京：中国医药科技出版社，2010，11：102-119.

［2］ 黄承达，李春林，廖威明，等. 骨肿瘤及瘤样病变 38959 例统计分析［J］. 中华骨科杂志，1990，10（增刊）：21-27.

［3］ Link MP，Goorin AM，Miser AW，et al. The effect of adjuvant chemotherapy on relapse-free survival in patients with osteosarcoma of theextremity［J］. N Engl J Med，1986，314（25）：1600-1606.

［4］ Ferrari S，Palmerini E. Adjuvant and neoadjuvant combination chemo-therapy for osteogenic sarcoma［J］. Curr Opin Oncol，2007，19（4）：341-346.

［5］ Whelan J，Seddon B，Perisoglou M. Management of osteosarcoma［J］. Curr Treat Options Oncol，2006，7（6）：444-455.

［6］ 方坚. 骨肿瘤中医古籍载述浅析［J］. 中医正骨，2004（3）：54-56.

［7］ 杜明昌. 中医药治疗恶性骨肿瘤的证治规律总结及实验初探［D］. 广州中医药大学，2008：11-13.

［8］ 韩海宁. 肉瘤化疗后中医证候规范化研究［D］. 广州中医药大学，2011：12-15.

［9］ Unni KK. Dahlin's Bone tumors：General aspects and data on 11087 cases［J］. 5th ed. Philadelphia：Lippincott-Racen，1996.

［10］ Meyers PA，Schwartz CL，Krailo MD，et al. Osteosarcoma：The addition of muramyl tripeptide to chemotherapy improves overall survival-a report from the children's oncology group ［J］. Clin Oncol，2008，26（4）：633-638.

［11］ Ashford RU，McCarthy SW，Scolyer RA，et al. Surgical biopsy with intra-operative frozen section. An accurate and cost-effective method for diagnosis of musculoskeletal sarcomas. J Bone Joint Surg Br，2006，88（9）：1207-1211.

［12］ Skrzynski MC，Biermann JS，Montag A，et al. Diagnostic accuracy and charge-savings of outpatient core needle biopsy compared with open biopsy of musculoskeletal tumors. J Bone Joint Surg Am，1996，78（5）：644-649.

［13］ Welker JA，Henshaw RM，Jelinek J，et al. The percutaneous needle biopsy is safe and recommended in the diagnosis of musculoskeletal masses. Cancer，2000，89（12）：2677-2686.

［14］ Mitsuyoshi G，Naito N，Kawai A，et al. Accurate diagnosis of musculoskeletal lesions by core needle biopsy. J Surg Oncol，2006，94（1）：21-27.

［15］ Adams SC，Potter BK，Pitcher DJ，et al. Office-based core needle biopsy of bone and soft tissue malignancies：an accurate alternative to open biopsy with infrequent complications. Clin Orthop Relat Res，2010，468（10）：2774-2780.

［16］ Enneking WF. Staging of muskulosketetal tumors. In：Enneking WF editor. Musculosk-eletal Tumor Surgery，vol. 1［M］. New York：Churchill Livingstone，1983.

［17］ 蒋蕾，贾西中，郭朝堂，等. 四肢长骨感染性炎症和骨肿瘤的影像学改变及鉴别诊断［J］. 中华医院感染学杂志，2016，26（18）：4158-4160.

[18] 郭卫,牛晓辉,肖建如,等.骨肉瘤临床循证诊疗指南[J].中华骨与关节外科杂志,2018,11(4):292.

[19] Meyers PA,Schwartz CL,Krailo M,et al. Osteosarcoma A randomized,prospective trial of the addition of ifosfamide and/or muramyl tripeptide to cisplatin,doxorubicin,and high-dose methotrexate[J]. J Clin On-col,2005,23(9):2004-2011.

[20] Zalupski MM,Rankin C,Ryan JR,et al. Survival data for patients with osteosarcoma treated at one institution[J]. Clin Orthop Relat Res,2004,100(4):818-825.

[21] Lin PP,Patel S,editors. Bone Sarcoma[M]. Berlin:The Springer-Verlag GmbH Co,2016:140-145.

[22] 司富春,丁帅伟.骨肉瘤中医证型与方药分析研究[J].世界中西医结合杂志,2015,10(7):903-907.

[23] 李德华,刘明轩,李琦.中医药治疗骨肉瘤研究进展[J].江西中医学院学报,2008(4):98-100.

[24] 黄金昶.中药为主治疗骨肉瘤22例浅析[J].中医药学刊,2004,22(10):1952.

[25] 王雷鸣.参鹿疬疽丸对骨肿瘤患者血清肿瘤坏死因子、白介素-6和C反应蛋白水平变化的影响[J].河南中医学院学报,2004,10(5):29-30.

[26] 程纬民,曾清.补脾肾化瘀毒法联合化疗治疗多发性骨髓瘤溶骨病变20例临床观察[J].辽宁中医杂志,2009(12):2093-2094.

[27] 唐婷婷,施贝德,陈小会.桃红四物汤加减联合VP方案治疗难治性多发性骨髓瘤临床观察[J].中华中医药学刊,2017,04:1027-1030.

[28] 姚劲斌.中西医结合治疗骨肉瘤的研究思路[J].现代中西医结合杂志,2004(4):553-554.

[29] 兰海峰,冯建忠,王治国,等.紫杉醇抑制人骨肉瘤细胞增殖和诱导凋亡的研究[J].辽宁医学杂志,2015,29(3):140-143.

[30] 樊强.蜂毒素抑制人骨肉瘤细胞MG63活力及其作用机制的实验研究[D].山东大学,2014:37-43.

[31] 田鸿来.莪术醇对人多发性骨髓瘤细胞增殖抑制及促凋亡作用的研究[D].山东大学,2018:104-109.

[32] 郭卫.中华骨科学·骨肿瘤卷[M].北京:人民卫生出版社,2010:210-217.

第 22 章

软组织肉瘤

一、概　述

软组织肉瘤(soft tissue sarcoma,STS)是起源于间充质的恶性肿瘤,包括纤维组织、脂肪组织、平滑肌组织、横纹肌组织、间皮组织、滑膜组织、血管和淋巴组织等。软组织肉瘤的病理类型较多,组织学亚型超过 50 种,可发生在身体的任何软组织部位,但 3/4 的软组织肉瘤发生在四肢,以大腿软组织最常见,躯干背部和腹膜后各占 10%。胚胎型横纹肌肉瘤几乎只见于儿童,滑膜肉瘤绝大多数见于青壮年,而多形性高度恶性肉瘤、脂肪肉瘤和平滑肌肉瘤则主要发生在中老年人群。软组织肉瘤的发病率较低,为(1.28~1.72)/10 万,占成人全部恶性肿瘤的 0.73%~0.81%。男性略多于女性,发病率随年龄增加而升高,中位年龄为 65 岁。

本病属于中医学"筋瘤""肉瘤""血瘤""气瘤"等范畴。《诸病源候论》曰:"论瘤者,皮肉中忽肿起,初如梅李大,渐长大,不痛不痒,又不结强。言留结不散,谓之为瘤。"北宋陈无择进一步将其归纳为五瘿六瘤:"坚硬不可移者,名曰石瘿;皮色不变者,名曰肉瘿;筋脉露结者,名曰筋瘿;赤脉交结者,名曰血瘿;随忧愁消长,名曰气瘿……瘤则有六,骨瘤、脂瘤、气瘤、肉瘤、脓瘤、血瘤。"

二、病因病机

本病的病因不外乎外因和内因两方面。外因是邪气、邪毒入侵;内因则由情志所伤、脏腑气血功能失调所致。由于内、外致病因素的作用,引起气滞、血瘀、痰凝、热毒内蕴等一系列的病理变化,导致本病的发生。《灵枢》谓:"虚邪之入于身也深,寒与热相搏,久留而内着……邪气居其间而不反为筋瘤"。

1. 病因

(1)外因:六淫之邪,直接或间接侵犯人体,导致人体阴阳气血失调,进而经脉闭阻,邪毒蕴积久聚成块,而发生痰核、肿块。《内经·九针论》曰:"四时八风之邪客于经络之中,为瘤病者也。"《医学入门》也指出肉瘤是由于"郁结伤脾,肌肉消薄与外邪相搏而成。"一些物理、化学等致癌因素也均属于外邪范畴。

(2)内因:七情所伤,气机不畅,脏腑功能失调,经络气血运行障碍,而致气滞、血瘀、痰凝、湿聚等病变。《丹溪心法》曰："忧怒郁闷,蕴久积累,脾气消阻,肝气横逆,遂成隐核。"说明七情内伤是诱发软组织肉瘤的重要内因。

2. 病机

(1)痰凝毒聚:痰凝与软组织肉瘤的发生关系密切,是其最主要的发病因素。痰之为病,无处不到,与五脏之病均有关系。张景岳曰:"无处不到而化为痰者,凡五脏之伤,皆能致之。"脾阳不振,水液运化失职,湿聚成痰;肾阳不足,水气不化,聚而为痰;肺气不宣,气机郁阻,或化热化燥,炼液为痰。痰浊内阻,邪蓄积久,形成积聚肿块。《丹溪心法》云:"痰之为物,随气升降,无处不到。"这一特征与软组织肉瘤发无定处的特点非常吻合。

(2)气滞血瘀:七情内伤,阻滞气机,气不行则血不畅,致血瘀的发生。血瘀也可导致气滞,气血凝滞,经脉阻塞日久,导致瘀积肿块。明代陈实功《外科正宗》曰:"忧郁伤肝,思虑伤脾,积怒伤心,所愿不得志者,致经络痞塞,聚结成核。"可见气滞血瘀与软组织肉瘤的发生关系密切。

(3)气血两亏:先天禀赋不足,或久病不愈,均可导致正气亏损。《内经》谓:"邪之所凑,其气必虚。"《医宗必读》云:"积之成者,正气不足,而后邪气踞之。"因正气虚损,致五脏六腑功能衰弱,气血生化乏源,邪气乘虚而入,邪毒内聚,致生肉瘤。

3. 病机转化

本病病位在脾,痰湿为最主要的病理因素。脾主肌肉,七情内伤,外邪搏结,内外合邪,脾脏受伤,脾主运化失职,停痰留瘀,致发肉瘤。本病脾胃亏虚、气血不足为病之本,痰湿、瘀血、热毒为病之标,病属本虚标实。疾病初期以邪实为主,疾病日久,正气亏虚,邪气渐入,故后期多为正虚或虚实夹杂之证。

三、临床表现

软组织肉瘤早期多无症状,随着无痛性肿块逐渐增大,其临床症状表现明显,并不断加重。

1. 一般症状

本病常表现为无痛性肿块,好发部位依次为下肢、躯干、上肢、腹膜后、头颈等,可出现如下症状或体征:①受累神经压迫症状;②受累关节活动受限、局部畸形;③局部感染、甚至破溃;④皮肤温度升高;⑤胸腹水;⑥区域淋巴结增大。

2. 不同部位肿瘤的特殊表现

(1)横纹肌肉瘤:体积较大,直径约为 10cm,呈无痛性、生长较快、边界不清的肿块,表面常发生破溃。当肌肉放松时,边界会较清楚,触之有囊性感,质地较软。

(2)脂肪肉瘤:见于臀部及大腿,体积较大,形状不规则,边界较清,质地柔软,多无疼痛,表面温度可较高。

(3)纤维肉瘤:约 1/3 以上发于四肢,其次为胸壁、腹壁、头颈及腰背等处,多为圆球形或橄榄球样，体积大小不一，直径可在 1～30cm，多无疼痛，质地较软。

（4）滑膜肉瘤：多见于青少年，大多数发生于四肢大关节附近，约 70% 发生于下肢，以膝关节最常见，肿块多靠近大关节，呈外突性，进行性肿大，边界不清，活动性差。

（5）组织神经肉瘤：体积较小，界限较清楚，质地较硬，也可呈囊性。易早期发生血行播散，也能穿过包膜外侵，疼痛明显。

（6）神经母细胞瘤：多见于儿童，多以腹部肿块就诊，肿块可越过中线，压迫肾向下向外移位，可侵犯骨髓及淋巴结。

（7）间皮肉瘤：好发于胸膜、腹膜及心包膜，多表现为大量的血性胸腔积液、腹水及心包积液。

四、辅助检查

1. 影像学检查

包括 X 线、B 超、CT、MRI 和血管造影等，能够提供肿瘤生长的大小、深度、界限、与周围组织的关系及肿瘤血供等情况，进而判断肿瘤性质，同时还可为肉瘤手术方案的设计和放化疗的效果评估提供依据。

（1）X 线：主要显示骨膜反应及骨质破坏情况。如有骨质破坏多为高度恶性肉瘤，如肿瘤呈透亮区则提示脂肪源性肿瘤。常规胸片检查可以发现肺、纵隔的远处转移病灶。

（2）B 超：可鉴别实性、不均质性或囊性肿瘤。可依据所提供肿物的血流情况、体积范围、生长边界、瘤体内部回声等信息区别其良恶性的可能。

（3）CT：可探明肿瘤与邻近骨、肌肉、血管等结构的关系，发现早期远处转移灶，有助于制订手术及放疗计划。

（4）MRI：对软组织的分辨率很高，对肌源性肿瘤、脂肪瘤、非典型性脂肪瘤和脂肪肉瘤有诊断意义；对腹膜后软组织肿瘤、盆腔向臀部或大腿根部伸展的肿瘤、腘窝部的肿瘤及肿瘤对骨质或骨髓侵袭程度的图像更为清晰。

（5）血管造影：了解血管和肿瘤的关系，观察肿瘤是否与较大血管有粘连及肿瘤内血管变化。

2. 病理学诊断

软组织肉瘤的诊断最终由病理学检查来确定，根据病理结果可了解肿瘤的生物学特性，推测患者的预后。

（1）细胞学涂片检查：这是一种简单、快速、准确的病理学检查方法，适用于已破溃的软组织肉瘤及由肉瘤引起的胸、腹水和心包积液。细针穿刺涂片适用于肿瘤位置较深，有肝、肺、骨、淋巴结转移病灶及在手术后原部位复发的病例。穿刺时应注意避免误取坏死组织及囊壁组织，避免损伤肿瘤表面的神经血管束。

（2）粗针穿刺活检：适应证与细针穿刺的适应证相同。在 CT 或 B 超引导下穿刺肿瘤部位，取出条形组织少许送病理检查。穿刺中切勿突破肿瘤的厚度，避免损伤邻近部位的重要结构。此法准确性高，损伤较小，临床运用广泛。

（3）钳取活检：对于表浅的已破溃软组织肿瘤，当细胞学涂片不能确诊时，可做钳取活检。

（4）切取活检：多在手术中运用。如较大的肢体肿瘤，在截肢前需做切取活检，以便得到准确的病理诊断。肿瘤位于胸、腹或腹膜后不能彻底切除时，可做切取活检，确诊后再有针对性地采用放疗、化疗或其他治疗。

（5）切除活检：适用体积较小的软组织肉瘤，可连同肿瘤周围部分正常组织整块切除送病理检查。切除组织如确诊肉瘤，则根据不同情形决定是否需扩大手术切除范围。术中冷冻切片对软组织肉瘤诊断有一定难度，最好是等待石蜡切片的结果再做确诊。

（6）分子生物学诊断技术：近几年发现一些肿瘤中出现染色体相互易位现象，其中滑膜肉瘤、尤文肉瘤等发生频率较高，可用来辅助诊断。如滑膜肉瘤的 t(X；18)SYT/SSX 融合基因、尤文肉瘤的 t(11；22)EWS/FLI 融合基因等。在组织学鉴别诊断困难时可通过基因检测的方法得出正确诊断。

五、诊断及鉴别诊断

（一）诊断

软组织肉瘤的诊断需结合症状、体格检查、既往史及影像学检查进行综合判断，明确诊断需进行病理检查。

1. 病理分类

根据《2013 年世界卫生组织肿瘤分类》。

（1）脂肪细胞肿瘤：非典型脂肪瘤性肿瘤；分化好的脂肪肉瘤；脂肪肉瘤，无其他特异性；去分化脂肪肉瘤；黏液样/圆细胞型脂肪肉瘤；多形性脂肪肉瘤。

（2）成纤维细胞性/肌纤维母细胞性肿瘤：隆突性皮肤纤维肉瘤，纤维肉瘤样隆突性皮肤纤维肉瘤，色素性隆突性皮肤纤维肉瘤，恶性孤立性纤维性肿瘤，炎性肌纤维母细胞性肿瘤，低级别肌纤维母细胞肉瘤，成人纤维肉瘤，黏液纤维肉瘤，低级别纤维黏液样肉瘤，硬化性上皮样纤维肉瘤。

（3）所谓的纤维组织细胞性肿瘤：软组织巨细胞肿瘤。

（4）平滑肌肿瘤：平滑肌肉瘤（不包括皮肤）。

（5）周细胞（血管周细胞）肿瘤。

（6）骨骼肌肿瘤：胚胎型横纹肌肉瘤（包括葡萄簇状、间变性），腺泡型横纹肌肉瘤（包括实性、间变性），多形性横纹肌肉瘤，梭形细胞/硬化性横纹肌肉瘤。

（7）脉管肿瘤：网状血管内皮瘤，假肌源性（上皮样肉瘤样）血管内皮瘤，上皮样血管内皮瘤,软组织血管肉瘤。

(8)软骨-骨肿瘤:骨外骨肉瘤。

(9)胃肠间质瘤:恶性胃肠道间质瘤。

(10)神经鞘膜肿瘤、恶性外周神经鞘膜瘤,上皮样恶性外周神经鞘膜瘤,恶性蝾螈瘤,恶性颗粒细胞瘤。

(11)无法确定分化的肿瘤:恶性骨化性纤维黏液样肿瘤;间质肉瘤,非特殊性;肌上皮癌;高磷酸盐尿性间叶组织肿瘤,恶性;滑膜肉瘤(非特殊性、梭形细胞型、双向分化);上皮样肉瘤;腺泡状软组织肉瘤;软组织透明细胞肉瘤;骨外黏液样软骨肉瘤;骨外尤文肉瘤;促纤维组织增生性小圆细胞肿瘤;肾外横纹肌样瘤;具有血管周上皮样细胞分化的肿瘤,非特殊性;血管内膜肉瘤。

(12)未分化/无法分类的肉瘤:未分化(梭形细胞肉瘤、多形性肉瘤、圆形细胞肉瘤、上皮样肉瘤、非特殊性)。

2. 临床分期

根据美国国立癌症分期联合委员会(AJCC)躯干和肢体软组织肉瘤分期系统(2016 年第 8 版,表 22-1,表 22-2)。

表 22-1　软组织肉瘤 TNM 分期 AJCC

原发肿瘤(T)	区域淋巴结(N)	远处转移(M)	组织学分级
Tx 原发肿瘤无法评估	N0 无区域淋巴结转移或淋巴结状态未知	M0 无远处转移	Gx 分级无法评估
T0 无原发肿瘤证据	N1 区域淋巴结转移	M1 远处转移	G1 完全分化,核分裂象计数和坏死积分为 2 或 3 分
T1 肿瘤最大径≤5cm			G2 完全分化,核分裂象计数和坏死积分为 4 或 5 分
T2 5cm＜肿瘤最大径≤10cm			G3 完全分化,核分裂象计数和坏死积分为 6、7 或 8 分
T3 10cm＜肿瘤最大径≤15cm			
T4 肿瘤最大径＞15cm			
T2a 表浅肿瘤			
T2b 深部肿瘤			

表 22-2 软组织肉瘤临床分期 AJCC

分期	原发肿瘤(T)	区域淋巴结(N)	远处转移(M)	组织学分级
ⅠA 期	T1	N0	M0	G1,Gx G1 低级
ⅠB 期	T2	N0	M0	G1,Gx
	T3	N0	M0	G1,Gx
	T4 任何肿瘤大小	N0	M0	G1,Gx
Ⅱ 期	T1 任何肿瘤大小	N0	M0	G2,G3
ⅢA 期	T2	N0	M0	G2,G3
ⅢB 期	T3	N0	M0	G2,G3
	T4	N0	M0	G2,G3
Ⅳ 期	任何 T	N1	M0	任何 G
	任何 T	任何 N	M1	任何 G

注:组织学分级(G)由三个参数确定的:分化,核分裂活性和坏死程度。每一参数的计分如下:分化(1~3 分),核分裂活性(1~3 分),坏死(0~2 分)。这些分数相加即可确定肿瘤的分级。

(二)鉴别诊断

1. 良性与恶性的鉴别

良性肿瘤生长缓慢,不发生转移,除特殊部位外,一般不构成生命危险,但有些病理为良性的肿瘤可出现恶性倾向。B 超检查、CT 检查、MRI 检查虽都有助于鉴别,仍需做病理检查以确诊。

2. 不同类型的各类肉瘤的鉴别

软组织肉瘤的类别较多,主要根据病理免疫组化的结果来区分(表 22-3)。然而在进行免疫组化的过程中常常存在标志物的相对特异性和异常的免疫反应,故一个正确的诊断,不能只根据免疫组化抗体阳性表达的结果来判定,必须根据患者的情况、肿瘤部位、肿瘤细胞的形态及生长类型等,结合标志物染色结果,进行综合分析、判断,最后确定诊断。

表 22-3 免疫组化对软组织肉瘤的鉴别诊断

免疫组化内容	肉瘤	淋巴瘤	平滑肌肉瘤	横纹肌肉瘤	滑膜肉瘤	血管肉瘤
Vimentin	+/-	+	+	+	+	+
角上皮膜抗原	+				+	
白细胞普通抗原		+				
S-100			+	+		
亮氨酸 7			+	+	+	
肌间线蛋白/肌动蛋白			+	+		
肌红蛋白				+		
因子Ⅷ抗原				+		

六、治 疗

（一）治疗原则

软组织肉瘤的治疗应根据肿瘤病理类型和临床分期,采用手术联合放疗和化疗等多种手段的综合治疗,目的是获得良好的局部控制率和远期生存。肢体和暴露部位的肿瘤还要考虑尽可能多地保留肢体功能和外观美学。①横纹肌肉瘤对化疗、放疗敏感,应采用以化疗、放疗为主的综合治疗,必要时外科治疗。②其他软组织肉瘤一般对化疗和放疗不敏感,ⅠA期采用单纯外科治疗;ⅠB期至Ⅲ期采用手术加放疗,加或不加化疗;Ⅳ期及复发患者以姑息治疗为主。

（二）中医治疗

1. 辨证论治

辨证要点:在治则上,肿块色暗固定,宜行气散血;肿块肤色正常无痛,宜化痰健脾;肿块色红坚硬,宜活血软坚;肿块破溃者,宜健脾为主,佐以化坚。

（1）痰湿凝聚证

主症:全身各处有单个或多个肿块,肿块肤色多正常,无痛或疼痛,伴局部水肿,肢体困倦乏力,胸胁满闷不舒,或纳呆,大小便多正常,舌质淡或胖,苔白滑腻,脉滑。

证机概要:脾失健运,痰湿内结。

治疗法则:健脾化痰,软坚散结。

方药运用:海藻玉壶汤加减。海藻、昆布、半夏、陈皮、青皮、川贝母、当归、川芎、炙甘草。

加减:若纳呆便溏等痰湿重者,加党参、山药、薏苡仁;疼痛者,加三七、土鳖虫、鬼箭羽;肿块坚硬者,酌加莪术、露蜂房、穿山甲;有胸腔积液或腹水者,加龙葵、水红花子、葶苈子。

临证指要:本证为软组织肉瘤最常见证型,以痰湿内蕴为病机关键,如若脾气健运,则痰湿不能凝聚,故"脾旺不易受邪"。因此,临证宜注重健运脾气。

（2）热毒蕴结证

主症:瘤体迅速增大、发红,局部皮肤灼热、疼痛,或肿块破溃,见恶臭黏稠脓血液体,口干,大便干结,小便黄赤,舌质红,苔黄燥,脉滑数。

证机概要:热邪壅盛,发为肿毒。

治疗法则:清热解毒,消肿散结。

方药运用:五味消毒饮。金银花、野菊花、蒲公英、紫花地丁、紫背天葵。

加减:若热毒重者,加连翘、黄连、白花蛇舌草清热解毒;血热甚者,加牡丹皮、生地黄、赤芍清热凉血;肿甚者,加瓜蒌、生半夏、浙贝母散结消肿。

临证指要:本证热毒多为外邪入侵,郁而生火或直接感受火热之邪,郁结日久而成。热毒内盛,易耗血破血,故以清热解毒为主,辅以凉血散血之品。

（3）气滞血瘀证

主症:全身多部位单发或多发性肿块,肿块肤色紫黯,刺痛固定不移,或肢体麻木,口唇青紫,舌质紫黯,或有瘀血、斑点,脉弦细涩。

证机概要:气机不畅,血行受阻,气血互结。

治疗法则:行气活血,健脾补中。

方药运用:桃红四物汤加减。桃仁、红花、生地黄、当归、川芎、赤芍。

加减:若肿块较硬者,加法半夏、浙贝母、皂角刺软坚化痰散结;若溃破伴渗出及出血者,减红花、川芎,加牡丹皮、三七、茜草化瘀止血;腹胀气促者,加葶苈子、白芥子、瓜蒌、厚朴降气消胀。

临证指要:本证肿块多表现为刺痛、固定不移,故临证以"通则不痛"为原则,在行气活血的基础上,加以软坚消癥之品,可获良效。

（4）气血两亏证

主症:肿块日渐增大,面色苍白无华,气短乏力,形体消瘦,四肢麻木不仁,或时有低热,舌质淡,苔薄白,脉沉细或弱。

证机概要:脾失健运,气血乏源。

治疗法则:益气养血,祛瘀散结。

方药运用:八珍汤合黄芪桂枝五物汤加减。黄芪、人参、熟地黄、当归、白术、茯苓、川芎、白芍、生姜、大枣、甘草。

加减:肿甚者,酌加穿山甲、僵蚕、皂角刺软坚化痰散结;腹胀明显者,黄芪量酌减,加八月札、佛手行气消胀;腹泻者,加扁豆、山药渗湿止泻;畏寒肢冷者,加淫羊藿、肉桂温阳散寒。

临证指要:本证为病变后期的常见证型,以脾气虚弱,气血不足表现为主,根据"虚则补之"的原则,在补益气血的同时,注重健运脾气,使气血生化有源。

2. 中成药制剂

（1）桂枝茯苓丸:由桂枝、茯苓、牡丹皮、桃仁、芍药等组成。每日 3 次,每次 2 克。适用于软组织恶性肿瘤。

（2）化瘀丸:由水蛭、虻虫、王不留行、草河车、生牡蛎、桃仁、白蔻仁、白芷、当归、郁金、夏枯草、红花等组成。每丸 6 克,每次 1 丸,每日 2 次,连服 2 周。适用于软组织肉瘤。

（3）平消胶囊:由枳壳、炒干漆、五灵脂、郁金、白矾、仙鹤草、火硝、制马钱子等组成。每次 6 粒,每日 3 次。适用于软组织恶性肿瘤之痰湿热毒蕴结者。

3. 针灸疗法

针灸多为对症治疗,以辨证选穴为主,若疼痛,酌加合谷、内关、足三里、三阴交、梁丘、曲池等穴;化疗时恶心呕吐,针刺中脘、足三里、建里等穴,或足三里穴位注射甲氧氯普胺,或内关穴注射甲氧氯普胺和维生素 B_6;化疗时血象低,可温针足三里、三阴交,或隔姜灸脾俞、肾俞、胃俞、膈俞;若免疫功能下降,取足三里、三阴交、合谷、曲池、关元、气海及背俞穴,或足三里穴注射黄芪注射液。

4. 外治法

(1)麝香回阳膏:麝香、梅片、红花、儿茶、乳香、没药、黄连、黄柏、白芷、血竭、独脚莲、自然铜、黄芩等研细末,用蜜、陈醋调匀成膏状。外敷患处,适用于局部红肿,烘热,疼痛或溃破、腐臭者。

(2)黑消膏:生川乌、生草乌、生南星、生半夏、生磁石、公丁香、肉桂、制乳香、制没药、制松香等研末,再将冰片、麝香研细后加入和匀,瓶装密封。用时将药粉撒在膏药或油膏上敷患处。适用于各种软组织肿瘤阴证未溃者。

(3)蟾酥止痛膏:蟾酥、生川乌、细辛、红花、七叶一枝花、冰片等组成。外贴患处。适于软组织肉瘤疼痛剧烈者。

(三)西医治疗

软组织肉瘤西医治疗手段主要包括手术、放疗和化疗。早期患者手术治疗以广泛切除原发肿瘤为主。对潜在转移患者,如原发肿瘤大(直径＞5cm)、高分级肿瘤,可术前或术后联合化疗或放疗提高局部控制率。原发肢体的软组织肉瘤,可做动脉灌注化疗,或行术前动脉灌注化疗。局部高危复发的软组织肉瘤可进行放疗、化疗及手术综合治疗。远处转移的晚期患者可行姑息化疗,必要时行放疗、减瘤手术。另外,靶向治疗和介入治疗也有一定的疗效。

1. 手术治疗

手术切除是最重要的治疗方法,目的是获取 R0 切除(镜下切缘阴性),并最大限度地保留功能。目前采用局部广泛的清扫术,术后根据切缘情况进行辅助性放化疗。此法提高了局部控制率,生存率与截肢术相仿,且大部分患者治疗后保存了良好的躯体功能。

(1)根治性手术(局部广泛清扫术):所有位置的肿瘤必须是连同周围包绕的正常组织一并切除,只有在临床显示淋巴结已受累时,才实施淋巴结清扫术。

(2)减积手术:针对一些无法完全切除的软组织肉瘤,术后继以其他非手术治疗。如恶性腹膜后巨大的脂肪肉瘤先行减积手术,术后再辅以放射治疗。

(3)截肢术:适用于晚期的巨大肿瘤伴有溃疡大出血,或伴发严重感染,如脓毒血症、破伤风等危及生命者;或肿瘤生长迅速引起剧烈疼痛且难以用药物控制,或肢体已有病理性骨折患者失去活动能力等严重状况,无法用其他方法挽救时,可考虑截肢术。

2. 放射治疗

放射治疗的主要目的是完善肿瘤的局部控制,约 70% 的软组织肉瘤治疗需要辅助放疗。术前放疗使肿瘤体积缩小,提高 R0 切除或保肢治疗的概率。对于有血管、神经侵犯的患者,手术无法分离并彻底切除肿瘤时,可行组织间放疗和术中电子束照射。术中放疗可以与外照射放疗联合使用,降低整体剂量、缩短治疗时间。若在术中发现生长在神经、血管束旁的软组织肉瘤,往往达不到满意的切缘,或姑息性治疗局部巨大肿块者,可采用放射性粒子植入的方法。一般不推荐单纯放疗,可与手术或化疗联合应用。对于儿童的放疗要慎重,放疗后抑制骨骺的生长和继发性恶变是严重的晚期并发症。

3. 化学治疗

根据治疗目的不同,化学治疗分为术后辅助化疗、新辅助化疗(术前化疗)及姑息性化疗3种。术前化疗能缩小原发病灶,增加手术机会及提高保肢率,适用于体积较大、恶性程度高的软组织肉瘤。手术后短期内即开始化疗,能减少远处转移发生率,提高生存率。而对于已出现远处广泛转移的晚期患者给予姑息性化疗为主的多学科综合治疗,有利于减轻患者症状,提高生活质量,延长总生存期。

阿霉素(ADM)是晚期软组织肉瘤一线标准治疗。吉西他滨(GEM)对晚期软组织肉瘤,特别是平滑肌肉瘤和血管肉瘤敏感性强。常用的化疗药物还包括表柔比星、环磷酰胺(CTX)、异环磷酰胺(IFO)、长春新碱(VCR)、达卡巴嗪(DTIC)、顺铂(DDP)、依托泊苷(VP-16)、紫杉醇(TAX/PTX)、多西他赛(DTX/TXT)、拓扑替康等。阿霉素单药或与异环磷酰胺联合是软组织肉瘤辅助、新辅助化疗的优选方案,也是晚期软组织肉瘤化疗的一线方案。

常用的化疗方案如下。

(1)AI方案

阿霉素 30mg/m^2,静脉冲入,每日1次,第1、2天。

异环磷酰胺 3.75g/m^2,连续静脉输注48小时,每日1次,第1、2天。

美司钠 750mg/m^2,静脉滴注,每日1次,第1、2天,于异环磷酰胺后0、4、8小时分3次用药。

21天为1个周期。

(2)AP方案

阿霉素 90mg/m^2,静脉滴注(输注96小时),第1~4天。

顺铂 120mg/m^2,静脉滴注,第6天(正规水化、利尿)。

28天为1个周期,3~4个周期。

(3)MAID方案

阿霉素 20mg/m^2,静脉冲入,第1、8天。

异环磷酰胺 1.2g/m^2,静脉滴注,每日1次,第1~5天。

美司钠 400mg/m^2,静脉注射,第1~5天,于异环磷酰胺后0、4、8小时分3次用药。

达卡巴嗪 200mg/m^2,静脉滴注,每日1次,第2~4天。

28 天为 1 个周期,3～4 个周期。

(4)CVAD 方案

环磷酰胺 750mg/m²,静脉冲入,每周 1 次。

长春新碱 2mg/m²,静脉冲入,每周 1 次。

阿霉素 25～40mg/m²,静脉冲入,每 3 周 1 次。

达卡巴嗪 200～400mg/m²,静脉滴注,每日 1 次,连用 3～5 天。

21 天为 1 个周期,3～4 个周期为 1 个疗程。

(5)IE 方案

异环磷酰胺 1.8g/m²,静脉滴注 2 小时,每日 1 次,第 1～3 天。

美司钠 400mg/m²,静脉注射,第 1～3 天,于异环磷酰胺后 0、4、8 小时分 3 次用药。

依托泊苷 720mg/m²,连续静脉输注 72 小时(即第 1～3 天)。

加用重组粒细胞集落刺激因子治疗。

21 天为 1 个周期,3～6 个周期。

(6)AD 方案

阿霉素 15mg/m²,连续静脉输注 96 小时,每日 1 次,第 1～4 天。

达卡巴嗪 250mg/m²,连续静脉输注 96 小时,每日 1 次,第 1～4 天。

21 天为 1 个周期,3 个周期为 1 个疗程。

或阿霉素 60mg/m²,静脉冲入,第 1 天。

达卡巴嗪 750mg/m²,静脉滴注,第 1 天。

21 天为 1 个周期,3～4 个周期。

(7)GD 方案

吉西他滨 720mg/m²,静脉滴注,第 1 天,第 8 天。

多西他赛 100mg/m²,静脉滴注,第 8 天。

21 天为 1 个周期,3～4 个周期。

4. 分子靶向治疗

(1)甲磺酸伊马替尼(格列卫):是一种多靶点小分子的酪氨酸激酶抑制药。该药于 2002 年 2 月美国 FDA 批准用于治疗胃肠道间质瘤(GIST)。

(2)苹果酸舒尼替尼:是一种多靶点小分子酪氨酸激酶抑制药。该药于 2006 年 1 月美国 FDA 批准为胃肠道间质瘤伊马替尼治疗失败后的二线药物。

(3)AP-23573:是一种新型 mTOR(丝/苏氨酸蛋白激酶)抑制药。该药于 2007 年 4 月 20 日被美国 FDA 指定为治疗骨及软组织肉瘤的快通道产品。

(4)帕唑帕尼(Pazopanib):是一种多靶点酪氨酸激酶抑制药。2012 年 4 月 26 日美国 FDA 已批准为治疗既往蒽环类为基础方案治疗失败的复发转移性软组织肉瘤(脂肪肉瘤除外)。

（5）Olaratumab：是人源 IgG1 单克隆抗体，对 PDGFR-α 有较高的靶向亲和力，目前 Ⅱ 临床研究数据显示总生存期有突破性提高。

5. 介入治疗

介入治疗是中晚期软组织肉瘤的综合治疗方法之一，可以最大限度地降低肿瘤负荷，改善患者预后。其单纯应用的适应证为：术后复发的患者；常规放化疗无效的患者；初诊患者不能耐受手术或放化疗治疗的患者；邻近重要血管、肠管或其他重要结构，不能实施手术治疗的，合并血管、肠管狭窄等并发症，需尽快解除症状者。介入治疗前需进行详细的术前检查，包括重要器官的功能状态、代偿储备情况及准确清晰的影像学资料。

七、预后与调护

软组织肉瘤的早期诊断是影响预后的首要因素，其预后还与肿瘤大小、生长深度、发病部位、血管侵犯、组织坏死、生长类型、组织学分级等因素相关。因早期缺乏明显症状，在诊断时，约 1/10 的患者已发生远处转移，最常见者为肺转移。早期患者的 5 年生存率为 75%，晚期患者则不足 20%。

积极疏导消极、紧张、压抑、焦虑等不良情绪，平时注意加强体育锻炼，增强抗病能力，尽量避免接触放射线及有毒的化学制剂。对疑为本病的患者，应及时检查，力争早期诊断，尽早治疗。食疗应融入中医"辨证施食"的理念，可根据患者体质状况和类型合理调整饮食。

八、中医防治进展

中医中药在软组织肉瘤治疗中有一定优势，具有延缓病变发展，改善临床症状，提高患者生活质量等作用。中医临证主张辨证与辨病结合，由于软组织肉瘤病理类型繁多，恶性程度各异，临床表现多变，在辨证上出现了各家争鸣的情况。如李佩文教授注重调补气血，健脾补肾，顾护先、后天之本；蒋士卿教授则以温阳法为基本大法，重用阳和汤为基本方加减治疗。另外，中医结合西医治疗可起到减毒增效的作用。如放疗时患者出现口干、咽痛、吞咽困难等症状，此为热毒炽盛，灼伤津液，致阴虚内热，治疗以清热滋阴生津为主，多加金银花、连翘、沙参、麦冬、石斛、玉竹、生地黄、玄参等；化疗时患者常出现神疲乏力、头晕心悸、腰膝酸软、食欲缺乏等症状，同时出现血象和免疫功能降低，此时以健脾补肾，填精生髓为法，加用女贞子、菟丝子、枸杞子、桑椹、黄精、熟地黄、党参、黄芪、茯苓、炒白术等。另外，实验药理研究已证实陈皮、当归、五爪龙、姜黄、莪术、茯苓、猪苓、人参、黄芪、猫爪草、蛇床子、柴胡、赤芍、半枝莲、板蓝根、苦参、生半夏、菝葜、蛇六谷、藏红花、斑蝥等诸多中药有明显的抑制肉瘤细胞增殖及诱导凋亡的作用。

（李　蒙）

参 考 文 献

[1] 周际昌.实用肿瘤内科学[M].北京:北京科学技术出版社,2016:485-489.

[2] 中国抗癌协会肉瘤专业委员会,中国临床肿瘤学会.软组织肉瘤诊治中国专家共识(2015年版)[J].中华肿瘤杂志,2016,38(4):310-320.

[3] 徐瑞华,姜文奇,管忠震.临床肿瘤内科学[M].北京:人民卫生出版社,2014:549-557.

[4] Ford SJ,Almond LM,Gronchi A. An Update on Non-extremity Soft Tissue Sarcomas[J]. Clin Oncol(R Coll Radiol),2017,29(8):516-527.

[5] Johnson KM,Mahler NR,Saund RS,et al. Role for the EWS domain of EWS/FLI in binding GGAA-microsatellites required for Ewing sarcoma anchorage independent growth[J]. Proc Natl Acad Sci U S A,2017,114(37):9870-9875.

[6] 肖颖,念其钱,吴婺松.软组织肉瘤相关融合基因的研究现状与进展[J].诊断病理学杂志,2016,23(11):881-884.

[7] 韩安家,石慧娟,李辉.软组织肿瘤分子病理进展[J].临床与实验病理学杂志,2017,33(7):709-714.

[8] Linch M,Miah AB,Thway K,et al. Systemic treatment of soft-tissue sarcoma-gold standard and novel therapies[J]. Nat Rev Clin Oncol,2014,11(4):187-202.

[9] 石远凯,郏博.软组织肉瘤治疗进展[J].中国肿瘤临床,2014,41(24):1556-1560.

[10] 许宋锋,余子豪.软组织肉瘤的放射治疗[J].中国肿瘤临床,2017,44(1):19-23.

[11] Zhou Y,Xie PM,Dong C,et al. Prospective clinical study of pre-operative SIB-IMRT in preparing surgical boundary of extremity soft tissue sarcoma[J]. Eur Rev Med Pharmacol Sci,2015,19(24):4738-4750.

[12] 孙元珏.晚期软组织肉瘤新药临床应用进展[J].肿瘤学杂志,2017,23(11):959-966.

[13] 王臻,王佳玉,徐海荣.肢体软组织肉瘤临床诊疗专家共识的解读[J].临床肿瘤学杂志,2014,19(7):637-648.

[14] Bourcier K,Italiano A. Newer therapeutic strategies for soft-tissue sarcomas[J]. Pharmacol Ther,2018,24.

[15] Tap WD,Jones RL,Van Tine BA,et al. Olaratumab and doxorubicin versus doxorubicin alone for treatment of soft-tissue sarcoma:an open-label phase 1b and randomised phase 2 trial[J]. Lancet,2016,388(10043):488-497.

[16] Vincenzi B,Badalamenti G,Napolitano A,et al. Olaratumab:PDGFR-α inhibition as a novel tool in the treatment of advanced soft tissue sarcomas[J]. Crit Rev Oncol Hematol,2017,118:1-6.

[17] Pasquali S,Gronchi A. Neoadjuvant chemotherapy in soft tissue sarcomas:latest evidence and clinical implications[J]. Ther Adv Med Oncol,2017,9(6):415-429.

[18] 赵越洋.刘伟胜教授中医辨证论治肉瘤经验点集[J].时珍国医国药,2015,26(9):2255-2256.

[19] 徐鑫,王赛,张孟哲,等.蒋士卿教授重用阳和汤治疗软组织肉瘤经验[J].中医学报,2016,

31(214):319-321.

[20] 姜维维,李丽芳,杨静雯.中医食疗在肿瘤患者康复中应用效果研究[J].中西医结合护理
(中英文),2015,1(3):10-12.

第 23 章

黑 素 瘤

一、概　述

黑素瘤(malignant melanoma,MM)是一种由异常黑素细胞过度增生引发的恶性肿瘤。来源于外胚叶神经嵴的黑素细胞分布于皮肤、黏膜、眼、脑膜等组织,故黑素瘤可发生于身体的任何部位,其中以皮肤黑素瘤最为常见。白种人较其他人种更易患本病。我国黑素瘤发病率相对较低,但近年出现较快的增长趋势。其发病的高危因素包括黑素瘤家族史、既往黑素瘤病史、多发非典型痣或发育不良痣和先天基因突变等。不良的物理或化学刺激常常是正常色素痣恶变的重要因素之一。黑素瘤恶性度极高,易转移,5 年生存率不足 15%。晚期患者发生肝转移者占 50%~80%,脑转移者 8%~46%。其死亡率占皮肤肿瘤患者的 80%,是严重威胁人类健康的疾病之一。

恶性黑素瘤在中医古籍的描述中属于"恶疮""黑疗""黑子""翻花""厉疽"等病证范畴。

二、病因病机

1. 病因

(1)外邪侵袭:感受外邪是黑素瘤的主要病因。《灵枢·九针论》所谓"四时八风之客于经络之中,为瘤病者也",即提出了外邪"八风"停留在经络之中可成瘤病之观点。风、寒、湿、热相互作用,至血脉凝滞,经脉不通,逆于肌肤,积久成病。

(2)脏腑亏虚:内经曰:"精气夺则虚。"本病主要由先天不足和后天失养所致,如饮食失节、七情劳倦、久病失治、误治等,虚有阴、阳、气、血之分。《诸病源候论·黑痣候》指出:"有黑痣着风邪搏于气血,变化生也。夫人血气充盛,则皮肤润悦,不生疵痕。若虚损则黑痣变生"。脏腑虚损,正气不足,终致毒邪入侵发为本病。

2. 病机

(1)肺气亏虚,卫外失固:肺主皮毛,肺气虚则卫表不固,风毒燥邪外袭,羁留不去,内引湿浊,湿浊胶结而成癌肿。

(2)阴虚血枯,瘀结成瘤:阴液亏损,精血不足,皮毛失润,肌肤失荣,瘀毒内结外引于肌表,久成肿核。

(3)热毒蕴结,羁留肌表:肺主宣散,热毒侵犯,羁留皮毛,导致肺气失宣,热毒之邪蕴结成瘤。

3. 病机转化

本病病位在肌表,与肺、肾相关。在脏腑虚损的基础上,或外邪搏于气血,或痰瘀内生阻碍气机,或阳气束结而致血瘀气滞,痰瘀毒血结聚,至肿块乌黑。瘀久化热,热毒瘀阻,则焮红溃烂,流乌黑血水。病久气血亏虚,邪毒壅盛而常见正虚邪实之证。虚者,血气虚,肾气虚。实者,痰湿内蕴,血瘀气滞,瘀毒壅阻。故此病乃先有内虚而后为风邪与痰、湿、气、血、瘀搏结而形成乌黑肿块,进而随血液流窜,终成恶疾。

三、临床表现

黑素瘤90%以上原发于皮肤,可以由黑痣恶变而来,也可以是新生长的痣样物,常见部位包括足底、下肢、指(趾)间、甲下、头皮等。晚期肿瘤破溃、出血,出现淋巴及血行转移。常见转移部位包括淋巴结、皮肤、肺、肝、脑、骨等。

非皮肤来源性黑素瘤占所有黑素瘤的4%～5%,易血行播散至肝、肺、脑、皮肤等部位,原发部位包括眼睛睫状体、虹膜、脉络膜、鼻、呼吸道、消化道、生殖系统黏膜、脑膜等处。其中眼黑素瘤多无明显症状,由常规眼检查发现;黏膜黑素瘤多表现为原发部位肿物,继而出现肿瘤破溃出血、疼痛及远处转移症状。

色素性皮损有下列改变者要警惕有早期黑素瘤的可能。

(1)颜色:原有的色素痣或皮肤损伤后变为棕色或黑色小点并迅速生长,或掺杂红色、黑灰色、白色或蓝色,其中尤以蓝色预后最差。

(2)边缘:参差不齐的锯齿状改变,常提示肿瘤向四周蔓延扩展或自行性退变。

(3)表面:在色素病变基础上出现表面皮肤粗糙、不光滑、高出皮面,伴有鳞形或片状脱屑,有时有渗出液或渗血,破溃病灶常高出皮面。

(4)不对称性:将其一分为二,两半不对称。

(5)直径:病变直径常＞5mm。

(6)感觉异常:局部感觉灼热痒痛或触压痛。

(7)病灶周围皮肤:可出现水肿、发红的炎晕,或丧失光泽,或变白、灰色。

当原发病灶周围出现卫星结节或伴有区域淋巴结增大时,表明为疾病晚期。

四、辅助检查

1. 皮肤镜检查

皮肤镜是近几年发展起来的无创性皮肤疾病诊断工具,可以观察活体表面、真皮乳头层和真皮层等肉眼不可见的微细结构与特征。主要应用于皮肤黑素细胞痣及黑素瘤的鉴别诊断研究。

2. 实验室检查

早期黑素瘤实验室检查通常无明显异常，晚期患者与其他肿瘤类似，可出现贫血、水电解质平衡紊乱、肝肾功能异常等。血清乳酸脱氢酶(LDH)水平与肿瘤分期及预后有关，应予评价。LDH<0.8倍正常值的患者总生存期明显延长。黑素瘤抗体(HMB-45)阳性，免疫酶标(S-100蛋白)阳性可协助诊断。其他各种血清肿瘤标志物对于黑素瘤没有特异性，故不推荐常规检查。

3. 影像学检查

淋巴结超声及可疑脏器的X线、CT、MRI、骨扫描，主要用于了解瘤体与周围组织的关系及对转移性黑素瘤的诊断，对0至ⅢA期黑素瘤诊断意义不大。其中增强CT是发现胸膜、纵隔、肝、腹膜后及盆腔淋巴结等深部组织器官转移的重要手段。MRI软组织分辨率高，对脑、肝、骨骼等部位转移的诊断优于CT。对原发灶不明的患者，建议行PET-CT检查。

4. 前哨淋巴结活检

用于发现亚临床淋巴结转移，以便行完全性淋巴结切除或行辅助治疗。由于影像学对于隐匿性淋巴结或远处转移的检出率低，故对有不良病理特征的Ⅰ期至Ⅱ期患者提倡进行前哨淋巴结活检，明确病理分期，决定是否行淋巴结清扫术。

5. 病理学检查

建议对可疑皮损切除活检，最好切除病灶边缘1～3mm，避免针吸、钳取或切取活检。对不宜切除活检的部位或巨大病灶，应沿深部全部切开，或取临床病灶最厚处穿刺活检。如病灶面积过大或已有远处转移需要确诊的，可以行局部切除。

五、诊断与鉴别诊断

(一)诊断

黑素瘤诊断多依据色素性皮损改变、影像学检查、病理学及细胞学检查进行综合判断。

1. 病理分类

目前国际上将黑素瘤分为四种基本类型。

(1)肢端型：黑素瘤位于足底、手掌或甲下。

(2)黏膜型：黑素瘤位于黏膜。

(3)长期阳光暴露型损害：皮肤黑素瘤，由长期阳光暴露诱导所致，存在明显的日光性弹性组织变性。

(4)非长期阳光暴露性损害：皮肤黑素瘤，并非由长期阳光暴露诱导所致(含原发灶不明型)。

2. 病理分级

Clark依据解剖学浸润深度的检测，将恶性黑素瘤分为5度，以判定预后和选择治疗方法。

Ⅰ度:肿瘤局限于表皮的基底膜内(原位恶性黑素瘤)。手术充分切除后,Ⅰ度病灶不会转移。

Ⅱ度:肿瘤已穿透基底膜,但仅浸润至真皮乳头层内。

Ⅲ度:广泛累及真皮乳头层,但未穿入网状层。

Ⅳ度:肿瘤已浸润真皮网状层。

Ⅴ度:肿瘤浸润至皮下组织。

3. 分期

目前皮肤黑素瘤的 TNM 分期及临床分期采用 2017 年 AJCC 第 8 版分期标准(表 23-1,表 23-2)。

表 23-1　黑素瘤 TNM 分期

T	原发肿瘤
T_X	原发肿瘤无法评估(如切除未行病理检查者)
T0	无原发肿瘤证据
Tis	原位癌
T1	肿瘤厚度≤1.0mm
T1a	肿瘤厚度≤0.8mm,无溃疡
T1b	肿瘤厚度≤0.8mm,有溃疡
	肿瘤厚度 0.8~1.0mm,有或无溃疡
T2	肿瘤厚度 1.0~2.0mm
T2a	肿瘤厚度>1.0~2.0mm,无溃疡
T2b	肿瘤厚度>1.0~2.0mm,有溃疡
T3	肿瘤厚度 2.0~4.0mm
T3a	肿瘤厚度 2.0~4.0mm,无溃疡
T3b	肿瘤厚度 2.0~4.0mm,有溃疡
T4	肿瘤厚度≥4.0mm
T4a	肿瘤厚度≥4.0mm,无溃疡
T4b	肿瘤厚度≥4.0mm,有溃疡
N	区域淋巴结
N_X	区域淋巴结无法评估
N0	未发现区域淋巴结转移
N1	有 1 个淋巴结转移或移行灶、卫星和(或)微卫星转移却不伴淋巴结转移
N2	有 2 或 3 个淋巴结转移或移行灶、卫星和(或)微卫星转移,伴 1 个淋巴结转移
N3	有 4 个或以上淋巴结转移或移行灶、卫星和(或)微卫星转移灶,伴 2 个或更多受累淋巴结转移;或任何数目的粘连不清的淋巴结伴或不伴移行灶、卫星和(或)微卫星转移

（续　表）

M　远处转移

M0　　　无远处转移证据

M1　　　有远处转移证据

M1a(0)　远处皮肤、软组织包括肌肉和(或)非区域淋巴结,血清 LDH 正常

M1a(1)　远处皮肤、软组织包括肌肉和(或)非区域淋巴结,血清 LDH 升高

M1b(0)　肺部转移,伴/不伴 M1a 的远处转移部位,血清 LDH 正常

M1b(1)　肺部转移,伴/不伴 M1a 的远处转移部位,血清 LDH 升高

M1c(0)　非中枢神经系统的内脏器官转移,伴/不伴 M1a、M1b 的远处转移部位,血清 LDH 正常

M1c(1)　非中枢神经系统的内脏器官转移,伴/不伴 M1a、M1b 的远处转移部位血清,LDH 升高

M1d(0)　中枢神经系统的转移,伴/不伴 M1a、M1b、M1c 的远处转移部位,血清 LDH 正常

M1d(1)　中枢神经系统的转移,伴/不伴 M1a、M1b、M1c 的远处转移部位,血清 LDH 升高

TNM 临床分期:见表 23-2。

表 23-2　黑素瘤 TNM 临床分期

0 期	Tis	N0	M0
Ⅰ A 期	T1a/T1b	N0	M0
Ⅰ B 期	T2a	N0	M0
Ⅱ A 期	T2b/T3a	N0	M0
Ⅱ B 期	T3b/T4a	N0	M0
Ⅱ C 期	T4b	N0	M0
Ⅲ 期	任何 T	≥N1	M0
Ⅳ 期	任何 T	任何 N	M1

（二）鉴别诊断

临床一旦发现有恶变征兆,应尽快行活组织活检。病理学检查是确诊的最终依据。

1. 良性交界痣

为褐色或黑色斑疹,可稍隆起,境界清楚,颜色均一,表面光滑,可发生在身体任何部位,多见于青少年和儿童。交界痣往往增生活跃,有转变为黑素瘤的可能。

2. 幼年性黑素瘤

是一种较少见的黑素细胞肿瘤,其突出特点为病理改变呈恶性,而生物学过程呈良性。瘤细胞不向表皮浸润,且瘤体表面亦不形成溃疡。常发生于儿童面部,偶见于成人,为生长缓慢的圆形结节。

3. 细胞性蓝痣

女性多见,常单发,好发于臀、骶尾、腰部,偶见于结膜、口腔黏膜、前列腺和宫颈等处,为淡蓝色结节,表面光滑而不规则。在此基础上发生的黑素瘤称为恶性蓝痣。

4. 脂溢性角化症

为常见皮肤良性肿瘤,好发于面部。初起为淡褐色或深褐色,呈乳头瘤样增生,表面粗糙,数目不定,病程缓慢,极少癌变。

六、治　疗

(一)治疗原则

黑素瘤遵循以手术切除为主配合化疗、放疗、免疫治疗、中医药治疗的个体化综合治疗方案。中医治疗坚持辨病与辨证相结合,整体与局部相结合,抗癌与扶正相结合,内服与外治相结合的治疗原则。本病病情复杂难治,应根据病情变化,由多学科医师共同会诊,制订一个长期而且可行的康复计划,减少复发率,提高生存质量。

(二)中医治疗

1. 辨证论治

辨证要点:本病辨证当辨明病位病性,阴阳虚实。病变初期,肿瘤多位于皮肤局部,但当病灶转移之后则应根据临床表现部位的经络循行及所属脏腑功能等特点进行定位。辨别病性时常根据临床表现区分阴阳虚实。一般病灶在皮肤,无痛无痒,坚硬如核,长成难消,久则溃烂翻花者多属阴证;红肿痒痛则属阳证。本病在正虚基础上发展而来,故整体属虚局部属实,其虚者有气血阴阳之辨,实者亦有毒火、湿聚、痰瘀、血瘀之别,应根据临床表现及舌脉加以区分。

(1)热毒炽盛证

主症:肿块乌黑或杂色相间,或红肿溃烂,灼热疼痛,或渗血流脓,漫肿一片,伴心烦难寐,口干口苦,大便干结,小便黄赤,舌质红,苔黄腻,脉滑数。

证机概要:火热邪毒,燔灼营血,阻隔经络,逆犯肌表,发为皮损。

治疗法则:清热解毒,活血消肿散结。

方药运用:五味消毒饮合仙方活命饮加减。金银花、蒲公英、野菊花、紫花地丁、青天葵、穿山甲、皂角刺、赤芍、天花粉、制乳香、制没药、苦参。

加减:溃烂流血不止者,加白茅根、大蓟、小蓟、墨旱莲、仙鹤草、蒲黄炭等并用云南白药外敷;湿毒偏盛,流污黄水,苔厚腻者,酌加薏苡仁、苍术、车前草。临床上也可适当选用白花蛇舌草、半枝莲、七叶一枝花等清热解毒药,水牛角、牡丹皮、生地黄、玄参等清热凉血之品也可适量加入。

临证指要:本证以局部红肿灼痛,舌红脉数等阳证为辨证要点,治以清热解毒为主,忌用发散之品。同时兼以扶正固本,或养阴清热,或健脾和胃。对于热邪炽盛,服清凉剂入口即吐者,可于清热剂中少佐温热药,或采用凉药热服之法。

(2)痰湿蕴结证

主症:肿块呈结节隆起,质地较硬,不红不肿,按之略痛,可有溃破渗液,周围瘙痒,恶心纳差,肢体困倦,胸闷咳喘等,舌质淡,舌体胖,苔厚腻,脉缓。

证机概要:气郁痰结,血气凝滞,壅遏经脉。

治疗法则:燥湿理气,化痰散结。

方药运用:二陈汤合消瘰丸加减。半夏、陈皮、茯苓、甘草、玄参、生牡蛎、贝母、夏枯草、山慈姑。

加减:胸腹满闷,纳呆腹胀者,加党参、黄芪、白术、山药、枳壳;肿块隐痛或溃疡流黄水者,加夏枯草、七叶一枝花、薏苡仁;兼有血瘀者,可加入丹参、桃仁、田七、三棱、莪术等加强消瘤除块的功效。

临证指要:本证以胸脘痞闷,肢体困倦,舌苔白腻,脉缓滑为辨证要点。善治痰者,不治痰而治气,气顺则津液亦顺,且痰由湿生,湿主要源于脾肾,故临证常配伍理气药,健脾祛湿药,以及益肾之品。

(3)瘀毒内结证

主症:肿块乌黑紫暗,坚硬不平,局部刺痛,伴胸闷心烦,胸胁胀满,或肌肤甲错,舌质暗红有瘀斑瘀点,舌苔白,脉弦涩。

证机概要:瘀血内结,瘀滞化热,热毒内生。

治疗法则:活血化瘀,解毒散结。

方药运用:身痛逐瘀汤合四妙勇安汤加减。秦艽、川芎、桃仁、红花、甘草、羌活、当归、五灵脂、香附、牛膝、地龙、玄参、金银花、蒲公英、白花蛇舌草、田七、蜈蚣、人工牛黄。

加减:胸闷胁痛者,加柴胡、郁金、延胡索、川楝子;肿块乌黑,痛处不移者,加三棱、莪术、乳香、没药;兼有气滞者,加香附、佛手。

临证指要:本证多见于黑素瘤中期患者,以痛有定处,舌质暗红或有瘀斑,脉涩为辨证要点。疾病中期正气渐趋虚弱,攻邪同时注意扶正,宜祛瘀与养血同施,使活血而无耗血之虞。

(4)气血亏虚证

主症:肿块溃破流水日久,绵绵难愈,多见于手术、放、化疗后体虚正亏或疾病晚期,气血亏虚,腐肉难脱,面色无华,倦怠乏力,纳呆食少,舌质淡白,边有齿印,苔薄白少,脉细无力。

证机概要:脾虚不健,生化乏源,气血两虚,营卫不荣。

治疗法则:益气养血,扶正祛邪。

方药运用:八珍汤加减。党参、白术、茯苓、当归、紫河车、熟地黄、枸杞子、黄芪、木香、白花蛇舌草、七叶一枝花、甘草。

加减：兼见腰酸肢冷，头晕耳鸣者，酌加补骨脂、杜仲、川续断；兼五心烦热，失眠多梦者，加酸枣仁、山茱萸、牡丹皮；纳呆脘痞者，酌加山药、薏苡仁、陈皮、法半夏。

临证指要：本证以面色无华，食少倦怠，少气懒言，舌淡，脉虚细为辨证要点，多见于晚期患者。一方面本身正气不足，另一方面各种抗癌治疗损伤正气，以至于正气严重亏虚，此时应以扶正气为主，采用"扶正消积"的治疗原则。

2. 中成药制剂

(1)清瘟解毒丸：清热解毒，透邪外出。每次1丸，每日3次，温开水送服。辨证属于热毒蕴结者颇为适宜，可与化疗同时应用。

(2)神犀丸：清营凉血，解毒消瘤。成人每次1丸，每日2次，温开水送下，小儿酌减。对恶性黑素瘤患者有肿块溃破流出暗红色血水，热入营血者较为适宜。

(3)散结灵：消痰散结，温阳通络。成人每次2～4片，每日2～3次，温开水送服。适用于黑素瘤寒痰结聚者。

(4)牛黄麝酥丸：清热解毒，活血化瘀，扶正固本。每日2次，每次口服1粒。主治各型恶性黑素瘤。

3. 中药外治

对于早期原发灶一般不主张局部外敷药物治疗，以免刺激病变部位导致扩散或破溃。对于晚期患者如病灶溃烂，腐肉难脱或伤口难收者，可酌情选用五虎丹、皮癌净以祛腐生新。临床还可根据病情选用化毒散膏、芙蓉膏以清热解毒，消肿止痛。

(三)西医治疗

1. 外科治疗

手术治疗是黑素瘤主要的治疗方法，对于早中期患者可防止局部复发及远处转移，达到临床治愈。对晚期患者可控制肿瘤进展，缓解症状，提高患者生存质量。对手术可以切除的所有病灶，原则上行扩大切除术，包括Ⅳ期患者，均应尽量切除。对存在临床显性淋巴结或前哨淋巴结活检阳性的Ⅲ期患者，需行区域淋巴结清扫术，将受累淋巴结完整切除。必要时行术后辅助IFN-α治疗、放疗、化疗及免疫治疗。

2. 化学治疗

化疗药物主要有达卡巴嗪，单药治疗的有效率为15％～20％，中位缓解期4个月。替莫唑胺特点是脂溶性较高，可透过血脑脊液屏障，治疗转移性黑素瘤效果与达卡巴嗪相似。其他有效药物包括顺铂、亚硝脲类、紫杉醇类药物。单药有效率一般也在10％～20％。联合化疗治疗转移性黑素瘤的有效率可达35％～45％，中位缓解期为4～6个月。顺铂、达卡巴嗪联合长春碱是较为常用的联合化疗方案，有效率达 30％～50％,中位缓解期约为 7 个月。

3. 放射治疗

黑素瘤对放射治疗不敏感,与热疗合并使用可能提高疗效。临床上对患者拒绝手术或一般情况差不能耐受手术者,可考虑行局部放疗。对于原发灶切除不净尤其是难以实施二次切除的肿瘤有提高局部控制率的作用。对骨、脑、皮肤等组织转移可考虑行局部放疗,能起到缓解转移灶症状的作用。

4. 免疫治疗

因黑素瘤具有很强的免疫抗原性,免疫治疗成为目前最有效的治疗途径。传统免疫治疗包括干扰素 α 及白细胞介素-2。干扰素 α 治疗单药有效率在 15％～16％,白细胞介素-2 单药治疗的有效率在 15％～20％。此外,联合化疗(顺铂、达卡巴嗪、长春碱)加用生物治疗(干扰素 α 联合白细胞介素-2)治疗恶性黑素瘤的有效率可达 40％～50％,但毒性较大,生存期方面也未取得优势,尚存争议。目前,作为单克隆抗体在黑素瘤临床研究中获得突破性进展的有抗 CTLA-4 单抗和抗 PD-1/PDL-1 单抗等。2011 年,美国 FDA 批准了抗 CTLA-4 单抗易普利单抗(Ipilimumab)作为靶向免疫治疗药物,用于治疗晚期黑素瘤,也是首个被证明能够延长晚期黑素瘤患者生存的药物;2015 年,美国 FDA 进一步批准了易普利单抗和抗 PD-1 单抗纳武单抗(Nivolumab)作为组合应用于增强 T 细胞、遏制肿瘤细胞、提高抗肿瘤应答,成为现阶段免疫治疗肿瘤的研究热点。

5. 靶向治疗

近些年,靶向治疗在国内外开展了大量临床试验,包括索拉非尼、舒尼替尼、贝伐单抗、恩度、BRAF 抑制药、伊马替尼、抗 CTLA-4 单抗、抗 BCL-2 等药物。2011 年,美国 FDA 批准 BRAF 激酶抑制药威罗非尼用于晚期黑素瘤治疗。伊马替尼治疗 C-KIT 突变的黑素瘤及恩度联合达卡巴嗪治疗晚期黑素瘤也均已被黑素瘤治疗的中国版指南推荐。

七、预防与调护

1. 预防

(1)注意保护皮肤,避免长时间日照,避免接触有毒化学物质,尽量减少对色素痣的创伤和刺激。

(2)应加强相关知识的宣教工作,提高广大公众的警惕性。黑素瘤好发于皮肤表面应定期进行自我检查,特别是有黑素瘤家族史或既往史的患者,做到定期复查、早期发现、早期诊断和早期治疗。

(3)保持良好心态,积极锻炼身体,增强体质。

2. 预后

黑素瘤的预后与肿瘤的分化程度、分级、分期、发病年龄、性别、手术方式、病灶部位及机体免疫功能相关。其中病期是最重要的预后因素，Ⅰ期患者 5 年生存率约为 90%，Ⅱ期约为 70%，Ⅲ期约为 50%，Ⅳ期约为 10%。45 岁以下患者较老年患者预后好。女性患者较男性患者预后好。发于四肢较发于躯干预后好。皮肤黑素瘤较黏膜黑素瘤预后好。其中 KIT 基因和 BRAF 基因突变为皮肤黑素瘤的独立预后不良因素，KIT 基因突变为黏膜黑素瘤的独立预后不良因素。此外，血清乳酸脱氢酶的水平也是影响预后的重要因素之一。少数黑素瘤表现为惰性，即使是Ⅳ期患者，也有可能长期生存。

3. 调护

(1) 皮肤护理：患者皮肤表面有糜烂和溃疡形成者，应定期换药，保持皮肤清洁干燥，防止感染，避免摩擦刺激。

(2) 饮食调护：加强营养，多食用维生素 A 含量较高的新鲜蔬菜、水果，戒烟、酒及葱、辣椒等刺激性食物，原则上少食螃蟹、鱼虾等。

(3) 心理调护：注意观察患者情绪，讲解必要疾病知识，缓解患者心理压力，鼓励患者积极配合增加治疗信心。

(4) 坚持随访：定期随访是预先发现复发、转移的有效手段。

八、中医防治进展

基础研究证明，中药提取物具有明确的抗黑素瘤活性。丹参酮能诱导肿瘤细胞凋亡，改善人体免疫功能。其与卡铂联合用药能更好地抑制 B16 恶性黑素瘤细胞增殖、转移。白及提取物能诱导小鼠黑素瘤细胞凋亡。天花粉蛋白能从黏附、迁移及侵袭多个环节抑制 B16 黑素瘤细胞的转移行为。甘草素通过调控微小 RNA 进而上调 PTEN 和 TIMP2 靶基因的表达水平，同时抑制 P-AKT 和 MMP2 的表达，最终发挥抑制人黑素瘤细胞 A375 侵袭和转移的作用。加味四君子汤含药血清能在体外抑制 B16 恶性黑素瘤细胞增殖并诱导其凋亡。

当代中医学家对于黑素瘤的治疗也积累了丰富的经验。孙桂芝教授根据中医五行理论，针对黑素瘤治疗提出了"从肾论治、从心论治、从肺论治"的学术思想。以肾为主线，通过五行制化，协调脏腑平衡，维持人体内环境稳态，从而达到减少复发率，控制肿瘤转移的目的。尤建良主张，"健脾入门，赢得先机""阳和温肾，治病求本"。提出化疗前益气养阴，扶正培本；化疗中降逆和胃，醒脾调中；化疗后补气生血，温肾化瘀的"中药三周期疗法"，以中药辅助化疗起到减毒增效作用，曾运用此法完全缓解 1 例晚期黑素瘤骨转移患者。郁存仁教授先后提出了"内虚学说"和"平衡学说"，认为在化疗时应以旋覆代赭汤减轻患者消化道不良反应，升血汤（生黄芪、黄精、鸡血藤、菟丝子、枸杞子、女贞子）补肾填精防止骨髓抑制。陆临渊认为，手术和化疗导致人体正气亏虚，治疗应重滋阴补气养血，清热解毒化瘀。对症自拟抑黑汤（黄芪、人参、炒白术、茯苓、当归、白芍、生地黄、石斛、藤梨根、猫爪草、白花蛇舌草、夏枯草、七叶一枝花、石见穿、鳖甲、薏苡仁)治疗术后、化疗后复发的黑素瘤患者疗效显著。

中药外治法具有疗效确切、操作简单、经济实惠等优势。在中药内服的基础上配合外治，往往能减轻患者痛苦，提高疗效。祝柏芳采用五虎丹外敷加卡介苗前臂划痕治疗黑素瘤9例，痊愈7例，有效1例，无效1例。认为五虎丹具有抑制癌细胞的毒性，卡介苗能调动皮肤内在抗癌能力，两者相合，疗效肯定。

（王　佳）

参 考 文 献

[1] CSCO 黑素瘤专家委员会.中国黑素瘤诊治指南[S].2017版.北京：人民卫生出版社，2017,17:29-30.

[2] 刘桂琴,应方微.奥曲肽体外对黑素瘤细胞株 A375 分泌 VECF 的影响[J].国际眼科杂志，2010,10(2):231-232.

[3] 高菲,辛琳琳.恶性黑素瘤的皮肤镜特征研究进展[J].山东医药,2018,58(1):109-112.

[4] CSCO 黑素瘤专家委员会.中国黑素瘤诊治指南(2011版)[J].临床肿瘤学杂志,2012,17(2):159-171.

[5] Testori A,Rutkowski P,Marsden J,et al. Surgery and radiotherapy in the treatment of cutaneous melanoma[J]. Ann Oncol,2009,20 Suppl 6:vi22-29.

[6] Vozy A,Coutzac C. Colitis induced by immune checkpoint inhibitors:anti-CTLA-4 antibodies and anti-PD-1/PDL-1 antibodies[J]. Oncologie,2016,18(9):501 508.

[7] 张珉,钟武.黑素瘤治疗新组合—Nivolumab 和 Ipilimumab[J].临床药物治疗杂志,2017,15(1):79-84.

[8] Balch CM,Soong SJ,Gershenwald JE,et al. Prognostic factors analysis of 17 600 melanoma patients:validation of the American Joint Committee on Cancer melanoma staging system [J]. J Clin Oncol,2010(16):3622-3634.

[9] 于永,张林林,秦治刚,等.丹参酮增强化疗药物拮抗黑素瘤效果的研究[J].中国免疫学杂志,2015,31(8):1153.

[10] 陆雪芬.白及提取物对小鼠黑素瘤 B16 细胞诱导凋亡作用的研究[J].中华中医药学刊,2013,31(7):1619-1621.

[11] 郭栋,韩冰冰.天花粉蛋白对黑色素细胞黏附、迁移及侵袭能力的影响[J].辽宁中医杂志,2013,40(9):1932-1934.

[12] 严淑,谷大为,陈志敏,等.甘草素通过调控 miRNA 抑制人黑素瘤 A375 细胞的侵袭转移[J].南京医科大学学报:自然科学版,2015,60(2):263-269.

[13] 周昕欣,王彩霞.加味四君子汤含药血清对 B16 恶性黑素瘤细胞增殖和凋亡的影响[J].中国实验方剂学杂志,2013,19(10):178-181.

[14] 于彬,顾恪波,赵杰,等.孙桂芝治疗恶性黑素瘤经验[J].北京中医药,2016,35(12):1153-1155.

[15] 尤建良.恶性黑素瘤验案三则[J].四川中医,2006,24(1):69-71.

[16] 程培育,李辰慧,张青.郁存仁治疗恶性黑素瘤经验[J].北京中医药,2013,32(7):515-517.

[17] 陆临渊,秦乐平.中西医结合治疗恶性黑素瘤临证体会[J].中医函授通讯,1996,1(3):28-28.

[18] 祝柏芳.五虎丹外敷加 BCG 铅笔划痕治疗皮肤恶性黑素瘤 9 例[J].辽宁中医杂志,1992(2):32-33.

第24章

其他皮肤恶性肿瘤

一、概　述

皮肤恶性肿瘤是指发生于人体皮肤表皮细胞外胚叶及其附属器官的恶性肿瘤。主要有皮肤基底细胞癌(basal cell carcinoma,BCC)和皮肤鳞状细胞癌(squamous cell carcinoma,SCC)。两者约占非黑素瘤皮肤恶性肿瘤(non-melanoma skin cancer,NMSC)的95%。在白色人种中,它们是常见的恶性肿瘤,但在我国发病率较低。皮肤BCC和SCC临床表现相近,治疗方法相同,在此合并描述。皮肤癌好发于老年人,且男性多于女性。临床以皮肤结节、肿块、溃疡为主要表现。皮肤癌的发生与环境因素、电离辐射、化学致癌物质密切相关,某些慢性皮肤病在慢性炎症的反复刺激下可以发生恶变。

皮肤恶性肿瘤在中医古籍的描述中属于"翻花疮""失荣""恶疮""石疔""赘瘤"等病证范畴。

二、病因病机

中医学认为,皮肤为人之藩篱,易受外邪侵袭,发病不仅与外感六淫有关,亦与脏腑功能失调相关。

1. 病因

(1)感受外邪:《诸病源候论》谓:"翻花疮者,由风毒相搏所为。"外感六淫邪毒,风毒燥热之邪久羁留恋,风毒相搏,营气不从,逆于肌肤,发为本病。

(2)饮食不节:多食辛热肥甘之品,或嗜酒太过,脾胃运化失常,积湿生热,结于肌肤,发为赘瘤。如《外科集验方》所言"诸疮……然浸淫无已,亦有多年不获益者,此皆心肾不济,饮食不节,肠胃停留"。

(3)情志失调:肝主疏泄,调节人体气机的变化,肝喜条达,恶抑郁,情志不遂,肝气郁结,血行不畅,同时脾的运化功能减弱,致湿浊内生。日积月累,气血痰凝阻滞于肌肤而成恶疮。如《金匮翼·积聚统论》篇说"凡忧思郁怒,久不得解者,多成此疾"。

(4)久病或年老体衰:久病失治误治,或老年人脏腑气衰,气血渐亏,正气不足,易招致邪毒入侵,日久致皮生湿毒恶疮。

2. 病机

(1)肺脾气虚,湿毒蕴结:肺主气,外合皮毛,肺气失调,则皮毛不润,卫气不固,易招外邪,毒邪积聚,滞留肌肤;脾为气血生化之源,若脾失健运则气血生化乏源,肌肤失养,且脾虚易津停成湿,聚湿为痰,体内之痰湿与外邪互结于肌肤,渐致本病。

(2)气滞血瘀,积结肌表:肝主疏泄,肝气郁结,则气机不畅,气病及血,血病伤气,终致气滞血瘀。故气血不和,百病变化而生。阻滞之气血,阻塞经络,积结肌表,终成肿块赘瘤。

(3)肝郁血燥,肌肤失养:肝藏血,调节血行,肝阴血不足,则皮肤血燥失荣,正气不足,久病不愈,发为恶疮。如明·薛己《外科枢要》谓:"翻花疮者,由疮疡溃后肝火血燥生风所致。"

3. 病机转化

本病病位在皮肤,与肺、肝、脾关系密切。本病多在正虚的基础上外感邪毒,邪毒搏于血气,则脉络受阻,气机不畅,气滞血瘀,瘀毒内结,瘤滞肌肤而发,即所谓"气血旺则外邪不能感,气血衰而内亏不能拒"。患病日长,邪毒聚留,内耗阴血,故晚期患者常见气血两虚之表现。

三、临床表现

基底细胞癌和鳞癌常发生在暴露于日光的区域,最常受累的部位是头颈部、前臂和手。

1. 皮肤基底细胞癌

发展缓慢,病程长,常无区域淋巴结转移。皮损一般为丘疹或结节,可有糜烂或溃疡,可有毛细血管扩张,易因轻微外伤出血。病变可能迁延不愈。基底细胞癌常发生于某些皮肤病的癌前疾病或瘢痕、外伤和其他慢性皮肤病的基础上,以局部侵袭为主,罕见区域淋巴结及远处转移。但肿瘤可能造成严重的局部组织破坏,如发生于面部的基底细胞癌能破坏鼻、耳、眼眶及上颌窦等部位的软骨和骨组织,引起出血或颅内侵犯或毁容。色素型基底细胞癌可见到色素沉积,使得病变难以与黑素瘤区分。此外,皮肤基底细胞癌的结节型为临床最常见类型,约占78%;浅表型其次,约占15%;其他较少见的基底细胞癌亚型包括浅表型、硬化型、囊肿型、鳞状细胞型、浸润型及纤维上皮型。

2. 皮肤鳞状细胞癌

发病率低于皮肤基底细胞癌,早期二者表现类似,但鳞状细胞癌常在老年性角化过度、慢性溃疡及烧伤瘢痕、放射性皮炎、光线性角化病等病变的基础上发生。鳞癌的临床表现多样,如过度角化、溃疡或者出血性鳞屑斑等。临床常见分型包括浸润型、梭形细胞型、疣状型、假血管型、腺鳞癌。

四、辅助检查

1. 实验室检查

合并血、淋巴网状功能异常者、免疫抑制和凝血功能异常者需进行血液系统检查。对于皮肤癌尚未发现有意义的血清肿瘤标志物，不推荐常规检查。

2. 影像学检查

当怀疑肿瘤扩散，如侵犯骨骼、神经、淋巴管及血管，或出现远处转移时，需进行影像学检查。可根据病情酌情选择淋巴结超声及可疑脏器的 X 线、CT、MRI、PET-CT、骨扫描等检查。

3. 病理学检查

临床发现可疑皮损，应尽早活检以确诊。常用的方法包括刮除活检、钻取活检和切除活检。采用何种活检需依据皮损形态及需要鉴别的疾病而定。刮除活检是最常用的诊断方法。活检应最好包括病变的边缘、中央及病变周围的结缔组织。

五、诊断与鉴别诊断

(一)诊断

重视患者的主诉，对体表皮肤出现较硬结节，边缘隆起，并向四周扩展，尤其是40 岁以上的患者，或患有慢性皮肤病者，应警惕皮肤癌的可能。应以病理组织学检查为确诊依据。

1. 病理分类

皮肤癌主要包括基底细胞癌(65%)和鳞状细胞癌(30%)两型。除此之外，还包括皮肤原位癌，乳腺外 Paget 病，隆突性皮肤纤维肉瘤，血管肉瘤，汗腺癌等。

2. 分期

目前皮肤癌的 TNM 分期及临床分期采用 AJCC 第 7 版分期标准(表 24-1，表24-2)。

表 24-1　皮肤癌 TNM 分期

T	原发肿瘤
T_X	原发肿瘤无法确定
T0	无原发肿瘤证据
Tis	原位癌
T1	最大直径≤2cm，且少于 2 个高危因素
T2	最大直径>2cm，或任何大小肿瘤具有≥2 个高危因素
T3	侵犯上颌骨、下颌骨、眼眶或颞骨
T4	侵犯脊柱或四肢骨，或侵犯颅底神经

（续　表）

N　区域淋巴结

N$_X$	区域淋巴结无法评估
N0	无区域淋巴结转移
N1	同侧单个淋巴结转移,最大直径≤3cm
N2a	同侧单个淋巴结转移,最大直径＞3cm,≤6cm
N2b	同侧多个淋巴结转移,每个淋巴结最大直径≤6cm
N2c	双侧或对侧淋巴结转移,每个淋巴结最大直径≤6cm
N3	转移淋巴结直径＞6cm

M　远处转移

Mx	远处转移无法确定
M0	无远处转移证据
M1	有远处转移证据

表 24-2　皮肤癌临床分期

0 期	Tis	N0	M0
Ⅰ期	T1	N0	M0
Ⅱ期	T2	N0	M0
Ⅲ期	T3	N0	M0
	T1～T3	N1	M0
Ⅳ期	T1～T3	N2	M0
	任何 T	N3	M0
	T4	任何 N	M0
	任何 T	任何 N	M1

（二）鉴别诊断

1. 日光性角化病

是发生在严重日光照射区域的红斑性、剥脱性病变。病变表面有鳞屑,将鳞屑刮去可有出血。病理上可见表皮棘细胞层不规则增厚,细胞排列不整齐,真皮内有炎性浸润,角质层肥厚。有学者认为本病可能是皮肤鳞状细胞癌的癌前病变。

2. 盘状红斑狼疮

初发时为小丘疹,逐渐扩大成斑状,表面角质增生,毛囊口扩张,不形成溃疡,较干燥,边缘多充血。发于颜面可呈蝴蝶状。血沉、类风湿因子、抗核抗体、病理学检查可助鉴别。

3. 银屑病

又名"牛皮癣",典型的皮肤表现是界限清楚的具有银白色鳞屑的红色斑块。轻者可表现为几个硬币大小的肘膝部斑块,重者可全身皮肤受累。其病理生理机制主要为表皮增生分化的异常和免疫系统的激活。

4. 黑素棘皮瘤

皮肤黏膜的少见良性肿瘤,也称"良性非痣样黑素上皮瘤",由角质形成细胞和树枝状黑色素细胞组成,不含有黑色素痣细胞。

5. 角化棘皮瘤

多发于面部坚实的半球形肿物,皮色正常,顶端中间呈凹陷型,形似火山口。发病迅速,但长到直径 2cm 左右不再生长,2～6 个月可自行消退痊愈。

六、治 疗

(一)治疗原则

手术是清除及根治皮肤癌的最好方法。治疗目标为根治肿瘤并最大限度地保留器官功能,取得良好的美容效果。根据患者的年龄、性别、肿瘤部位、范围及病理特征来制订治疗方案。可采用传统外科切除、Mohs 外科切除术、化学治疗、放射治疗、冷冻疗法、光动力疗法及二氧化碳激光术等不同方法进行治疗。

中医药适宜治疗各期皮肤癌,注重局部治疗与整体治疗相结合。局部以解毒燥湿、化瘀消肿、敛疮生肌药物进行外治;同时根据患者体质状况、病期早晚以内服中药用于培护正气,调节免疫及用于放化疗后的辅助治疗。《素问·至真要大论》提出:"坚者削之,客者除之,结者散之,留者攻之,坚者软之,虚则补之"。现代中医在此基础上归纳出治疗皮肤癌的六大治法:扶正固本,活血化瘀,温经散寒,理气化痰,清热解毒,软坚散结。临床应用时应辨证论治,因人制宜。

(二)中医治疗

1. 辨证论治

辨疾病发展阶段,明确患者处于早、中、晚期,据此选择适当治法;辨病邪性质,分清痰结、湿聚、血瘀、热毒,以及有否兼夹;辨脏腑阴阳,根据患者临床表现分析病变所属脏腑功能特点进行脏腑阴阳调整。

(1)肝郁血燥证

主症:皮肤丘疹或小结节,质地坚硬,边缘隆起,中有溃疡,溃后不愈,触之则渗血不止,伴情志不畅,急躁易怒,眠差,胸胁苦满,口唇干焦,大便干涩,舌红苔薄黄或薄白,脉弦细。

证机概要:肝血不足,虚热内生,肌肤不荣。

治疗法则:疏肝理气,养血润燥。

方药运用:丹栀逍遥散加减。柴胡、当归、白芍、牡丹皮、山栀子、郁金、川楝子、生地黄、玄参、甘草。

加减:皮肤干燥或瘙痒者,加防风、荆芥、地肤子、蝉蜕、白鲜皮消风止痒;口干口渴者,加天花粉、芦根、麦冬养阴润燥;大便秘结者,加火麻仁、大黄润燥通便。

临证指要:本证以皮肤结节,质地坚硬,情志不畅,胸胁苦满,脉弦为辨证要点。

治宜肝脾同调,以疏肝为主;气血兼顾,以理气为重。临证宜视病机主次之不同酌定君药,脾虚湿盛者以茯苓为君,脾气虚者以白术为君,血虚者以白芍、当归为君。以求木郁达之,脾弱得复,血虚得养。

(2)血热湿毒证

主症:皮肤红斑样皮损或糜烂潮红,伴有渗液、渗血,恶臭,触之出血,溃而难收,口苦咽痛,心烦易怒,小便黄赤,大便秘结,舌质红,苔黄腻,脉滑数。

证机概要:湿邪化热,聚而为毒。

治疗法则:清热凉血,除湿解毒。

方药运用:银花解毒汤合萆薢渗湿汤加减。金银花、地丁、黄连、夏枯草、连翘、水牛角、赤芍、牡丹皮、萆薢、薏苡仁、泽泻、滑石、甘草。

加减:溃疡血流不止者,加仙鹤草、墨旱莲草、白茅根、蒲黄炭等凉血止血,并用云南白药外敷;溃疡肿痛剧烈者,加延胡索、乳香、没药、田七活血止痛;发热者,加柴胡、石膏清热泻火;临床亦可加入白花蛇舌草、半枝莲等清热解毒药。

临证指要:本证以皮肤糜烂潮红,咽痛,尿黄赤,舌红苔黄腻,脉滑数为辨证要点。治疗时多用清热解毒苦寒之品,应注重顾护胃气,滋养气血。

(3)瘀毒内结证:皮肤丘疹或结节,中央糜烂或边缘隆起,色暗红,坚硬不平,局部刺痛,伴肌肤甲错,面色晦暗,口唇暗紫,舌质暗红,有瘀斑,脉细涩。

证机概要:瘀毒内结,瘀滞化热,热毒内生。

治疗法则:活血化瘀,清热解毒。

方药运用:桃红四物汤合四妙勇安汤加减。桃仁、红花、当归、赤芍、生地黄、玄参、金银花、蒲公英、白花蛇舌草、田七、蜈蚣、人工牛黄。

加减:胸闷胁痛者,加柴胡、郁金、延胡索、川楝子理气止痛;肿块坚硬,痛处不移者,加三棱、莪术、乳香、没药活血散结;兼有气滞者,加香附、佛手行气导滞。

临证指要:本证以皮肤结节,局部刺痛,舌暗有瘀斑,脉涩为辨证要点。在治疗过程中,若祛瘀之力过猛,或久用逐瘀,每宜耗血伤正,需配伍养血益气之品,使祛瘀而不伤正。瘀而化热,瘀热同治之时,宜寒凉之中少佐辛温之品,使泻热而无凉遏凝血之弊。

(4)气血两虚证

主症:患病日久,神疲乏力,面色萎黄,纳差腰酸,头晕目眩,少气懒言,皮肤肿块腐溃,恶肉难脱,稍有触动则污血外溢,舌质淡白,边有齿印,苔薄白,脉细无力。

证机概要:肺脾气虚,气病及血。

治疗法则:补气养血,扶正祛邪。

方药运用:八珍汤加减。党参、白术、茯苓、当归、熟地黄、黄芪、白花蛇舌草、七叶一枝花、甘草。

加减:兼见腰酸肢冷,头晕耳鸣者,酌加补骨脂、杜仲、川续断补肾助阳;兼五心烦热,口燥咽干,失眠多梦者,加女贞子、山茱萸、墨旱莲草养阴清热;纳呆、脘腹痞闷者,酌加山药、薏苡仁、陈皮、法半夏行气健脾。

临证指要:癌瘤日久,不断夺人气血,故本证多见于疾病晚期,以面色无华,少气懒言,舌淡苔白,脉细为辨证要点,临证时应根据气虚、血虚程度,相应调配君药与用量,以补益人体正气,制衡邪气为主。

2. 中成药制剂

(1)大黄䗪虫丸:破血祛瘀、消癥散结。用于皮肤癌热毒壅盛,瘀血内停,大便秘结者。每次口服 3~6g,每日 3 次。

(2)小金丹:化痰祛瘀通络、散结消肿止痛。用于皮肤癌初期,皮色不变肿硬作痛者。每次口服 3g,每日 3 次。

(3)平消胶囊:活血化瘀、止痛散结、清热解毒,扶正祛邪。每次口服 4~8 粒,每日 3 次。

(4)菊藻丸:活血化瘀、软坚散结、清热解毒、祛风止痛。每次口服 3g,每日 3 次。

3. 中药外治

(1)蟾酥软膏:取蟾酥 10g,溶于 30ml 液体中,再加入 40g 磺胺软膏,上药调匀,每次适量外敷患处,每日换药 1 次。适用于各型皮肤癌。

(2)信枣散(广东省中医院制剂):大枣 10 枚,信石 0.2g。大枣去核,将信石置入大枣内,烤干,研细末,与香油调成糊状外敷。祛腐生肌。适用于<3cm 的皮肤癌。

(3)皮癌净:已溃疡者直接外用,未溃瘤者用香油调敷,每日用药 1 次。

(4)五虎丹:将药粉撒于肿瘤上,外敷生肌玉红膏密闭疮口,3~4 日换药 1 次。祛腐解毒。适用于皮肤基底细胞癌。

(5)农吉利软膏:适量,每日 1 次或隔日 1 次,涂于创面。适用于皮肤癌热毒型。

(三)西医治疗

1. 外科治疗

手术为首选的治疗方法。适当的手术切除,治愈率可达 90%~100%。对于复发和广泛的皮肤癌推荐使用 Mohs 显微外科手术,可以精确判断欲切除组织的侵袭深度和范围,进而只在相应部位扩大切除,直至切缘阴性为止。该手术方式相比其他手术治疗皮肤鳞状细胞癌的复发率明显降低。刮除、冷冻、光动力、二氧化碳激光等治疗技术侵袭性小,遗留瘢痕少,实施简单快速,主要用于浅表型皮肤癌和部分有手术禁忌证的患者。

2. 药物治疗

治疗皮肤癌时极少单独使用药物治疗,常作为综合治疗或姑息治疗的辅助措施,分为局部治疗和全身治疗。

（1）局部药物治疗：适用于老年性、多发性、浅表性皮肤癌,或治疗后复发不适用于其他治疗者。主要包括：①5%氟尿嘧啶软膏外涂瘤灶表面,每日2次,连用2~12周,同时应用类固醇激素,可减轻不良反应,治愈率约为93%。②双氯芬酸钠凝胶特别适用于病灶多发者,以及皮肤鳞状细胞癌冷冻治疗后。③咪喹莫特是一种免疫调节药,2004年被FDA批准用于治疗免疫功能正常者的躯干、四肢、颈部的浅表型基底细胞癌(直径<2cm)。

（2）全身药物治疗：①病灶内注射IFN-α可作为高选择性皮肤癌非手术患者的替代治疗。最小推荐剂量每次150万U,每周3次。②推荐以顺铂为基础的联合方案,可选择的药物包括顺铂、卡铂、阿霉素、环磷酰胺、紫杉醇、多西紫杉醇和氟尿嘧啶等。③FDA批准vismodegib(抑制Hedgehog信号通路)用于治疗晚期未扩散但不适宜进行手术或放射治疗和已有远处转移的成人皮肤基底细胞癌,有效率在30%~43%。用法为150mg,每日1次。

3. 放射治疗

皮肤癌对放射治疗十分敏感,单纯放疗常可达到治愈目的,特别是基底细胞癌对放疗效果更为理想。术后有残留的患者亦可选择放射治疗。

七、预防与调护

1. 预防

积极治疗慢性溃疡、角化病等癌前病变;避免烧伤、烫伤瘢痕部位再度受伤;避免或减少皮肤接触放射性物质及致癌化学物质,并注意防晒;进行健康教育,定期皮肤自检,加强高危人群普查。

2. 预后

早期皮肤癌的治疗效果良好,各种方法治愈率均较高。基底细胞癌远处转移的发生率不到1%。从原发肿瘤到转移发生的时间平均为9年。鳞状细胞癌相对较易发生转移,远处转移的5年发生率约为5%,预后较差,3年总生存率为56%。患者最常见的远处转移部位依次是肺(20%)、骨(18%)、中枢神经系统(6%)和肝(4%)。

3. 调护

注意皮肤护理,保持皮肤清洁干燥,防止感染。注重饮食调养,忌食生姜、生葱、辣椒等刺激性食物,多食用香菇、黑木耳、蘑菇及富含维生素C、维生素A、维生素E的食物。由于治愈后再发皮肤癌的风险比正常人高10倍,应加强这部分患者的长期随访监测。

八、中医防治进展

现代中医药工作者,在皮肤癌的治疗方面进行了大量的实验及临床研究。许多报道已经表明,天然存在的植物化合物能诱导细胞凋亡或者靶向促使癌细胞凋亡。研究发现,银胶菊内酯、白花前胡提取物 Pd-1α、莪术、雄黄、紫草、蟾酥、白及均有不同程度抗皮肤癌作用。

临床上除了使用外治与内服相结合的方法,更多地采用综合治疗。刘申等除应用三品一条枪为主药外,根据患者情况适当换用红升丹和艾灸疗法,配合辨证中药内服,使疗效显著提高。金忠浇用川秋葵花叶外治,同时煎服秋葵花内服治疗额部皮肤癌取得满意疗效。李文瑞采用百灵丹外敷配合火针疗法多次试用于皮肤癌,疗效显著。

(王　佳)

参 考 文 献

[1] Unsal AA,Unsal AB,Henn TE,et al. Cutaneous squamous cell carcinoma of the lip:A population-based analysis[J]. Laryngoscope,2017,128(1):84-90.

[2] Lansbury L, Leonardi-Bee J, Perkins W, et al. Interventions for non-metastatic squamous cell carcinoma of the skin[J]. Cochrane Database Syst Rev,2010. 4. Available at:http://www.ncbi.nlm.nih.gov/pubmed/20393962.

[3] 杨镓宁,吴冬梅,戴耕武. Mohs 显微描记手术治疗头面部皮肤恶性肿瘤[J].中国现代医学杂志,2017,27(18):70-73.

[4] Wong CS, Strange RC. Lear JT. Basal cell carcinoma[J]. BMJ,2013,327(7418):794-798.

[5] Von Hoff DD. LoRusso PM,Rudin CM, et al. Inhibition of the hedgehog pathway in advanced basal cell carcinoma[J]. N Engl J Med,N Engl J Med,2009,361(12):1164-1172.

[6] Brantsch KD, Meisner C, Schonfisch B, et al. Analysis of risk factors determining prognosis of cutaneous squamous-cell carcinoma:a prospective study[J]. Lancet Oncol,2008,9(8):713-720.

[7] Marcil l, Stern RS. Risk of developing a subsequent non-melanoma skin cancer in patients with a history of non-melanoma skin cancer:a critical review of the literature and meta-analysis[J]. Arch Dermatol, 2010(12):1524-1530.

[8] Bartheck M, Fech V, Ehling J, et al. Histidine-rich glycoprotein promotes macrophage activation and inflammation in chronic liver disease[J]. Hepatology,2016,63(4):1310-1324.

[9] 鼓蕾蕾,王英夫,游俊.银胶菊内酯对人皮肤癌细胞 HaCaT 和 A375 凋亡机制的研究[J].中国医院药学杂志,2017,37(2):139-145.

[10] 何海素.6-甲基-3′(S),4′(S)-凯休内酯型香豆素衍生物的合成及其抗肿瘤活性研究[D].太原:山西医科大学,2016.

[11] 钟华,尹蓉莉,谢秀琼,等.不同莪术提取物对小鼠皮肤癌的药效研究[J].时珍国医国药,2010,21(10):2566-2567.

[12] 刘畅,臧埔,王璐.中药材对紫外线所致皮肤癌的疗效作用综述[J].现代医学与健康研究,2018,2(3):161.

［13］刘申,刘心吾,胡宝华.治疗老龄皮肤癌 19 例临床观察［J］.中医杂志,1994,35(1).

［14］金忠浇.治疗皮肤癌的苗头中草药-秋葵的摘要［C］.上海:2010 中国中西医结合皮肤性病学术会议论文汇编,2010.

［15］李文瑞.火针围刺与百灵丹外敷治疗皮肤癌［C］.桂林:2006 中国针灸学会临床分会第十四届全国针灸学术研讨会针药结合论坛,2006.

第 25 章

恶性淋巴瘤

一、概　述

恶性淋巴瘤(ML)是原发于淋巴结或淋巴结外组织或器官的一种恶性肿瘤,来源于淋巴细胞或组织细胞的恶变。根据临床和病理特点不同,ML 分为霍奇金病(HD)和非霍奇金淋巴瘤(NHL)。在组织病理学上,HD 的恶性细胞为 Reed-sternberg 细胞及其变异细胞;NHL 的恶性细胞则为恶变细胞增殖(克隆增殖)形成的大量淋巴瘤细胞,除来源于中枢淋巴细胞(胸腺内前 T 细胞)的 T 淋巴母细胞淋巴瘤及源于组织细胞的组织细胞淋巴瘤外,NHL 均来源于经抗原刺激后处于不同转化、发育阶段的 T、B 或非 T、非 B 淋巴细胞。因此,NHL 有完全不同于 HD 的病理和临床特点,HD 为一单一疾病,经过合理治疗,有较好预后。NHL 具有高度异质性,由属不同病理亚型、恶性程度不同的疾病组成。

临床流行病学研究显示,我国恶性淋巴瘤具有不同于欧美国家恶性淋巴瘤的特点,我国发病率低,只占 ML 的 10%～15%,且仅有一个发病年龄高峰在 40 岁,缺乏欧美国家的发病年龄双峰,分别在 20 岁及 70 岁以后。欧美国家 HD 占 ML 的 40%～45%。NHL 中的滤泡型,我国少见,占 5%,欧美国家则占 40%～45%;我国 T 细胞淋巴瘤,高度恶性淋巴瘤及结外 NHL 的发病率高,蕈样真菌病少见。ML 好发于淋巴结,但 NHL 有相当一部分可原发于结外淋巴组织或器官,常见于韦氏环、胃肠道等处。ML 诊断和分型主要依靠病理组织学检查。随着免疫学和分子生物学的发展,有关 ML 癌基因在诊断、治疗和预后中的作用得到不断认识,对 ML 的免疫学分型及其生物学行为有了进一步了解,ML 的免疫诊断显得越来越重要。有关分子水平诊断也已应用于临床。新的病例分型方案及新的临床病理亚型的认识为治疗、预后的判断提供了新的依据。在临床治疗上,随着新的化疗药物、单克隆抗体和治疗方案的出现尤其是综合治疗的发展,临床研究结果显示 ML 已成为可治愈疾病。

50%的淋巴瘤的病因目前尚未完全阐明。一般认为,其发病与病毒、细菌感染、免疫缺损、某些自身免疫疾患、电离辐射、遗传因素等有关。①EB 病毒:是疱疹病毒家族中的一种 DNA 病毒。这种 DNA 疱疹型病毒可引起人类 B 淋巴细胞恶变而致 Burkitt 淋巴瘤。故 Burkitt 淋巴瘤有明显地方性流行发病规律,这类患者80％以上的血清中 EB 病毒抗体滴定度明显增高,而非 Burkitt 淋巴瘤患者 EB 病毒抗体滴定度仅有14％表现为增高。滴定度高的人日后患 Burkitt 淋巴瘤的概率亦明显增高。由此都可说明 EB 病毒可能是 Burkitt 淋巴瘤的病因。EB 病毒存在于95％以上的地方性 Burkitt 淋巴瘤和大约20％非地方性 Burkitt 淋巴瘤中。类似的,在部分 HL 患者的 R-S 细胞中可以检测到 EBV DNA 或其产物。推测 EB 病毒也与 HL 的发病可能相关。②反转录病毒(HTLV):1976 年,日本发现成人 T 细胞淋巴瘤/白血病有明显的家族集中趋势,且呈季节性和地区性流行。HTLV-1 被证实是这类 T 细胞淋巴瘤的病因。另一反转录病毒 HTLV-2 近来被认为与 T 细胞皮肤淋巴瘤--蕈样肉芽肿的发病相关。Kaposi 肉瘤病毒也被认为是原发于体腔的淋巴瘤的病因。③幽门螺杆菌:近年来,有报道幽门螺杆菌不仅可以导致胃炎、胃癌,且其抗原的存在与胃黏膜相关性淋巴样组织结外边缘区淋巴瘤(胃MALT 淋巴瘤)发病有密切的关系,抗幽门螺杆菌治疗后可改善其病情,幽门螺杆菌可能是该类淋巴瘤的病因。④免疫功能低下:据统计,遗传性或获得性免疫缺陷伴发淋巴瘤者较正常人为多;器官移植后长期应用免疫抑制药而发生恶性肿瘤者,其中 1/3 为淋巴瘤,干燥综合征中淋巴瘤发病数比一般人高。在免疫缺陷下,反复感染、遗体器官移植及淋巴细胞对宿主的抗原刺激等均可引起淋巴组织的增殖反应,由于 T 抑制细胞缺失或功能障碍,机体缺少自动调节的反馈控制,淋巴组织无限增殖,最终导致淋巴瘤的发生。⑤物理化学因素:淋巴瘤的发病率不仅与吸收辐射的剂量有关,还与受辐射时的年龄有关,25 岁以下受辐射的人群,淋巴瘤的发病率比其他人群高。接受放化疗治疗的恶性肿瘤患者淋巴瘤的发病率升高。

在中医术语中并无与恶性淋巴瘤直接关联的病症名称,根据淋巴结肿大的特征,中医病症与恶性淋巴瘤表现相似的有"瘰疬""失荣""石疽""恶核"等。其共有的特点是皮色不变、不痛不痒,属中医"阴疽"范畴。因疾病累及部位及疾病轻浅,其预后情况不一。《诸病源候论·卷三十三》说:"此由寒气客于经络,与血气相搏,血涩结而成疽也。其寒毒偏多,则气结聚而皮厚,状如痤疖,硬如石,故谓之石疽也。"其多生于颈项、腰胯或腿股间之肿块,状如桃李,皮色如常,坚硬如石,逐渐增大,难消难溃,溃则难敛。"失荣"被称为外科四大死证之一。由此可见,石疽、失荣多预后不佳。

二、病因病机

恶性淋巴瘤的发生多因先天禀赋虚弱,卫外不固,寒邪外袭,湿毒内侵;或先天胎毒未净,蓄于体内,蕴而待发;或后天饮食不节;或七情内伤;或劳欲过度;或病后体弱等,致脏腑虚弱、阴阳功能失调,故而痰浊内生,阻滞气血,酿毒成瘤;痰瘀毒结,胶着互害,外发无力,积久成核。中医认为,凡淋巴结肿大者皆与"痰"相关,所谓"无痰不成核"。本病根本在于痰,病因在于郁,痰郁互结,气血凝滞,耗伤气血,损及阴阳,可导致气血阴阳虚损。病机特点在于痰、毒、瘀、虚4个方面,其中痰为要害。

1. 病因

(1)饮食不节:平素饮食不节,耗伤脾胃。脾主运化水湿,脏腑功能失调,水湿留滞不化,日久化郁成痰,阻遏气机。

(2)七情内伤:情志不遂,精神抑郁,而致肝气郁结,郁久化热,灼津为痰,痰气若与邪毒交结则为恶核;或怒伤肝气,气机阻滞,使血行不畅,脉络瘀阻,气滞血瘀,日积月累,凝聚成块则为癥积。

(3)禀赋不足:平素脾胃虚弱,水湿运化失职,湿郁于内,久成湿毒。湿毒不化,日久凝结为痰,痰毒互结,遂成癌瘤;或肾精不足,水不涵木,虚火内动,灼津为痰,痰火相结为肿核。

2. 病机

(1)寒痰凝滞:先天禀赋不足,脏腑虚弱,卫外不固,寒邪外袭,湿毒内侵,寒湿凝聚为痰。后天调养失宜,或脾胃虚弱,水湿运化失职,湿郁于内,酿成湿毒,湿毒不化,日久凝结为痰,痰毒互结,遂成痰核。

(2)气郁痰阻:忧思恼怒,情志不遂,肝气郁滞,津液不输,停着酿痰,痰气积聚;气郁久化热化火,炼液为痰,若与邪毒胶结,滞于经络,阻滞气血,则发恶核。

(3)阴虚痰结:体质虚弱,肝肾不足;或湿阻气郁,化热伤阴;或过劳成损,久病及肾,肾阴不足,水不涵木,虚火内动,灼津为痰,痰火相结,更伤阴津,阴虚血滞,痰瘀互结,积聚不散,久成恶核。

(4)痰瘀毒蕴:情志不遂,精神抑郁;或怒伤肝气,气机阻滞,皆使血行不畅,脉络瘀阻,气滞血瘀。脏腑功能失调,津液不化,湿聚成痰,碍气阻络,痰瘀故成,蕴而成毒,痰瘀毒结,发为恶核。

(5)正虚邪恋:久患恶核消耗,或用毒药伤损正气,正气托毒无力,病邪久留不去,更伤气血阴津,气虚鼓动无力则生瘀血,阴血亏虚则血行黏滞,若化火则炼液成痰,阳虚则失其温煦,水湿难化。日积月累,痰瘀毒不能速去,致使病无逾期。患者容易外感六淫之邪,加之情志不遂、劳倦等因素,可使疾病复发或加重。

3. 病机转化

无论在发病初期,还是在手术、放化疗期间,抑或处于病情缓解期,淋巴瘤的基本病机都没有发生本质性变化。在整个治疗过程中,医师需把握疾病发展及治疗过程中正邪的强弱及转化,以便调控治疗中攻邪与扶正的平衡。

三、临床表现

1. 局部表现

在临床上,恶性淋巴瘤大多首先侵犯表浅和(或)纵隔、腹膜后、肠系膜淋巴结,少数可原发于结外器官。

(1)淋巴结:较多患者在早期表现为无痛性颈部淋巴结增大,以后其他部位亦陆续发现。淋巴结可从黄豆大到枣大,中等硬度,坚韧,均匀,丰满。一般与皮肤无粘连,在初期和中期互不融合,可活动。到了后期淋巴结可长到很大,也可互相融合成大块,直径达 20cm 以上,侵犯皮肤,破溃后经久不愈。有 1/5 左右患者从起病即有多处淋巴结肿大,很难确定何处为首发部位。一般受侵的淋巴结区比临床发现的要广泛。也有的淋巴结肿大可伴有一定症状,如局部疼痛、淋巴结和静脉回流受阻或气管受压等。国内外资料表明,在几种常见的恶性淋巴瘤中淋巴结受侵与结外淋巴组织和器官受侵有一定的区别。HD 中约 90% 以上侵犯淋巴结,9% 可为结外受侵;NHL 结外受侵可为 25%～40%。某些特殊类型如 Burkin 淋巴瘤、成人 T 细胞淋巴瘤及淋巴母细胞淋巴瘤等结外受侵的比例可高达 50%～80%。此外,HD 邻近淋巴区受侵的约占 2/3,而 NHL 侵犯不相邻淋巴区的机会多,一旦出现这种"跳站"现象,治疗难度将会加大。淋巴结在初期可能增大缓慢,在一定阶段增大迅速,过一阶段又相对稳定。亦有反复淋巴结增大伴发热,取数次活检后始得确诊案例。

(2)纵隔:纵隔也是淋巴瘤好发部位之一。多数患者在初期常无明显症状,主要表现为 X 线片上有中纵隔、前纵隔的分页状阴影。有的患者可有急剧发展的上腔静脉压迫征或气管、食管、膈神经受压的表现。受侵的纵隔淋巴结,可以是单个的淋巴结增大,也可以是多个淋巴结融合成巨块,外缘呈波浪状,侵犯一侧或双侧纵隔,以后者较多见。前纵隔淋巴结增大表现为胸骨后区密度增高,凸面向前的团块影,这组淋巴结有否增大是鉴别恶性淋巴瘤与结节病的重要标志。经放疗后 NHL 侵犯的淋巴结可以迅速缩小,而 HD 由于受侵的淋巴结内纤维成分较多,缩小比较缓慢,经较长时期追随检查可见肿瘤照射区有斑点状钙化。后纵隔淋巴结增大表现为胸椎旁梭形软组织影,多位于左侧第 8～12 胸椎水平,也可以是对称的。

(3)肝与脾:原发肝恶性淋巴瘤少见,而继发性肝恶性淋巴瘤较为多见。文献报道,尸检发现 60% 的 HD 和 50% 的 NHL 侵犯肝。部分病例可以肝脾增大为首发症状,但肝功能大多无明显异常。由于肿块弥散,肝扫描也少有大的占位病变。脾受侵有时常需手术后病理检查才能确定。少数患者可有脾功能亢进的表现。脾受侵的恶性淋巴瘤预后较好,而肝受侵的则预后不佳。

(4)结外器官:在罕见的情况下,HD 亦可有结外器官如骨、咽淋巴环、皮肤、消化道、脑等的浸润。

2. 全身表现

(1)全身症状:约 10% 的患者以发热、皮疹、盗汗及消瘦等全身症状为最早出现的临床表现。有的患者长期不规则发热原因不明,经 2 年以上开始出现浅表淋巴结增大进而得以确诊。也有少数患者伴有隐匿的病灶，长期发热，先为周期性，后变为持续性，多方面检查不能确定原因，最后开腹探查证实为腹膜后 HD。有的患者长期皮痒，检查时仅可见皮肤增厚、搔抓痕及继发感染，亦在日后确诊为 HD。20％的 NHL 患者在淋巴结增大的同时都可见不同程度的全身症状，并常伴乏力和贫血。随着病情的进展，全身症状可以加重。这类患者中可有淋巴细胞减少。纵隔和腹膜后恶性淋巴瘤伴有发热、皮痒的较多。持续发热、多汗、体重下降等可能标志着疾病进展及机体免疫功能的衰竭，因之预后不佳。也有患者仅有皮痒、发热而不伴有巨大肿块，若经治疗迅速好转者，预后反而较好。

另一种机制不明的现象是部分恶性淋巴瘤患者，饮用啤酒后几分钟可出现受侵淋巴结或骨的疼痛。这种不能耐受啤酒的现象最多见于结节硬化型 HD 患者，有时甚至可作为一种诊断性试验。

（2）皮肤病变：恶性淋巴瘤患者可有一系列非特异性皮肤表现，发生率为13％～53％。常见为糙皮病样丘疹、带状疱疹、全身性疱疹样皮炎、色素沉着、鱼鳞癣及剥脱性皮炎。也可发生荨麻疹、结节性红斑、皮肌炎、黑棘皮症、色素性荨麻疹等。至于由于皮痒而引起的抓痕和皮肤感染则更为常见。晚期恶性淋巴瘤患者免疫状况低下，皮肤感染常经久破溃、渗液，形成全身性散在的皮肤增厚、脱屑。因此，对这些非特异性病变也应予以适当处理。

（3）贫血：恶性淋巴瘤患者10％～20％在就诊时即有贫血，甚至可发生于淋巴结增大前几个月。晚期患者更常出现贫血。发生贫血的原因：①慢性失血，特别是消化道出血，导致低色素小细胞性贫血；②动员组织内的铁及重新利用血红蛋白铁的能力下降；③部分患者球蛋白试验阳性，红细胞寿命缩短；④骨髓广泛侵犯，造血功能低下；⑤脾功能亢进，血细胞破坏增多；⑥个别患者血清叶酸酯降低，表现为大细胞性贫血；⑦有时血清免疫球蛋白增多，血浆量增加，血液稀释，也是引起血红蛋白降低的因素之一。进行性贫血和血沉增快是临床上判断恶性淋巴瘤发展与否的一个重要指标。

（4）神经系统：恶性淋巴瘤患者可有一系列非特异性神经系统表现，如进行多灶性脑白质病、亚急性坏死性脊髓病、感觉或运动性周围神经病变及多发性肌病等。病变性质可表现为变性；脱髓；感染性；坏死性或混合性存在。

（5）免疫功能低下：由于 HD 患者，特别是晚期患者，免疫状况低下，可发生中枢神经系统感染，如新型隐球菌等，也可发生血源性化脓性脑膜炎或脑脓肿。恶性淋巴瘤侵犯脑实质可伴发脑出血。恶性淋巴瘤患者，包括多数 HD 晚期病例及某些一般状况很好的早期 T 细胞恶性淋巴瘤患者，细胞免疫指标如旧结核菌素、淋巴细胞转化率、巨噬细胞吞噬率和吞噬指数及外周血 T 细胞水平和 T4 及 T4/T8比例等低下。免疫球蛋白的改变则在部分 HD 和 B 细胞恶性淋巴瘤较明显。一般来说，免疫指标的动态变化与病情是平行的。免疫指标极度低下常常标志着疾病进展或复发。在有效的治疗后免疫指标可恢复到正常水平。

四、辅助检查

1. 血液和骨髓检查

HL 常有轻或中度贫血,少数白细胞轻度或明显增加,伴中性粒细胞增多。约 1/5 患者嗜酸性粒细胞升高。骨髓被广泛浸润或发生脾功能亢进时,可有全血细胞减少。骨髓涂片找到 R-S 细胞是 HL 骨髓浸润的证据。骨髓浸润大多由血源播散而来,骨髓穿刺涂片阳性率仅为 3%,但活检法可提高至 9%～22%。

NHL 白细胞多较正常,伴有淋巴细胞绝对和相对增多。晚期并发急性淋巴细胞白血病时可呈现白血病样血象和骨髓象。

2. 其他化验检查

疾病活动期可见血沉加快,血清乳酸脱氢酶活性增高。乳酸脱氢酶升高提示预后不良。当血清碱性磷酸酶活力或血钙增加,提示骨累及。B 细胞 NHL 可并发抗人球蛋白试验阳性或阴性的溶血性贫血,少数可出现单克隆 IgG 或 IgM。必要时可行脑脊液检查。

3. 影像学检查

(1)浅表淋巴结检查:B 超检查和核素显像可以发现体检时触诊不满意的增大淋巴结。

(2)纵隔与肺的检查:行胸部 X 线摄片了解纵隔增宽、肺部增大、胸腔积液及肺部病灶情况。胸部 CT 可确定纵隔与肺门的淋巴结增大。

(3)腹腔、盆腔淋巴结检查:剖腹探查病理的检查结果表明,淋巴造影检查阳性符合率 98%,阴性符合率 97%;CT 扫描阳性符合率 65%,阴性符合率 92%。淋巴造影能显示淋巴结构破坏,而 CT 仅从淋巴结增大程度上进行判断。尽管如此,由于 CT 不仅能显示腹主动脉旁淋巴结,还能显示淋巴结造影所不能检查到的脾门、肝门和肠系膜淋巴结等受累情况,同时还可显示肝、脾、肾的受累情况,所以 CT 是腹部检查首选的方法,只在 CT 阴性而临床上怀疑时,才考虑做下肢淋巴造影。B 超检查准确性不及 CT,重复性差,受肠气干扰较大,可作为无 CT 设备时的一种较好的检查方法。

(4)肝脾检查:CT、B 超、核素显像及 MRI 只能查出单发或多发结节,对称浸润或粟粒样小病灶性质则难以鉴别。一般认为,有两种以上影像诊断同时显示实质性占位病变时才能确定肝脾受累。

(5)正电子发射计算机断层显像(PET):PET 是一种将解剖结构成像和代谢功能成像相结合的影像技术,具有高敏感性、高特异性的优势,在恶性淋巴瘤的诊断、分期、疗效评价和预后评估等多方面发挥重要的作用。PET 可以显示淋巴瘤或淋巴瘤残留病灶,但因其检查费用较高,当前在临床广泛应用较为受限。

4. 病理学检查

(1)淋巴结活检组织学检查：选取较大的淋巴结，完整地取出，避免挤压，然后置于固定液中。固定好的淋巴结经切片和 HE 染色后可做组织病理学检查。深部淋巴结可依靠 B 超或 CT 引导，利用粗针穿刺做病理形态学检查。

(2)淋巴细胞分化抗原检测：测定淋巴瘤细胞免疫表型可以区分 B 细胞或 T 细胞免疫表型，NHL 大部分为 B 细胞性。还可根据细胞表面的分化抗原了解淋巴瘤细胞的成熟程度。

(3)染色体易位检查：有助于 NHL 分型诊断。t(14;8)是滤泡细胞淋巴瘤的标记，t(8;14)是 Burkitt 淋巴瘤的标记，t(11;14)是外套细胞淋巴瘤的标记，t(2;5)是 ki-1$^+$(CD30$^+$)间变性大细胞淋巴瘤的标记，3q27 异常是弥漫性大细胞淋巴瘤的染色体标志。

(4)基因重排：确诊淋巴瘤有疑难者可应用 PCR 技术检测 T 细胞受体(TCR)基因重排和 B 细胞 H 链的基因重排，还可应用 PCR 技术检测 *bcl-2* 基因等为病理分型提供证据。

(5)剖腹探查：一般不易为患者接受，但必要时可为诊断及临床分期提供可靠依据。如发热待查病例，临床高度怀疑淋巴瘤，B 超发现有腹腔淋巴结增大，但无浅表淋巴结或病灶可供活检的情况下，为肯定诊断或明确分期，准备单用扩大照射治疗 HL 前，有时需要剖腹探查，在切取淋巴结标本的同时切除脾做组织病理学检查。

五、诊断及鉴别诊断

(一)诊断

淋巴瘤的诊断需详细询问病史，包括首发症状、淋巴结增大出现的时间及以后增长的速度、有无全身症状。NHL 应询问有无消化道症状，再配合全身体检，注意有无淋巴结肿大、肝脾大、咽淋巴环与皮肤损害等，结合疾病相关的实验室检查、影像学检查、病理学检查等。无痛性淋巴结增大患者应做淋巴结印片及病理切片或淋巴结穿刺物涂片检查；怀疑皮肤淋巴瘤时可做皮肤活检及印片；伴有血细胞数量异常，血清碱性磷酸酶增高或有骨骼病变时，可做骨髓活检或涂片寻找 RS 细胞或淋巴瘤细胞了解骨髓受累情况。应同时采用单克隆抗体、细胞遗传学和分子生物学检查，按 WHO(2001)的造血和淋巴组织肿瘤分型标准做出最终诊断。如只能开展 HE 染色形态学检查时，HL 可按 Rye 标准分型，NHL 以 IWF 分型为基础，再加免疫分型，如"弥散型大细胞淋巴瘤，B 细胞性"。

1. 临床分期

(1)Ann Arbor 系统：目前分期采用 Ann Arbor 系统。Ann Arbor 系统最初为霍奇金淋巴瘤设计，也常规应用于非霍奇金淋巴瘤的临床分期。但对 NHL 来说，临床分期不如霍奇金淋巴瘤重要,特别是进展型或高度进展型 NHL。虽然对 NHL 的临床分期比较局限,但仍应视其为全身性疾患,给予系统治疗。Ann Arbor 分期系统具体如下。

Ⅰ期:侵犯单个淋巴结区域(Ⅰ)或单个结外部位(ⅠE)

Ⅱ期:侵犯 2 个或 2 个以上淋巴结区域,但均在膈肌的同侧(Ⅱ),可伴有同侧的局限性结外器官侵犯(ⅡE)

Ⅲ期:膈肌上下淋巴结区域均有侵犯(Ⅲ),可伴有局限性结外器官侵犯(ⅢE)或脾侵犯(ⅢS)或两者均侵犯(ⅢES)。

Ⅳ期:在淋巴结、脾和咽淋巴环之外,一个或多个结外器官或组织受到广泛侵犯,伴有或不伴有淋巴结增大等。

各期患者按有无 B 症状分为 A、B 两类。B 症状包括:6 个月内不明原因的体重下降＞10％;原因不明的发热(体温 38℃);盗汗。

(2)NHL 国际预后指数(IPI):见表 25-1。

表 25-1 NHL 国际预后指数(IPI)

指标	0 分	1 分
年龄	≤60 岁	＞60 岁
行为状态	0 或 1	2,3,4
Ann Arbor 分期	Ⅰ 或 Ⅱ	Ⅲ 或 Ⅳ
LDH	正常	高于正常
结外病变受侵部位数	＜2 个部位	≥2 个部位

每一个预后不良因素计数为 1 分,上述 5 项指标评分综合即为国际预后指数(IPI)。根据 IPI 进行危险度分型,0～1 分为低危,2 分为中低危,3 分为中高危,4～5 分为高危,相对应的侵袭性非霍奇金淋巴瘤患者的 5 年平均生存率分别为73％、51％、43％和 26％。

2. 病理分型

根据 2016 年 WHO 淋巴细胞肿瘤分类,淋巴瘤组织学分型包括以下几类。

(1)成熟 B 细胞肿瘤

慢性淋巴细胞白血病/小淋巴细胞淋巴瘤。

单克隆性 B 细胞淋巴细胞增多症*。

B 细胞幼淋巴细胞白血病。

脾边缘带淋巴瘤。

毛细胞白血病。

脾 B 细胞淋巴瘤/白血病,不可归类。

△脾弥散性红髓小 B 细胞淋巴瘤。

　　△毛细胞白血病变异型。

淋巴浆细胞淋巴瘤。

Waldenström 巨球蛋白血症。

意义未明的单克隆丙种球蛋白症（MGUS），IgM*。

μ 重链病。

γ 重链病。

α 重链病。

意义未明的单克隆丙种球蛋白病（MGUS），IgG/A*。

浆细胞骨髓瘤。

孤立性骨浆细胞瘤。

髓外浆细胞瘤。

单克隆免疫球蛋白沉积病*。

黏膜相关淋巴组织结外边缘区淋巴瘤（MALT 淋巴瘤）。

淋巴结边缘区淋巴瘤。

　　△小儿淋巴结边缘区淋巴瘤。

　　△滤泡淋巴瘤。

　　△原位滤泡瘤*。

　　△十二指肠球部滤泡淋巴瘤*。

小儿滤泡淋巴瘤*。

伴 IRF4 重排大 B 细胞淋巴瘤*。

原发性皮肤滤泡中心淋巴瘤。

套细胞淋巴瘤。

　　△原位套细胞瘤*。

弥散性大 B 细胞淋巴瘤（DLBCL），NOS。

　　△生发中心 B 细胞型*。

　　△活化 B 细胞型*。

富于 T 细胞/组织细胞的大 B 细胞淋巴瘤。

原发性中枢神经系统（CNS）DLBCL。

原发性皮肤 DLBCL，腿型。

EBV⁺ DLBCL，NOS*。

EBV⁺ 黏膜皮肤溃疡*。

DLBCL 相关慢性炎症。

淋巴瘤样肉芽肿病。

原发性纵隔（胸腺）大 B 细胞淋巴瘤。

血管内大 B 细胞淋巴瘤。

ALK$^+$大 B 细胞淋巴瘤。

浆母细胞性淋巴瘤。

原发性渗出性淋巴瘤。

HHV8$^+$ DLBCL,NOS*。

伯基特淋巴瘤。

伴 11q 异常的伯基特样淋巴瘤*。

伴 MYC、BCL 和(或)BCL6 重排的高级别 B 细胞淋巴瘤*。

高级别 B 细胞淋巴瘤,NOS*。

B 细胞淋巴瘤,不可归类,其特征介于 DLBCL 和经典型霍奇金淋巴瘤之间。

(2)成熟 T 和 NK 细胞瘤

T 细胞型造血干细胞白血病。

T 细胞型大颗粒淋巴细胞白血病。

慢性 NK 细胞淋巴增殖性疾病。

侵袭性 NK 细胞白血病。

儿童系统性 EBV$^+$ T 细胞淋巴瘤*。

种痘样水疱病样淋巴组织增生性疾病*。

成人 T 细胞淋巴瘤/白血病。

髓外 NK$^-$/T 细胞淋巴瘤,鼻型。

肠病相关 T 细胞淋巴瘤。

单形性向表皮肠道 T 细胞淋巴瘤*。

胃肠道惰性 T 细胞淋巴组织增生性疾病*。

肝脾 T 细胞淋巴瘤。

皮下脂膜炎样 T 细胞淋巴瘤。

蕈样肉芽肿。

Sézary 综合征。

原发性皮肤 CD30$^+$ T 细胞淋巴组织增生性疾病。

淋巴瘤样丘疹病。

原发性皮肤间变性大 B 细胞淋巴瘤。

原发性皮肤 γδ T 细胞淋巴瘤。

原发性皮肤侵袭性亲表皮 CD8$^+$ 细胞毒性 T 细胞淋巴瘤*。

原发性皮肤肢端 CD8$^+$ T 细胞淋巴瘤*。

原发性皮肤 CD4$^+$ 小/中型 T 细胞淋巴组织增生性疾病*。

外周 T 细胞淋巴瘤,NOS。

血管免疫母细胞性 T 细胞淋巴瘤。

滤泡 T 细胞淋巴瘤*。

结内外周 T 细胞淋巴瘤,呈 TFH 表型[*]。

间变性大细胞淋巴瘤,ALK[+]。

间变性大细胞淋巴瘤,ALK[-][*]。

乳房植入物相关的间变性大细胞淋巴瘤[*]。

(3)霍奇金淋巴瘤

结节性淋巴细胞为主型霍奇金淋巴瘤。

经典型霍奇金淋巴瘤。

结节性硬化型经典霍奇金淋巴瘤。

淋巴细胞丰富型经典霍奇金淋巴瘤。

混合细胞型经典霍奇金淋巴瘤。

淋巴细胞耗竭型经典霍奇金淋巴瘤。

(4)移植后淋巴增殖性疾病(PTLD)

浆细胞增生型 PTLD。

传染性单核细胞增多型 PTLD。

旺炽型滤泡增生型 PTLD[*]。

多形型 PTLD。

单一型 PTLD(B 细胞型和 T[-]/NK 细胞型)。

经典型霍奇金淋巴瘤 PTLD。

(5)组织细胞及树突状细胞肿瘤

组织细胞肉瘤。

朗格罕细胞组织细胞增生症。

朗格罕细胞组织细胞肉瘤。

未明确的树突状细胞肿瘤。

未明确的树突状细胞肉瘤。

滤泡树突状细胞肉瘤。

滤泡树突状细胞肿瘤。

播散性幼年性黄色肉芽肿。

Erdheim-Chester 病。

注:[*] 与 2008 WHO 分类的不同之处。

(二)鉴别诊断

在临床上恶性淋巴瘤易被误诊,如以浅表淋巴结增大为首发表现的恶性淋巴瘤患者,有 70%~80% 在初诊时被误诊为淋巴结炎或淋巴结结核,导致治疗延误。因此,恶性淋巴瘤的鉴别诊断具有重要意义。恶性淋巴瘤应与以下疾病鉴别。

1. 慢性淋巴炎

多有明显的感染灶,且常为局灶性淋巴结增大,有疼痛及压痛,一般不超过

2～3cm,抗感染治疗后可缩小。临床上易误诊为恶性淋巴瘤的是有些儿童反复扁桃体炎发作,因菌血症而致全身浅表淋巴结增大,触诊时扁桃体常较恶性淋巴瘤侵犯的扁桃体质地略软,有时可挤出脓栓。这些儿童的淋巴结常因发热而增大,热退后又有缩小,可存在多年而不发展,但这些并不绝对,某些恶性淋巴瘤特别是 HD,也可有周期性发热和淋巴结增大、缩小的历史,故应全面考虑。足癣患者腹股沟淋巴结增大,尤其是长期存在而无变化的扁平淋巴结,多无重要意义,但无明显原因的双侧滑车上或颈部、锁骨上淋巴结增大应重视。虽不能肯定为恶性淋巴瘤,至少标志着有全身性淋巴组织疾病,应进一步检查确定性质。

2. 巨大淋巴结增生

为一种原因不明的淋巴结增大,主要侵犯胸腔,以纵隔最多,也可侵犯肺门与肺内,其他受侵的部位有颈部、腹膜后、盆腔、腋窝及软组织。患者常以肿块为其体征,位于胸腔者可出现压迫症状,常被偶然发现。也有出现发热、贫血与血浆蛋白增高等全身症状者,肿物切除后,症状消失。仅根据 X 线检查有时很难与恶性淋巴瘤肺部病变相鉴别。[67] 镓扫描有时对诊断有帮助,特别是对放疗引起的肺纤维化与肺侵犯的鉴别有一定参考价值。

3. HD 与 NHL

HD 与 NHL 的病理和临床表现各有特点。但这些特点都是相对的(表 25-2),供临床参考。

表 25-2　霍奇金淋巴瘤(HD)与非霍奇金淋巴瘤(NHL)的鉴别

	霍奇金淋巴瘤	非霍奇金淋巴瘤
病理学特点		
疾病单元	单一疾病	一组疾病
癌细胞	Reed-Sternberg 细胞	各类、各阶段的淋巴组织细胞
反应性成分在瘤组织中所占比例	较大	小
临床特点		
首发表现	常为淋巴结增大	常有结外病变的表现
发展速度	较慢	除低度恶性外均较快
扩散方式	主要通过淋巴道向邻近淋巴结扩散	通过淋巴道及(或)血循环向邻近或远处组织扩散
侵犯范围	常局限于淋巴结	很少局限于某一淋巴区,侵犯较广
症状	30%～35%	10%～15%
全身衰弱	少见	多见

(续　表)

	霍奇金淋巴瘤	非霍奇金淋巴瘤
受侵部位		
咽淋巴环	很少	多见
滑车上淋巴结	很少	多见
纵隔	较多(约50%)	较少(约20%,淋巴母细胞型除外)
结外病变	较少,发生较晚	较多,发生较早
肝	较少	较多
脾	较多	较少
肠系膜淋巴结	少见	多见
胃肠道	很少	常见
腹部包块	少见	多见
中枢神经系统	很少	有时
皮肤	很少	有时
对治疗反应	比较恒定	差异大,随恶性程度而异
放疗后失败	多由于邻近区域再发	多由于远处播散
预后	较好	视恶性程度和类型而定

六、治　疗

(一)治疗原则

对于恶性淋巴瘤患者,首次治疗前应根据患者全身状况、病理类型、原发病变的部位、临床分期及肿瘤发展趋向等,制订一个中西医结合、局部与全身、扶正与祛邪有机配合的综合治疗计划。对于已经做过治疗的患者,也要根据患者的主客观条件,对既往治疗的反应,分析各个阶段的主要和次要矛盾进行综合治疗。多年的经验说明,重视不同阶段的主要任务、分清主次和辨证论治是取得治疗成功的关键。

在肿瘤综合治疗中的一般策略:第一阶段,充分祛邪,最大限度地降低肿瘤负荷;第二阶段,将重点转移到骨髓和免疫功能的重建;第三阶段,再一次强化治疗使肿瘤残存细胞降到很少;第四阶段,转为提高免疫功能使病情巩固,这在淋巴瘤的治疗中十分重要。

恶性淋巴瘤的治疗主要有手术、放疗、化疗、免疫治疗及几种疗法联合应用的综合治疗,而经化疗和放疗联合应用的综合治疗近几年取得很大进展,但放疗的前提是需要精确的病灶定位和分期,这需要系统全面的检查,必要时还需做诊断性剖腹探查等。目前国内外主流多探讨以全身化疗为主治疗早期患者,并取得相当的成功。故恶性淋巴瘤一旦明确诊断,应及早给以化疗,配合放疗和中药治疗,此联合治疗方案有效、简单、不良反应少。中医药在治疗或辅助治疗中,对缓解症状、消除体征、增强放化疗的耐受性、减轻放化疗的不良作用、提高患者生活质量、延长生存期等均有肯定疗效;但中医药的运用须在辨证论治的原则下进行。

(二)中医治疗

恶性淋巴瘤总属本虚标实之证,其病机演变亦具有正虚邪进、邪退正复的消长特点,正虚与邪实贯穿疾病始终。由于扶正可祛邪外出,祛邪能使正气自复,其殊途同归,故扶正祛邪为治疗总则。又由于病程中邪实与正虚消长的偏颇程度不同,加之患者体质强弱存在差异,故应辨证以定侧重。扶正多以健脾补肾、益气养血为主,或健脾,或补肾,或滋阴,或益气,或养血,或并补;祛邪以化痰解毒、软坚散结为主,具体运用时宜按正虚矛盾,并结合病邪形式和性质而定,或燥,或散,或和,或并举。

1. 辨证论治

辨证要点:因痰随气升降,无所不至,故恶核病位可涉及五脏、六腑、经络、肌肤等全身各处。病发于内者,则见纵隔肿块、胁下癥积、胃肠积聚;病发于外者,则见颈项、缺盆、腋下、鼠蹊等处聚生痰核,硬结成片。由于核之所成,重在痰湿,痰之由来,关乎脾肾;核之所踞,多在筋膜,筋乃肝之所主;核之为害,以毒为主,毒最伤气血。故恶核之为病,与肝、脾、肾及气血密切相关。又因核之为病,黏滞有形,痞坚不移,乃痰作祟,是谓阴也;核之性劣,易于流窜,销铄气血,毒恶使然,又谓阳也。且"痞坚之处必有伏阳",故恶核体阴而用阳。

(1)寒痰凝滞证

主症:颈项、耳旁、缺盆、腋下、鼠蹊等处肿核,不痛不痒,皮色如常,坚硬如石,兼见面白少华,形寒肢冷,神疲乏力,舌质淡,苔白或腻,脉沉或细。

证机概要:寒湿凝聚,痰毒内结。

治疗法则:散寒解毒,化痰散结。

方药运用:阳和汤合消瘰丸加减。玄参、浙贝母、瓦楞子、昆布、海藻、白芥子、肉桂、炙半夏、陈皮、猫爪草、夏枯草、生牡蛎、白僵蚕。

加减:若神疲乏力明显者,加黄芪、当归以补气养血;形寒肢冷明显者,加制附子、炙麻黄以温阳散寒;伴关节酸痛肿胀者,加羌活、独活以祛风胜湿;肿核硬肿疼痛难消者,可加蜈蚣 1 g,研末冲服,以解毒散结,通络止痛;伴胁下癥块明显者,加炙鳖甲、丹参以软坚消癥。

临证指要:本证为淋巴瘤早期常见证型之一,以寒湿内侵,痰毒互结为其病机关键,临证时当根据症状、舌脉以辨别正虚、邪实之轻重,对毒邪偏胜者,当加强祛邪散毒之力,兼以扶正健脾,切不可攻伐过度,伤及根本。

(2)气郁痰阻证

主症：颈项、耳旁、缺盆、腋下、鼠蹊等处肿核，或胁下痞块，不痛不痒，皮色如常，坚硬如石，兼见烦躁易怒，胸腹满闷，两胁胀满，食欲缺乏，大便不调，舌质红，苔白腻或黄腻，脉弦或弦数。

证机概要：肝气郁滞，气血受阻。

治疗法则：疏肝解郁，化痰散结。

方药运用：柴胡疏肝散加减。柴胡、香附、枳壳、青皮、陈皮、炙半夏、郁金、茯苓、白术、玄参、猫爪草、夏枯草、生牡蛎、白僵蚕。

加减：若两胁胀痛明显者，加延胡索、川楝子以行气活血止痛；伴口苦呕逆者，加黄芩、龙胆草以清泻肝火；伴食滞腹胀者，加山楂、鸡内金以消食导滞；伴大便秘结者，加大黄、厚朴以通腑泄热；伴心烦不寐者，加酸枣仁、栀子以清热除烦，养心安神。

临证指要：本证为淋巴瘤常见证型之一，以气郁痰结为其病机关键，临证时当根据轻重缓急，以平衡攻伐痰结与健脾扶正的主次。疏肝理气之品，多耗伤阴血，当滋阴培护，增益其效。

(3)阴虚痰结证

主症：颈项、耳旁、缺盆、腋下、鼠蹊等处肿核，或胁下痞块，坚硬如石，皮色如常；或伴瘙痒，兼见形体消瘦，消谷善饥，潮热汗出，五心烦热，口干咽燥，腰膝酸软，头晕耳鸣，遗精或崩漏，舌质红少津或红绛，脉细数。

证机概要：水不涵木，痰火相结。

治疗法则：滋补肝肾，化痰散结。

方药运用：六味地黄汤加减。熟地黄、山茱萸、枸杞子、炙鳖甲、龟甲胶、玄参、女贞子、墨旱莲、怀牛膝、山楂、猫爪草、夏枯草、生牡蛎、白僵蚕。

加减：若神疲乏力明显者，加黄芪、当归以补气养血；眩晕、耳鸣明显者，加桑椹、阿胶以滋阴补血；伴大便秘结者，加当归、火麻仁以润肠通便；潮热盗汗明显者，加地骨皮、银柴胡以凉血退蒸；皮肤瘙痒甚者，加赤芍、地肤子以凉血清热，利湿止痒。

临证指要：大用养阴之品，过于滋腻，或碍祛邪，可佐以行气活血之品，以行通利。

(4)痰瘀毒蕴证

主症：颈项、耳旁、缺盆、腋下、鼠蹊等处肿核，或胁下痞块，时而疼痛，兼见面色晦暗，形体消瘦，壮热烦渴，或午后潮热，口舌生疮，咽喉肿痛，或腹大如鼓，腹部癥块，皮肤瘀斑，溲赤便结，或有黑粪。舌质暗或红绛或有瘀斑，苔黄腻，脉弦或涩。

证机概要：痰瘀毒结，凝聚成块。

治疗法则：逐瘀解毒，化痰散结。

方药运用:活血消痈汤加减。丹参、鸡血藤、红花、莪术、赤芍、郁金、川楝子、炙鳖甲、玄参、山楂、猫爪草、夏枯草、生牡蛎、白僵蚕。

加减:若伴神疲乏力者,加黄芪、当归以补气养血;核肿疼痛明显者,加延胡索、蜈蚣以活血通络,行气止痛;皮肤瘀点瘀斑明显者,加紫草、茜草以凉血散瘀消斑;伴高热不退者,加生石膏、知母以滋阴清热;口舌生疮者,加栀子、淡竹叶以清胃泻火;咽喉肿痛甚者,加薄荷、牛蒡子以解毒利咽;溲赤便结者,加大黄、白茅根以解毒凉血,通腑泄热;伴见黑粪者,加地榆、蒲黄以祛瘀止血,减少活血药用量,出血严重时可不用。

临证指要:本病虽以痰、瘀、毒等邪实为主,但切不可过用攻邪药物,恐伤根本。应攻补兼施,相得益彰。

(5)正虚邪恋证

主症:多处肿核已消,或消及大半,质硬不甚,皮色如常,不痛或痒,兼见面色无华,消瘦脱形,语音低微,乏力倦怠,心悸气短,头晕目眩,恶风,自汗或盗汗,虚烦不眠,舌质淡或暗,苔少或滑,脉弱或细。

证机概要:久病缠绵,正虚邪恋。

治疗法则:扶正托毒,调和营卫。

方药运用:八珍汤加减。黄芪、当归、党参、茯苓、白术、熟地黄、鸡血藤、白芍、川芎、猫爪草、夏枯草、生牡蛎、白僵蚕。

加减:若阳虚寒盛者,加淫羊藿、制附子以温肾壮阳;阴虚有热者,加玄参、知母以养阴清热;伴高热不退者,加生石膏、知母以滋阴清热;肋下癥块明显者,加炙鳖甲、莪术以软坚消癥;伴食欲缺乏者,加山楂、山药以助运脾胃;皮肤瘙痒者,加地肤子、蛇床子以利湿止痒;虚烦不寐者,加酸枣仁、栀子以清热除烦,养心安神。

临证指要:晚期患者多久病羸弱,以正气虚弱表现为主,此时应暂缓攻邪,以"虚则补之"的治疗原则为主。当患者体质改善后,再予攻邪。

2. 外治法

(1)茯苓拔毒膏:茯苓、雄黄、矾石各等分,研成细末直接敷于患处,每日1～2次;或制成软膏外涂,或香油调和,均匀涂抹患处,每日1～2次。既可用于皮肤或软组织感染,有可用于恶性淋巴瘤治疗。

(2)片仔癀软膏:由片仔癀改变剂型而来。清热解毒,散瘀止痛。可涂抹于患处,每日2～3次。

3. 针灸治疗

(1)寒痰凝滞:主穴取三阴交、丰隆、足三里、阴陵泉。颈部恶核者,可加外关、天井穴。毫针刺,泻法,或加灸,每日1次。

(2)气郁痰结:主穴取太冲、足三里、阳陵泉、曲泉。如气郁化火,证见口干口苦、急躁易怒者,可加悬钟、三阴交穴;胸闷呕恶者,加内关穴。毫针刺,泻法,不灸,每日 1 次。

(3)痰热蕴结:主穴取合谷、内关、曲池、尺泽。如见高热不退者,可加手少阳三焦经井穴关冲,点刺出血;腹胀便秘者,加上巨虚、丰隆穴。毫针刺,平补平泻法,不灸,每日 1 次。

(4)肝肾阴虚:主穴取太溪、三阴交、中都、阴谷。潮热、盗汗者,加鱼际、劳宫穴;如兼肝火旺盛者,可加太冲、阴陵泉。毫针刺,平补平泻法,不灸,每日 1 次。

(5)气血两虚:主穴取足三里、三阴交、阴陵泉、血海。如见神疲畏寒者,可加灸命门、气海俞穴;如见恶心呕吐者,可加内关穴。毫针,补法,配合灸治,每日 1 次。

(三)西医治疗

1. 霍奇金淋巴瘤(HD)的治疗常规

HD 一般按临床分期采用化疗和放射治疗:①ⅠA 期和ⅡA 期首选放射治疗(次全淋巴结照射)。②ⅠB、ⅡB 和ⅢA 期首选全淋巴结照射。③ⅢB 期和 LD 亚型首选化疗,以后可酌情进行放射治疗。④纵隔大肿块(横径＞1/3 胸腔横径)应先做化疗 2 周期,肿物缩小后再放疗。⑤Ⅳ期患者以化疗为主。

(1)放射治疗

①剂量:40～44Gy/4～6 周。

②照射野:次全淋巴结照射膈上病变采用斗篷野和全肋形野照射;膈下病变采用倒 Y 野和斗篷野;全淋巴结照射即斗篷野加倒 Y 野。

儿童患者由于处于发育期,为了防止放射引起的发育障碍,放疗剂量应适当降低,照射野也适当限制,如改为局部扩大野。根据不同年龄调整照射剂量。

(2)化学治疗:常用化疗方案如表 25-3。

表 25-3　霍奇金病的常用化疗方案

方案及药物	剂量	给药方法	周期时间	推荐周期数
MOPP 方案				
盐酸氮芥	$6mg/m^2$	静脉冲入,第 1、8 天	4 周	6～8 周
长春新碱	$14mg/m^2$	静脉冲入,第 1、8 天		
丙卡巴肼	$100mg/m^2$	口服,第 1～14 天		
泼尼松	$40mg/m^2$	口服,第 1～14 天		
ABVD 方案				
阿霉素	$25mg/m^2$	静脉注射,第 1、15 天	4 周	6 周
博来霉素	$10U/m^2$	静脉注射,第 1、15 天		
长春碱	$6mg/m^2$	静脉注射,第 1、15 天		
达卡巴嗪	$375mg/m^2$	静脉注射,第 1、15 天		

（续　表）

方案及药物	剂量	给药方法	周期时间	推荐周期数
MOPP/方案				
盐酸氮芥	$6mg/m^2$	静脉冲入,第 1 天	4 周	6 周
长春新碱	$14mg/m^2$	静脉冲入,第 1 天		完全缓解后加 2 周期,
丙卡巴肼	$100mg/m^2$	口服,第 1～7 天		部分缓解改为受侵
泼尼松	$40mg/m^2$	口服,第 1～14 天		部位放疗,以后加 1
				周期
ABV 方案				
阿霉素	$35mg/m^2$	静脉注射,第 8 天		
博来霉素	$10U/m^2$	静脉注射,第 8 天	4 周	
长春碱	$6mg/m^2$	静脉注射,第 8 天	6 周	

2. 非霍奇金淋巴瘤(NHL)的治疗常规

①低度恶性：Ⅰ、Ⅱ期大多采用放疗,不一定用扩大野放射,仅用累计野放射,放疗后应用化疗不能解决数年后仍复发的问题；Ⅲ、Ⅳ期大多采用化疗,加上阿霉素不一定提高生存率。②中度恶性：Ⅰ期可单用放疗；Ⅱ期以上采用以阿霉素为主的化疗方案。③高度恶性：原淋巴细胞性淋巴瘤,采用白血病样治疗方案；免疫母细胞、小无裂细胞一般均予以阿霉素为主的化疗方案,获得完全缓解后再治疗 2 个疗程。

(1)化学治疗：化学治疗在 NHL 治疗中占有重要地位。除少数低度恶性淋巴瘤以外,已很少单药治疗,目前多数人主张应用联合化疗,具体如表 25-4。

表 25-4　非霍奇金淋巴瘤的化疗方案

方案及药物	剂量	给药方法	周期时间	疗程
COP 方案		（主要用于低度恶性淋巴瘤）		
环磷酰胺	$600mg/m^2$	静脉注射,第 1、8 天	21 天	2～3 周期
长春新碱	$1.4mg/m^2$	静脉冲入,第 1、8 天		
泼尼松	$40mg/m^2$	口服,第 1～14 天		
COPP 方案				
环磷酰胺	$650mg/m^2$	静脉注射,第 1、8 天	21 天	2～3 周期
长春新碱	$1.4mg/m^2$	静脉冲入,第 1、8 天		
丙卡巴肼	$100mg/m^2$	口服,第 1～14 天		
泼尼松	$40mg/m^2$	口服,第 1～14 天		

（续　表）

方案及药物	剂量	给药方法	周期时间	疗程
CHOP 方案		（主要用于中度恶性淋巴瘤）		
环磷酰胺	750mg/m²	静脉注射,第 1 天	21 天	2～3 周期
阿霉素	40mg/m²	静脉冲入,第 1 天		
长春新碱	1.4mg/m²	静脉冲入,第 1、8 天		
泼尼松	40mg/m²	口服,第 1～5 天		
CEOP 方案				
环磷酰胺	600mg/m²	静脉注射,第 1、8 天	21～28 天	2～3 周期
表柔比星	30mg/m²	静脉冲入,第 1、8 天		
长春新碱	1mg/m²	静脉冲入,第 1、8 天		
泼尼松	100mg/m²	口服,第 1～5 天		
BACOP 方案				
博来霉素	15mg/m²	静脉注射,第 1、5 天	21 天	2～3 周期
环磷酰胺	250mg/m²	静脉注射,第 1 天		
阿霉素	50mg/m²	静脉冲入,第 1 天		
长春新碱	2mg/m²	静脉冲入,第 1、5 天		
泼尼松	100mg/m²	口服,第 1～5 天		
CAOPE(CHOP-E)方案				
环磷酰胺	1000mg/m²	静脉注射,第 1 天	21 天	2～3 周期
阿霉素	45mg/m²	静脉冲入,第 1 天		
长春新碱	1.4mg/m²	静脉冲入,第 1 天		
泼尼松	40mg/m²	口服,第 1～5 天		
依托泊苷	100mg/m²	静脉滴注,第 1、3、5 天		
COP-BLAM 方案(主要适用于中、高度恶性 NHL)				
环磷酰胺	400mg/m²	静脉注射,第 1 天	21 天	2～3 周期
长春新碱	1mg/m²	静脉冲入,第 1 天		
泼尼松	40mg/m²	口服,第 1～10 天		
阿霉素	40mg/m²	静脉冲入,第 1 天		
博来霉素	15mg/m²	静脉注射,第 14 天		
丙卡巴肼	100mg/m²	口服,第 1～10 天		

（**续　表**）

方案及药物	剂量	给药方法	周期时间	疗程
CAP-BOP 方案				
环磷酰胺	650mg/m²	静脉注射,第 1 天	21～28 天	2～3 周期
阿霉素	50mg/m²	静脉冲入,第 1 天		
长春新碱	1.4mg/m²	静脉冲入,第 15 天		
博来霉素	10mg/m²	静脉注射,第 15 天		
丙卡巴肼	100mg/m²	口服,第 1～7 天		
泼尼松	100mg/m²	口服,第 15～21 天		

解救方案(若患者应用上述治疗无效或复发时可考虑)

方案及药物	剂量	给药方法	周期时间	疗程
VIP 方案				
长春地辛	3mg/m²	静脉滴注,第 1 天	21 天	2～3 周期
异环磷酰胺	1.2g/m²	静脉滴注,第 1～5 天		
泼尼松	60mg/m²	口服,第 1～5 天		
美司钠	400mg	静脉注射,q8h,第 1～5 天		
DICE 方案				
地塞米松	10mg	静脉推注,q6h,第 1～4 天	21～28 天	2～3 周期
异环磷酰胺	1.2g/m²	静脉滴注,第 1～4 天		
顺铂	25mg/m²	静脉滴注 1h,第 1～4 天		
依托泊苷	100mg/m²	静脉滴注 1h,第 1～4 天		
美司钠	400mg	静脉注射,q8h,第 1～5 天		
MEPO 方案				
米托蒽醌	10mg/m²	静脉滴注,第 1 天	21 天	2～3 周期
依托泊苷	70mg/m²	静脉滴注,第 1～3 天		
顺铂	25mg/m²	静脉滴注 30min,第 1 天		
地塞米松	8mg/m²	静脉注射或肌内注射,第 1～5 天		

（2）放射治疗：①发生于鼻咽和扁桃体的患者，应照射整个咽淋巴环、双颈淋巴区。鼻咽部恶性淋巴瘤还应包括颅底。如胸下颈部受侵，则加照同侧或双侧腋下淋巴引流区。②少数发生于消化道、泌尿道或脾的，在手术切除后可照射局部、脾及邻近淋巴区。③少数发生于纵隔的肿瘤，应首先除外肺组织侵犯，明确范围及病理类型，尽快切除。照射野除肿瘤所在区域外，还应包括周围一部分肺组织，在瘤体缩小后，应当缩小照射野。④发生于骨的淋巴瘤无论单发或多发，均可进行放疗。照射野包括受侵骨骼的全长，但不超过关节面。⑤发生于神经系统的恶性淋巴瘤，应首先进行探查以明确病变范围，并做减压术。以后按受侵部位照射，一般因其向外转移的机会少，可不做淋巴引流区照射。⑥蕈样真菌病使用高能电子流全身照射效果很好。

（3）手术治疗：个别较大的淋巴结经放化疗缩小到一定程度后，由于大量纤维组织形成，血供不佳，中心缺氧，因之很难再继续缩小，观察一定时间后可手术切除。其他结外恶性淋巴瘤，如骨、脑、脊髓、乳腺等部位病灶在必要和可能时，亦可行外科治疗。

（4）靶向及免疫治疗：根据不同的淋巴瘤亚型及不同的药物使用阶段，靶向及免疫治疗药物在淋巴瘤中的使用也不尽相同，包括以下几种情况：之前接受过治疗但因复发或转移需要进一步接受治疗；既往治疗效果不佳（难治性淋巴瘤）；没有其他标准治疗方法。当前，国内外大致已批准不少于 13 种靶向药物用于淋巴瘤的治疗。

①Idelalisib（艾代拉利司，Zydelig）：由 Gilead Sciences 公司出品。Idelalisib 是一种 PI3Kδ 激酶抑制药，可诱导细胞凋亡和抑制恶性 B 细胞系/原发肿瘤细胞细胞系增殖。同时，它还能阻断多种信号通路，降低肿瘤细胞的生存能力。适用于经两种系统治疗后复发的小淋巴细胞淋巴瘤（SLL）患者；经两种系统治疗后复发的滤泡型 B 细胞非霍奇金淋巴瘤患者。

②Obinutuzumab（阿托珠单抗，Gazyva）：由 Genentech 公司出品。Obinutuzumab 是一种单克隆抗体，靶向前体是 B 细胞和成熟 B 淋巴细胞表面的 CD20 抗原。联合苯达莫司汀（bendamustine）治疗曾使用利妥昔单抗治疗后复发或难治性滤泡性淋巴瘤（FL）。

③Rituximab（利妥昔单抗，Rituxan 美罗华）：由 Genentech 公司出品。Rituximab 是一种 CD20 单克隆抗体，能够杀伤癌变的 $CD20^+$ B 淋巴细胞和部分正常 B 淋巴细胞。适用于联合 CHOP 方案治疗 $CD20^+$ 弥散大 B 细胞非霍奇金淋巴瘤（DLBCL）；联合 CVP 方案治疗先前未经治疗的 $CD20^+$ Ⅲ期至Ⅳ期滤泡性非霍奇金淋巴瘤；治疗复发或化疗耐药的滤泡性中央型淋巴瘤。

④Ibritumomab Tiuxetan（替伊莫单抗，Zevalin）：由 SCHERING 公司出品。Zevalin 结合单克隆抗体的靶向性和放射性同位素的放射治疗作用，协同杀灭肿瘤

细胞,是世界上第一个放射性标记的单克隆抗体。适用于复发性或难治性滤泡性淋巴瘤。

⑤Nivolumab(纳武利尤单抗,Opdivo,欧狄沃):由百时美施贵宝公司出品。Nivolumab 是第一个批准用于治疗血液肿瘤的 PD-1 抑制药,利用机体免疫系统摧毁淋巴瘤细胞。其适用于既往已接受自体造血干细胞移植(ASCT)及移植后经 Adcetris(brentuximab vedotin)治疗但病情复发或难治的经典型霍奇金淋巴瘤成人患者。

⑥Pembrolizumab(帕博利珠单抗,Keytruda 可瑞达):默沙东公司出品。Pembrolizumab 可以选择性阻断 PD-1 与其配体 PD-L1 和 PD-L2 的结合,激活 T 淋巴细胞杀死癌细胞。适用于难治性经典霍奇金淋巴瘤成人患者和儿科患者的治疗,以及既往接受过 3 种或 3 种以上方案治疗后病情复发的难治性经典霍奇金淋巴瘤患者;纵隔大 B 细胞淋巴瘤(PMBCL,一种非霍奇金淋巴瘤)。

⑦Bortezomib(硼替佐米,Velcade,万珂):由 Millennium 公司出品。Bortezomib 是一个以二肽硼酸为基础结构,具有特异性且可逆的蛋白酶体抑制药,它可以阻止细胞进入 G2-M 期并启动细胞凋亡。适用于已接受至少 1 种优先疗法的套细胞淋巴瘤。

⑧Ibrutinib(伊布替尼,Imbruvica,亿珂):由 Pharmacyclics& Johnson 公司出品。Ibrutinib 是第一个上市的布鲁顿型酪氨酸激酶(BTK)抑制药,能够与 BTK 活性中心的半胱氨酸残基共价结合,从而抑制其活性。适用于复发性或难治性套细胞淋巴瘤。

⑨Lenalidomide(来那度胺,Revlimid,瑞复美):由 Celgene 公司出品。Lenalidomide 是一种免疫调节药,它以几种不同的方式影响免疫系统的活性,既帮助免疫系统攻击淋巴瘤细胞,又防止淋巴瘤的生长。适用于复发性或难治性套细胞淋巴瘤。

⑩Temsirolimus(替西罗莫司,Torisel):由 Wyeth Pharmaceuticals 公司出品。Temsirolimus 靶向帮助淋巴瘤细胞分裂的 mTOR 通路,阻断这一通路可以阻止淋巴瘤细胞的扩散。适用于复发性或难治性套细胞淋巴瘤。

⑪Brentuximab Vedotin(本妥昔单抗,Adcetris):由 SeattleGenetics 公司出品。Adcetris 是一种抗体偶联药物(Anti-Drug Conjugate,ADC),由靶向 CD30 蛋白的一种单克隆抗体和一种微管破坏剂(单甲基 auristatin E,MMAE)通过一种蛋白酶敏感的交联剂偶联而成。Adcetris 联合化疗(阿霉素、长春碱和达卡巴嗪)治疗既往未经治疗的新诊断之Ⅲ期或Ⅳ期经典型霍奇金淋巴瘤成人患者;用于接受干细胞移植后,具有高度复发风险或进展风险的经典型霍奇金淋巴瘤成人患者的巩固治疗;用于干细胞移植失败的经典型霍奇金淋巴瘤成人患者或至少接受过两种联合化疗但不起效,且无法进行干细胞移植的难治性经典霍奇金淋巴瘤成人患

者;至少接受过一次联合化疗但不起效的系统性间变性大细胞淋巴瘤(sALCL)成人患者;既往接受过系统性治疗的原发性皮肤间变性大细胞淋巴瘤(pcALCL)或表达 CD30 的蕈样肉芽肿(MF)成人患者;联合化疗方案 CHP(环磷酰胺＋阿霉素＋泼尼松)一线治疗系统性间变性大细胞淋巴瘤(sALCL)或其他 CD30$^+$ 外周 T 细胞淋巴瘤(PTCL),包括血管免疫母细胞性 T 细胞淋巴瘤(AITL)及未另行特别说明的外周 T 细胞淋巴瘤成人患者。

⑫Tisagenlecleucel(Kymriah):由诺华公司出品。Kymriah 是首个获得批准的 CAR-T 细胞疗法,通过在体外对来自患者的 T 细胞进行改造,使其表达能够特异识别肿瘤细胞表面靶点的受体-嵌合抗原受体(CAR),然后再回输到患者体内发挥抗肿瘤作用。用于治疗患有复发性或难治性大 B 细胞淋巴瘤(LBCL)的成年患者,其中包括弥散性大 B 细胞淋巴瘤(DLBCL)、高级别 B 细胞淋巴瘤(HGBL)和滤泡性淋巴瘤引起的弥散性大 B 细胞淋巴瘤,这些患者往往经历过 2 种或更多的系统治疗。

⑬Axicabtagene clioleucel(Yescarta):由吉利德旗下凯特制药(Kite)出品。Yescarta 是一种 CAR-T 细胞疗法,通过在体外对患者的 T 细胞进行改造,使它们能够识别和杀死那些免疫细胞无法检测到的淋巴瘤细胞。用于既往接受二线或多线系统治疗的复发性或难治性大 B 细胞淋巴瘤成人患者的治疗,包括弥散大 B 细胞淋巴瘤、原发纵隔大 B 细胞淋巴瘤、高级别 B 细胞淋巴瘤,以及源于滤泡性淋巴瘤的弥散性大 B 细胞淋巴瘤。该药不适用于原发性中枢神经系统淋巴瘤患者的治疗。

除了已经获批的靶向药物,淋巴瘤领域有不少靶向药物和免疫药物在研,尤其是在我国,一些国外获批的药物仍未在国内获批上市,所以对于国内复发难治性淋巴瘤患者,参与临床招募,或有可能接受更新的治疗方案。对于复发难治性淋巴瘤患者而言,参与新药临床招募也是一个不错的选择。

七、预后与调护

总的来说,若能早诊早治,恶性淋巴瘤的疗效一般较好。70%～80% 的 HD 及半数以上的 NHL 患者,若治疗得当可治愈。联合化疗,甚至是单药化疗,在许多 NHL 患者中均能有一定的近期疗效,但若要达到长期有效或完全治愈,则需要精心计划和分阶段治疗。恶性淋巴瘤预后的影响因素比较复杂,病理类型、临床分期、全身状况和受侵部位等均可影响预后。一般来说,B 细胞来源的淋巴瘤预后优于 T 细胞来源的;HD 患者预后较 NHL 要好;各类型恶性淋巴瘤结节型比弥散型要好。早期发现、早期诊断、早期治疗对于预后亦具有重要意义。恶性淋巴瘤确诊时处于Ⅰ期、Ⅱ期者比例较低,低度恶性淋巴瘤只有 15%～20%,Ⅲ期、Ⅳ期则占约 85%;中度恶性淋巴瘤就诊时Ⅰ期者不足 20%;高度恶性淋巴瘤就诊时处于Ⅰ

期、Ⅱ期者更少,大多都已超过放射治疗的根治范围。由于治疗的剂量强度与疗效相关,身体状况好的患者能接受治疗的机会比体质赢弱的患者更多;且身体素质好的患者免疫能力较好,亦有利于疾病恢复。女性患者因生理因素,骨髓功能较男性好,在治疗过程中能有更好的耐受能力,故其近期或远期疗效均优于男性。此外,有全身症状的患者,远期预后较无全身症状者下降一级。还有部分研究表明,分子生物学标志物,如碱性磷酸酶和 β₂ 微球蛋白,对患者预后亦有影响,但机制尚不明确。

恶性淋巴瘤的确切病因尚不明了,对于高危人群,应适当预防以延缓疾病发生或阻止疾病发展。首先应注意气候变化,预防病毒感染,做到未病先防,既病早治。密切关注浅表淋巴,结合家族史,若有增大等变化,应早查早诊。对于慢性淋巴结炎、自体免疫性疾病等,应积极治疗。平素加强身体锻炼,提高机体免疫能力。恶性淋巴瘤患者的饮食宜选择易消化食物,切记油腻、生冷、过甜或辛辣之品。所谓"毒药攻之,五谷为养,五果为助,五畜为益,五菜为充,气味合而服之以补精益气"。可根据个人情况,选择合适的食疗方法,补虚强身,如冬虫夏草、芦笋汤、大枣粥等,匡扶正气,补益气血,平衡阴阳。最重要的是精神调理,避免紧张焦虑的情绪,培养"恬淡虚无""宠辱不惊"的心态,豁达开朗。《素问·阴阳应象大论》曰,"怒伤肝,喜伤心,思伤脾,忧伤肺,恐伤肾。"指出了七情内伤是疾病发生的内在病因。对于明确诊断的患者,应加强对疾病的基本认识,科学地与疾病抗争,亲友及医护人员要共同帮助患者树立战胜疾病的信心。

八、中医防治进展

各医家对恶性淋巴瘤的病因病机认识不同,但主要集中在"痰、瘀、虚"。陈锐深提出,恶性淋巴瘤发病的关键为人体内环境失衡,脏腑、经络功能失调,其中脾胃虚弱是最关键的病理基础,脾虚生痰,久则可发本病。故其治疗以健脾化痰为主,常用党参、白术、薏苡仁、茯苓等;再根据夹杂瘀的不同程度,结合理气活血治法,佐以软坚散结之品,如青皮、枳实、田七、三棱、莪术等;最后在辨证基础上,加入已经证实有抗癌作用的药物,如干蟾皮、海藻、猫爪草、夏枯草等。赵淑珍认为,恶性淋巴瘤乃脏腑虚损、毒陷阴分所致,临床亦阴寒里虚居多,主张以温阳散结为主治疗,用药以半夏、天南星、夏枯草、海藻、山慈姑、牡蛎、穿山甲片、海浮石为化痰散结方加减。早期痰凝结滞,以祛邪为主,康复阶段以正虚邪留为特征,当祛邪扶正,以健脾益气为根本治则,在放化疗及手术治疗的不同时期,分别采用健脾和胃、补益脾肾、养阴清热、凉血活血等方法。罗素秀等将恶性淋巴瘤分为寒痰凝滞型、阴虚火旺型。董茂芝等认为,恶性淋巴瘤为风热血燥、寒痰凝滞、肝肾二经风热亏损,三焦、肝、胆三经郁火风热血燥而成,辨证为痰瘀互结型,毒聚血瘀型,气阴两虚型。王文玲等对比单纯 CHOP 方案与 CHOP 方案联合参芪扶正注射液治疗中度非霍奇金淋巴瘤的疗效发现,联合参芪扶正组的 CD3、CD4、CD4/CD8 比值均明显升高,CD8 明显下降,且白细胞降低、神经毒性及心脏毒性的发生率明显低于单纯化疗组,其生活质量改善亦明显优越。刘力健等在观察单纯化疗和复方苦参注射液联合化疗的疗效中发现,联合复方苦参注射液治疗组的白细胞降低程度更轻,中西医结合治疗可提高机体免疫能力。陈铁汉采用由山慈姑、八角莲、土茯苓、蚤休等组成的消瘤解毒汤配合化疗的疗效优于单纯化疗,说明上方对恶性淋巴瘤化疗有协同增效的作用。董茂芝等采用"紫牛散",再加上辨证分型用药,配合小剂量 COP 化疗治疗恶性淋巴瘤 105 例,发现患者存活时间与辨证分型相关,且治疗过程中未出现放化疗不良反应,可应用于不能耐受放化疗的疾病晚期患者。山广志等观察 100 例 NHL 患者单纯化疗和益化汤联合化疗的疗效对比,总结出益化汤联合化疗能提高 NHL 患者的 CR、总有效率及Ⅰa 期患者的生存率,且对临床症状有很大改善。李银良取古籍验方攻坚散结汤及拔毒活血散治疗恶性淋巴瘤 86 例,治愈率为 33.7%、临床治愈 30.2%、显效 32.6%、无效 3.5%。

(孙婷婷)

参 考 文 献

[1] 夏小军,段赟.中医药治疗恶性淋巴瘤的思路与方法[J].中医研究,2016(8):53-56.

[2] 周宜强.实用中医肿瘤学[M].北京:中医古籍出版社,2006:471-476.

[3] 孙燕.临床肿瘤学[M].北京:人民卫生出版社,2001:831-832.

[4] 章亚成,沈群,吴英.恶性淋巴瘤中医证治思路探讨[J].浙江中医杂志,2010(4):256-257.

[5] 孙燕.临床肿瘤学[M].北京:人民卫生出版社,2001:847-849.

[6] 邵雅俊,江劲波.恶性淋巴瘤中医药研究进展[J].中医药导报,2008(4):86-87+102.

第 26 章

多发性骨髓瘤

一、概　述

多发性骨髓瘤（multiple myeloma，MM）是最常见的恶性浆细胞增殖性疾病，临床特征是骨髓中单克隆浆细胞（骨髓瘤细胞）异常增生，分泌大量单克隆免疫球蛋白或其片段（M蛋白），引起骨骼破坏和其他相关组织器官的损伤，表现为血钙升高、贫血、骨质病变、肾功能损害、反复感染等。多发性骨髓瘤是血液系统的第二大肿瘤，我国发病约为 110 万，占全部恶性肿瘤的 1‰，占血液恶性肿瘤的 10%。本病好发于中老年人，以 50—70 岁居多，男女之比约为 3:2。近年随着人口老龄化，其发病率和死亡率都呈明显上升趋势。

中医学并无多发性骨髓瘤之名，但根据临床症状，可将其归属于"骨痹""骨疽""骨蚀""肾痹""肾劳""血证"等范畴。中医古代文献对类似疾病的症状、病因等有较为丰富的论述，早在《灵枢·长刺节论》中就有"病在骨，骨重不可举，骨髓酸痛。寒气至，名曰骨痹"的记载。

二、病因病机

本病病因在于先天禀赋不足，后天失养，加之摄生不当，外感六淫、积劳内伤等致脏腑亏损、气血耗伤。肾藏精，主骨生髓，故肾虚是多发性骨髓瘤的发病关键。外邪乘虚而入，作用于机体，痰浊瘀血内生，进一步变生痰毒瘀热，导致脉络不畅，气血失和，筋骨脉络失于濡养，发为骨痹。

1. 病因

（1）禀赋不足：肾藏精，为先天之本，主骨生髓。若先天禀赋不足，肾气虚衰，肾精亏虚，骨髓失于充养，则骨弱易受邪毒侵犯而发病。

（2）感受外邪。《中藏经·论痹》曰："大凡风寒暑湿之邪……入于肾，则名骨痹。"邪毒指六淫及理化等多种致病因素，在机体正虚之时乘虚而入，深入骨髓，邪毒日深，蕴为热毒。

（3）饮食内伤：饮食不节，过食肥甘、厚腻、辛辣或寒凉之品，或药毒所伤，致脾胃受损，健运失常，湿毒痰浊内生，郁积脏腑，气血运行受阻，痰浊瘀血互结，侵及经脉,闭阻骨髓而发病。

2. 病机

(1)肾气虚弱,邪毒流注骨髓:本病病位虽在骨髓,但主病之脏在肾。肾为先天之本,藏精,主骨生髓。《中藏经》曰:"骨痹者,乃嗜欲不节,伤于肾也。"肾气虚弱,骨髓失养,邪毒流注于骨髓、经络,出现骨痛、腰膝不遂、四肢不仁等。

(2)感受外邪,内搏于骨:风、寒、湿、热及有毒物质等病邪入侵,正邪交争,内著于骨。《灵枢·刺节真邪》曰:"虚邪之中人……其入深,内抟于骨,则为骨痹……虚之入于身也深,寒与热相搏,久留而内着……内伤骨为骨蚀。"

(3)痰湿瘀滞,气血痹阻:痰、湿、瘀等病邪,留滞不除,久必为患。《类证治裁·痹证》曰:"诸痹……由营卫先虚……正气为邪气所阻,不能宣行,因而留滞,气血凝滞,久而成痹。""久而不愈,必有湿痰败血瘀滞经络。"

3. 病机转化

本病病位在骨髓,与肾关系密切,相关于脾胃。本病病机属本虚标实,肾精亏虚为本,气血亏虚为精亏之标,瘀血痰浊热毒为病理产物。疾病初期以邪实为主,若失治误治,则正气亏耗,肾虚日久,邪毒日深,病情缠绵,预后不佳。

三、临床表现

临床表现呈多样性,主要有溶骨性病变、贫血、高钙血症、肾功能不全及反复感染等。

1. 骨髓瘤细胞增殖和浸润引起的症状和体征

(1)骨痛:为多数患者的首发症状。常见于胸部及腰背部,随活动而加重。初期为隐痛、钝痛,往往因负重、咳嗽后发生病理性骨折而剧痛。

(2)贫血及出血:肤色苍白、疲乏无力、易感染、出血倾向等。

(3)高血钙症:厌食、恶心、多尿、烦渴、烦躁甚至昏迷等。

2. 血液和组织中异常球蛋白(M成分)增高引起的症状和体征

(1)血液高黏性综合征:组织器官的血液循环障碍引起视物障碍、手足麻木、肢端发绀、少尿、头昏,甚至昏迷等。

(2)M成分沉积于组织器官:被沉积的组织器官发生"淀粉样变",导致心力衰竭、肾病、肝脾大等。

(3)肾损害:出现肾病综合征和肾功能不全,表现为少尿、蛋白尿、水肿等。

3. 易感染

极易发生呼吸道、泌尿系等感染,且常不易控制。

四、辅助检查

1. 实验室检查

(1)血象:正常细胞正色素性贫血,红细胞常凝聚成钱串状,血沉增高,部分可见幼红、幼粒及少量的浆细胞。

(2)骨髓象:浆细胞一般＞10％,且整片出现,具有骨髓瘤细胞的特征。

(3)血液生化检查

①血清蛋白电泳出现大量免疫球蛋白,形成窄峰,称为 M 蛋白。应用免疫蛋白电泳对骨髓瘤进一步分为 IgG 型、IgA 型、IgD 型、IgE 型、轻链型等。$β_2$ 微球蛋白增高,表示细胞增殖,为预后不良的征兆。

②血钙增高,晚期血磷可升高,尿酸增高。

③40％～70％的患者尿本-周氏蛋白阳性。当出现本-周氏蛋白尿时,禁行静脉肾盂造影检查,以免引起急性肾衰竭。

2. 病理学检查

骨髓活检按瘤细胞多少及分布情况可分为 4 类。

(1)间质性(有少量散在瘤细胞分布在骨髓间质):最常见,预后最好(中位生存期 3 年左右)。

(2)小片性:瘤细胞呈小片状分布在骨髓内。

(3)结节性:瘤细胞的分布呈结节状。

(4)弥散性:大量瘤细胞充满骨髓腔,预后最差。

3. 影像学检查

(1)X 线片:可见典型的凿孔样溶骨性损害、弥散性骨质疏松或骨折。有骨痛而 X 射线摄片未见异常者,应进一步行 CT 检查。

(2)CT 检查:可评估溶骨性骨质破坏的程度及病理性骨折的风险,并为局部病灶的穿刺、放疗及手术治疗提供定位引导。

(3)MRI:是评估脊柱受累伴脊髓损伤及鉴别良恶性骨质疏松最敏感的影像学技术,能在骨破坏之前显示骨髓内的改变,还可鉴别潜在的非分泌多发性骨髓瘤细胞及骨髓腔外的活性病灶。

五、诊断及鉴别诊断

(一)诊断要点

1. 免疫分型

(1)IgG 型:最常见,占 MM 的 55％～70％,其中 55％～70％同时伴有轻链的分泌,κ/λ 比例为(2～3):1,具有 MM 的典型临床表现,肿瘤生长缓慢,预后良好。

(2)IgA 型:占 MM 的 20％～27％,其中 50％～70％伴有轻链分泌,κ/λ 比例为(1～2):1。骨髓中有火焰状瘤细胞,高胆固醇血症和髓外骨髓瘤较多见,预后差。

(3)IgD 型:占 MM 的 8％～10％,其中 90％伴有轻链分泌,κ/λ 比例为 1:9,由于 IgD 正常含量少,需经免疫电泳和 IgD 定量检查才能确诊。髓外骨髓瘤和髓外浸润多见,预后不良。

（4）IgE 型：罕见,轻链多为 λ 型,易合并浆细胞性白血病。

（5）IgM 型：少见,因 IgM 分子质量大,易引起高黏滞血症。

（6）轻链型：占 MM 的 15%～20%,只分泌轻链,尿中有大量的本-周蛋白,蛋白电泳无 M 成分。骨骼破坏严重,极易出现高钙血症和肾功能不全,病情进展快,预后差。

（7）双克隆或多克隆型（包括双轻链型）：占 MM 的 2%,多为 IgM/IgG 或 IgM/IgA 联合,其轻链多为同一类型：κ 或 λ,多克隆型罕见。

（8）不分泌型：占 MM 的 1%,有 MM 的临床表现,因瘤细胞不分泌免疫球蛋白,故血清中无 M 蛋白,尿中无本-周蛋白。可进一步分为不合成型和不分泌型。

2. 诊断标准

根据 NCCN 指南第 4 版（2018 年）分为活动型和冒烟型。

（1）活动型（症状性）：MM 克隆性骨髓浆细胞≥10% 或活检证实骨或髓外浆细胞瘤及符合任何一项或多项骨髓瘤定义事件：①血钙＞0.25mmol/L（＞1mg/dl）,高于正常值上限或＞2.75mmol/L（＞11mg/dl）；②肾功能不全：肌酸酐＞2mg/dl（＞177μmol/L）或肌酐清除率＜40ml/min；③贫血：血红蛋白＜10g/dl 或血红蛋白＞2g/dl,低于正常值下限；④X 线骨骼摄片、CT 或 PET/CT 检查发现一处或多处溶骨性病变；⑤单克隆浆细胞比例≥60%；⑥异常血清 FLC 比值≥100（涉及 κ）或≤0.01（涉及 λ）；⑦大于一处局灶性病变≥5mm。

（2）冒烟型（无症状性）：MM 血清单克隆蛋白≥3g/dl；或尿本-周蛋白≥500mg/24h；和（或）克隆性骨髓浆细胞在 10%～60% 及没有定义事件或淀粉样变性的骨髓瘤（如果骨骼检查呈阴性,使用全身 MRI 或 PET/CT 检查评估骨病）。

3. 临床分期

根据 NCCN 指南第 4 版（2018 年）分型（表 26-1）。

表 26-1　多发性骨髓瘤临床分期

分期	国际分期系统（ISS）	修订后的 ISS（R-ISS）
Ⅰ	血清 β_2-MG＜3.5mg/L,白蛋白≥3.5g/dl	ISS Ⅰ 期且有 iFISH 发现的标危染色体异常和血清 LDH≤正常上限
Ⅱ	非 Ⅰ 期、非 Ⅲ 期	非 R-ISS Ⅰ 期、非 Ⅲ 期
Ⅲ	血清 β_2-MG≥5.5mg/L	ISS Ⅲ 期且有 iFISH 发现的标危染色体异常或血清 LDH＞正常上限

注：平均生存期 Ⅰ 期 62～79 个月；Ⅱ 期 44～49 个月；Ⅲ 期 29～43 个月。

(二)鉴别诊断

1. 巨球蛋白血症

巨球蛋白血症是浆细胞病的一种,其血清球蛋白明显增高,并在血清蛋白电泳时也出现狭窄的高峰,然其免疫球蛋白是 IgM,且发生于更年长的患者,一般不引起骨骼损害,可与骨髓瘤相鉴别。

2. 反应性浆细胞增多症

反应性浆细胞增多症可继发于淋巴组织肿瘤和非造血系统肿瘤,或某些慢性感染,患者血浆球蛋白可显著增多,大多为多克隆性,但骨髓中浆细胞一般不超过10%,而且不出现骨骼损害。

3. 再生障碍性贫血

个别骨髓瘤患者贫血严重,有的血象呈全血细胞减少,骨髓穿刺时出现"干抽"现象,易误诊为再生障碍性贫血。鉴别要点是做骨髓涂片及骨髓活检,可发现数量不等的骨髓瘤细胞。骨髓涂片未见瘤细胞时应行多部位穿刺。血清蛋白电泳及尿中本-周蛋白测定亦有助于鉴别诊断。

4. 慢性肾炎、肾盂肾炎

有些骨髓瘤患者以肾功能损害为首发症状,伴蛋白尿或血尿,须与慢性肾炎、肾盂肾炎鉴别。根据骨髓瘤的临床特点,进行有针对性的检查,一般不难鉴别。

5. 骨转移癌

有时骨转移癌的 X 线表现与骨髓瘤极为相似,但骨转移癌的血清碱性磷酸酶往往升高,且有原发病灶可查。

六、治 疗

(一)治疗原则

应根据诊断分型,采用不同的治疗策略。冒烟型 MM 或 I 期 MM 密切观察,每3~6个月复查一次,若疾病进展至 II 期及以上,则按活动性 MM 治疗。活动性 MM 初始治疗包括诱导治疗、双膦酸盐治疗和辅助治疗。依据患者是否预备行干细胞移植选择诱导治疗方案,给予化疗和硼替佐米、来那度胺或沙利度胺治疗。对初治无反应者实施挽救治疗。对初治有反应或对挽救方案有反应者,进行巩固治疗(包括造血干细胞移植)和维持治疗。治疗达到最大反应后,化疗再持续最多 2个周期(平台期)。

(二)中医治疗

1. 辨证论治

辨证要点:中医认为,本病病机为"正虚邪实",临证时应仔细辨析,根据"急则治标,缓则治本"的原则,或以祛邪为主,或以扶正为主。培本以补肾益髓为主,合以健脾生血;治标予清热、解毒、化痰、祛瘀、活络等法。

(1)热毒炽盛证

主症：高热，胸痛骨痛，口干气促，鼻衄齿衄，汗出，喜冷饮，神情烦躁，皮肤瘀斑，小便黄，大便干结，舌质红，苔黄腻，脉弦数或滑数。

证机概要：热毒壅盛，破血妄行。

治疗法则：清热解毒，凉血散血。

方药运用：黄连解毒汤或清营汤或犀角地黄汤加减。黄连、黄芩、黄柏、栀子、水牛角(代犀角)、牡丹皮、赤芍、生地黄、知母、金银花、连翘。

加减：热毒盛者，可加天葵子、龙葵、蚤休清热散结消肿；口干者，加天花粉以生津止渴；疼痛明显者，加全蝎、蜈蚣散结止痛。

临证指要：本证为多发性骨髓瘤早期常见证型之一，热盛易破血妄行及损伤阴液，临证时当根据症状、舌脉以辨别出血及津伤之轻重，以清热解毒为主，兼以凉血化瘀、养阴生津。

(2)痰瘀阻络证

主症：身疼骨痛，头昏头痛，胸胁疼痛，瘰疬痰核，紫癜鼻衄，舌质暗淡或伴瘀斑，苔腻，脉沉涩或沉弦。

证机概要：痰浊内生，瘀血阻络。

治疗法则：祛痰行气，化瘀通络。

方药运用：星夏涤痰汤合失笑散加减。胆南星、半夏、竹茹、枳实、菖蒲、人参、茯苓、蒲黄、五灵脂、甘草。

加减：瘰疬痰核明显者，加夏枯草、浙贝母、皂角刺散结消肿；出血紫癜者，加紫草、三七化瘀止血。

临证指要：根据"不通则痛"的病机特点，本证型临床表现以疼痛为主，治疗以通则不痛为原则，在祛痰行气活血基础上，加以软坚散结、破血消癥药物可获得良好效果。

(3)瘀毒互结证

主症：腰、脊、胸、肋等多处骨痛，痛势较甚，且痛有定处，按之痛剧，疼痛朝轻暮重，相应部位活动受限，舌质红暗或有瘀斑，脉涩或弦。

证机概要：瘀毒闭阻，不通则痛。

治疗法则：活血化瘀，解毒通痹。

方药运用：身痛逐瘀汤加减。川芎、当归、桃仁、红花、牛膝、五灵脂、地龙、秦艽、羌活、香附、甘草。

加减：肌肤瘀斑，痛如针刺者，加三棱、莪术以增强活血破血之力；痹痛明显者，如疼痛游走不定，肢体麻木者，可加独活、木瓜、桑枝通络止痛。

临证指要：本证具有典型的血瘀证特征，在活血化瘀的基础上，加以行气通络之品，以达到通则不痛之效。

（4）肝肾阴虚证

主症：腰脊、胸肋、骨骼疼痛，头晕目眩，口干咽燥，潮热盗汗，五心烦热，大便干，小便量少，舌红少津，无苔或少苔，脉细数或弦细。

证机概要：肝肾不足，阴虚内热，阴液耗损。

治疗法则：滋养肝肾，养阴清热。

方药运用：一贯煎合二至丸加减。生地黄、女贞子、墨旱莲、沙参、麦冬、当归、枸杞子、川楝子、甘草。

加减：疼痛较甚者，可加延胡索、川芎、徐长卿、白屈菜；胁下痞块者，可加制鳖甲；潮热盗汗者，可加白薇、地骨皮；兼血虚者，可加阿胶、鸡血藤、制何首乌；兼瘀血者，可加丹参、三七。

临证指要：本证为多发性骨髓瘤后期常见证型，肝肾精血不足，经络失养，不荣则痛，疼痛程度较轻，多为隐痛，因此临证治疗时可酌加养血柔筋之品。

（5）脾肾两虚型

主症：全身骨痛，得温则舒，或见局部肿块，腰膝酸软，食少腹胀，下肢沉重或水肿，尿少，面色晦暗，舌淡苔白，脉沉细。

证机概要：肾阳不充，不能温煦脾土，致阳虚痰阻。

治疗法则：温肾健脾，利水渗湿。

方药运用：金匮肾气丸加减。制附子、肉桂、山药、熟地黄、牡丹皮、山茱萸、茯苓、泽泻。

加减：尿少肢肿明显，可加猪苓、车前子利水渗湿；若腰痛明显，可加怀牛膝、骨碎补、杜仲加强补肾壮骨之功；大便稀溏者，可加炒扁豆、莲子肉、砂仁健脾渗湿止泻。

临证指要：本证为疾病缠绵日久，正气已亏，阳气渐耗，当以扶正祛邪为主，根据患者症状、体征等情况，判断正虚邪实的发展趋势，合理调整用药比例。

2. 中成药制剂

（1）复方斑蝥胶囊：主要成分为斑蝥素、人参、刺五加等。每次2粒，每日3次。消瘀散结、扶正抑瘤。适用于各类多发性骨髓瘤。

（2）西黄丸：主要成分为牛黄、麝香、乳香、没药等。每次1丸，每日2次。清热解毒，消肿散结。适用于多发性骨髓瘤辨证属热者。

（3）小金丹：主要成分为白胶香、草乌、五灵脂、地龙、马钱子（制）、乳香、没药、当归、麝香、墨炭。每次1丸（0.6g），陈酒送下，每日2～3次。破瘀通络，消肿止痛。适用于多发性骨髓瘤体质较好者。

（4）大补阴丸：主要成分为黄柏、知母、熟地黄、龟甲、猪脊髓。每次6g，每日2～3次，滋阴降火。适用于多发性骨髓瘤证属肝肾阴虚，虚火上炎者。

3. 针灸疗法

针灸多辨证选取配穴：瘀毒结聚者，配合谷、血海、三阴交、行间；肝肾阴虚者，配肝俞、肾俞、悬钟、阳陵泉;脾肾虚弱者,配脾俞、肾俞、阴谷、足三里;兼见阳虚者,加灸关元;气血两虚者,配脾俞、肾俞、足三里、血海。采用毫针刺,实证用泻法,虚证用补法,或加灸法。

4. 外治法

(1)骨瘤方(《抗癌中草药制剂》方):由三棱、莪术、生半夏、土鳖虫、生川乌、商陆、桃仁、乳香、没药、红花、麝香、木鳖子、斑蝥组成。各药共研细末,用时以蜜糖调敷患处,隔日1次。化瘀消肿止痛。

(2)外敷麻药(《医宗金鉴》方):由川乌尖、草乌尖、生南星、生半夏、蟾酥、胡椒组成。诸药研成细末,用烧酒调敷患处。消肿镇痛。

(3)千槌紫金膏(《疮疡外用本草》方):由蓖麻仁、血竭、儿茶、乳香、没药、广丹、银朱、松香组成。诸药杵如泥,隔水炖一昼夜,摊于布或纸上约一分币厚,临用烊化贴患处。拔毒消肿止痛。

(三)西医治疗

手术治疗和放射治疗在多发性骨髓瘤中几乎不适用,西医治疗主要包括化学治疗、靶向药治疗、免疫治疗和造血干细胞移植。

1. 化学治疗

化学治疗是最常用的治疗方法,目的是杀伤肿瘤细胞,降低 M 蛋白成分,缓解临床症状,延长生存期。常用化疗药物包括环磷酰胺(CTX)、美法仑(MEL)、长春新碱(VCR)、长春地辛(VDS)、苯丁酸氮芥(CB1348)、氮芥(HN$_2$)、卡莫司汀(BC-NU)、环己亚硝脲(CCNU)、阿霉素(ADM)、表柔比星、异环磷酰胺(IFO)、顺铂(DDP)等。泼尼松(PDN)在多发性骨髓瘤的治疗中往往不可缺少,不仅对瘤细胞本身有作用,还可减少并发症。常用的化疗方案包括 MP、VAD、CAP、BAP、BCP、DBCP、VBMCP(又称 M$_2$)、ABCM 等。对于初治病例可选用 MP 或 VAD 方案;治疗有效者,在缓解期不主张维持治疗,以免损伤正常造血干细胞,但应密切观察病情并防治骨折、高血钙及肾衰竭的并发症;初次复发应重新应用 MP 方案,如无效可选用 VAD、VBMCP 等方案。化疗的疗效标准是 M 蛋白减少 75% 以上(或浓度下降至 25g/L 以下),或尿中本-周蛋白排出量减少至 24 小时 0.2g 以下,即认定为治疗显著有效。常用化疗方案如下。

(1)MP 方案

美法仑 8mg/m^2,口服,每日 1 次,第 1~4 天;或 4mg/m^2 口服,每日 1 次,第 1~7 天。

泼尼松 60~80mg,口服,每日 1 次,第 1~7 天。

4 周为 1 个周期,用 4~6 个周期。

此方案长期以来作为多发性骨髓瘤的标准化疗方案,后被证实其疗效不如 VBMCP、ABCM 等,故目前多用于体力状况较差、年龄>70 岁、不适于强力化疗的患者。

（2）VAD方案

硼替佐米（万珂）1.3mg/m²，静脉推注，第1、4、8、11天。

阿霉素10mg/m²，连续静脉输注，第1～4天。

地塞米松40mg加入生理盐水250ml，静脉滴注，每日1次，第1～4天。

3周为1个周期，用4～6个周期。

此方案对初治MM的PR为95%；对多数烷化剂耐药的病例有效；用于复发、难治性病例的治疗。

（3）CAP方案

环磷酰胺400mg/m²，静脉注射，第1天。

阿霉素30mg/m²，静脉注射，第1天。

泼尼松0.6mg/(kg·d)，口服，每日1次，第1～7天。

每3周重复1次。

（4）BAP方案

卡莫司汀75mg/m²，静脉注射，第1天。

阿霉素30mg/m²，静脉注射，第1天，第22天。

泼尼松0.6mg/(kg·d)，口服，每日1次，第1～7天。

（5）每6周重复1次。

BCP方案

卡莫司汀70mg/m²，静脉注射，第1天。

环磷酰胺400mg/m²，静脉注射，第1天。

泼尼松75mg/(m²·d)，口服，每日1次，第1～7天。

每28天为1个周期，6个周期为1个疗程。

（6）DBCP方案

顺铂50mg/m²，静脉注射，第1天。

卡莫司汀50mg/m²，静脉注射，第1天。

环磷酰胺300mg/m²，静脉注射，第1天。

泼尼松75mg/(m²·d)，口服，每日1次，第1～7天。

每4周重复1次。

（7）VBMCP（M₂）方案

卡莫司汀20mg/m²，静脉注射，第1天。

环磷酰胺400mg/m²，静脉注射，第1天。

美法仑8mg/m²，口服，每日1次，第1～4天。

泼尼松60mg/m²，口服，每日1次，第1～14天。

长春新碱1.2mg/m²，静脉注射，第1天。

5 周为 1 个周期。

(8) ABCM 方案

阿霉素 30mg/m² , 静脉注射, 第 1 天。

卡莫司汀 30mg/m² , 静脉注射, 第 1 天。

环磷酰胺 100mg/m² , 口服, 每日 1 次, 第 22~25 天。

美法仑 6mg/m² , 口服, 每日 1 次, 第 22~25 天。

每 42 天重复 1 次。

2. 靶向治疗

(1) 免疫调节药: 第一、二代免疫调节药沙利度胺、来那度胺多用于骨髓移植后的维持治疗, 可使患者 PFS 明显延长。第三代免疫调节药泊马度胺, 美国 FDA 批准其用于治疗应用包括来那度胺和硼替佐米两种药物治疗后, 临床证实疾病进展或治疗后 60 天内进展的患者。

(2) 蛋白酶体抑制药

①硼替佐米 (VELCADE, 万珂): 目前应用含硼替佐米的方案以三药联合为主, 如硼替佐米及沙利度胺联合地塞米松方案 (VTD)、硼替佐米及来那度胺联合地塞米松方案 (VRD)、硼替佐米及环磷酰胺联合地塞米松方案 (VCD), 可获得更好的疗效。

②卡非佐米: 美国 FDA 已批准其用于单药治疗应用过包括蛋白酶体抑制药和免疫调节药治疗仍复发, 或联合来那度胺及地塞米松用于已使用 1~3 线治疗仍复发的多发性骨髓瘤患者。

③Ixazomib: 目前第一个批准用于治疗多发性骨髓瘤的口服类蛋白酶体抑制药。研究表明, 其细胞毒活性可对抗硼替佐米耐药的多发性骨髓瘤细胞系。美国 FDA 已批准其用于联合来那度胺及地塞米松治疗应用过至少一种方案的复发性多发性骨髓瘤患者。

3. 免疫治疗

多发性骨髓瘤的免疫治疗主要是干扰素治疗。重组干扰素-α (IFN-α) 既能直接抑制骨髓瘤细胞的增殖, 又能借助免疫机制发挥间接作用。临床应用干扰素联合化疗 (MP、VAD、M₂ 等) 的方法, 能提高化疗疗效。近年来, 包括单克隆抗体、嵌合抗原受体修饰的 T 细胞治疗、检查点阻断等免疫治疗新技术及疗法已进入临床试验, 开启了多发性骨髓瘤免疫治疗的新时代。

4. 造血干细胞移植

自体造血干细胞移植可使得 3%~10% 的患者完全缓解并维持超过 10 年。现有经验表明, 应争取早期治疗, 先用化疗诱导缓解, 然后移植, 效果较好。为控制移植物抗宿主病的发生率, 应严格选择供髓者或对移植物做去 T 细胞处理。骨髓移植的预处理采用大剂量美法仑 (140mg/m²) 和分次全身放射治疗。

5. 并发症的治疗

（1）高钙血症：予生理盐水静脉滴注，同时给呋塞米、布美他尼等利尿药，以促进排钙。如血磷不高、肾功能正常，可予磷酸盐；如血钙过高超过 3.12mmol/L 时，可予泼尼松 40～80mg/d；普卡霉素对降低血钙有效，用法为 25g/(kg·次)静脉滴注，每日 1～2 次；双磷酸盐类、降钙素也有降钙作用，可与泼尼松合用；血液透析可迅速降低血钙。

（2）骨痛和骨损伤：骨痛予恰当的镇痛药，或局部放射治疗；骨质疏松可服用碳酸钙（每次 1g，每日 4 次）、维生素 D（每次 5 万 U，每周 2 次）；骨损伤者常配合双膦酸盐类药物，如帕米膦酸二钠、唑来膦酸等。

（3）贫血：晚期多并发严重贫血，叶酸、维生素 B_{12}、铁剂常无效；重组红细胞生成素每次 5000～10 000U，隔日 1 次，肌内注射，可能有效；雄激素（睾酮）对少数贫血可能有效；必要时输注红细胞或全血。

（4）感染：对有发热或感染倾向者，应及时鉴定病原菌并给予足量的广谱抗生素防治感染。

七、预后与调护

1. 预后

多发性骨髓瘤的生存期短，中位生存期仅为 20～30 个月，5 年生存率为 27%。本病预后与临床分期密切相关，早期确诊和治疗是改善预后，延长生存期的关键。在免疫分型中，IgG 及 IgA 型的预后较好，而 IgD 型预后差。另外，预后因素还包括浆细胞标记指数的高低及是否存在细胞遗传学异常，其中浆细胞标记指数高、有异常染色体的患者预后差。

2. 调护

平日调护需要注意预防骨折和感染，注意饮食卫生，保持病室或居室空气清洁，避免受凉和防止交叉感染，协助患者经常变换体位，及时排痰，鼓励多饮水多排尿。在饮食护理的过程中，可适当吃一些补血食物，以含有铁质或胡萝卜素者为佳，如黑豆、大枣、红豆、核桃、乌鸡等；如伴有肾损伤者，应低盐、低蛋白饮食。

八、中医防治进展

多发性骨髓瘤的病机主要有"肾虚"和"温毒"两方面，因此采取以"补肾益髓"为纲、"清营解毒"为要的治疗思路。

1."补肾益髓"为纲

多发性骨髓瘤的内因主要是"肾虚"，是发病的基础。补肾益髓作为基础治疗，同时兼用益气养血、滋补肝脾、强筋壮骨等治法。

（1）补肾温阳，填精益髓：常用主方为右归饮、金匮肾气丸等。常用药物有制附片、肉桂、山茱萸、茯苓、山药、杜仲、淫羊藿、仙茅、肉苁蓉、菟丝子、鹿角胶、补骨脂、锁阳等。

(2)补肾益阴,填髓强骨:常用主方为知柏地黄丸、左归饮等。常用药物有生地黄、熟地黄、山茱萸、黄柏、知母、龟甲、玄参、川断、骨碎补、补骨脂、枸杞子、女贞子、山药、阿胶、鳖甲、当归等。

2."清营解毒"为要

多发性骨髓瘤发病的外因主要是感受"温毒"。温热邪毒,由表入里,犯营入髓,耗血动血,治宜清营解毒、凉血止血。常用清营汤、犀角地黄汤、黄连解毒汤加减。常用药物有生地黄、玄参、赤芍、黄连、生石膏、白茅根、知母、水牛角、牡丹皮炭、紫草、青黛、茜草、仙鹤草、板蓝根、三七等。

3. 结合"行瘀化痰"治则

多发性骨髓瘤患者瘀毒内阻、痰瘀相结的证候十分突出,治宜行瘀化痰、通痹活络。常用身痛逐瘀汤、星夏涤痰汤、消瘰丸等加减。常用活血药物有桃仁、红花、当归、川芎、丹皮、延胡索、乳香、没药、赤芍、丹参、三七、虎杖、莪术等。常用化痰药物有山慈姑、法半夏、陈皮、胆南星、远志、菖蒲、浙贝母、天竺黄、琥珀等。

4. 强化综合治疗策略

中医中药是多发性骨髓瘤综合治疗的重要组成部分,临床上多以中西医结合的模式开展治疗。化疗期间扶正健脾和胃,减毒增效;化疗结束后扶正解毒以推迟或防止复发。有学者采用扶正培元方联合化疗,可显著提高多发性骨髓瘤的临床疗效,缓解症状。另外,许多中药有效组分(藤黄酸、雷公藤红素、黄芩素、士的宁、姜黄素、黄芪多糖等)的基础实验研究结果显示它们对治疗多发性骨髓瘤有效。

(李　蒙)

参 考 文 献

[1] Moreau P, Attal M, Facon T. Frontline therapy of multiple myeloma[J]. Blood,2015,125(20):3076-3084.

[2] 陈世伦,武永吉.多发性骨髓瘤[M].3版.北京:人民卫生出版社,2016:288-305.

[3] 蒋冬梅,刘松山,林钰久,等.多发性骨髓瘤中西医治疗进展[J].实用中医药杂志,2016,32(12):1257-1258.

[4] 朱文波.中医药治疗多发性骨髓瘤的近况[J].光明中医,2016,31(16):封Ⅲ-封Ⅳ.

[5] 庚跃琦,刘爱春,郑博杨,等.多发性骨髓瘤的免疫治疗简述[J].现代肿瘤医学,2017,25(23):3881-3883.

[6] 印惠,赵卫东,刘强.多发性骨髓瘤全身低剂量CT的研究进展[J].中国中西医结合影像学杂志,2017,15(5):620-622.

[7] 胡青竹,田颖,王根杰,等.X线和MRI在多发性骨髓瘤诊断中的应用价值及影像表现分析

[J].中国 CT 和 MRI 杂志,2018,16(1):141-143.

[8]　P Röllig C,Knop S,Bornhäuser M. Multiple myeloma[J]. Lancet,2015,385(9983):
　　　2197-208.

[9]　Wang Y,Fang F,Shen Y,et al. Maintenance therapy with immunomodulatory drugs in mul-
　　　tiple myeloma:a meta-analysis and systematic review[J]. J Natl Cancer Inst,2016,108(3):
　　　1-10.

[10]　Weisel K,Doyen C,Dimopoulos M,et al. A systematic literature review and network meta-
　　　analysis of treatments for patients with untreated multiple myeloma not eligible for stem
　　　cell transplantation[J]. Leuk Lymphoma,2017,58(1):153-161.

[11]　Durie BG,Hoering A,Abidi MH,et al. Bortezomib with lenalidomide and dexamethasone
　　　versus lenalidomide and dexamethasone alone in patients with newly diagnosed myeloma
　　　without intent for immediate autologous stem-cell transplant(SWOG S0777):a random-
　　　ised,open-label,phase 3 trial[J]. Lancet,2017,389(10068):519-527.

[12]　Rajkumar V. Myeloma today:Disease definitions and treatment advances[J]. Am J Hema-
　　　tol,2016,91(1):90-100.

[13]　Kumar SK,LaPlant B,Roy V,et al. Phase 2 trial of ixazomib in patients with relapsed mul-
　　　tiple myeloma not refractory to bortezomib[J]. Blood Cancer J. 2015,5:e338.

[14]　况小红,童浩,苏寒,等.MP 方案联合 α-干扰素治疗多发性骨髓瘤临床分析[J].肿瘤基础
　　　与临床,2017,30(4):292-294.

[15]　武贤达,孙丽霞,吕鸿雁,等.多发性骨髓瘤治疗新进展[J].临床荟萃,2017,32(7):
　　　627-632.

[16]　Bochtler T,Hegenbart U,Kunz C,et al. Prognostic impact of cytogenetic aberrations in AL
　　　amyloidosis patients after high-dose melphalan:a long-term follow-up study[J]. Blood,
　　　2016,128(4):594-602.

[17]　吴春叶,高彤彤,黄勃,等.多发性骨髓瘤骨病的治疗进展[J].医学综述,2017,23(23):
　　　4627-4632.

[18]　范腾,周红,梁冰.梁冰老师从调补消三法论治多发性骨髓瘤[J].时珍国医国药,2017,28
　　　(6):1469-1471.

[19]　欧阳富,蔡带娣,卢敏.多发性骨髓瘤的临床护理体会[J].中外医学研究,2017,15(17):
　　　91-93.

[20]　倪海雯,陈晓丽,姜鹏君,等.中医药治疗多发性骨髓瘤辨治体会[J].中医药临床杂志,
　　　2017,29(10):1664-1667.

[21]　梁彩霞,李先梅,谈捷,等.扶正培元方联合 VAD 方案治疗多发性骨髓瘤疗效观察[J].中
　　　医学报,2018,33(236):10-14.

[22]　杜英俊,徐杰,李海菲,等.中药有效组分在多发性骨髓瘤中的研究进展[J].中华中医药杂
　　　志,2016,31(4):1371-1373.

第27章

肿瘤急症

第一节　上腔静脉综合征

一、概　述

上腔静脉综合征(SVCS)是一组由于通过上腔静脉回流到右心房的血流部分或完全受阻所致的症候群,为肿瘤常见的急症。主要表现为上肢、颈部、颜面部的淤血水肿及上半身的浅表静脉曲张;进一步发展可导致缺氧和颅内压增高,需要紧急处理以缓解症状。上腔静脉综合征的症状和体征与受压时间、受压程度、受压部位有关。时间短、受阻程度重,病情也常常严重。反之,病情较缓和。临床症状有咳嗽、头痛、头胀、恶心、视力改变、声嘶、下咽困难、抽搐等。

上腔静脉综合征病因学的发展随着人类疾病谱的改变而发生变化。20世纪中叶,发生上腔静脉综合征的病因主要集中在良性疾病,其中以主动脉瘤,尤其是梅毒性主动脉瘤为多见,其次是纵隔炎。此两项占全部发病率的40%～45%。随着疾病谱的变化,目前肿瘤所致的上腔静脉综合征约占发病病因的90%以上,甚至最近的研究显示肿瘤性因素大约超过97%,其中75%为肺癌(尤其是小细胞肺癌),恶性淋巴瘤也占有相当高的比例。肺癌患者出现上腔静脉综合征的概率为3%～5%,恶性淋巴瘤患者为3%～8%。由肿瘤转移导致的上腔静脉综合征占9%～20%,一般多来自于乳腺和睾丸的恶性肿瘤。此外,胸骨后甲状腺腺瘤、胸腺瘤及支气管囊肿和结节等病变的压迫也可以引发相关症状。

二、病因病机

受癌毒侵犯,癥瘕积聚形成于肺,使肺升降失司,通调水道失职,水液运化输布失常,积蓄成饮上犯胸肺,停积颈胸头面;或积聚肿块阻塞脉络,气滞血瘀停于颈胸头面,发为本病。作为积聚病的兼证,其预后转归同于原发病。

三、临床表现

上腔静脉综合征的出现主要由于上腔静脉压迫的迅速发生和(或)侧支循环失

代偿。

1. 静脉回流障碍

头面、颈部及上肢出现充血和非凹陷性水肿、"披肩状"水肿、结膜水肿、颈部增粗、胸腹壁浅表静脉扩张及发绀。在坐位或者站立的时候,上述症状和体征可以得到轻度缓解或减轻,常伴有头晕、头胀症状。如果发生长时间的上腔静脉阻塞,上述症状和体征则会加剧,引起上腔静脉引流血管的淤滞、静脉压力增加,严重时静脉压力可高达 27～67kPa(200～500mmHg),形成上腔静脉血栓,最终导致脑水肿、颅内压升高,甚至可以引发胸腔积液、心包积液。由于回心血量减少,患者可出现呼吸困难,甚至死亡。

2. 静脉曲张和侧支循环建立

上腔静脉出现急性阻塞可引发其静脉属支血液回流障碍,受阻远端静脉压力升高,最终导致侧支循环形成及静脉曲张的发生。患者静脉曲张出现的部位与上腔静脉阻塞的位置有关。

(1)阻塞发生于奇静脉入口处上方:受阻血流主要经过奇静脉通道重新汇入阻塞部位下端的上腔静脉和右心房,颈胸部可以出现静脉曲张。

(2)阻塞位于奇静脉入口下方:受阻血流方向向下,主要通过奇静脉、半奇静脉逆流到腰静脉而注入下腔静脉,胸腹壁静脉可以出现曲张。

(3)上腔静脉和奇静脉入口同被阻塞:可以形成通过内乳静脉通路、胸外侧静脉通路和脊柱静脉通路等深浅两组静脉形成的引流上半身血液的侧支循环,侧支循环的建立可以与肝门静脉沟通,出现食管、胃底、贲门的静脉曲张。

3. 气管、食管及喉返神经受压

部分患者可以因为气管、食管及喉返神经受侵而出现咳嗽、呼吸困难、进食不畅,声音嘶哑及 Horner 综合征表现(同侧眼睑下垂、瞳孔缩小、眼球内陷、脸部及胸壁无汗)。由于静脉压力增高,淋巴回流受阻和肺门淋巴液逆流而发生肺水肿症状,极易合并感染,引起发热。

4. 中枢神经系统受损

上腔静脉阻塞往往导致不可逆的静脉血栓形成,出现脑水肿、颅内压升高、椎弓根压迫等中枢神经系统受损的表现,部分患者可出现意识和精神改变。

四、辅助检查

1. 影像学检查

(1)X 线胸片:能对大多数病例提供有意义的诊断信息。上腔静脉综合征患者胸片正常者只有 16%,多数有上纵隔增宽与胸腔积液。上腔静脉综合征合并肺部病变或肺门淋巴结病变者约占 50%,一般在上纵隔(右侧占 75%)显示有肿块,20%～50%的患者伴有胸腔积液且多为右侧。

（2）CT 扫描：由于纵隔内各种组织多层次重叠，普通 X 线片或断层摄片常难以显示其内病变，CT 断层扫描可避免上述缺陷。

（3）磁共振成像（MRI）：能描述肿瘤被膜的厚度、内部有无变性、与周围组织的关系及有无浸润等。结合冠状面和矢状面扫描图像，可将血管与周围软组织肿块明确区别开来，较 CT 更能了解肿瘤形态特征。

（4）上腔静脉造影：可了解上腔静脉有无栓塞、受压等情况。

2. 细胞学或病理学检查

（1）细胞学检查：对肺癌，特别是小细胞肺癌的诊断，痰细胞学检查与组织学检查一样准确。浅表淋巴结增大时（如颈部和锁骨上淋巴结），针吸细胞学检查可帮助诊断上腔静脉综合征产生的病因。有胸腔积液者亦可通过胸腔积液的细胞学、生化及细菌学等检查帮助诊断。

（2）经胸腔纵隔针吸活检：在 CT 或超声导引下行纵隔针吸活检，可用于难以定性的肺部肿块或浸润性病变，以及纵隔肿瘤的诊断，并在一定程度上避免对患者产生较大损伤。

（3）内镜检查：支气管镜刷洗及活检、食管镜、纵隔镜及开胸探查术等诊断方法对上腔静脉综合征患者虽有一定危险，考虑到确定诊断对进一步治疗与预后的判断有重要意义，在必要时仍需积极进行。

（4）骨髓穿刺检查：小细胞肺癌和非霍奇金淋巴瘤常累及骨髓，骨髓活检有时有助于疾病的诊断与分期。

3. 上、下腔静脉压力测量

静脉压测定对诊断具有一定帮助，上腔静脉综合征患者的周围静脉压可达 $1.47\sim4.9kPa$（$150\sim500mmH_2O$）。若同时发现两侧上肢静脉压差＞$0.098kPa$（$10mmH_2O$），更支持上腔静脉综合征的诊断。注意呼吸对水柱波动的影响，可了解有无下腔静脉旁路出现。奇静脉阻塞伴下腔静脉侧支循环形成时，患者在吸气时水柱抬高，呼气时下降，与正常情况形成鲜明对比。

五、诊断及鉴别诊断

1. 诊断

上腔静脉综合征具有典型的临床症状和体征，诊断一般并无困难。凡充血、水肿出现于面、颈、上肢及上胸部，患者有颈静脉怒张，前胸部和（或）腹部浅表静脉曲张，并兼有呼吸困难、咳嗽、胸痛等症状与体征，胸部 X 线检查揭示纵隔增宽，即可初步诊断为上腔静脉综合征。腹壁浅表静脉曲张情况、年龄对估计病因及阻塞部位有一定帮助。出现上腔静脉综合征，在 40 岁以下患者多为恶性淋巴瘤，在 40 岁以上患者多为肺癌。在无原发肿瘤病史，且肺内看不到原发病灶时，病因诊断可能存在困难，应认真询问病史、症状和体征，并做必要的辅助检查，以排除虽为少数但却极为重要的良性疾病。

2. 鉴别诊断

鉴别诊断主要在于区别上腔静脉综合征的病因是恶性肿瘤还是良性病变。根据病史、起病缓急、阻塞程度及侧支循环形成状况，通过胸部正、侧位摄片，以及CT、内镜、手术活检和细胞学检查，大多数情况下可以做出两者之间的鉴别。

在综合医院应更重视恶性肿瘤的诊断，在肿瘤专科医院则要重视非恶性肿瘤的诊断。肺门淋巴结结核在儿童及青年多见，常有低热、盗汗等中毒症状，结核菌素试验阳性，抗结核治疗有效；胸内甲状腺肿可行放射性核素[131]I扫描检查；前纵隔良性肿瘤，如囊肿、畸胎瘤与胸腺瘤等，病史与影像学检查可提供重要的诊断线索；慢性纵隔炎，又称特发性纵隔纤维化，可由结核、梅毒、组织胞浆菌病、结节病、外伤后纵隔出血与锁骨下静脉留置导管等多种原因引起，一般进展缓慢，早期通常无症状，X线检查除有纵隔胸膜增厚或上纵隔增宽外，病变区可见钙化阴影。

如果对上腔静脉综合征没有足够的警惕，下列情况也会引起误诊：仅面部肿胀明显可被误诊为肾炎或肾病；面部及上胸部肿胀，可被误诊为支气管炎；以刺激性咳嗽为突出症状者，可被误诊为支气管炎；颈部肿胀明显者，可能误诊为甲状腺肿；上腔静脉综合征患者常常处于病情晚期，若伴有严重贫血、低蛋白血症型水肿和心脏疾患，容易与心包压塞、充血性心力衰竭混淆。出现上述情况可同时测定上、下肢静脉压以鉴别。

六、治 疗

(一)治疗原则

上腔静脉综合征是一组需要紧急处理的临床征象，治疗之前首要是明确诊断，而后立即治疗原发病。按"急则治其标，缓则治其本"治疗原则采取抢救措施，尽可能改善患者生存质量、延长生存期。

(二)中医辨证论治

1. 水饮结胸证

主症：咳喘胸满，痰白量多，面颈肿胀，声音嘶哑，舌淡红苔白，脉滑弦。

治疗法则：宣肺利水，逐饮平喘。

方药运用：葶苈大枣泻肺汤或十枣汤加减。葶苈子、桑白皮、槟榔、车前子、猪苓、泽泻、麻黄、杏仁、大枣、甘遂。

2. 血瘀胸胁证

主症：咳嗽气短，颈部颜面肿胀，声音嘶哑，面色青紫，颈部青筋暴露，胸壁静脉曲张，胸胁胀满，舌质暗红或瘀斑，苔白，脉沉涩。

治疗法则：活血祛瘀，行气逐水。

方药运用：血府逐瘀汤加减。桃仁、红花、枳壳、赤芍、水蛭、蟅蛄、田七、葶苈子、槟榔、桑白皮、猪苓、泽泻。

(三)西医治疗

上腔静脉综合征为肿瘤科急症，由于患者可有颅内压增高及一系列神经系统症状，加重时可威胁生命，故就诊后应及时治疗。有些检查可能增加静脉压甚至导致出血，故应谨慎或在症状缓解后再进行，情况紧急时可不等病理细胞学结果即开始治疗。治疗的第一步是缓解症状，第二步才是治疗肿瘤。

1. 一般处理

患者应卧床，抬高头部并给氧；使用利尿药，限制氯化钠的摄入。一般不采取脱水措施以避免血栓形成。糖皮质激素可抑制正常组织内的炎性反应减轻压迫。由于患者常处于高凝状态，必要时可给一定的抗凝、抗栓治疗。应通过下肢静脉输液，以避免加重症状。

2. 放射治疗

一般主张由大剂量开始，每次 300～400cGy，最好并用激素和(或)化疗，以迅速缓解症状，2～4 次后再改为每日 200cGy，有良好疗效。照射总量应视肿瘤病理类型而定，小细胞肺癌和恶性淋巴瘤以 3～4 周 3000～3500cGy 周为宜，肺鳞癌则需 5～6 周 50～60cGy 方可达到较好的局部控制。照射野一般应包括纵隔、肺门和邻近的肺部病变。

3. 化学治疗

对化疗敏感的小细胞肺癌、恶性淋巴瘤及生殖细胞肿瘤有时可先采用化学治疗，其优点是能避免放射治疗开始时引起的暂时性水肿以免导致病情加重。对于病变较广泛，需要照射范围过大的患者也可先做化疗。化疗应选作用快的细胞周期非特异性药物，在保证安全的前提下，剂量应偏大，最好同时给予糖皮质激素以减轻反应，对于化疗敏感的肿瘤可迅速改善症状。

4. 手术治疗

一般较少考虑手术治疗。良性肿瘤、恶性肿瘤应用放化疗及其他内科治疗未获满意效果者可考虑手术治疗。因手术难度较大，并发症的发生率和死亡率均较高，应权衡利弊。

七、预后与调护

上腔静脉综合征的预后取决于原发病变的性质、治疗效果和侧支循环建立的情况。大部分患者经治疗后出现症状缓解，淋巴瘤可达 95%，肺癌约 70%，一般在治疗后 3～4 天，最迟不超过 2 周可有症状及体征的改善。良性病变引起者往往可长期生存，恶性肿瘤所致者疗效较差，从确诊之日算起，总生存率 1 年者为 25%，30个月者仅 12%。其中恶性淋巴瘤并发上腔静脉综合征的生存率相对较高，30 个月生存率52%,5年生存率43%;较差的如非小细胞肺癌有报道1年生存率仅17%,2年生存率下降到2%。综上所述,上腔静脉综合征不是绝对的不良预后因素,应采取积极态度进行合理的治疗。

肿瘤患者病程长,病情容易反复,易出现焦虑、恐惧等身心应激反应,应积极了解患者的基本情况,耐心听取患者的陈述,帮助患者了解病情,建立信心。对于患者的疼痛症状,应帮助其积极调解情绪,转移注意力,取合适体位,合理及时应用镇痛药并配合针灸、按摩等措施;若有咳嗽、咳痰要配合拍背排痰等;对接受放化疗的患者,应注意胃肠道反应,做好呕吐的护理;骨髓抑制者,需做好环境消毒与隔离,预防出血;有肾毒性治疗者应注意多饮水促进排泄。

八、中医防治进展

林彤彦通过回顾分析23例出现上腔静脉综合征的恶性肿瘤患者的临床资料,指出上腔静脉综合征证型有痰浊阻肺、肺阴虚损和气虚血瘀三型。当患者出现痰浊、血瘀、肾气虚等兼证时状态较差,死亡率也比未出现兼证的患者高。周俊等报道,采用扶正益气、活血化瘀中药(人参10g、黄芪30g、川芎15g、赤芍12g、生地黄10g、丹参15g、桃仁10g、红花6g、茯苓15g、鱼腥草15g、贝母10g)结合支气管动脉化疗灌注治疗上腔静脉综合征近期效果显著。刘宇龙认为,癌症引起的上腔静脉综合征是在原发癌基础上发生的瘀血阻滞和水饮上犯证候的变证,终至癌毒、瘀血、水饮相互搏结而使病情严重难愈,应以抗癌攻毒、活血化瘀、利水消肿为基本治疗大法。山志广教授运用腔静脉内支架植入术配合百合固金汤与血府逐瘀汤治疗肺癌合并上腔静脉综合征者,可迅速解除狭窄症状,加快微血管血栓的消融,防止上腔静脉的再度狭窄,提高患者生活质量等。他认为早期采取单纯中医治疗,虽效果欠佳,但对缓解病情和为介入术争取有利条件和时间具有积极意义。

(孙婷婷)

参 考 文 献

[1] 高文斌,王若雨,梁文波.肿瘤并发症的诊断与治疗[M].北京:人民军医出版社,2009:225.

[2] 周宜强.实用中医肿瘤学[M].北京:中医古籍出版社,2006:335.

[3] 林彤彦,潘玉真,殷东风.恶性肿瘤所致上腔静脉综合征的中医证候研究[J].湖北中医杂志,2013,5:3-5.

[4] 周俊,贾秀云.中西医结合治疗肺癌上腔静脉压迫综合征[J].中西医结合实用临床急救,1996,2:82-83.

[5] 刘宇龙.肺癌所致上腔静脉综合征病机及中医治疗探讨[J].山东中医杂志,2000,2:69-71.

[6] 邵兴,山广志.山广志治疗肺癌并上腔静脉综合征经验[J].吉林中医药,2011,4:287-288.

第二节 恶性心包积液

一、概　述

一般来说,心包积液的出现是肿瘤患者的临终前表现。据尸检结果,癌症患者5％～12％发生心脏及心包受侵,其中一半侵及心包,1/3侵及心肌,余者为两者均受侵。约15％的心包转移者发生心包填压症,且通常发生在终末期患者。心脏和心包转移瘤发生心包积液的可能比心脏原发肿瘤多40倍。

肺癌、乳腺癌、淋巴瘤及白血病是发生心脏和心包转移的最常见病因,其次为黑素瘤及肉瘤。霍奇金病患者纵隔放疗后约5％的患者发生心包积液。有时鉴别心包积液的性质比较困难。肺癌和乳腺癌占所有心包积液患者的60％～75％。尸检资料证实35％的肺癌患者,25％的乳腺癌患者发生心包转移。但临床证实的心包转移远低于尸检结果,通常为直接侵犯、血性播散和淋巴转移。

癌性心包积液最常见的原因是由于毛细血管内皮细胞炎症引起的毛细血管通透性增加及因心包转移或放射治疗所致淋巴管梗阻造成的淋巴液流体静压增加。罕见情况下,肿瘤细胞的局部蛋白分泌或释放也是原因之一。由于液体积聚,心包腔内的压力增高,影响心脏舒张期充盈,导致心脏搏出量减少。

中医认为,恶性心包积液包括痰饮、水饮、悬饮、水肿、鼓胀的部分内容。现代中医对于恶性心包积液多从阳虚水停、阴虚水聚,水气凌心,结合原发恶性肿瘤加以辨证施治。

二、病因病机

癌瘤日久,病及心包;或肺脾肾三脏功能失常,三焦水道气化功能失调,致使饮邪内停,水邪上逆,水气凌心,阻遏心阳;或久病气滞血瘀,心脉瘀阻,血瘀水停,水瘀互结,阻于心包络而发本病。作为积聚病兼证,疾病转归同于原发病。

三、临床表现

积液通常为逐渐形成,故许多心包转移患者无症状。心包积液也可迅速生长,患者的症状与心包积液形成的速度相关。缓慢形成的积液即使＞1000ml,症状仍可不明显;快速产生的积液,可在少量(＜250ml)时即产生明显症状。缓慢形成的心包积液导致心包填塞的常见症状包括充血性心力衰竭、呼吸困难、咳嗽、端坐呼吸、疲乏、虚弱、心悸、头晕和颈静脉充盈等,也可伴发胸腔积液。

患者体征可见心动过速、心律失常、心脏浊音界扩大、心脏搏动减弱、心音遥远、低血压、心包摩擦音等。心包压塞的特点是奇脉,表现为吸气末脉搏减弱伴收缩期血压上升 10mmHg 以上。由于左肺受压,在左侧肩胛角处有一浊音区,听诊呈管状呼吸音。严重的心包压塞,如不进行有效救治最终将导致心脏衰竭。

四、辅助检查

心脏超声是最有效且简便的检查方法。典型的心包积液胸部 X 线检查显示心脏呈烧瓶状,但心影正常的人也不排除存在心包积液的可能。心电图可表现为窦性心动过速,肢体导联低电压,亦可出现"心电交替"现象(由于悬浮在渗液中,心脏出现转动性钟摆样运动),部分患者可出现期前收缩和房室传导阻滞等心律失常表现。胸部 CT 及 MRI 可以观测心包的厚度、积液的多少和原发肿瘤状况。纤维心包镜可清楚观察到心包腔脏层和壁层病变,可行心包活检及心包腔内治疗。B 超引导下的心包穿刺术,不但能缓解症状亦可通过积液的细胞学检查明确诊断。如细胞学检查呈阴性,应做心包活检术。

五、诊断及鉴别诊断

1. 诊断

典型恶性心包积液的诊断并无困难,根据其原发恶性肿瘤、典型症状与体征,以及影像学检查结果,在排除其他原因所致的心包腔积液后即可做出诊断。心包积液中查到癌细胞是确诊恶性心包积液的金标准,但心包积液中未找到恶性肿瘤细胞并不能排除恶性心包积液的可能。

2. 鉴别诊断

(1)急性充血性右心衰竭:表现为心脏急剧增大,和心包积液一样可出现血压下降,中心静脉压上升,但奇脉少见。X 线检查肺野清晰,超声波检查无心包积液特征。

(2)风湿性心脏病并发充血性心力衰竭:患者有较长时间风湿病史,起病缓慢,听诊有瓣膜杂音,心包腔可有少量积液,但较少见奇脉。

(3)其他:心包积液尚需与心肌梗死、心肌病、心肌炎、上腔静脉综合征等进行鉴别。

六、治 疗

(一)治疗原则

首要解除心脏压塞,然后针对原发肿瘤进行对因治疗。

(二)中医治疗

中医认为,肿瘤性心包积液是患者全身正气虚损,痰浊、水饮和瘀血蕴积于局部的病证,温阳利水、益气活血是其基本治法。临床常用真武汤、五苓散及苓桂术甘汤等温阳利水,独参汤大补元气,并在温阳利水的基础上加入生黄芪、党参、丹参、红花、川芎、桃仁等益气活血药物,配合使用参附注射液、生脉饮。临床亦有用复方苦参注射液、消癌平注射液、鸦胆子油、岩舒注射液、华蟾素注射液等进行心包腔内注射治疗心包积液的报道。

1. 辨证论治

(1)心阳虚衰证

主症:心悸胸闷,眩晕气短,神疲纳呆,面色苍白,甚则不能平卧,大汗淋漓,四肢厥冷,舌淡苔白,脉沉细无力,甚则脉微欲绝。

治疗法则:温补心阳,化气行水。

方药运用:参附汤合苓桂术甘汤加减。红参、熟附子、桂枝、茯苓、炙甘草、白术、半夏、陈皮、泽泻、生姜。

(2)血瘀心包证

主症:心悸怔忡,心胸憋闷或刺痛,唇甲青紫,唇舌发绀,甚则肢厥神昏,舌暗红或见瘀斑,脉细涩或结代。

治疗法则:活血祛瘀,通阳利水。

方药运用:血府逐瘀汤合黄芪桂枝五物汤加减。当归、桃仁、红花、丹参、川芎、枳壳、桂枝、黄芪、白芍、生姜、大枣。

2. 中成药制剂

(1)活心丸:每次1～2粒,每日2次。益气活血,温经通脉。主治胸痹、心痛,适用于冠心病、心绞痛。

(2)冠心苏合丸:每次1丸,每日3次,温开水送服。芳香开窍,理气止痛。适用于冠状动脉病变引起的心绞痛,心肌梗死,胸闷等。

(3)麝香保心丸:每次1～2丸,每日3次。芳香温通,益气强心。适用于气滞血瘀所致的胸痹。

3. 中西医结合治疗

(1)病情危重者,应予吸氧,行心包穿刺引流术,配合使用利水药。

(2)高丽参注射液40ml加入5％葡萄糖溶液250ml中静脉滴注,每日1次。

(三)西医治疗

1. 一般治疗

卧床休息,给予吸氧、利尿等措施减轻患者因心包压塞出现的症状。

2. 局部外科手术

包括心包腔穿刺引流术、心包开窗引流术、心包切开错位缝合术等。最常用便捷的方法是心包腔穿刺引流术,也是对心包腔大量积液及出现心包压塞者最有效的治疗。目前多采用心包腔穿刺置管引流的方法,一方面使心包积液得以持续引流,避免多次操作;另一方面可通过心包腔置管向心包腔内注入药物。一般置管可保留数日,一旦每日引流减少到100ml以下,可行腔内注射药物治疗。有时即使每天引流,心包积液也不见减少,仍可进行心包腔内药物注射。如果积液的性质判为恶性,在第一次抽放积液后即可向心包腔内注入药物,但要注意注入药物的体积不能多于抽出心包积液的量。常用药物有顺铂、卡铂、丝裂霉素、白细胞介素-2 及短棒状杆菌等,注药 24~48h 经影像学评估疗效后可拔除置管。有时一次心包腔内药物注射即可使心包积液永久消失。

3. 放疗

可使大约半数的恶性心包积液得到控制,治疗总剂量为 25~35Gy。

4. 全身化疗

经心包腔穿刺引流使恶性心包积液得到控制后,若患者能耐受,可行全身化疗,尤其对于化疗敏感的恶性肿瘤,如淋巴瘤、白血病、小细胞肺癌等疗效较好。

七、预后与调护

恶性心包积液的预后与原发肿瘤的治疗效果有关。有报告恶性心包积液发生后,患者的中位生存期为 9~13 个月,多在 3~6 个月死亡。对化疗药物和放射治疗敏感者,有少数患者可生存 1~2 年,甚至更长。只出现癌性心包积液而无纵隔及肺部病变,且其原发肿瘤对放射治疗或化学治疗敏感者,通过积极的全身及局部治疗,有望使患者症状缓解并获得相当长的生存期;有全身包括纵隔及心脏转移者,预后往往较差。由于心包积液的疗效优于其他浆膜腔积液,即使是对化疗或放疗不敏感的肿瘤,也应积极给予姑息性治疗,以减轻痛苦,提高患者的生活质量。

多数患者及家属对心包积液缺乏认识,充满恐惧,且肿瘤晚期并发恶性心包积液患者往往伴随呼吸困难及胸闷气促等情况,更加重了心理负担。医护人员应进行耐心地讲解及疏导,提前告知疾病治疗过程中可能出现的不适症状。针对肿瘤晚期慢性消耗,在低盐低脂饮食的同时,应当为患者补充高蛋白食物提供营养支持,以维持良好的机体条件。要关注患者的生命体征,保持心包积液引流的通畅,做到无菌操作。

八、中医防治进展

张宁苏等认为,恶性心包积液属痰饮范畴,乃中阳不足,水液运化失调,饮停心下所致,主张用温阳健脾化饮法进行治疗。其在引流心包积液并心包腔内灌注乌体林斯或香菇多糖后,再予苓桂术甘汤加减配合白花蛇舌草、半枝莲、山慈姑、生薏苡仁等的汤剂治疗。所治疗的 16 例恶性心包积液患者,总有效率为 84.21%。邵树巍认为,恶性心包积液的病机关键在于肾阳不足,当以补肾阳为要,采用真武汤加味联合心包腔内灌注顺铂治疗恶性心包积液 16 例,总有效率为 87.50%,不良反应主要为一过性的轻度消化道反应、Ⅱ度至Ⅲ度骨髓抑制、发热、乏力等,经对症处理均可恢复。很多学者认为,肺为水之上源,治水除了温阳利水,还应宣肺开源。

魏岚等在超声引导下行穿刺置管术引流心包积液联合顺铂腔内灌注,同时配合内服温阳利水、宣肺化饮中药治疗恶性心包积液,28 例患者的总有效率为 82.14％。治疗后,所有患者心功能不全症状改善,无明显肝、肾功能损害和血液系统不良反应,说明腔内化疗联合中药治疗可起到减毒增效作用。明华等认为,肿瘤属于中医学"癥""积"范畴,是由虚致实,虽虚实夹杂但以虚为主;恶性心包积液是因血气凝聚,清浊相混,气血停于心包所致,中焦脾土衰败为关键。其以口服水参散联合心包腔内灌注顺铂治疗恶性心包积液30 例,总有效率达 100％。付文胜认为,元气亏虚是恶性肿瘤发生、发展的根本内因,大补元气可治疗恶性肿瘤及其并发症,其采用独参汤治疗恶性心包积液52 例,其中 22 例心包积液减少,有效率为 42.31％,43 例充血性心力衰竭症状减轻,有效率为 82.69％。施安丽将砭石加热后置患者双下肢内侧引邪水下行,合针刺鸠尾、中脘、下脘、水分、气海、关元、中极、天枢、大横、带脉、阴陵泉、三阴交、水泉、公孙等穴,先泻后补,留针 30min 治疗心包积液疗效较好。张巧丽认为,心包积液属饮证中支饮范畴,于虚里穴行隔药灸,以桂枝、黄芪、细辛、川椒、龙葵等温阳利水药为主治疗 21 例心包积液患者,可以明显改善患者心悸、气短、呼吸困难等症状。

(孙婷婷)

参 考 文 献

[1] 董志伟,谷铣之.临床肿瘤学[M].北京:人民卫生出版社,2002:1581.

[2] 周宜强.实用中医肿瘤学[M].北京:中医古籍出版社,2006:336.

[3] 黄明艳,陈光,高嘉良,等.心包积液中医辨治规律探讨[J].中医杂志,2017,22:1920-1924.

[4] 杨顺娥.临床肿瘤学:案例版[M].北京:科学出版社,2009:185.

[5] 银正民.临床肿瘤急症学[M].北京:人民卫生出版社,2000:325-331.

[6] 朱亚甲,沈洋,张誉华,等.恶性心包积液的中西医治疗进展[J].现代中医临床,2015(6):58-60＋65.

[7] 张巧丽,吴桐,田叶红,等.隔药艾灸虚里穴治疗恶性心包积液 21 例[J].中医药导报,2012,12:67-68.

第三节　脑转移瘤合并颅内压增高

一、概　述

脑转移瘤占颅内肿瘤的 10％～15％,最易发生脑转移的恶性肿瘤是肺癌、乳腺癌、白血病、淋巴瘤及恶性黑素瘤等,其中肺癌脑转移占 30％～40％。颅内转移瘤的 70％～80％是多发,且多合并颅内压增高。脑转移的部位易发生在灰质和白质交界处,以额、颞、顶叶多见,小脑转移多见于小细胞肺癌。颅腔内容物(脑组织、脑脊液和血液)对颅腔产生的压力称为颅内压,主要由硬脑脊膜的弹力和血管性压力作用于颅脊腔系统而产生。正常成人侧卧时腰椎穿刺测定的压力为 $0.7 \sim 2.0 kPa(7 \sim 20 mmHg)$,儿童为 $0.5 \sim 1.0 kPa(5 \sim 11 mmHg)$。若颅内压持续升高达 $2.0 kPa$ 以上可确诊为病理状态,可诊断为颅内压增高。颅内压增高主要与脑体积增大、颅内血容量增多、脑脊液量增多、颅内占位性病变增大和颅腔容积变小等因素有关,颅内肿瘤是导致颅内压增高的常见病因之一。其原因有以下几个方面:肿瘤增大引起颅腔内容物增多;肿瘤压迫脑脊液循环通路,造成部分或完全性梗阻性脑积水;肿瘤压迫较大的静脉或静脉窦,使静脉回流障碍和淤血而致静脉压增高;肿瘤周围脑组织水肿。

二、病因病机

由于先天不足、房劳、惊恐等原因导致肾脏亏虚,脑失所养,诸邪乘虚而入。脑清阳之气失用,津液输布不利,加之瘀血与顽痰互结酿毒积于脑部,发为肿瘤。病位在脑,与肝、脾、肾等脏腑有关,痰、瘀、毒、虚为其主要病理因素,病性属正虚邪实。

三、临床表现

脑转移瘤多数起病隐匿,一旦出现临床症状往往进展迅速,生存期显著缩短。

1. 颅内压升高症状

头痛为最常见的症状,多发生在早期,患者用力咳嗽、喷嚏、用力排便等增加腹压动作都可使颅内压增高、头痛加重。头痛多位于病变侧,可发展为弥散性头痛(与脑水肿和肿瘤毒性相关),此时头痛剧烈并呈持续性,伴恶心呕吐。由于脑转移瘤引起的颅内压增高发展迅速,因此头痛可伴随智力改变,脑膜刺激征明显,由于肿瘤直接或间接压迫眼静脉导致眼静脉回流受阻,可引起视盘充血和水肿。

2. 精神症状

可有头昏、失眠、记忆力减退、情绪淡漠,动作思维缓慢、反应迟钝、懒散、定向力和记忆力障碍、性格和行为改变等症状。

3. 癫痫发作

部分患者可表现为癫痫发作,以全面性强直阵挛发作和局灶性癫痫多见。

四、辅助检查

1. CT 和 MRI 扫描

此二项是脑转移最主要的检查方法。不仅在大多数情况下能发现脑转移瘤,还能显示转移瘤的形状、大小、部位、数目、伴随脑水肿及继发脑积水和中线结构移位程度等。CT 扫描可显示脑内单发或多发的异常密度影,边界多较清晰,大病灶者可见低密度坏死区或高密度出血灶,周围有较严重水肿。增强后实体部分明显强化。MRI 比 CT 能发现更小的肿瘤,可早期显示数毫米直径的转移灶,是目前检测脑转移瘤的最佳手段。典型的转移瘤表现为长 T1、长 T2 信号,周边有更长信号的水肿带。增强后的形态变化与 CT 增强所见大致相仿。

2. 脑脊液检查

对白血病、淋巴瘤脑转移有一定意义,但对实体瘤脑转移不推荐该项检查。

五、诊　断

对有明确恶性肿瘤病史,尤其是肺癌、乳腺癌、白血病、淋巴瘤及恶性黑素瘤患者近期出现颅内压增高症状和神经系统定位体征,并症状进展明显者,应高度怀疑颅内转移,进一步确诊需行头颅 CT 或 MRI 扫描。

六、治　疗

(一)治疗原则

治疗颅内转移瘤的目的是延长患者生命并提高生存质量。治疗方法应根据患者原发肿瘤的病理类型、身体状况、脑转移瘤的数目、大小及部位等因素决定。

(二)中医辨证论治

1. 热毒蕴结证

主症:头痛而胀,发热呕吐,口苦口渴,肢体抽搐,舌质红,苔黄,脉弦数。

治疗法则:清热解毒。

方药运用:黄连解毒汤加减。黄连、黄柏、山栀子、臭牡丹、黄芩、山慈姑、陈皮、白花蛇舌草、生甘草。

加减:发热明显者,加柴胡、石膏;呕吐剧烈者,加姜半夏、竹茹、生姜;肢体抽搐者,加天麻、羚羊角、钩藤、生石决明;目赤肿痛者,加野菊花、龙胆草。

2. 瘀阻脑络证

主症:头痛如针刺,痛有定处,健忘,眩晕,少寐多梦,舌暗红,有瘀点,脉弦涩。

治疗法则:化瘀通脑。

方药运用:通窍活血汤加减。桃仁、红花、郁金、地龙、全蝎、川芎、石菖蒲、川牛膝、牡丹皮、枳实、生甘草。

加减:气虚者,加黄芪、党参;呕吐者,加旋覆花、姜半夏、车前子、车前草;视力障碍者,加女贞子、旱莲草。

3. 痰瘀互结证

头痛,眩晕,失眠,健忘,肢体活动障碍,或有沉重麻木感,痰多,舌暗有瘀点,苔腻,脉弦。

治疗法则:祛痰化瘀。

方药运用:导痰汤加减。半夏、胆南星、陈皮、枳实、桃仁、红花、川芎、三七、土茯苓、蜈蚣、地鳖虫、甘草。

加减:失眠者,加菖蒲、远志、夜交藤;肢体活动障碍者,加宣木瓜、桑枝、伸筋草;四肢沉重麻木者,加白附子、僵蚕;咳嗽痰多者,加贝母、瓜蒌仁。

4. 风痰阻络证

主症:头晕,眩晕,手足抽搐或瘫痪,呕吐痰涎,舌淡色暗,苔腻,脉弦。

治疗法则:祛风化痰通络。

方药运用:半夏白术天麻汤加减。半夏、白术、天麻、陈皮、白茯苓、全蝎、僵蚕、制南星、白附子、炙甘草。

加减:手足抽搐者,加钩藤、刺蒺藜、蚕休;眩晕、头痛者,加川芎、蔓荆子;腹胀脘痞者,加神曲、厚朴。

5. 肝肾阴虚证

主症:头晕目眩,耳鸣耳聋,咽干,颧红盗汗,形体消瘦,腰膝酸软,五心烦热,舌红少苔,脉沉细数无力。

治疗法则:滋补肝肾。

方药运用:地黄饮子加减。生地黄、熟地黄、肉苁蓉、麦冬、五味子、石斛、白芍、黄精、僵蚕、鳖甲、地龙。

加减:盗汗明显者,加桑叶、地骨皮;耳鸣聋者,加磁石、石菖蒲、知母、黄柏。

(三)西医治疗

1. 一般治疗

咳嗽、躁动、疼痛、发热都会增加颅内压,因此应积极采取镇咳、镇静、镇痛、降温等措施。液体不必严格限制入量,应以保证脑灌注为原则。

2. 降低颅内压

糖皮质激素地塞米松、泼尼松龙,特别是地塞米松对肿瘤引起的颅内水肿,具有消除和预防作用。地塞米松10mg静脉推注可在数小时内缓解患者的颅内高压症状。快速静点甘露醇可在血液与脑组织之间产生渗透压梯度,将脑组织内的水分引向血液从而使颅内压下降,还可改善脑循环。常用剂量为0.25~2g/kg,于30~60min快速静脉滴注,每4~8小时1次。

3. 放射治疗

放射治疗是脑转移瘤的主要治疗方法。单发或多发脑转移瘤不能手术切除或不能完全切除,在并用激素或脑减压术后可采取包括全脑照射和立体定向放射的方法控制脑转移瘤。

4. 化学治疗

对敏感的小细胞肺癌、淋巴瘤等可行化学治疗或与放射治疗同步化学治疗。大多数化学治疗药物不能通过血脑屏障,用于颅内转移瘤的常用化疗药物有卡莫司汀、司莫司汀、尼莫司汀、替尼泊苷、替莫唑胺等。

5. 手术治疗

凡单发的脑转移肿瘤,位于脑深部以外手术可以触及部位者,患者一般状况良好,其原发癌已切除或控制,或原发癌虽与脑转移瘤同步存在,但可望良好控制,无全身其他部位转移者可考虑手术治疗。术后辅以化疗或放疗可进一步提高疗效。

七、预后与调护

1. 预后

虽然采取综合治疗后脑转移瘤患者的生存率较以往有明显改善,但脑转移瘤预后仍然较差。影响脑转移瘤预后的因素较多,主要有全身状况、颅内转移灶数量、有否颅外其他部位转移、脑转移的潜伏期、原发肿瘤的病理性质及原发肿瘤的治疗效果等。

2. 调护

对于脑转移瘤的综合护理,除了基础的脑肿瘤患者的肢体功能康复外,还需配合治疗做出相应的防护。在放疗前,应告知患者放疗过程中可能出现皮肤溃疡、瘙痒及放射性皮炎等症状。对放疗造成的皮肤伤害,嘱患者保持该部位皮肤的清洁干燥,避免搔抓,可局部涂抹珍珠粉或龟甲粉等。饮食以清淡易消化为主,适当多饮水补液,多食新鲜果蔬。在治疗及术后恢复中,可结合中医穴位按摩、代茶饮等措施减轻患者的不适及焦躁情绪。

八、中医防治进展

孙秉严先生认为,脑为至清之府,在高巅之上,唯风可到,凡风寒、风热之邪上扰清窍,下犯胃肠,可出现头痛呕吐,食纳不佳,大便失调等。脑肿瘤以外感风寒、风热为外因,以内蕴积滞、癌毒犯脑为内因,内外合邪,痹阻脑络,占据脑位,以致脑失荣养,髓海亏虚,形成邪实正虚之证。胡淑霞等在同步放化疗基础上加用脑瘤汤(白附子、牵牛子、白芷、白术、石菖蒲、赤芍、牡丹皮各 10g,川芎、莪术、郁金、僵蚕、壁虎各 15g,蜈蚣 3 条,全蝎 5g,黄芪 50g,谷芽、鳖甲、麦芽各 20g,薏苡仁 30g,大黄、桂枝、炮姜各 6g,水煎内服;另配冰片等量面粉以 75％的乙醇调成饼状置脐部,纱布、塑料膜固定,外用)治疗脑胶质瘤可推迟复发时间,减少复发率,提高生存率。殷建军等将 66 例肺癌脑转移患者随机分为治疗组(放疗加针刺)34 例、对照组(单纯放疗)32 例,对比两组治疗效果,发现放疗加针刺(主穴风池、太阳,加循经配穴)可改善颅内高压引起的头痛和视盘水肿,且能够控制使用地塞米松降颅压的剂量。陈捷晗等用吴茱萸择时(大肠与胃经最旺盛的交汇时间 6:45－7:20)对腹部的天枢、关元、气海、中脘穴行热敷,可预防并改善脑肿瘤术后患者便秘的发生。

（孙婷婷）

参 考 文 献

[1] 杨顺娥.临床肿瘤学:案例版[M].北京:科学出版社,2009:185-189.

[2] 银正民.临床肿瘤急症学[M].北京:人民卫生出版社,2000:164.

[3] 张利国.浅谈脑瘤患者的中医治疗措施[J].世界最新医学信息文摘,2017,43:164-165.

[4] 高振华.孙秉严先生诊治脑肿瘤经验撷拾[J].中医研究,2008,11:54-55.

[5] 胡淑霞,朱德茂,刘志奇,等.脑瘤汤防治神经胶质瘤综合治疗后复发的疗效观察[J].新中医,2010,6:74-75.

[6] 殷建军,王义才.肺癌脑转移致颅高压中西医结合治疗分析[J].内蒙古医科大学学报,2015,S2:20-22.

[7] 陈捷晗,叶巧瑜,陈梦丽.吴茱萸择时选穴热熨防治脑肿瘤术后患者便秘的疗效[J].实用医学杂志,2017,12:2053-2056.

第四节 脊髓压迫症

一、概 述

脊髓压迫症指肿瘤或非肿瘤病变压迫脊髓、神经根或血管,从而引起脊髓水肿、变性及坏死等病理变化,最终导致脊髓功能丧失的临床综合征,为晚期肿瘤常见的中枢神经系统并发症。据国外尸检资料,约5%的肿瘤患者发生硬膜外腔转移,约20%的肿瘤患者因脊柱侵犯发生脊髓压迫症。脊髓压迫95%以上发生在髓外,其中70%发生在胸段,20%在腰段,10%发生在颈段脊髓。硬膜外腔转移所致的脊髓压迫,一般均系永久性损害,应当尽快实施有力的急救措施,逆转已存在的神经损害并保护脊髓功能。容易引起脊髓压迫最常见的病因依次为乳腺癌、肺癌、淋巴瘤、前列腺癌、肉瘤、骨髓瘤等。肿瘤转移至脊髓的途径包括肿瘤转移至脊柱,然后再突入椎管;肿瘤转移至椎旁引起椎间隙狭窄,椎间盘突出进入椎管;经血循环或淋巴引流直接进入椎管。近年来的研究表明,转移瘤的生长并向周围软组织侵犯,可引起椎静脉系统压力增高,血液淤滞,局部血管闭塞,使脊髓的血供障碍,最终导致脊髓麻痹。渐进性压迫的神经性损伤如果尽早行手术减压,还有很大可能逆转、恢复脊髓的部分功能。

二、病因病机

《丹溪心法》云:"痰之为物,随之升降,无处不到。凡人身上、中、下有块者,多是痰"。积聚病属虚实夹杂之病,实者以痰瘀互阻多见,痰瘀阻于经络筋脉发为本病。痰瘀互结,经脉不通,不通则痛。若不得气血荣润,轻则感觉异常,肌肤失养,重则伤及脊髓致功能失司。如若局部瘀阻得解则气血通畅，预后尚可。其病位在脾肾，属督脉、膀胱经。

三、临床表现

脊髓压迫症的症状表现与原发病的进展速度、病变部位、病变性质、生长方式及组织的耐受性等因素有关，主要包括以下几个方面。

1. 神经根型疼痛

病变较小，压迫尚未累及脊髓，仅造成脊神经根及硬脊膜的刺激现象，表现为根性痛或局限性运动障碍。疼痛的部位为受累神经根分布的皮节区域，性质为电灼、针刺、刀切或牵拉感。患者由于疼痛可有强迫体位、姿势性疼痛，咳嗽、喷嚏或用力排便等可加重疼痛的脑脊液冲击征。初期可呈阵发性，可有夜间痛或平卧痛，被迫坐睡。

2. 感觉障碍

主要表现为节段性分布的分离性感觉障碍。由于相邻的上、下两个感觉神经根所支配的皮节有重叠，故神经根损害所出现的节段性感觉障碍常是部分性的、不完全的。若是完全性感觉丧失，提示有多个神经根受到损害。

3. 运动障碍

病变在椎管内继续发展，可使上运动神经元或下运动神经元产生麻痹，表现为受压平面以下的肢体运动功能减弱或消失。

4. 反射异常

腱反射的改变和病理反射的有无与上下运动神经元的麻痹性质一致。完全性横断损害时出现下肢屈曲性防御反射。

5. 自主神经功能障碍

双侧椎体束受压引起尿潴留和便秘（假性尿失禁）。由于膀胱反射的脊髓中枢存在，膀胱充盈时可产生反射性排尿而形成自动性膀胱（充溢性尿失禁）。骶节以下（圆锥和骶神经）损害引起膀胱直肠括约肌松弛，表现为大小便失禁。血管运动和泌汗功能障碍表现为皮肤干燥、脱屑、少汗或无汗、神经营养障碍，如颈交感神经节受累可表现为 Horner 综合征。

6. 脊髓休克

脊髓急性损伤后，损伤平面下因突然失去皮质等高级中枢的调节，立即出现肢体的迟缓性瘫痪、肌张力减低、各种感觉和反射均消失、膀胱无张力、尿潴留、大便失禁，病理反射阴性。一般持续数周左右。

四、辅助检查

1. 脑脊液检查

脑脊液压力可增高，外观常为无色透明，细胞计数一般在正常范围，肿瘤有出血坏死者其红细胞和白细胞可有增加。Pandy 试验往往阳性,脑脊液葡萄糖测定可呈不同程度减少。

2. 脊柱 X 线摄片

X 线平片中可有如下椎体改变:椎体塌陷,溶骨性破坏、椎弓侵蚀、脊椎旁肿物等,但脊柱 X 线平片不宜用来估计椎管中病变的范围。

3. CT 扫描

能确切显示肿瘤位置和肿瘤与脊髓的关系。分辨力较高者,肿瘤<5mm 便能检出。

4. 磁共振成像(MRI)

对诊断脊髓病变最有价值,应作为脊髓压迫症的首选检查方法。MRI 可多平面直接成像,能清晰提供肿物与脊髓及神经根之间的解剖关系。

5. 核素扫描

常用放射性^{99m}Tc 或^{131}I 进行检查,不但能较准确的判断压迫部位,而且还可显示脊柱部位以外的其他骨转移病灶。

五、诊断及鉴别诊断

1. 诊断要点

当恶性肿瘤患者出现异常疼痛、四肢感觉或运动变化时,应考虑脊髓压迫的可能。首先必须明确脊髓损害是压迫性或非压迫性的,通过必要的检查确定脊髓压迫的部位或平面,进而分析压迫是在脊髓内还是在脊髓外,以及压迫的程度,最后研究压迫病变的性质。结合病史、临床检查等综合分析,继而诊断。

2. 鉴别诊断

肿瘤引起的脊髓压迫症需与椎管内硬脊膜外脓肿、脊髓蛛网膜炎等相鉴别。

(1)硬脊膜外脓肿:有全身性感染症状,大多起病急骤,根痛出现后很快出现脊髓横断症状,有明显脊柱压痛。CT 下脓肿密度增高,MRI 于 T1 加权像上脓肿呈等信号或低信号,T2 加权像上呈高信号,沿硬脊膜外腔或周围脂肪间隙分布,脊髓有受拉移位,诊断多不困难。

(2)脊髓蛛网膜炎:发病前常有感染或外伤史,病程较长,且有起伏。病变范围较广且不规则,症状多样化。脑脊液中蛋白含量增高和白细胞增多,脑脊液动力检查可有部分或完全阻塞。脊髓造影见碘剂流动缓慢,呈分布不匀的串珠状或点滴状。做脊髓 CT 或 MRI 检查,无肿瘤影。

(3)脊髓空洞症:因 25%～75%的髓内肿瘤有继发空洞形成,亦需与脊髓空洞症相鉴别。脊髓空洞症起病隐匿,病程长,好发于 20－30 岁青年人。早期症状为手部小肌肉无力及萎缩,病变水平以下感觉分离及下运动神经元瘫痪,根痛少见,皮肤营养改变常很显著。腰穿无阻塞现象。脊髓 MRI 检查见脊髓空洞位于中央,形态规则,腔壁光滑,无肿瘤影。

六、治 疗

(一)治疗原则

脊髓压迫往往进展迅速,绝大多数患者都将出现不可逆转的神经损害,其治疗成功的关键是及早诊断、及时而正确的治疗,因此脊髓压迫症治疗的原则是一经诊断立即治疗。

(二)中医辨证论治

1. 痰瘀阻络证

主症:肢体电灼、针刺、刀切或牵拉样疼痛,咳嗽、喷嚏或用力排便等可加重疼痛,神经节段性感觉障碍及肢体运动障碍或轻或重,可有尿潴留、便秘或大小便失禁,面色晦暗,唇甲青紫,舌体胖,舌质紫暗,或舌边尖见有瘀点,舌苔腻,脉滑或弦涩。

治疗法则:化痰祛瘀通络,兼以滋补肝肾。

方药运用:大活络丹加减。白花蛇、威灵仙、草乌、天麻、全蝎、何首乌、龟甲、贯众、甘草、羌活、肉桂、乌药、熟地黄、大黄、木香、赤芍、没药、丁香、南星、青皮、香附、玄参、白术、地龙、当归、血竭、冰片、人参、麝香。

2. 肝肾两虚证

躯体软弱酸痛,伴有电灼、针刺、刀切或牵拉样疼痛,咳嗽、喷嚏或用力排便等可加重疼痛,可有肢体麻木不仁,废萎不用,口干不欲饮,自感腿冷足凉,或出现大小便难解或失禁,舌小苔白,脉沉细弱。

治疗法则:补益肝肾,化痰通络。

方药运用:地黄饮子加减。熟地黄、巴戟天、山茱萸、石斛、肉苁蓉、附子、五味子、官桂、白茯苓、麦冬、全蝎、蜈蚣、天麻、杜仲、牛膝、葛根。

加减:痰火偏盛者,去附、桂,酌加浙贝母、胆南星以清化痰热;兼有气虚者,酌加黄芪、人参以益气;如果麻木,蚁行感明显者,可用当归、丹参、鸡血藤、红景天等。

(三)西医治疗

1. 手术治疗

一旦出现脊髓压迫症,病情即处于晚期,但手术可迅速解除患者脊髓压迫,比其他治疗方法如放疗、化疗更加快速而有效,并可提高患者生存质量,延长生命。由于手术治疗常不能完整切除肿瘤病灶,故术中或术后还需结合放射治疗。

2. 放射治疗

可作为脊髓压迫症的首选治疗,放射治疗可在较短时间内最大限度杀灭肿瘤细胞,缩小瘤体以减轻其对脊髓、神经根及根血管的压迫,血供改善有利于神经细胞的恢复。目前主张大剂量低分割短程放疗,每日 3～4Gy,数日后再给予正常放疗剂量,总放射剂量在 20Gy 左右,放疗结合大剂量激素可提高疗效。

3. 化学治疗

对敏感的淋巴瘤、小细胞肺癌,如既往未行化疗,可首先考虑化学治疗,应选择作用快的细胞周期非特异性药物进行治疗。

4. 其他治疗

脱水治疗与大剂量激素治疗也是治疗脊髓压迫症的重要措施。常用 20%甘露醇 250ml,q6h,快速静脉滴注提高血浆渗透压,减轻由于压迫或水肿造成的脊髓压迫。大剂量地塞米松有稳定溶酶体膜,降低毛细血管渗透压的作用,促使水肿消散,同时减少放化疗不良反应,缩短疗程,提高疗效,帮助患者功能恢复,常用量为每日 20~30mg。

七、预后与调护

1. 预后

椎管内肿瘤引起脊髓压迫的预后取决于肿瘤的性质、部位、术前脊髓功能障碍的程度、急性或慢性压迫、患者的一般状况及治疗方法的选择等。约 75%的椎管内肿瘤可行手术切除,手术死亡率为 2%~5%。良性肿瘤经手术切除后可长期生存。胶质瘤的治疗效果则与病理分级有密切相关,高分化髓内肿瘤的 5 年生存率达 83%,10 年生存率达 60%,而恶性胶质母细胞瘤的生存期仅 8 个月,全部死于局部复发。在继发性脊髓肿瘤中,恶性淋巴瘤生存率最高,5 年生存率为 40%,乳腺癌 1 年生存率 35%,而肺癌 1 年生存率仅为 2%。

2. 调护

对于脊髓压迫症的姑息调护,首要是减轻患者痛苦。要耐心倾听患者诉求,对其进行适当安抚,同时结合三阶梯镇痛治疗控制疼痛;还可结合非药物方法,如使用热水袋、按摩等,比单独使用药物镇痛缓解效果明显。脊髓压迫症患者大多存在便秘,需注意及时通便,必要时予灌肠通便。对于灌肠后引起的大便失禁,需及时清理,可用温水清洗局部,以减少不适。若出现其他感觉异常,如麻木感、蚁行感等,可按摩肢体,分散患者注意力以减轻心情烦躁。对于行动不便的患者,在被动转运中,应注意动作轻柔,避免造成骨折等。

八、中医防治进展

张君利等认为,肿瘤引起的脊髓压迫症主要表现为胸背疼痛和截瘫,多与风邪和瘀血有关,由于瘀血邪风阻于督脉,故当治以息风化瘀为主;肾主骨生髓,肾气盛衰亦与转移相关,故需联合补肾益髓治则。其将 42 例恶性肿瘤脊髓压迫患者分为治疗组(23 例)和对照组(19 例),治疗组以中药煎剂(全蝎、蜈蚣、僵蚕、地龙、熟地黄、山茱萸、续断等)配合鞘内化疗,治疗组症状缓解显著优于行单纯化疗的对照组。马静萍等应用扶正、息风、活血化瘀、补肾填精法配合放疗等治疗方法可迅速缓解患者疼痛,较长期恢复和保留患者的神经功能,提高生活质量,为患者的下一步治疗创造有利条件。

（孙婷婷）

参 考 文 献

[1] 杨顺娥.临床肿瘤学:案例版[M].北京:科学出版社,2009:185-189.

[2] 银正民.临床肿瘤急症学[M].北京:人民卫生出版社,2000:187-195.

[3] 张君利,李伟林.中西医结合治疗恶性肿瘤脊髓压迫症 23 例[J].实用中医药杂志,2003,10:525-526.

[4] 马静萍,解刘松,张树生.放疗结合中药与康复训练治疗恶性脊髓压迫症 22 例总结[J].中医药导报,2012,7:99-100.

第五节　急性肿瘤溶解综合征

一、概　述

急性肿瘤溶解综合征是在肿瘤治疗中肿瘤细胞短时间内大量溶解破坏,快速释放细胞内容物,超过了肝代谢和肾排泄的能力,使代谢产物蓄积引起高尿酸血症、高钾血症、高磷血症、低钙血症,严重者可导致急性肾功能不全为主要表现的一组症候群。其发病率为 $1.1\%\sim6.0\%$,多在化疗后 $1\sim7$ 天发生,常发于对化疗敏感且肿瘤负荷较大的恶性肿瘤,如白血病、淋巴瘤、小细胞肺癌及生殖细胞恶性肿瘤,病死率可高达 36%。

二、病因病机

急性肿瘤溶解综合征为敏感性肿瘤化疗后出现大量肿瘤细胞崩解引起的肾功能损害,病情严重时可出现昏迷抽搐等尿毒内攻症状。病性邪实正虚,预后较差。

三、临床表现

肿瘤溶解综合征轻症者可无明显不适感,临床症状与代谢异常程度相关。

1. 高尿酸血症

轻度高尿酸血症对肾功能的影响仅表现为少尿、厌食、恶心及头晕、头痛、乏力等神经系统症状,随着血清尿酸浓度的升高,患者会出现贫血加重、无尿、步态不稳、呼吸深长,甚至出现呕吐、腹泻及血压下降等临床症状。

2. 高钾血症

高钾血症引起的神经肌肉应激性下降可表现为手足感觉异常、四肢软弱无力、腱反射消失、呼吸肌麻痹等。此外,高血钾尚可诱发心律失常、血压升高或降低,甚至心室纤颤或停搏。

3. 其他

化疗期间,若排除长春碱类药物的不良反应,患者仍感觉指端、腹部明显麻木和刺痛,面部肌肉和手足痉挛,手足抽搐及意识障碍者,应注意是否存在高磷血症或低钙血症。

四、辅助检查

1. 血液生化检查

大多数患者可在化疗最初的 2～3 天表现出血液中钾、钙、磷和尿酸的异常,其中高钾血症是最常见的危及生命的异常。在开始化疗的最初 48～72h 应对高危患者进行有关血中尿素氮、肌酐、磷、尿酸、乳酸脱氢酶和钙等的实验室检测,一旦发现异常则应对异常指标进行至少每日 2 次的检测。

2. 尿液的 pH 值

如发生高尿酸血症,则应行碱化尿液的治疗以预防尿酸在肾的沉淀,在碱化尿液的过程中应时常检查尿 pH 以指导化疗的强度。

3. 其他检查

为评估补液量是否合适,需密切监测患者的尿量。为了解心脏变化,应反复进行心电图和动态心电图检查,如此可能发现因钾、钙异常所致的致命性心律失常。

五、诊断及鉴别诊断

1. 诊断要点

凡在肿瘤化疗过程突然出现尿量减少及"三高一低"症状,应考虑肿瘤溶解综合征。有化疗敏感的基础疾病并接受化疗、典型的临床表现及相关的生化检查结果是本病的诊断依据。

2. 鉴别诊断

急性肿瘤溶解综合征主要与急性肾衰竭相鉴别。除肿瘤溶解综合征外,有许多原因可引起急性肾衰竭,其中包括血容量耗竭(如腹泻、呕吐和失血引起的血容量不足)、盆腔或腹膜后肿瘤引起的肾后性尿路梗阻所致的肾衰竭。引起肾衰竭的实质性肾疾病包括肾肿瘤、骨髓瘤肾病等。另外,化疗药物或抗生素的肾毒性、造影剂性肾病、血管炎及冷球蛋白血症性肾小球肾炎等也可引起急性肾衰竭。临床中排除其他原因,结合血容量情况、高尿酸血症、高钾血症、高磷血症和低钙血症等的存在可与肿瘤溶解综合征鉴别。

六、治 疗

(一)治疗原则

肿瘤溶解综合征的治疗原则是对具有高危因素患者积极采取预防性措施,对在治疗过程中发生的急性肿瘤溶解综合征患者立即进行支持治疗。由于肿瘤溶解综合征产生的有毒物质大都需要从尿中排出,中医治疗多从保肾、利尿两个方面入手。中医治宜清热利湿,通利小便;温阳益气,补肾利尿为法。

(二)中医辨证论治

1. 湿热壅积证

主症:小便不通,或尿少、短赤、灼热,小腹胀满,口苦口干,恶心呕吐,心悸喘促,头晕,舌质红,苔黄腻,脉沉数。

治疗法则:清热解毒,通利小便。

方药运用:八正散加减。龙葵、半边莲、半枝莲、炒栀子、黄芩、蒲公英、大黄、瞿麦、车前子、滑石、马鞭草、生地黄。

2. 脾肾两虚证

主症:小便不通,或尿量极少,排出无力,头晕心悸,喘促水肿,体倦呕吐,腰膝酸软,面色㿠白,视物模糊,舌淡苔白,脉沉细。

治疗法则:温阳益气,补肾利尿。

方药运用:金匮肾气丸合五苓散加减。熟附子、桂枝、生地黄、山茱萸、泽泻、茯苓、丹皮、猪苓、白术、大腹皮。

(三)西医治疗

西医以碱化、水化尿液,纠正水、电解质、酸碱平衡紊乱,防止肾衰竭的发生为治疗原则。

1. 一般治疗

观察生命体征、计算出入量,抽血检查肾功能、电解质、LDH,测量尿 pH 等。

2. 水化、利尿

在无禁忌情况下,每日输液 2500～3000ml,同时予快速利尿药呋塞米,保持每日尿量 3000ml 以上。无肾功能损害者,可考虑在必要时使用甘露醇注射液。

3. 碱化尿液

一般给予 5％碳酸氢钠溶液 100～250ml,使血 pH 尽量保持在 7.40 左右,尿 pH 保持在 7.0～7.5。由于 pH 过高会引起继发性黄嘌呤和磷酸钙在肾内的结晶,还可加重低钙症状,因此一旦高尿酸血症得到纠正,即应停止碱化尿液。

4. 控制尿酸

别嘌醇可抑制次黄嘌呤氧化酶,减少尿酸的生成,常用量每次 0.1～0.2g,每日 3 次。尿酸氧化酶抑制药拉布立酶可直接降解尿酸,不导致尿酸前体黄嘌呤的堆积,常用 0.2mg/kg,静脉滴注,控制尿酸起效快,疗效可靠,且不良反应轻。

5. 纠正电解质紊乱

(1)高钾血症:缓慢静脉注射 10％葡萄糖酸钙溶液 10～20ml,以对抗高钾血症对心脏的毒性作用,可重复使用;给予 5％碳酸氢钠溶液或 11.2％乳酸钠溶液 100～200ml,静脉滴注,以纠正酸中毒并促使钾离子移入细胞内;50％葡萄糖溶液 50～100ml 加胰岛素 6～12U 缓慢静脉注射,将钾离子转入细胞内;血液透析,高钾血症合并肾功能不全,血液透析是最有效的治疗措施。

(2)高磷低钙:利尿,口服氢氧化铝凝胶等;磷酸盐结合药盐酸司维拉姆可有效治疗肿瘤溶解综合征引起的高磷血症。

七、预防与调护

1. 预防

本病重在预防,对于对化疗敏感且肿瘤负荷较大的恶性肿瘤,在化疗进行之前 24～48h 给予碳酸氢钠片 2g,每日 3 次口服;别嘌醇 0.1～0.2g,每日 3 次口服。化疗前 1 天、化疗期间及化疗后 2 天内,每日给予葡萄糖生理盐水 2000～2500ml/m² 水化,使每日尿量保持在 3000～4000ml,可配合甘露醇及利尿药等使用。

2. 调护

在调护方面,需注意观察患者生命体征、出入量及临床症状,有无恶心、呕吐、胸闷、心悸、乏力、精神异常等表现。若有异常情况,及时呼叫医师处理。化疗期间以少荤多素、清淡为宜;避免进食辛辣、刺激性,油炸、过冷过硬等食物;进食易消化、高蛋白、高能量食物,多食蔬菜、水果、谷类等;根据血钾情况限制钾的摄入,如菠菜、番茄、土豆、黄豆、香蕉等钾含量高的食物,可先用水滤过的方法减少钾的含量;减少嘌呤成分的摄入,可食牛奶、鸡蛋、豆类、米、面、藕粉、核桃等含嘌呤少的食物;给予低磷及优质蛋白饮食,忌食高磷食物,如鱼虾、动物内脏、蛋黄等。舒缓患者心情,帮助患者建立信心,亦是帮助患者恢复的重要环节。

八、中医防治进展

中医在该方面的研究文献很少,还有待加强中医药在本病的临床实践,期待能有更多的临床研究报道。

(孙婷婷)

参 考 文 献

[1] 杨顺娥.临床肿瘤学:案例版[M].北京:科学出版社,2009:189.

[2] 银正民.临床肿瘤急症学[M].北京:人民卫生出版社,2000:546.

[3] 周宜强.实用中医肿瘤学[M].北京:中医古籍出版社,2006:339-342.

[4]　陈爱萍,陈倩,李萍.白血病急性肿瘤溶解综合征 36 例中西医结合护理[J].齐鲁护理杂志,2016,22(7):74-75.

第六节　高钙血症

一、概　述

临床将血清钙浓度＞2.75mmol/L 称为高钙血症。血清钙超过 3.25mmol/L 时出现高血钙综合征,称显著高血钙。当血清钙在 3.75mmol/L 以上时,可发生危及生命的高血钙危象,表现为极度软弱、精神失常、进行性加重的氮质血症,甚至昏迷。肿瘤是引起高钙血症的首要原因,15％～20％的肿瘤患者发生高钙血症。高钙血症发生率与瘤种有关,国外报道骨髓瘤及乳腺癌患者的发生率最高(约 40％),其次是非小细胞肺癌,亦见于结肠癌、前列腺癌及小细胞肺癌患者。高钙血症在我国的发病率较国外低很多。癌性高钙血症常见的起因:①肿瘤骨转移者引起骨质疏松,使骨钙释放入血引起高钙血症;②肿瘤患者血液中存在异源性甲状旁腺素、甲状旁腺素样物质、生长转化因子、前列腺素、肿瘤坏死因子等导致血钙增加;③多发性骨髓瘤、恶性淋巴瘤及白血病等恶性肿瘤细胞可分泌破骨细胞激活因子、白细胞介素等刺激破骨细胞分化增殖,使骨吸收作用增强。

二、病因病机

高钙血症是肿瘤患者机体正气不足,或邪毒结聚日久导致脏腑功能失调、机体神经-体液系统调节障碍,出现内分泌功能紊乱、阴阳气血偏虚或脏腑功能不足的临床表现。临床上癌性高钙血症患者的中医证型以脾肾两虚及肝肾阴虚较为多见。患者脾肾两虚可致神疲、纳差、软弱、淡漠、恶心呕吐、腰背四肢疼痛及酸软乏力等;肝肾不足则出现腰酸骨痛、眩晕眼花、尿频、记忆力减退等。患者兼见瘀血则有心悸胸闷,兼有内热则见心烦口渴、便秘。

三、临床表现

1. 精神神经症状

早期表现可见头昏,失眠,情绪不稳定,记忆力减退,软弱,淡漠,忧郁,腱反射减退,有时表现为精神神经兴奋症状。

2. 消化系统症状

常有食欲减退、恶心呕吐或便秘等,严重高钙血症可表现为腹部胀满,甚至肠绞痛,高血钙能促使促胃液素分泌而易发生消化性溃疡。在胰管碱性环境中易促使碳酸钙或磷酸钙形成阻塞胰管,加之胰泌素及促胃液素分泌患者易患胰腺炎。

3. 肾症状

高血钙使肾浓缩功能受损,肾小管重吸收功能减退,从而引起多尿、脱水、烦渴和氮质血症;尿中排钾多易出现低钾性碱中毒;尿钙排泄增加易发生肾结石及肾钙化,重者可导致慢性肾衰竭。

4. 高血钙危象

当血钙浓度＞3.75mmol/L 时可出现高血钙危象,表现为全身软弱,倦怠,昏睡,木僵,精神失常,心律失常,氮质血症及昏迷等,甚至突然死亡。

四、辅助检查

1. 血钙测定

血钙＞2.75mmol/L,尿钙＞62.4mmol/L/24h,血清碱性磷酸酶及羟脯氨酸增高,血清磷降低,甲状腺旁腺素水平增高。

2. 心电图检查

ST 段缩短或消失,T 波倒置,Q-T 间期缩短,严重者因心肌应激性增高,易发生急性心动过缓、房室传导阻滞及室性期前收缩。由于高钙血症患者心电图的表现与洋地黄作用后有许多相似之处,故应注意鉴别。

3. X 线、CT 及 MRI 检查

除原发恶性肿瘤各自的临床特点以外,还可出现骨膜下皮质吸收、脱钙、软骨钙化、钙化性关节炎、多发性或反复发作的尿路结石。

五、诊断及鉴别诊断

1. 诊断

有引起高血钙的病因存在,具有高血钙的临床表现,检查检验结果符合高钙血症改变即可诊断。患者血清蛋白水平低可产生高钙血症症状,心电图经常显示 Q-T 间期缩短、T 波宽大、心动过缓及 P-R 间期延长。由于高钙血症的症状与游离钙升高有关,与结合钙无关,因此白蛋白水平低下、营养不良的患者测定离子钙的水平对决定是否治疗有帮助。多发性骨髓瘤患者由于过量产生的副蛋白与血清钙异常结合常导致血清钙水平升高,但游离钙水平并不升高。

2. 鉴别诊断

临床上除恶性肿瘤以外,可引起高钙血症的疾病主要包括:原发性甲状旁腺功能亢进;医源性或意外服用维生素 D、维生素 A 中毒、锂或铍中毒、乳制品等补钙过多及碱性药物的大量使用、长期使用噻嗪类利尿药等;结节病;甲状腺功能亢进;肾上腺皮质功能亢进次全切除术后大量使用皮质激素治疗、患有"艾迪生病"等表现出肾上腺皮质功能不全者;其他如急性肾功能不全、Paget 病、嗜铬细胞瘤、骨硬化病、家族性高钙血症、乳酸综合征、肾移植术后、多发内分泌肿瘤综合征、小儿特

发性高钙血症、肢端肥大症、失用性骨质疏松、结核病、球孢子菌病,以及真菌、分枝杆菌感染等。上述种种原因导致的高钙血症只要临床医师详细询问病史和病因,并不难相互鉴别。

六、治 疗

(一)治疗原则

高钙血症的治疗以针对原发肿瘤为主,包括手术切除肿瘤,结合放疗、化疗、激素治疗、靶向治疗与生物反应调节剂的应用。上述治疗可单用或联合应用。对于部分中晚期肿瘤患者,针对原发肿瘤进行治疗效果不理想,此时一般性的对症处理就显得极其重要。中医中药的治疗也可以起到辅助作用。

(二)中医辨证论治

1. 脾肾两虚证

主症:神疲纳差,恶心呕吐,腰背、四肢疼痛或酸软乏力,嗜睡懒言,心悸胸闷,舌质淡红苔白,脉缓。

治疗法则:温补脾肾。

方药运用:补中益气丸合金匮肾气丸加减。黄芪、党参、白术、当归、桂枝、茯苓、陈皮、熟附子、熟地黄、山茱萸、山药、炒杜仲、牛膝、炙甘草。

2. 肝肾阴虚证

主症:体重减轻,皮肤干燥、瘙痒,烦渴喜饮,头晕心悸,四肢骨痛,腰酸背痛,尿多尿频,大便干结,舌质红苔少,脉细缓。

治疗法则:滋补肝肾。

方药运用:六味地黄饮合一贯煎加减。生地黄、山茱萸、山药、牡丹皮、沙参、麦冬、玄参、枸杞子、女贞子、鳖甲、天花粉。

(三)西医治疗

1. 补钠利尿

钙具有拮抗利尿激素作用,高血钙损害肾小管浓缩功能,患者出现多尿、细胞外液容量不足和钙滤过负荷减少。补充盐水既扩充了细胞外液又竞争性抑制了肾近曲小管对钙的重吸收。髓襻性利尿药能抑制肾小管髓襻升支对钙的重吸收,不仅进一步增加尿钙排泄,还可防止高钠血症和心力衰竭。利尿时应忌用可升高血钙的噻嗪类利尿药。

2. 降钙素

抑制破骨细胞对骨的吸收和肾小管对钙的重吸收,有利于钠和钙的排泄,作用迅速短暂,且常于几小时或几天内出现脱逸现象而失效,应同时配合应用糖皮质激素。如果用降钙素治疗中血清钙升高,应暂停用药,然后重新开始。用法为2～8U/kg。

3. 普卡霉素

普卡霉素属 RNA 合成抑制药,能抑制骨吸收和破骨细胞活性,具有较强的降低血钙作用,长期以来作为最常用并公认最有效的降钙药。一次用药后有约 75% 的患者于 48 小时内血钙降至正常,但维持疗效不超过 5 天。其不良反应较大,可出现骨髓抑制、肝肾损害和胃肠道反应,漏出血管外可引起软组织坏死。

4. 糖皮质激素

主要作用于淋巴增殖性肿瘤,特别是多发性骨髓瘤伴高钙血症患者。其虽有一定的降钙疗效,但起效慢,维持时间短,因而常与其他降钙药物联用。

5. 无机盐及二磷酸盐

尤适用于高血钙伴低血磷的患者,低磷易使骨吸收和肾合成活性维生素 D_3 增强,骨形成减少,高钙血症加重。补磷可扭转上述情况,同时钙磷复合物在各组织器官的沉积,有利于降低血钙。一般口服中性磷,每日 3~4 次,每次<300mg。肾衰竭、腹泻、高血磷者禁用。长期应用可引起骨外钙化。二磷酸盐不被组织代谢,进入骨骼后能与骨钙结合并阻止其释放入血,作用时间长。目前使用较多的有 Fleer 溶液及 Etidronate 等。

6. 硝酸镓

动物实验发现,硝酸镓易在骨质中沉积,同时能使骨盐溶解减少,骨吸收受抑制。用量为每天 $200mg/m^2$,静脉滴注 5 天可使 97% 的患者血钙恢复正常,无严重不良反应。

7. 前列腺素抑制药

仅对少数可能由前列腺癌所致的高钙血症有效。

8. 顺铂

广谱抗肿瘤药物,具有细胞毒性,可治疗癌性高钙血症,其优点在于安全有效,疗效较持久。

9. 腹膜或血液透析

经上述治疗无效或严重危及生命的高钙血症,尤其是高钙危象,可用腹膜或血液透析疗法,宜采用低钙透析液进行透析。

补钠利尿、普卡霉素、降钙素及透析,治疗作用快而持续时间短,适用于高血钙危象;二磷酸盐和硝酸镓作用持续时间较长,可用于慢性高钙血症。

七、预后与调护

高钙血症的预后与引起高钙血症的病因及其严重程度有关。临床上 70% 的高钙血症是由恶性肿瘤引起,故其预后较差,尤其是高钙危象患者,如不及时抢救可于短期内死亡。因恶性肿瘤导致的甲状旁腺功能亢进引起者,经手术切除甲状旁腺后,预后较好。

高钙血症的调护应注意定期复查,关注神经肌肉的异常表现如乏力、表情淡漠、腱反射减弱,以及时发现血钙异常。适当控制过多含钙食品,如长期服用钙剂和维生素 D 制剂者应大量饮水。高血钙患者应避免使用噻嗪类利尿药等可以影响血钙代谢的相关药物。

八、中医防治进展

中医或以中医为主治疗恶性肿瘤引起的高钙血症的临床研究几乎没有报道,针对其他疾病所做的相关研究可以作为治疗参考。陈涛等将 40 例慢性肾病兼有钙磷代谢紊乱的患者随机分为两组,治疗组 20 例以骨化三醇联合中药大黄附子汤加减保留灌肠,对照组 20 例以单纯骨化三醇治疗,观察 8 周后两组有效率差异明显,证明中药大黄附子汤加减灌肠联合骨化三醇能显著降低 CKD 3~4 期患者血磷、甲状旁腺激素水平,升高血钙,从而调节患者的钙磷代谢紊乱。郑启仲治疗 1 例因药物服用不当造成的高钙血症患者,临症时根据患者形体消瘦、精神不振,时而呕吐,头痛连及巅顶,烦躁呻吟,多尿多饮,大便秘结,舌淡苔白滑,脉弦细等辨为厥阴寒邪上犯,投仲景吴茱萸汤 1 剂水煎,予患者频频服用。复诊时患者呕吐、头痛基本消失,精神好转,余症减轻。

(孙婷婷)

参 考 文 献

[1]　银正民.临床肿瘤急症学[M].北京:人民卫生出版社,2000:538-543.

[2]　董志伟,谷铣之.临床肿瘤学[M].北京:人民卫生出版社,2002:1571.

[3]　周宜强.实用中医肿瘤学[M].北京:中医古籍出版社,2006:339-342.

[4]　高文斌,王若雨,梁文波.肿瘤并发症的诊断与治疗[M].北京:人民军医出版社,2009:121-125.

[5]　陈涛,何泽云.中药汤剂保留灌肠治疗慢性肾脏病钙磷代谢紊乱 20 例临床观察[J].湖南中医杂志,2016,11:12-15.

[6]　程月梅.郑启仲运用经方治愈高血钙症[A].中华中医药学会儿科分会.第 25 届全国中医儿科学术研讨会暨中医药高等教育儿科教学研究会会议学术论文集[C].中华中医药学会儿科分会:2008:2.

第七节　低氯、低钠血症(抗利尿激素分泌异常综合征)

一、概　述

抗利尿激素分泌异常综合征(SIADH)是体内抗利尿激素分泌过多,以致水分潴留、尿钠排出增多,血钠和血浆渗透压降低而导致相应症状的临床症候群。肿瘤产物、外源性输入及垂体后叶产生的精氨酸血管加压素是导致低钠血症的原因。尿渗透压比血浆渗透压异常升高,尿钠增高和血钠降低是本病的特征。

迄今发现,伴有抗利尿激素异常分泌综合征的疾病达 60 余种,但多数见于恶性肿瘤,其中以肺癌常见。小细胞肺癌、支气管类癌、垂体肿瘤、胰腺癌、十二指肠癌、结肠癌、膀胱癌、前列腺癌、尿道癌、神经母细胞瘤、霍奇金病、非霍奇金淋巴瘤、甲状腺癌、胸腺瘤等也可引起抗利尿激素异常分泌,属于异位激素分泌的肿瘤。

多种抗癌药及其他药物可以诱发抗利尿激素异常分泌,如长春新碱、长春碱、环磷酰胺,对乙酰氨基酚、缩宫素、加压素、氨磺丙脲、甲碳丁脲、呋塞米、氯丙嗪、吗啡及噻嗪类利尿药等。上述药物主要通过增加抗利尿激素分泌,促进其对肾小管上皮细胞的作用及增加肾小管对水的重吸收而引起抗利尿激素异常分泌。

二、病因病机

癌毒侵袭日久,耗伤脾肾,脾主运化不能,肾主水失司,水液代谢失常,留于肌腠;肾与膀胱相表里,肾虚则膀胱气化无力,故见尿少;脾虚则水液输布不均,可见口渴。肾为先天之本,脾为后天之源,脾肾两虚,气血化生无源,故见神疲少气等。疾病后期,正虚益甚,癌毒猖獗,化痰成瘀肆虐机体,上扰清窍,可见神昏谵语等神志失常。病性虚实夹杂,预后不佳,治应标本兼顾,急则治标,缓则治本。

三、临床表现

本病主要临床表现为精神异常、嗜睡、意识模糊、昏迷、癫痫发作及精神病行为。神经系统检查可以发现与水中毒有关的症状。抗利尿激素异常分泌的临床表现取决于低钠血症出现的快慢及血清钠降低的程度,因此本病在临床上具有 3 个主要的特点。

1. 低钠血症

血清钠的水平在 120mmol/L 以上时,一般不具有低钠血症的临床表现。血清钠水平 < 120mmol/L 时,可以出现食欲缺乏、恶心、呕吐、易激惹、不合作、性格反常、意识蒙眬等。血钠 < 100mmol/L 时,可以出现严重的神经精神症状,腱反射减退或消失,有时可出现延髓麻痹或假延髓麻痹症、惊厥、昏迷,甚至死亡。

2. 尿钠排出增多

血钠减少,血浆渗透压降低,尿钠增高,尿渗透压增高,这种"分离现象"是本病最大特点,是与缺钠性低钠的主要鉴别点。

3. 低钠而无脱水现象

缺钠性低血钠症患者必将继发脱水表现,血容量降低,细胞外液减少更加明显,常伴有脱水相关症状与体征。抗利尿激素异常分泌的患者无体液容量缺乏的表现,皮肤弹性较好,血压脉搏等生命体征均正常,静脉充盈良好。

四、辅助检查

由于抗利尿激素异常分泌主要发生在小细胞肺癌患者中,加之这些患者常常有颅内转移,因此对伴有神经症状的小细胞肺癌患者除了应做颅脑 CT 了解有无中枢神经系统转移外,还要做血清钠水平测定以了解是否存在异位抗利尿激素分泌引起的低钠血症。

五、诊断及鉴别诊断

1. 诊断

血浆渗透压降低($<280mOsm/kg$),血清钠$<120mmol/L$,尿的渗透压大于血浆渗透压(通常在 $600\sim800mOsm/kg$),在未使用利尿药的情况下尿中持续排钠(通常$>20mmol/L$),血中肾素活性不增高,肾功能正常,肾上腺及甲状腺功能正常。以上为该病的诊断要点。

2. 鉴别诊断

本病常需与缺钠性低钠血症相鉴别。缺钠性低钠血症经常由腹泻、呕吐、大量的消化液丢失和大量出汗所造成,尿钠的排出减少,每天的尿钠$<10mmol/L$,而抗利尿激素异常分泌患者每日尿钠排泄量$>80mmol/L$ 以上。

六、治　疗

(一)治疗原则

该病主要的治疗在于发现致病性因素,并针对致病因素进行相关的原发疾病治疗。由于抗利尿激素异常分泌的发病主要为肿瘤性因素,在面对与癌相关的抗利尿激素异常分泌与低钠血症除病因治疗外,诊疗过程还应注意下列问题:大剂量化疗药与限制水的问题;积极对症处理具有严重症状的低钠血症;在治疗期间发生的抗利尿激素异常分泌,应与其他原因或真正的肿瘤复发引起相区别。

(二)中医辨证论治

1. 脾肾两虚证

主症:少气懒言,语声低微,面色㿠白,神疲无力,食少便溏,腰膝酸软,溲少,舌淡胖边齿痕,苔白厚,脉弱。

证机概要:久病耗伤,脾肾两虚。

方药运用:四君子汤和金匮肾气丸加减。黄芪、党参、白术、炮附子、桂枝、茯苓、泽泻、牡丹皮、地黄、当归、牛膝、炙甘草。

2. 痰瘀阻窍证

主症:神志恍惚,谵狂,烦躁不安,撮空理线,表情淡漠,嗜睡,昏迷或肢体抽动,抽搐,舌暗红或淡紫,苔白腻或浅黄腻,脉滑数。

治疗法则:祛痰化瘀,活血开窍。

方药运用:涤痰汤合通窍活血汤加减。胆星、半夏、枳实、茯苓、陈皮、石菖蒲、竹茹、麝香(冲服)、丹参、赤芍、桃仁、红花、川芎。

(三)西医治疗

1. 病因治疗

原发病得到控制后,抗利尿激素异常分泌缓解甚至消失。因肺癌,特别是小细胞肺癌易伴发本综合征,故应采取积极综合治疗措施力求根治。对局限于肺的非小细胞肺癌可有选择地进行肿瘤切除或减瘤手术,对肿块较大者,也可考虑放疗或化疗。小细胞肺癌伴抗利尿激素异常分泌的治疗效果良好,其他类型肿瘤也应根据其病理类型、部位及一般状况进行合理、有计划的综合治疗。

2. 纠正低血钠症与水过多

对于临床症状轻的患者,此为较适宜的方法。积极限制摄入水量,使水处于负平衡,以减少体液过多与尿内失钠。成人每日应<800ml,对于儿童,则控制在20～30ml/kg体重为宜。如只限钠而不限水可加重病情,对于需要水化(如大剂量环磷酰胺、顺铂)配合的化疗,或化疗导致更为严重的低钠血症与症状(血清钠<110ml/L),应先纠正低钠血症并更换药物。水中毒时(出现抽搐、昏迷等症状),必须使用呋塞米等药物,同时静脉输入5%氯化钠溶液200～300ml,以便迅速纠正血钠浓度和血浆渗透压,控制神经系统症状,但必须防止诱发肺水肿。还应注意调节钾等电解质的平衡,严格监视体重、生命体征、出入水量、血钠、尿钠及血钾的水平。

3. 高渗盐水的使用

静脉使用高渗盐水可以迅速提高血钠和血浆渗透压,减轻脑水肿,适用于严重性低钠伴昏迷的患者。由于此类患者的肾功能正常,输入的钠会被迅速排泄出去,高渗盐的输注可能会加重原有的高容量状态,加重心脏负担,导致心衰和肺水肿的发生。因此,对于高渗盐的输注一般具有严格的使用指征,即急性低钠血症或血钠过低出现严重神经精神症状时才可使用。对于已经具有高血容量、高血压表现的患者,老年人及具有循环功能障碍的患者使用高渗盐应该尤为谨慎。对于治疗中属于必须使用的,可以和利尿药呋塞米联合使用较为安全。

4. 利尿药的使用

主要是指呋塞米或依他尼酸,这种髓襻利尿药排水的能力多于排钠的作用,作用较为强大且迅速。对于肾功能不全的患者可以加大剂量使用,也可代替高渗盐水输注。对于具有渗透性利尿排出水分的甘露醇在临床上也可以使用。

5. 盐类固醇激素的应用

剂量必须加大,一般使用去氧皮质酮,每日20mg;或醛固酮,每日1mg。

6. 抑制抗利尿激素分泌及其拮抗药

苯妥英钠可抑制抗利尿激素分泌,但作用短暂,临床上少用;碳酸锂可拮抗抗利尿激素对肾小管的作用引起多尿,但不良反应较大。地美环素(去甲金霉素)在肾小管水平上阻断精氨酸血管加压素作用。血清钠和血尿素之间呈正相关关系,有报道用尿素治疗使 3 例小细胞肺癌患者的抗利尿激素异常分泌得以纠正。因尿素胃肠吸收好且水转移迅速,无心衰危险,可试用。

7. 透析疗法

对于上述治疗方法疗效欠佳的患者,可以使用腹膜透析或血液透析,可迅速去除体内水分,疗效准确。

8. 其他对症治疗

在治疗中,其他相关症状的治疗主要以对症为主,包括惊厥患者吸氧镇静、脑水肿患者使用激素类药物等。

七、预后与调护

大多数因肿瘤引起的抗利尿激素分泌异常综合征患者,由于基础疾病无法根除,病情复杂,预后很差。继发于恶性肿瘤的抗利尿激素分泌异常综合征是肿瘤不良预后的独立危险因素。如能做到早期诊断、全程监测、积极治疗可改善患者的预后。

抗利尿激素分泌异常综合征应控制患者水的入量,24h 入水量(包括静脉及胃肠摄入)应控制在 500～1000ml。鼻饲患者应给予高蛋白、高热能、高维生素、浓度高的流质饮食,减少水的摄入。要全程监测尿量,24h 尿量应>1500ml,<3000ml,并配合监测血钠与尿钠。应观察患者皮肤变化,尽量采用柔软的气垫床以防止局部血液循环不良;加强肢体按摩,促进静脉回流,增加回心血量。还要关注患者意识变化,记录有无抽搐等症状,以便及时对症治疗。

八、中医防治进展

张燕等采用中医辨证方法治疗 1 例低钠血症患者,根据该患者发热、乏力、口干渴、多汗、舌胖略红、苔少而干、脉滑等症状,将其归属“虚劳”范畴,辨证为气阴两虚、阴虚内热。根据急则治标原则,以清热、养阴、生津、解毒为治则,选用玉女煎加减,配合盐胶囊每日口服,患者药后热退,精神转好,症状改善,后体质增强,未再复发。

(孙婷婷)

参考文献

[1] 杨顺娥.临床肿瘤学:案例版[M].北京:科学出版社,2009:1576.

[2] 银正民.临床肿瘤急症学[M].北京:人民卫生出版社,2000:501-503.

[3] 高文斌,王若雨,梁文波.肿瘤并发症的诊断与治疗[M].北京:人民军医出版社,2009:129-130.

［4］ 孙萍萍,王旭,马克威.小细胞肺癌合并抗利尿激素分泌异常综合征的研究进展［J］.中国肿瘤临床,2017,5:233-237.

［5］ 杨建娣.抗利尿激素分泌异常综合征的护理［J］.杭州医学高等专科学校学报,2000,4:226-227.

［6］ 张燕,韩瑞华,胡国庆,等.中医辨证治疗低钠血症患者1例［J］.中国中医药现代远程教育,2013,9:127-128.

第28章

癌症疼痛的治疗

一、概　述

　　癌痛又称癌瘤痛,由恶性肿瘤直接或间接引起,或在进行相应的诊疗过程中出现的自觉症状,多表现为一个或多个不同部位的慢性疼痛,在很大程度上影响了癌症患者的预后、生活质量和存活时间。世界卫生组织对癌痛的定义为"组织损伤或潜在组织损伤所引起的不愉快感觉或情感体验"。据统计,30%～50%的癌症患者在癌症发展的各个阶段伴有不同程度疼痛,其中晚期的癌痛患者占 60%～90%;在经过抗肿瘤治疗后,35%～56%的患者伴有癌痛,其中有 20%～34%的患者疼痛为重度;已治愈的癌症患者中有 33%仍出现疼痛症状,且 70%以上的患者出现不止一个部位的疼痛。癌痛现象如此常见,但癌痛的治疗现状并不乐观。

　　癌痛的病因及发生机制目前尚未十分明确。大量研究表明,肿瘤本身的浸润、压迫或转移;肿瘤在生长或坏死的过程中分泌释放的各种细胞因子;抗癌治疗对神经组织的损伤;肿瘤患者的不良情绪所导致的痛阈下降、痛觉过敏等;其他并发症,如皮肌炎、带状疱疹、病理性骨折等均可导致癌痛的发生。

　　癌痛属中医学"痛症"的范畴,古籍中对类似"癌痛"的发病早有描述,《肘后备急方》中记载,"腹中暴症,有物如石,痛刺啼呼,不治,百日死",描述了此类患者的症状及预后。

二、病因病机

　　癌痛的病因主要包括外感六淫、悲郁恚怒、饮食不节、内伤正虚几个方面。癌症的病机虽然复杂,但癌痛以癌症的病理因素为基础,基本病机不外乎虚实两端,即实证的"不通则痛"和虚证的"不荣则痛"。

1. 病因

　　(1)外感淫邪:风、寒、湿、火等六淫邪气伤人,侵入体内留着不出,阻碍气血运行,发为癌痛。感受外邪是癌痛的重要诱因。《诸病源候论》中论述,"此风至能害人……伤风冷则骨解痛深,按之乃应骨痛",指出风寒外侵是引起骨痛的一大诱因。风邪常与他邪相兼,致营卫失和,痛处游走,病情多变。若为感受寒邪所发癌痛,则血脉凝滞,经络拘急,受邪部位多发为绞痛。湿邪作祟,清阳被遏,气机不展,则闷痛沉重。火性炎上,灼津耗气,致灼热疼痛,痛势较甚。

(2)饮食不节:饮食不节、不洁,或饥饱失宜、过食肥甘厚味等皆可伤及脾胃。脾失健运则痰湿不运,宿谷不化,饮食积热,壅遏气机,易生痰湿、腑热。久之脾胃虚弱,气血生化乏源,损伤正气。

(3)情志失调:"忧郁伤肝,思虑伤脾,积怨在心,所愿不得志者,致经络痞急,聚结成核……始生疼痛,痛则无解……疼痛连心",《外科正宗》的论述表明了情志不调与乳岩出现疼痛的关系。肝主疏泄,调布一身气机,而气机的通畅与精血、津液等有形物质在体内的运行关系密切。气机失调,则痰湿、瘀血等内邪自生。

(4)内伤正虚:《医宗必读·积聚》云:"积之成也,正气不足,而后邪气踞之。"癌症的发病与正气虚弱有必然关系。癌症发展进程中,精气被逐渐消耗,日渐衰惫,致正气不足,阴阳亏虚,引起不荣之痛。

2. 病机

(1)痰瘀热毒,气机不通:感受外邪,邪气入里生变,寒热湿邪壅滞,阻遏气机;情志不遂,肝失疏泄,气机紊乱,津血失运,痰瘀互结,脏腑不通;饮食不节,脾失健运,痰湿不化,闭阻经络;热毒内结,壅遏气机,经络营卫不通,发为疼痛。病性为实,痛势较重。

(2)气血亏耗,机体失荣:饮食不节、久病年老、脾胃不足之人,气血不能荣养机体,经络脏腑亏萎,精气亏虚,外不能抵御新邪,内不能濡润脏腑经络及四肢百骸,可见痛势隐隐,反复难愈。

3. 病机转化

癌痛以癌瘤为病理基础,其病机有虚实的不同。实者在于痰湿、热毒、瘀血等阻滞经络,气血不通而痛;虚者在于气血不足,阴阳不荣,机体失养,发为癌痛。癌痛病位在气血津液阻滞处或气血阴阳不荣处,与多个脏腑有关。早期癌痛多以邪实为主,外邪入里,或有瘀、热、痰、湿夹杂于内,气机郁滞,津血难行,不通而痛。晚期癌痛则病机复杂,由于病程迁延,阴阳气血亏耗,邪实得以递进,邪气愈盛、正气愈虚,引起恶性循环。所以癌症晚期的疼痛往往由明显转为较不明显,或疼痛进一步加剧,此是病情严重的体现。若正气充盛,治疗得当,患者病邪得祛,经络气血运行通畅,则癌痛得解或减轻,病情向愈。

三、临床表现

1. 一般特点

疼痛因癌症压迫、浸润、转移部位的不同可发生在不同位置,也会因采用不同的治疗手段而产生不同部位的急性或慢性疼痛。癌痛可表现为隐痛、刺痛、窜痛、绞痛、闷痛、寒痛、灼痛、坠痛等,同时伴有癌症引起的其他症状。骨转移、胸膜转移及神经侵犯的部分患者会出现暴发痛,即在相对稳定、持续控制的基础上,疼痛强度出现短暂性剧增,达到中度或重度疼痛(NRS≥4 分),平均发作时间在 30min 左右。

2. 疼痛的分级

为方便用药及监测,医师须对患者的疼痛进行评估,评估的方法主要有以下几种。

(1)主诉疼痛程度分级法(VRS)

0 级:无痛。

Ⅰ级(轻度):有疼痛但可忍受,能正常生活,睡眠不受干扰。

Ⅱ级(中度):疼痛明显,不能忍受,要求用镇痛药,睡眠受干扰。

Ⅲ级(重度):疼痛剧烈,不能忍受,睡眠受限,可伴神经紊乱或被动体位。

(2)数字分级法(NRS):用 0～10 的数字依次代表疼痛程度,0 表示无痛,10 表示疼痛最剧烈。此方法目前使用最多。

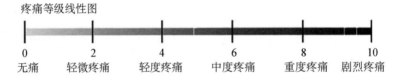

(3)Wong-Banker 脸谱疼痛评估法

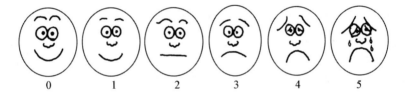

0:非常愉快,无疼痛;1:有一点疼痛;2:轻微疼痛;3:疼痛较明显;4:疼痛较严重;5:剧烈疼痛。

(4)其他:简单疼痛评估标准。

0 级:无疼痛。

1 级:轻度疼痛,可忍受,能正常生活、睡眠。

2 级:中度疼痛,轻度干扰睡眠,需用镇痛药。

3 级:重度疼痛,干扰睡眠,需用麻醉镇痛药。

4 级:剧烈疼痛,干扰睡眠较重,伴有其他症状。

5 级:无法忍受,严重干扰睡眠,伴有其他症状或被动体位。

四、辅助检查

可根据 CT、MRI、其他影像学检查、穿刺活检等手段明确癌性疼痛的确切原因。如通过影像学检查明确肿瘤压迫和侵犯的位置、判断是局部疼痛还是牵涉痛等,或通过活检判断局部是否有肿瘤转移和浸润。

五、诊断及鉴别诊断

1. 诊断要点

(1)病史:询问相关的癌症病史。

(2)症状:了解患者出现不同部位的与癌症病史相关的急性或慢性疼痛,根据疼痛强度明确疼痛评分。

(3)检查:进行 CT、MRI、PET-CT、全身骨扫描、B 超或其他影像学检查明确占位,穿刺活检取得标本,从病理学上明确病变性质。

2. 鉴别诊断

非癌性疼痛:根据病史、临床症状、影像学及各种实验室检查可以得到鉴别。

六、治 疗

(一)治疗原则

癌痛多发生于中晚期患者,治疗的主要任务是镇痛、改善生活质量,并在此基础上延长生存时间。NCCN 发布的指南首次明确强调疼痛管理应达到"4A"目标,即优化镇痛、优化日常生活、使药物不良反应最小化和避免不恰当给药。治疗时应首先明确病史,找到病因,区分疼痛与癌症有无相关关系,癌痛是否为病灶本身引起或其他治疗因素引起等。早期癌症患者可选择手术摘除肿瘤,中晚期患者则大多采用姑息疗法。完全镇痛是癌症疼痛治疗的核心,镇痛应根据 WHO 的三阶梯原则选择止痛药物。轻度疼痛可选阿司匹林、布洛芬等一阶梯的非甾体药物,中度疼痛应使用可待因、曲马朵、氨酚羟考酮等二阶梯药物,重度疼痛则需口服硫酸吗啡缓释片、芬太尼透皮贴等缓释药物,出现暴发痛时可临时肌内注射吗啡进行镇痛。镇静药、舒缓神经紧张药物有助于镇痛药物药效的发挥。因此,在癌痛治疗前后应注重对患者的心理辅导,减少不必要的心理压力、缓解不良情绪。

中医疗法治疗慢性癌痛有其独特优势,在减轻镇痛药不良反应方面也很有成效。大量文献证明,汤药、成药、膏药外敷、针灸等疗法配合西药镇痛药使用,癌痛治疗的效果均优于单独使用中药或西药。因此,治疗时应采用中西医结合疗法,可实现癌痛治疗的最优效果。

(二)中医治疗

中医治疗癌痛可分为内治法和外治法两大类。内治法包括中药汤剂、中成药及中药注射剂,以汤剂为主。汤剂的使用主要依据辨证与辨病论治相结合的原则,采用清热、行气、活血、温阳、化痰、祛湿等治法,谨守病机,专药专用,以达到止痛的目的。外治法是中医癌痛治疗的一大特色,药物和其他治疗手段通过肌表、经穴的传导发挥作用,包括外用膏药对痛处和穴位的贴敷、熏洗、针灸、穴位埋线等多种方法。

1. 辨证论治

癌痛的中医治疗应做好临床"三辨"。①辨部位:癌痛的发作部位往往与癌灶侵占或转移的部位相关,如肺癌常发胸痛,胰腺癌常有剧烈腹痛,骨转移时可出现局部骨痛等。②辨性质:实证疼痛气滞较重者,表现为窜痛、胀痛,痛处不定;瘀血较重者,局部产生刺痛,入夜尤甚;痰湿较重者,患处闷痛;寒邪内蕴者可见寒痛、绞痛;热毒壅盛者出现热痛、烧灼痛。虚证疼痛则疼痛隐隐,喜温喜按。③辨证候:癌痛证候不外气滞、痰湿、瘀血、热毒等的不同组合。癌痛治疗的重点在于辨明病机病位,分清虚实,辨证用药。

(1)肝气郁滞证

主症:癌痛为窜痛或胀痛,多发于胸胁两侧或乳房,同时伴有脘腹胀满,喜太息,烦躁易怒等症状,舌淡,苔薄白,舌边尖有涎线,脉弦等。

证机概要:气机失畅,气血不通。

治疗法则:疏肝解郁,理气止痛。

方药运用:四逆散加味。柴胡、芍药、枳实、炙甘草。

加减:伴恶热、口苦者,加川楝子、延胡索清泻肝热,行气止痛;伴口干烦躁者,加生地黄、沙参养阴清热;伴脘痞、恶心者,加陈皮、木香、旋覆化理气降逆。另有八月扎、玫瑰花、大腹皮、绿萼梅、制乳香、制没药等理气止痛作用较佳者,可酌情使用。

临证指要:癌痛患者大多有整体气血的亏虚,行气之品多辛香温燥,不可久用或多用,宜顾护阴津,或佐以养阴之品。

(2)瘀血内阻证

主症:癌痛表现为局部刺痛,痛处固定,入夜尤甚,伴有肌肤甲错,两目黯黑,唇甲青紫,面暗,舌质暗,舌上有瘀斑瘀点,舌下络脉纡曲,苔薄白,脉弦涩。

证机概要:瘀血痹阻,气血不通。

治疗法则:行气活血,化瘀止痛。

方药运用:血府逐瘀汤加味。桃仁、红花、生地黄、白芍、当归、川芎、柴胡、枳壳、桔梗、牛膝、炙甘草。

加减:腹部刺痛者,加生蒲黄、五灵脂活血止痛;头颈部刺痛者,加麝香、老葱通窍止痛;腰腿痛者,加独活、皂角刺等通痹止痛;伴出血者,加三七、蒲黄炭等活血止血;病程日久,瘀血象较重者,可加适量水蛭、土鳖虫、蜈蚣、地龙、三棱、莪术、穿山甲等活血消癥、通络止痛。

临证指要:瘀血不去,新血不生,癌痛患者除局部瘀血积滞外,尚会有严重的阴血亏虚。活血不可伤血,运用活血攻伐之药时要注意辅以补养气血之品。气为血之帅,气行则血行,活血应不忘合用理气、行气之品。

(3)热毒内结证

主症:一般出现在癌症早期或接受放疗等抗癌治疗后。癌痛常见于胸、腹腔,多为弥散性灼痛,同时可出现恶热,大汗,口干,口苦,小便短赤,大便秘结,面红目赤等,舌红苔黄,脉数。

证机概要:热毒壅滞,气血不通。

治疗法则:清热解毒,凉血止痛。

方药运用:四妙勇安汤加味。金银花、当归、玄参、生甘草。

加减:伴口干多饮者,加麦冬、沙参、天花粉滋阴生津;伴出血者,加生地黄炭、紫草、白茅根清热凉血。另外,野菊花、蒲公英、肿节风、菝葜等清热止痛效果明显,可根据具体情况使用。

临证指要:热毒是肿瘤转移、恶化的重要因素,且易与痰、瘀、湿邪等相兼,清热之法虽为关键,但要兼顾其他病邪的祛除。寒凉多伤正气,不可过用。清热之时需分清表里,勿闭门留寇,致热势更甚。

(4)痰湿内蕴证

主症:疼痛主要为闷痛、钝痛,常见于胸腹部,伴有咳嗽痰白,头目眩晕,胸闷胸痛,四肢肿痛,纳呆便溏等,舌淡,苔腻,脉弦滑。

证机概要:痰湿留滞,脾阳不运。

治疗法则:健脾通络,化痰祛湿。

方药运用:二陈汤加减。陈皮、半夏、茯苓、炒白术、炙甘草。

加减:伴咳嗽、痰多色白者,可加紫苏子、莱菔子理气化痰;伴痰黏难咯,恶热汗出者,加竹茹、浙贝母、胆南星、青礞石清肺化痰;伴眩晕、痰涎壅盛者,加天麻、橘红化痰降逆;伴胸膈满闷,疼痛不舒者,加瓜蒌、薤白化痰散结、通阳止痛。

临证指要:百病皆由痰作祟,痰邪内阻证是癌痛的常见证候。除有形之痰外,癌病亦有无形之痰伏于经络、脏腑,要注意辨别。痰分寒热,治疗上药性亦有不同。痰湿胶结,易于化热,用药时应祛湿而不伤阴,清热而不助湿。宿痰内伏,干结难清,用药不可太燥,可佐以凉润之品。若为有形之痰,需加宣肺之品使痰化自出。

(5)气阴两虚证

主症:癌痛部位常表现为隐痛,其痛势较轻,疼痛部位喜按,伴乏力,气短懒言,口干、咽干等,舌红,苔薄白,脉沉细。

证机概要:气阴亏虚,形体失充。

治疗法则:益气养阴,补血止痛。

方药运用:八珍汤加味。党参、茯苓、炒白术、炙甘草、当归、川芎、熟地黄、白芍。

加减:若伴见两颧潮红、口干咽干者,可加青蒿、地骨皮、炙鳖甲等;伴纳呆、便溏者,加木香、砂仁、白扁豆、山药等。

临证指要:此证常见于癌症的中晚期。由于患者正处于术后、放、化疗后,或久病大虚之时,应注重顾护胃气,"有一分胃气,存一分生机",因此补气养阴时切勿太过滋腻碍脾,反生痰湿,以致掣肘。

(6)阳虚寒凝证

主症:疼痛部位常表现为绞痛、寒痛,多发生于腹部,得温痛减,并伴畏寒肢冷、面暗,舌淡暗,苔白,脉沉弦。

证机概要:阳气失温,寒邪凝滞。

治疗法则:温阳散寒,化滞止痛。

方药运用:四逆汤加味附子、干姜、炙甘草。

加减:伴有面色㿠白、睑唇色白者,加当归、桂枝、鹿角霜、川芎等温经止痛、养血通脉;伴小腹、少腹冷痛,喜得温按者,可加乌药、小茴香、吴茱萸、补骨脂等温补肝肾、行气止痛。

临证指要:此证在部分腹部或盆腔中晚期癌症患者中可见。"阳气者,若天与日",益火消翳,散寒止痛,对缓解癌痛、延长患者生存时间大有助益,但临床应用时也要注意勿投大队辛温助阳之品,恐发散太过,阳气反竭。

2. 中成药制剂

(1)元胡止痛片:理气,活血,止痛。用于气滞血瘀所致的胃痛,胁痛,头痛及腹痛。口服,每次4～6片,每日3次,或遵医嘱。可用于胃癌、肠癌、肝癌、乳腺癌、肺癌等常见中晚期癌痛的患者。

(2)华蟾素胶囊(片):解毒,消肿,止痛。口服,每次2粒,每日3～4次。用于中、晚期肿瘤疼痛。

3. 外治法

(1)化瘀止痛膏:活血化瘀,消肿止痛。主要成分包括乳香120g,没药120g,红花120g,儿茶120g,血竭20g,延胡索90g,生大黄120,冰片10g,丹参90g,蟾酥5g,凡士林300g,食用香油450g。使用时涂在肿瘤的体表投射区,面积大于肿瘤面积,厚2mm,上面用油布盖好固定,每天换1次,贴6天停用1天,1个月为1个疗程。

(2)蟾酥消肿膏:适应各种恶性肿瘤疼痛。使用时外贴癌肿疼痛区,每24小时调换1次。有过敏性皮疹时停用。

(3)宝珍膏:上海中药三厂生产。用于癌性疼痛。取宝珍膏1张,烘热软化后以白酒1份,冰片2分调匀于膏中外敷痛处。每2日换药1次。药膏干燥时再烘热软化,同时加入按上比例配制的白酒、冰片浸液予以湿润。有出血倾向者慎用。局部皮肤溃破者停用。

(4)如意金黄散:清热解毒,消肿散结,活血通络,控制癌痛。取本品适量,研为细末,用清水适量调为稀糊状,均匀涂于油纱布上,涂药面积根据肿瘤疼痛范围大小而定,贴于疼痛最明显处,隔日换药 1 次。一般用药后 30 分钟开始显效,维持时间 3～4h。

(三)西医治疗

1. 抗癌治疗

由于癌痛为肿瘤引起,因此应积极开展抗肿瘤治疗。手术为恶性肿瘤治疗的首选方法,凡符合手术标准者应及时切除癌灶,解除肿瘤的压迫、浸润;不适于做手术者,可采用有针对性的放疗、化疗、靶向治疗、免疫治疗和介入治疗,以期肿瘤能够得到更好的控制,减轻和避免癌痛的发生。

2. 镇痛药物

在选择具体止痛药时应遵循 WHO 的三阶梯镇痛原则,即口服给药、按时给药、按阶梯给药、个体化给药、注意具体细节。

(1)口服给药:为首选的给药方式,相对较为方便、安全。应优先使用 12h 或 72h 的缓释药物,患者出现吞咽困难或其他严重胃肠疾患不宜口服给药时,可选择直肠栓剂、芬太尼透皮贴剂等无创性给药方式。只有在出现暴发痛或原有镇痛药不能有效控制癌痛 12h 或 72h 的情况下,才临时选择静脉注射、肌内注射、皮下注射等途径给药,在疼痛有效缓解后,仍然推荐继续使用缓释药物有效镇痛。药物剂量不足时可采用滴定法来确定缓释镇痛药物的最佳使用剂量。

(2)按时给药:在保证镇痛药有效控制疼痛的前提下,镇痛药应按药品说明的时间间隔规律使用,在达到规定的用药时间点而患者尚未出现疼痛,也要按时给药,而不是推迟给药时间,或暂停一次给药,或一直等到下一次再出现疼痛时给药。如在规定的二次给药时间间隔内出现突发剧痛需临时给予紧急镇痛的情况,应及时给药处理。只有这样,才可有效持续缓解疼痛。

(3)按阶梯给药:根据疼痛由轻到重的程度选择对应强度的镇痛药。第一阶梯,即轻度到中度疼痛时使用阿司匹林、布洛芬、芬必得等非甾体类抗炎药,必要时配合使用辅助药物,包括皮质类固醇激素、抗抑郁药等;第二阶梯,即疼痛在第一阶梯的基础上加重或未能有效控制时,可考虑在第一阶梯用药基础上使用弱阿片类药物,如可待因、曲马朵、氨酚羟考酮等;第三阶梯,即中度至重度疼痛,若二阶梯药物仍不能有效控制疼痛,则选择强阿片类药物制剂吗啡片、吗啡注射剂、硫酸吗啡缓释片和芬太尼贴剂等,非甾体消炎药与辅助药物可考虑配合三阶梯镇痛药一起使用增加效果。

(4)个性化给药:镇痛药使用时的有效剂量因人而异,不同个体的敏感度差异很大。因此,在使用时没有明确的规定剂量标准。正确的剂量应是镇痛效果能维持 4 小时以上且无明显的不良反应。使用镇痛药时,可根据患者的疼痛程度,剂量由少至多逐渐增加,直至疼痛完全解除。因此,用药时应以无痛为目的,不应对药量限制过严,导致用量不足,镇痛效果不佳。

(5)注意具体细节:大多数镇痛药物的不良反应明确,患者疼痛愈剧烈,对镇痛药的需求量愈大,所产生的不良反应也越大。不同个体对镇痛药的敏感度不同,产生的不良反应影响和个体的耐受程度也不同。因此,在使用镇痛药之后,医护人员应关注患者的不良反应,必要时使用辅助药物加以控制或考虑换药。

3. 其他治法

(1)微创治疗:氩氦刀、射频消融、微波、高强度超声聚能刀、全身热疗系统可以消灭或缩小瘤灶,减轻肿瘤对痛觉神经的压迫或浸润;骨水泥填充术可通过修复和加固受癌瘤侵犯的骨骼,杀灭癌细胞发挥作用。

(2)神经治疗:包括神经阻滞、神经外科的神经阻滞术和神经毁损术、蛛网膜下隙吗啡自控镇痛、电刺激治疗等。癌痛位置相对局限,且镇痛药疗效不佳或不良反应严重者,可采取神经阻滞麻醉、神经破坏、脊髓前侧柱切断术等治疗方法。

(3)抗感染治疗:作为辅助疗法,针对肿瘤相关的炎症因子进行治疗,在一定程度上能有效减少癌痛的发生。

(4)心理疗法:癌痛治疗的宣传教育,精神转移、静气功、冥想及轻柔舒缓的音乐等都可以缓解癌痛患者的紧张、焦虑等不良情绪,有助于癌痛的缓解。

七、预后与调护

癌痛不仅使患者的生理、心理产生改变,对他们的生活质量、生存期也有严重的影响。制订且严格执行合理的用药计划,并能按照临床实际进行调整,是保证有效镇痛的基础。

依照三阶梯原则使用止痛药物,可使约90%的癌痛患者得以缓解,75%以上的晚期癌痛患者疼痛解除。在正确使用镇痛药后,应及时记录用药品种、剂量及疼痛变化的相关情况,注意观察疗效及不良反应,在饮食上为患者提供高热能、高维生素、适量蛋白、清淡易消化的平衡膳食。同时加强对患者的心理管理,应对患者及其家属同时进行心理宣教、开导,采取心理疗法进行治疗。

八、中医防治进展

通过对近30年癌痛治疗文献的梳理分析,治疗癌痛的最常见治则包括活血化瘀、清热解毒、疏肝理气、化湿解毒、滋阴补血、温经散寒、温阳益气、化痰散结。陈州华等通过研究发现,使用补肾活血法组方联合镇痛药对于骨转移癌疼痛患者的止痛、生活质量的改善、疾病无进展时间的延长等方面均有显著疗效。研究结果提示,治疗癌痛时不可仅考虑单一治法,应根据癌痛发生的不同部位、不同性质加以辨证。出现癌痛的中晚期患者大多以正虚为本,在进行止痛治疗的同时应注重补益元气,调畅情志,并顾护脾胃。

现代中医研究提出了一些具有较好镇痛疗效的自拟方。罗琴琴等通过建立小鼠肺癌骨癌痛模型,发现使用骨痛灵方煎剂(骨碎补、炙蜈蚣、制川乌、制草乌、淫羊藿)同时配合唑来膦酸静脉注射治疗肺癌骨转移疼痛的疗效优于单独使用中药或西药。叶循雯运用中药外敷(肉桂、川乌、草乌、清半夏、天南星、蜈蚣、蟾酥、山慈姑等)联合唑来膦酸治疗骨转移疼痛的总缓解率及临床总有效率均较高。中药巴布剂是近年来中药外敷的新剂型,生物利用度较高且保湿性好。李成银等对 80 例癌痛患者的观察发现,见肿消巴布剂(丁香、全蝎、见肿消、细辛、冰片、延胡索、乌药等)可明显提高西药镇痛药的临床疗效。见肿消巴布剂中所用药物攻补兼施,温补药再加辛香通络,活血止痛之品,配合虫类药,符合癌痛虚实夹杂的病机。

中医在减少癌痛治疗过程中产生的不良反应方面效果很好。潘晓发现,大黄神阙穴贴敷加隔盐灸治疗癌痛患者使用阿片类药物后引起的便秘效果较好。何玲等通过研究发现,六君子汤加味联合芬太尼透皮贴剂治疗老年癌痛可明显降低恶心呕吐、便秘等不良反应的发生率,提高患者生活质量,且不影响芬太尼透皮贴剂的镇痛效果。虽然在癌痛治疗过程中主要应用外用膏剂、散剂开展治疗,针灸的使用频率较少,但有研究表明,使用镇痛药的同时采用针灸穴位刺激能有效替代或协同镇痛药发挥疗效。钟华采用浮针疗法辅助治疗中晚期肿瘤患者的中度癌痛,可有效减少硫酸吗啡缓释片的使用剂量,减少癌痛暴发次数,改善患者的生活质量。丁庆刚提出,针刺命门及关元穴配合氨酚曲马多片治疗腰椎转移癌疼痛,可增强氨酚曲马多的镇痛功效。杨向东发现,组合足三里、中脘、内关为基础穴,埋线治疗(或配合部分穴位针灸)晚期大肠癌癌痛患者有扶正固本之功。

(王 菁)

参 考 文 献

[1] 张天泽,徐光炜.肿瘤学[M].天津:天津科学技术出版社,1996:2725-2730.

[2] 董亚冰,王楠娅,赵恒军.影响肿瘤患者癌痛治疗相关因素的研究进展[J].现代肿瘤医学, 2018,26(8):1311-1314.

[3] 王洪武.癌性疼痛的综合治疗[M].北京:科学普及出版社,2010:1.

[4] 赵继军,沈峰平.2016 版 NCCN 成人癌痛指南更新解读[J].上海护理,2017,17(4):9-12.

[5] 李秀丽,刘相花.化瘀止痛膏外敷治疗肝癌疼痛 60 例疗效观察[J].中医药临床杂志,2014, 26(8):779-780.

[6] 司富春,李建省.中医治疗癌痛证型方药分析[J].中医学报,2010,25(4):607-610.

[7] 陈州华,黄立中,肖玉洁,等.补肾活血法联合西药治疗骨转移癌疼痛 25 例[J].安徽中医药大学学报,2016,35(6):22-26.

[8] 罗琴琴,王立芳,徐振晔,等.骨痛灵方对肺癌骨癌痛模型小鼠的疼痛行为学以及脊髓 MCP-1 和 NGF 的影响[J].上海中医药杂志,2017,51(2):81-84.

[9]　叶循雯.中药外敷联合唑来膦酸治疗恶性肿瘤骨转移疼痛 36 例疗效观察[J].浙江中医杂志,2014,49(12):896.

[10]　李成银,罗秀丽,王琦苑,等.见肿消巴布剂治疗癌性疼痛的临床研究[J].湖北中医药大学学报,2016,18(3):87-89.

[11]　潘晓.大黄神阙穴贴敷防治阿片类药物引起的便秘的临床效果观察[J].中国高等医学教育,2016(11):139-140.

[12]　何玲,郭成龙.芬太尼透皮贴联合六君子汤治疗老年患者晚期癌痛 45 例[J].西部中医药,2017,30(2):87-88.

[13]　钟华.浮针辅助治疗中度癌性疼痛的疗效观察[J].中华针灸电子杂志,2016,5(4):148-151.

[14]　丁庆刚.针刺配合止痛药治疗骨转移癌疼痛疗法探析[J].中国中医药现代远程教育,2015,13(10):65-66.

[15]　巫加,秦琳.杨向东教授穴位埋线治疗大肠癌癌性疼痛经验探析[J].四川中医,2017,35(6):26-28.

第 29 章

癌症患者的康复

预防、治疗、康复乃医学的三大体系,康复医学是其中不可忽视的一部分。康复原意指使病体恢复健康,世界卫生组织于 1981 年对康复的定义进行了修订,"康复是指应用一切有关的措施,以减轻致残因素或条件造成的影响,并使残疾者能够重新回到社会中去"。其目标在于减轻或消除因病残给患者带来的身心障碍,恢复功能,提高生活质量,让他们能够重返社会。

随着肿瘤医学的快速发展,肿瘤早诊早治水平及治疗手段的提高,肿瘤幸存者数量不断增加。2013 年,我国肿瘤新发病例数为 368.2 万例,死亡数为 222.9 万例,幸存患者达 145.3 万例。大量研究表明,肿瘤本身或因此接受手术、放疗、化疗、靶向治疗、免疫治疗等各种治疗手段给肿瘤患者的心理和躯体带来了诸多不良影响,大部分肿瘤患者存在不同程度的心理阴影、功能异常、躯体残疾及回归社会障碍等各种问题,造成肿瘤患者生活质量低下。现代肿瘤学者已达成共识,即生活质量(QoL)比生存率、病死率更能准确反映肿瘤患者的治疗效果和康复状况。中国在 2015 年提出的《中国癌症防治三年行动计划(2015－2017)》,已将提高肿瘤患者的生活质量、降低死亡率、增加 5 年生存率作为肿瘤防治领域的主要目标,当今社会对肿瘤康复的需求愈加迫切。

针对肿瘤患者的躯体障碍、功能异常、心理问题及回归社会障碍等多方面的困难,采用药物疗法、非药物疗法、心理康复、饮食疗法、文体疗法等要素相结合的肿瘤康复方案,不仅能缓解肿瘤患者的躯体症状,减轻疼痛,而且能改善患者的心理状态和营养状况,明显提高患者体力,改善生活质量。

肿瘤康复包括康复的预防、康复的评定、康复的治疗 3 个方面的内容,是一项多学科交叉、综合的系统工程,是在临床肿瘤学、心理学、营养学、社会学、运动医学等多个学科共同参与协作下进行的治疗与教育兼顾的独特医疗模式,需多中心合作一起来研究出科学、合理、规范、经济的个体化肿瘤患者康复方案。

一、肿瘤康复的预防

现代康复医学将康复的预防分为一级预防、二级预防和三级预防,而中医预防医学则将"治未病"思想贯穿疾病防治的全程,其整体含义包括 3 个方面:未病先防、既病防变、愈后防复。在肿瘤康复的预防中，"治未病"思想同样适用。

1. 未病先防

相当于一级预防。在肿瘤的康复中，未病先防指预防因肿瘤本身或肿瘤的治疗给肿瘤患者带来的不良影响，防止肿瘤患者伤残病的发生，可采取的措施有：①肿瘤知识的科普宣传教育，使肿瘤患者获取与肿瘤抗争、共处的知识。②康复锻炼。在伤残病发生之前，进行相关康复锻炼，如肺癌患者在围术期、手术后都要进行康复训练特别是呼吸训练、排痰训练，以缩短术后康复时间、减少感染机会、提高患者生活质量。③加强护理。肿瘤患者免疫水平相对低下，护理不当会加速肿瘤的发展及增加并发其他疾病的概率，如长期卧床的肿瘤患者，应预防压疮、肌力减退、肌肉萎缩、心肺功能减退及继发严重感染的发生。《素问·四气调神大论》云："上工治未病，不治已病，此之谓也。"未病先防，阻断或延缓肿瘤所致伤残病的发生，此为上工所为也。

2. 既病防变

相当于二级预防。当肿瘤所致的身心问题出现后，应及时采取有效措施，早期诊断，早期治疗，截断其发展、传变。其具体措施是：①早期诊断。"病之始生浅，则易治；久而深入，则难治"。②防治传变。掌握肿瘤所致身心问题的传变规律，及时适当地采取相应措施，如采取心理辅导、改造环境、功能锻炼等，恢复患者损失的功能，增强其身心健康与参与社会的能力，防止肿瘤患者身心问题的不断发展恶化。

3. 愈后防复

相当于三级预防。肿瘤患者经过一定的康复后，功能有了一定改善但尚不理想，或为了避免功能障碍出现反复或倒退，需进一步改造环境、利用各种辅助器具来进一步补偿其损失的功能，改善生活质量。同时，肿瘤患者愈后仍面临着复发转移的风险，因此应加强饮食调护、体育锻炼、避免肿瘤复发的高危因素，培养正气，养正防御。

二、肿瘤康复的评定

肿瘤康复的评定是指对肿瘤患者身心的功能障碍进行测定和分级，其内容包括运动学测定（肌力、肌张力、关节活动度、平衡能力、步行能力的测定）、精神心理功能评定（情绪评定、心理状态评定、疼痛的评定、人格评定）、社会功能评定（日常生活能力评定、社会生活能力评定、生存质量评定、职业能力评定）、心肺功能检查。目前我国康复研究中心主要通过相关量表对各种功能障碍进行三期评定，即入院一周的初期评定，治疗期间的中期评定及出院前一周的末期评定，使评定贯穿于康复的始末。肿瘤康复的评定是肿瘤康复治疗的基础，它可以让我们清楚地判断肿瘤患者初始功能障碍程度，以便为康复治疗方案的制订提供依据，同时评定康复治疗的效果，制订今后的维持康复方案。如因膝关节骨肉瘤行膝关节切除置换术的患者,其术后膝关节的活动度、下肢肌力、步态变化及其精神心理功能、社会功能等都是康复评定的内容。

三、肿瘤康复的治疗

肿瘤康复的治疗是为康复而采取的具体有效的方法。大体而言,可分为现代康复治疗技术、传统康复治疗技术、中西医结合康复治疗技术。就具体而言,现代康复医学的康复治疗技术包括物理治疗(PT)、作业治疗(OT)、言语治疗(ST)、心理辅导与治疗、文体治疗、康复工程、康复护理、社会服务等,其中最主要的是物理治疗和作业治疗。而传统康复治疗技术基于中医学的基本理论,强调以"人"为本和扶正祛邪,以"整体观念"为指导进行个体化辨证治疗,着眼于整体功能的调节以使机体抗病能力提高,关注患者生存期延长和生活质量改善,采用中药内治、外治、针灸、推拿、拔罐、传统运动、食疗等多形式的康复技术。现代康复医学从患者的生理、心理、社会等方面着手开展康复治疗,而传统康复治疗则强调"整体观念、辨证施治"。可见,中医学的养生康复理论与现代康复医学的指导思想是高度契合的,而在康复技术上则各有优势,但在临床上,单一的康复手段是无法满足患者需求的,因此中西医结合康复治疗技术应运而生,以其良好的改善临床症状、不良反应少、价格相对低廉、干预方式丰富等优势,在常规治疗结束后的长期康复过程中,发挥着不可或缺的作用。下面就肿瘤的中西医结合康复治疗技术具体阐述。

中西医结合康复治疗技术可大致分为以下几类:药物疗法、非药物疗法、心理康复、饮食疗法、文体疗法。

(一)药物疗法

药物疗法是指将药物通过内服、外敷和注射等方法进入体内,发挥治疗作用的疗法。在肿瘤康复期,药物主要起着改善临床症状的作用。药物剂型丰富、给药方式多样,广泛用于肿瘤康复治疗。我国一般把药物分为中药、化学药品、生物制剂、进口药品国内分包装、辅料等,此处笼统分为西医药物疗法和中医药物疗法两类。

1. 西医药物疗法

在肿瘤康复期,应用较多的西医药物按作用可大致分为镇痛药、呼吸系统用药、消化系统用药、泌尿系统药物、血液系统用药、中枢神经系统药物、抗变态反应药物、治疗精神障碍药物等。针对肿瘤晚期引起的疼痛,镇痛药的应用起到缓解患者痛苦、提高生活质量的作用,吗啡、氨酚羟考酮、芬太尼等都是应用较多的镇痛药;针对咳嗽、咳喘等呼吸系统症状,可待因、氯哌斯汀、氨溴索、福莫特罗等为常用药物;针对腹泻、呕吐、腹胀等消化系统症状,蒙脱石散、多潘立酮等为常用药物;针对尿血等泌尿系统症状,酚磺乙胺注射液为常用药物;针对贫血、白细胞低下等血液系统症状,铁制剂、叶酸、利可君片、EPO、G-CSF、GM-CSF、TPO等为常用药物。西医药物给药方便,且起效相对较快,因此广泛应用于肿瘤康复期。

2. 中医药物疗法

在肿瘤康复期，中医药物疗法的作用亦不可忽视。中医药物疗法在康复期的主要作用体现在症状管理方面，是运用中医药减轻和消除患者形神功能障碍，促进身心康复的方法，是肿瘤综合康复中的重要手段。中药剂型丰富，可分为内治（汤剂、中成药、中药注射剂等）和外治（敷贴、熏蒸、烫洗等）两种方法，经济实用，可为肿瘤康复患者长期使用。肿瘤是多因素致病，具有病情慢性化、多样化、复杂化的特点，肿瘤幸存者在康复过程中往往伴随乏力等症状，这些临床症状从西医角度而言是肿瘤本身及肿瘤治疗导致的不良反应，而从中医理论角度看则是由于肿瘤及其治疗导致的正气受损。因此，在应用中医药物进行肿瘤康复的过程中，应以中医辨证论治为基础，以"扶正"为治疗大法。扶正，既是康复方法，也是主动防护。主动防护与人体免疫功能的调节有关。现有研究表明，免疫功能低下是肿瘤复发转移的重要机制之一，而中医扶正药物能够调节人体免疫，起到"防护"作用。与此同时，肿瘤幸存者体内很可能有肿瘤细胞的残留，也就是中医理论中的"邪气"，其症状体现可能是中医的"湿、毒、瘀血"等。因此，中医在肿瘤康复中，不能仅是一味扶正，还要兼顾祛除邪气，这是中医辨证思想的体现。

在我国，超过80%的肿瘤患者在肿瘤治疗和肿瘤康复期接受中医治疗，其中超过一半以上的患者以中草药治疗为主。如有研究表明，益气补肺汤能减轻肺切除术后的肺损伤，促进手术康复。补中益气汤加减可促进胃癌术后胃肠功能恢复，提高血清生长激素水平，改善机体营养状况。参苓白术散加减治疗肿瘤放化疗后消化不良，疗效优于多潘立酮。蟾乌巴布膏是缓解肝癌介入治疗后肝区疼痛有效、简单易行且安全的外敷药物。中药调理可以解除患者恐惧、愤怒、孤独、焦虑、抑郁状态，如养心、安神、疏肝中药可以调解患者的精神状态，改善睡眠，减少抑郁症的发生。有研究表明，柴胡疏肝散可减轻抑郁症状，改善乳腺癌患者的生活质量。

（二）非药物疗法

非药物疗法是相对于以上药物疗法而言的。其具体的方法有西医康复学中的物理治疗、作业疗法及必要的手术，中医学的针灸、拔罐、耳穴压豆、推拿按摩、刮痧等，其形式多样，广泛应用于肿瘤的康复之中。

物理治疗使用声、光、冷、热、电、力（运动和压力）等物理因子进行治疗，可起到加速肿瘤患者手术切口愈合、缓解肌肉痉挛、消炎、镇痛、镇静、增强机体免疫的作用。作业疗法是为复原患者功能，有目的、有针对性地从日常生活活动、生产劳动、认知活动中选择一些作业对患者进行训练，以缓解症状和改善功能的一种治疗方法，适用于骨肿瘤、肿瘤术后引起的肢体麻木、活动障碍等情况。必要的手术是指针对肿瘤引起的各种肢体活动障碍而采取的手术治疗方法，如骨原发肿瘤或转移瘤引起的骨质破坏，可行骨水泥术，颅内肿瘤压迫引起的偏瘫，可行肿瘤切除术或内外减压术。

　　针灸、拔罐、耳穴压豆、推拿、按摩、刮痧等疗法,多应用中医经络学说的理论。《灵枢》说:"经脉者,所以能决生死,处百病,调虚实,不可不通。"可见经络在机体生理病理中的重要作用。临床中,在相关的经络穴道上施以针灸、拔罐、推拿、按摩,可以起到调和阴阳、疏理气机、补虚泻实、扶正固本的作用,进而祛除或减轻临床症状。其中针灸、拔罐、推拿、按摩为目前更为常用的方法。针灸在肿瘤临床上应用主要包括以下几个方面:①减轻放化疗不良反应,如消化道反应、骨髓抑制、皮肤黏膜反应;②缓解肿瘤患者临床症状如癌性疼痛;③扶正抗癌。不少研究表明,针灸可提高患者免疫功能,从而增强扶正抗邪的能力。针对消化道反应,临床上常用的穴位包括胃经的足三里、上巨虚,胆经的阳陵泉,心包经的内关,踝部的三阴交,背俞穴如肝俞、胆俞、脾俞、胃俞等;针对癌性疼痛,针灸内关、足三里、三阴交、天枢、大横等穴可以提高腹部的痛阈。针对化学药物治疗后的血小板减少症,有研究者应用刺络拔罐手法治疗使血小板回升,表明刺络拔罐疗法对于肿瘤患者化疗后出现的血小板减少症有祛瘀生新的作用。此外,刺络拔罐还可以通过激发经络腧穴,恢复脏腑功能,而达到祛邪与扶正的双向调节作用。针灸作为肿瘤康复治疗手段之一,已被国外研究者接受并应用于临床,国外学者认为针灸有望成为肿瘤康复治疗的一线治疗手段。

(三)心理康复

　　心理因素与肿瘤发生、发展、预后息息相关。在中医学理论体系中,情志致病是对肿瘤病因认识的一个重要方面。《素问·举痛论》中记载:"百病生于气也。怒则气上,喜则气缓,悲则气消,恐则气下,寒则气收,炅则气泄,惊则气乱,劳则气耗,思则气结。"七情过度,导致脏腑功能失调,肝郁气不得舒,脾虚水湿难化,经络瘀滞,血脉壅遏,痰湿郁阻,留而不行,渐积成块,形成岩瘤。同时肿瘤患者会出现各种各样的情绪问题和心理问题,如抑郁、恐惧、愤怒和绝望等,并延续于诸如检查、治疗、康复、复发等各个阶段,这些情绪也会进一步影响患者的生理和免疫功能。因此,肿瘤患者的心理康复是康复治疗不可或缺的一部分,其方法可大致分为健康教育、心理医师个体化辅导和音乐疗法。

1. 健康教育

　　其内容包括肿瘤知识科普、情绪疏导等,有肿瘤知识小册子、知识讲座、电视节目宣传普及等方式。有学者对何杰金病患者进行了教育干预的随机对照研究,实验组患者各发放一本有关疾病知识的小册子。3个月后与对照组患者比较,发现实验组患者不仅在知识水平上有提高,而且焦虑、抑郁水平和生活应激方面也有减轻趋势,社会竞争压力也降低了。知识的增加可以帮助患者更多地认识自我,并在社会环境中有更强的适应能力。而知识讲座、电视节目科普的方式,适用于各级医疗机构,除了具备科普知识的作用外,还可以进行集体心理干预,解决共性心理问题,以利于后续针对性地进行个体心理辅导。

2. 专业的心理医师个体化辅导

这是肿瘤心理康复的重要部分，紧扣中医因人制宜的思想理论，可以个体化地引导肿瘤患者进行心理疏导，改善负性情绪，提升生活质量，相较于集体心理干预，可以更充分地了解肿瘤患者的心理情况，可以更加有针对性地对患者进行心理辅导。有学者基于相关文献进行 Meta 分析，得出个体化心理干预可有效改善恶性肿瘤患者的焦虑抑郁症状，提高患者生活质量的结论。因此，当集体健康教育未奏效，可以行进一步的专业心理医师个体化辅导。

3. 音乐疗法

近年多项研究表明，音乐疗法能够缓解肿瘤患者的焦虑、抑郁等负面情绪，增加患者对疾病的自控感，从而提高患者的生活质量。在肿瘤患者的康复期，可以根据患者的年龄、个性特征、文化程度、职业、精神状态和心理活动等特点，选择合适的乐曲对患者进行心理疏导。有学者发现，中医五行音乐对于改善肿瘤患者心理困扰有较好的效果，中医理论自古就有五音入五脏的说法，五音为角、徵、宫、商、羽，五脏为肝、心、脾、肺、肾。如宫调为长夏音，具"土"的特性，主化，通脾，协调脾胃升降，兼能保肺利肾，患者孤独苦闷时可多听，如《蓝色多瑙河》《春江花月夜》等。商调为秋音，具"金"的特性，主收，通肺，促进全身气机内收，调节肺气宣降，兼养阴保肺、补肾利肝，患者悲伤绝望时可多听，如《第五命运交响曲》《悲怆》交响曲等。

（四）饮食疗法

美国癌症学会的研究资料表明，体重指数（BMI）值与死亡率的关系表现为"J"形曲线，最低死亡率 BMI 值的范围是 22～25，在这范围之上或之下（特别是之上）的死亡率都增加。营养不良的主要原因一为摄入不足（或过多），二为消耗过多。由于肿瘤所致的机体高代谢、肿瘤治疗过程中的不良反应及患者因肿瘤而致的心理障碍，肿瘤患者营养不良的发生率为 40%～80%。营养不良的纠正，除了依靠各种药物制剂来补充所缺少的营养元素，饮食疗法是其最重要的一环。《素问·脏气法时论》曰："毒药攻邪，五谷为养，五果为助，五畜为益，五荣为充，气味而合服，以补益精气。"指出药物用于攻邪，而食疗可以补益精气、扶助正气，利于疾病康复。中医理论认为，食物与药物同样具备四气五味，因人制宜、因时制宜、因地制宜，将日常食物合理、个体化地搭配，既能满足患者每日的营养需求，更可有效提高患者的免疫能力和术后恢复能力，减少患者术后并发症及减少肿瘤复发转移的风险，缩短康复时长，提高患者生活质量。

由于临床对营养康复的需求，职业营养师应运而生。在肿瘤患者的营养康复中，营养师的职责是评估肿瘤患者的营养状态，提供个体化膳食指导，开展患者及家庭成员的营养教育，并根据患者的情况提供膳食补充剂和其他食物替代品建议，以便保证患者获得恰当、足够的饮食而达到最佳康复状态。对于一般的肿瘤患者，营养师会注意每餐热能的分配，通常早餐占全天摄入热能的 25%～30%，午餐占

全天摄入热能的 $40\%\sim50\%$，晚餐占全天摄入热能的 $30\%\sim35\%$。此外，不能忽略患者其他并发症对饮食的要求，如低盐饮食、低脂饮食、高蛋白饮食等的要求。

提到饮食疗法，就不得不说老百姓口耳相传的药膳。药膳，是中医学的一个分支，是中医学先辈们智慧的结晶，具有取材方便、经济实用、可操作性强的特点。在具体应用中，药膳方的选择同样需要辨证论治，因人而异。需要注意的是，部分患者在患病后过分"忌口"，以致营养摄入不足，这是不妥当的。"忌口"也应遵循中医辨证理论观点，提倡"胃以喜为补"，对肿瘤患者进行合理补养。如患者出现舌苔薄白腻，舌质淡红，大便稀溏时，医护人员要选取较为容易消化的食物对患者进行食疗，确保患者能够对食物进行充分消化和吸收，加强食疗效果。常规治疗中常选取的食物有大枣米仁粥、海带鲫鱼汤、白扁豆鸡肉汤。患者存在肝胃不和症状，临床表现为胃脘胀满不适和胁肋疼痛时，医护人员要对患者进行理气和胃，减少患者心烦气躁的症状，可采取芦笋、慈姑、芹菜、荷叶陈皮粥等清肝和胃食物对患者进行中医食疗，对该病症患者要切忌服用辛辣食物。

（五）文体疗法

文体疗法是以体育运动项目和娱乐项目作为手段对患者进行治疗的一种方法，文体疗法在康复治疗中起着对 PT、OT 疗法的补充和延伸作用。其内容可分为体育项目和娱乐项目。

1. 体育项目

包括现代体育项目（如田径、游泳、篮球、足球、登山、自行车等）和传统健身项目（如太极拳、八段锦、五禽戏、易筋经等）。目前随着体育运动知识的普及和科学利用运动手段在疾病治疗康复中的突破，体育运动疗法对肿瘤等疑难疾病的作用越来越多地受到人们的关注。有不少文献指出，有氧运动可以促进机体新陈代谢，促进体内毒物的排出，减少致癌因素，增加心肺功能和骨骼肌系统功能，从而有利于促进功能代谢向有益的方面发展，提高机体合成补体的能力及提高机体补体的免疫活性，并可对患者产生积极有益的心理影响。如上海大学对 32 例肺癌术后患者进行了 16 周的太极拳训练，结果显示，相比于对照组，试验组患者可明显消除干扰素-γ/白介素-4 产生的 $CD3^+$ T 淋巴细胞比值的下降、降低体内皮质醇水平等。提示太极拳训练可改善体液免疫和细胞免疫的不平衡，增强机体抗肿瘤免疫功能。更有研究指出，相对于常规锻炼，太极拳和八段锦对于乳腺癌患者术后的康复有着明显的优势，与八段锦相比，太极拳的优势更为显著，二者在促进乳腺癌患者术后康复及提高患者术后生活质量方面，具有潜在的优势，值得大力推广。不断出现的证据显示，化疗可直接或间接导致肿瘤患者的心肺功能下降和身体虚弱等，从而伴随一系列症状使肿瘤患者心血管疾病的发病和死亡风险升高。考虑到肿瘤患者自身的特殊性，在进行体育运动前，必要时需要咨询体能教练，评估体能状况，在体能教练指导下，选择适合的锻炼方式，减少运动时的不良反应。

2. 娱乐项目

包括旅行、音乐、各种游戏活动、棋牌活动、园艺活动、绘画、书法等，其形式多样，雅俗随人，在提高患者的身体功能、缓解压力、转移注意力、增强对生活的勇气和信心、积极参与社会活动、提高生活质量、体现自身价值等方面均起着重要作用。

由于目前文体疗法方案的建立尚缺乏一定的系统性，其活动方案的合理构建仍需广大同仁倾力合作。

肿瘤康复的发展壮大是肿瘤综合治疗的必然趋势。随着肿瘤幸存者数量的增加和其对生活质量要求的提高，全社会对肿瘤康复的重视与实践会不断加强。在我国，中医肿瘤康复内容丰富，经济实用，但如何去糟取精，让中医医学与现代医学有机结合，开拓创新出更符合肿瘤患者需求的康复模式，是我辈的责任。届时，成熟的中西医结合肿瘤康复模式将从躯体、心理、社会、职业等多方面对肿瘤患者进行干预，改善临床症状，提高生存质量，在与健康教育相结合的基础上，为肿瘤治疗康复事业做出应有的贡献。

（林月洁）

参 考 文 献

[1] 陈万青,郑荣寿,张思维,等.2013 年中国恶性肿瘤发病和死亡分析[J].中国肿瘤,2017,26(1):1-7.

[2] 董志伟,谷铣之.临床肿瘤学[M].北京:人民卫生出版社,2002.

[3] 万崇华.生命质量测定与评价方法[M].昆明:云南大学出版社,1999.224-227.

[4] 董倩,吴娅宁,吴皓,等.中医肿瘤综合康复治疗的尝试与初探[J].中国肿瘤临床与康复,2013,20:76-79.

[5] 黄晓琳,燕铁斌.康复医学[M].5 版.北京:人民卫生出版社,2013.

[6] McQuade,JL,et al. Utilization of and attitudes towards traditional chinese medicians therapies in a chinese cancer hospital:A survey of patients and physicians. Evid Based Complement Alternat Med,2012. 2012:p. 504-507.

[7] Yang Y,Shen YK,Zhou XM,et al. Effect of Yiqi Bufei recipe on patients with pulmonary incompetence after pneumonectomy[J]. Chin J Integr Med,2011,17(12):898-902.

[8] 刘凯,王本军,马恒,等.补中益气汤对胃癌术后气虚血瘀证胃肠功能恢复和营养状况的影响[J].中国实验方剂学杂志,2015,21(24):152-156.

[9] 陈惠东,苏坤.参苓白术散加减治疗恶性肿瘤化疗后消化不良 36 例临床观察[J].山西中医,2007,23(5):22-23.

[10] 黄安乐.蟾乌巴布膏治疗肝癌介入术后肝区疼痛的观察及护理[J].解放军护理杂志,2007,24(11B):51-52.

[11] 刘展华,陆嵩,赵燕.柴胡疏肝散干预乳腺癌术后伴发抑郁症临床观察[J].新中医,2010,42(7):63-64.

[12] 何曦冉,李萍萍.老年肿瘤康复需求与目标[J].世界科学技术-中医药现代化专题讨论,2015,17(12):2470-2473.

[13] 郑敏芝,柴晓阁.针灸疗法在肿瘤临床治疗及康复中的应用前景.光明中医,2012,27(2):305-306.

[14] 陈燕荔,郭义.刺络放血疗法在肿瘤治疗中运用初探[A].中华针灸电子杂志,2017,6(2):72-78.

[15] Lu W,Dean-Clower E,Doherty-Gilman A,et al. The value of acupuncture in cancer care[J]. Hematol Oncol Clin North Am,2008,22(4):631-648.

[16] 郝洁,杨宇飞.恶性肿瘤中医康复的研究进展[J].世界科学技术-中医药现代化专题讨论,2015,17(12):2485-2489.

[17] 于正洪,杨继红.心理因素与癌症的发生、发展及其转归[J].中国临床康复,2006,10(30):137-139.

[18] 唐梦莎,胡鸿,王国平,等.心理干预对中国恶性肿瘤患者生活质量影响的 Meta 分析[J].中国卫生事业管理,2014,5:376-394.

[19] 李小妹,周凯娜.音乐疗法改善女性恶性肿瘤患者焦虑及抑郁心理的效果[J].解放军护理杂志,2011,28(24):9-12.

[20] 刘启欧,王淑美,等.中医疗法对肿瘤康复的意义[A].Guide of China Medicine,2015,11(13):24-26.

[21] Lee JL,Leong LP,Lim SL. Nutrition intervention approaches to reduce malnutrition in oncology patients:a systematic review[J]. Support Care Cancer,2016,24(1):469-480.

[22] 罗洁.中医食疗在肿瘤病中的临床应用研究[J].中国医药指南,2013,11(34):215-216.

[23] Wang R,Liu J,Chen P,et al. Regular tai chi exercise decreases the percentage of type 2 cytokine-producing cells in postsurgical non-small cell lung cancer survivors[J]. Cancer Nurs,2013,36(4):27-34.

[24] 吕峰,于洋,梁栋,等.八段锦及太极拳锻炼对乳腺癌患者术后生活质量的影响[J].武汉体育学院学报,2015,49(7):80-83.

[25] Susan G. Lakoski,Neil D. Eves,Pamela S. Douglas,et al. Exercise rehabilition in patients with cancer[J]. Nat Rev Clin Oncol,2012,9(5):288-296.